闽山中医验案精选

主编　阮诗玮　丘余良　王建挺

全国百佳图书出版单位
中国中医药出版社
·北 京·

图书在版编目（CIP）数据

闽山中医验案精选 / 阮诗玮，丘余良，王建挺主编 . —北京：
中国中医药出版社，2023.7

ISBN 978 – 7 – 5132 – 8053 – 2

Ⅰ . ①闽… Ⅱ . ①阮… ②丘… ③王… Ⅲ . ①医案 – 汇编 –
福州 – 现代 Ⅳ . ① R249.7

中国国家版本馆 CIP 数据核字（2023）第 087088 号

中国中医药出版社出版

北京经济技术开发区科创十三街 31 号院二区 8 号楼
邮政编码　100176
传真　010-64405721
鑫艺佳利（天津）印刷有限公司印刷
各地新华书店经销

开本 787×1092　1/16　印张 20.5　彩插 1　字数 508 千字
2023 年 7 月第 1 版　2023 年 7 月第 1 次印刷
书号　ISBN 978 – 7 – 5132 – 8053 – 2

定价　108.00 元
网址　www.cptcm.com

服 务 热 线　010-64405510
购 书 热 线　010-89535836
维 权 打 假　010-64405753

微信服务号　zgzyycbs
微商城网址　https://kdt.im/LIdUGr
官 方 微 博　http://e.weibo.com/cptcm
天猫旗舰店网址　https://zgzyycbs.tmall.com

如有印装质量问题请与本社出版部联系（010-64405510）
版权专有　侵权必究

《闽山中医验案精选》
编 委 会

陈雅文　福州市第七医院
陈锋斌　福建医科大学附属第一医院
陈嘉嘉　福清市医院
林丽贞　福建医科大学附属第一医院
林润立　福州壶山医学研究所
林辉宇　泉州市中医院
周　楚　宁德市医院
周少峰　北京中医药大学
郑敏麟　福建中医药大学
赵凯彬　河南省开封市通许县中医院
赵爱萍　福建中医药大学附属人民医院
翁晓娟　福建中医药大学
高　亮　河南省南阳市仲景堂
黎丽萍　福建中医药大学

阮诗玮简介

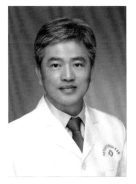

  阮诗玮，男，福建周宁人，1960年3月生，毕业于福建中医学院（现福建中医药大学，下同）和美国 Fairleigh Dickinson University。第二届福建省名中医，第六、第七批全国老中医药专家学术经验继承工作指导老师，国家临床重点专科（中医专业）肾病科学术带头人，福建中医药大学附属人民医院主任医师、教授、博士生导师。

  现任中华中医药学会特聘副会长、中华中医药学会肾病分会顾问。曾任宁德地区中医院医师、主治医师、学术委员会秘书长，中华中医药学会理事会常务理事，中华中医药学会肾病分会副主任委员，中国中西医结合学会理事会常务理事，福建省中医药学会会长，福建省中西医结合学会名誉会长。国家自然科学基金同行评议专家、国家重点专项课题和国家科技奖评审专家。

  现任全国政协常委、中国民主同盟中央常委、福建省政协副主席、中国民主同盟福建省委会主委。曾任福建中医学院附属人民医院副院长、院长，福建省卫生厅副厅长，福建省政协科教文卫体委员会副主任，福建省卫生和计划生育委员会副主任，福建省计生协会常务副会长。

  阮诗玮从事中医临床工作40余年，擅长中西医结合诊治肾脏病及内科杂病，创立了以病理为基础，以证候为先导，根据体质之不同、时令之变化、运气之顺逆，辨病与辨证相结合、中医与西医相结合的肾脏病多维周期诊疗体系。研制的保肾口服液、益肾降浊颗粒、益肾降糖饮、益肾清浊口服液、已金排石颗粒、尿感合剂、暑热晶等制剂，取得了良好的临床疗效。省内外患者及东南亚、欧美等华人、华侨纷纷前来求治。临证主张"六看"，一看天（天气情况、五运六气）、二看地（地理环境、水土方宜）、三看时（时令季节、疾病时段）、四看人（体质禀赋、心理状况）、五看病（包括中医的病和西医的病）、六看证（四诊证候），综合分析，审证求因，辨证论治。发表学术论文200余篇，主持和参与国家级、省部级、厅级课题20余项，主笔、编著、主编或主审《阮诗玮学术经验集》《桐山济生录》《上卿济生录》《寒湿论治》《福建医学史略》《福建历代名医学术精华》《福建历代名医名著珍本精选（第一卷）》《福建历代名医名著珍本精选（第二卷）》《福建历代名医名著珍本精选（第三卷）》《农村常见病中医诊疗》等著作。2012 年获中华中医药学会科学技术奖三等奖，2012 年、2013 年获中国中西医结合学会科学技术奖三等奖，2001 年、2002年、2012 年、2013 年获福建省科技进步奖三等奖，1987 年获宁德地区科技进步奖三等奖，2011 年获中国中西医结合学会第二届中西医结合贡献奖，2011 年、2013 年获福建医学科技奖二等奖。

丘余良简介

丘余良，男，福建上杭人，1971 年 12 月生，福建中医药大学附属人民医院肾病科主任医师、副教授、硕士研究生导师。第五批全国优秀中医临床人才研修项目人选，福建闽山中医肾病学术流派传承工作室、阮诗玮福建省名中医传承工作室、阮诗玮全国名老中医药专家传承工作室负责人，福建闽山中医肾病学术流派第三代学术传承人，福建省第二批基层老中医药专家师承带徒指导老师。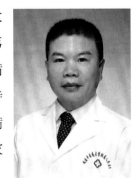

现任中华中医药学会肾病分会委员、福建省医学会肾脏病学分会常务委员、福建省中西医结合学会理事会常务理事、福建省中医药学会肾脏病分会副主任委员、福建省中西医结合学会肾脏病分会常务委员、福建省医师协会肾脏内科医师分会常务委员。

1995 年毕业于北京中医药大学，长期从事中西医结合肾脏病临床及基础研究。主编、参编学术专著 5 部；主持国家中医药管理局课题 1 项、省厅级课题 7 项；发表学术论文 50 余篇。擅长中西医结合诊治各种原发及继发性肾脏疾病、血液透析及内科疑难杂症。

王建挺简介

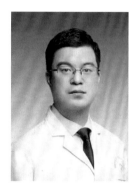

  王建挺，男，厦门同安人，1983 年 10 月生，福建中医药大学附属人民医院副主任医师、硕士研究生导师（中医内科专业），福建省名中医访问学者，第七批全国老中医药专家学术经验继承人，保苏堂中医第八代学术继承人，福建闽山中医肾病学术流派第三代学术传承人，国家中医疫病防治队队员。

  2011 年毕业于福建中医药大学，2018 年北京大学第一医院肾内科第 40 期全国肾脏病骨干医师研修班结业，2020 年北京中医药大学国家中医体质与治未病研究院访学结业。

  现任福建闽山中医肾病学术流派传承工作室、阮诗玮福建省名中医传承工作室、阮诗玮全国名老中医药专家传承工作室秘书，中华中医药学会体质分会青年委员，中国民族医药学会科普分会理事，福建海峡医药卫生交流协会中西医结合肾病分会理事兼青年委员会副主任委员，福建省中西医结合学会肾脏病分会委员兼秘书，福建省中医药学会肾脏病分会委员。

  先后师从温病名家、男科专家戴春福教授，福建省名中医、伤寒名家张喜奎教授，福建省名中医肾病专家阮诗玮教授、罗宗云中医师，国医大师王琦院士，福建省名中医、中医脾胃病专家吴耀南教授。主持和参与课题 9 项，发表论文 22 篇，其中 SCI 3 篇、CSCD 2 篇。《阮诗玮学术经验集》副主编、《上卿桐山济生录》副主编。

  擅长中西结合诊治肾脏病、内科疑难杂病、男科疾病、过敏性疾病，以及中医体质的辨识与调治。

陈序

闽派医学，历史悠远，自汉以降，人才辈出。东汉三神医之董奉，福建侯官人，被誉为"杏林始祖"；北宋之保生大帝吴夲与著名药学家苏颂，分别出生于福建龙海与同安；"法医之父"——宋慈乃福建建阳人；为妇产科学做出了重要贡献的南宋医家朱端章亦为侯官人；清代医学教育家陈修园乃侯官人；清代温病家雷少逸生于福建浦城县；倡导中西医合璧的名家力钧为福建永泰人。历代闽籍医家救人扶危之事迹，至今仍常为众所称颂，各医家亦多有著作存世，但由于年代久远，历史变迁，不少论著业已失传，实属闽医流派传承之一憾事也。然福建省卫生健康委员会公布之 22 个福建省中医学术流派传承工作室建设项目，可谓闽医学派传承发展之幸事。在新型冠状病毒感染疫情期间，中医药学的作用和贡献日益突出，更加受到了党和政府的重视，各级卫生健康部门不断加强对中医学术流派思想及经验之挖掘、继承与保护。这一举措必将使中医药事业的发展绵延不断，日益繁荣。

福建闽山中医肾病学术流派为闽医学派之重要一支。其以福建省名中医阮诗玮教授为代表，以中医肾病诊疗为主要学派特色，提出了"六看"诊疗模式、矫枉平衡理论、正邪辨证体系、寒湿论治等核心学术思想。其传人对流派学术思想努力继承，屡有创新，不断丰富学派学术内涵，传承至今已有四代，于国内外开枝散叶。今得知阮诗玮教授及其门人编著《闽山中医验案精选》，详述闽山中医肾病学术流派发展概况，编附谱系，收罗闽山门人所诊临床真实案例，并佐以按语，倾授心得。而今即将付梓，甚感欣慰。

古代中医医案学术传录之发展，始于西汉名医淳于意之诊籍，宋许叔微著《伤寒九十论》使医案立著蔚然成风，至明清时期，医案发展进入成熟与鼎盛时期。现存之清宫医案及各家验案，如《名医类案》《柳选四家医案》《临证指南医案》《丁甘仁医案》《蒲辅周医案》等，对后学者而言，均不啻为巨额之财富。中医医案为中医药学知识之重要载体，浓缩了各家学术思想与临证经验，既可启迪初入医道者，亦足可力推中医药事业之传承与发展。

余生长于闽地，曾在闽都学医，回家乡参加学术活动时认识了阮诗玮教授。诗玮教授中医功底扎实，对中医药事业情有独钟，虽身担多种行政职务，但始终坚持临床诊务，精神可嘉。兹借阮诗玮教授为《闽山中医验案精选》一书邀我作序之机，谨呼吁广大中医药同仁继续秉承大医精诚理念，做好名老中医药专家学术经验的整理工作，踔厉奋发，笃行不息，深入挖掘祖国医药学宝藏，推动中医药有序传承、创新发展，中西医结合携手并进，共襄大业，为当代医药学发展与保障人类健康做出更大的贡献！

　　谨以为序，祝贺本书出版。

中国科学院院士

国医大师

陈可冀

2022 年 10 月于北京西苑

前言

　　中医医案是临床实践的记录，是中医理法方药综合应用的具体反映形式，是中医学的重要组成部分。中医医案的学习研究，特别是具有效验的医案，对启迪思路、丰富治法、领悟技巧、灵活应变、提高临床诊治水平至关重要。中医验案凝聚着医家的心血和经验，最具有真实性和实用性，可以"宣明往范，昭示来学"。正如清代医家周学海所言："每家医案中，必各有一生最得力处，细心遍读，是能萃众家之所长矣！"

　　中医历来重视医案的编著，从西汉医家淳于意的诊籍，到东汉医圣张仲景《伤寒杂病论》的医案内容，到明代江瓘《名医类案》的医案类编著作，到清代叶天士《临证指南医案》的个人医案，再到现代国医大师陈可冀院士主编的《清宫医案集成》等，都是医案编著的代表。近代医家恽铁樵在《清代名医医案大全·序》中说："我国汗牛充栋之医书，其真实价值不在议论而在方药，议论多空谈，药效乃事实，故选刻医案乃现在切要之图。"近代著名学者章太炎先生曾说："中医之成绩，医案最著。"

　　福建闽山中医肾病学术流派（以下简称闽山学派）以阮诗玮主任医师为代表，其师林上卿、陈荫南、黄农、汪济美、肖熙、范德荣为第一代，阮诗玮为第二代，目前第三代传人80余位，第四代传人80余位。闽山学派是闽派中医最具代表性的中医学术流派之一，学派传人在全国各地以及海外业医，影响甚广。我们为推动中医药的传承创新发展，秉承大医精诚的理念，精选闽山学派医者的中医验案，编著成书。

　　本书分上下两篇。上篇介绍闽山学派概况、谱系及第一代六位医者简介和他们的部分中医验案。下篇分享第二代和第三代医者的中医验案，所选验案按照现代中医医案书写格式呈现，每个验案后均有评析。具体内容按照现代中医疾病分节，以中医内科疾病为主，还包括中医外科疾病、中医妇科疾病、中医儿科疾病、中医五官科疾病、中医男科疾病，每节下列西医学病名，同时对应中医病种，所选验案在病种下分证型罗列，以方便读者阅读。在本书的编写过程中，我们力求突出两个特色：其一，注重验案的真实性和科学性；其二，强调验案的完整性和实用性。

　　本书能够付梓，要感谢闽山学派医者的共同努力，感谢福建中医药大学附属人民医院重点专科办公室的大力协助，感谢福建省卫生健康委员会、福建省中医药管理局的支持，感谢国医大师陈可冀院士百忙中为本书作序！

本书由福建闽山中医肾病学术流派传承工作室、阮诗玮福建省名中医传承工作室、阮诗玮全国名老中医药专家传承工作室资助出版。

由于我们水平有限，书中难免存在疏漏之处，恳请广大读者和同行专家批评指正。

王建挺
壬寅年冬于福州

目录

上 篇

下 篇

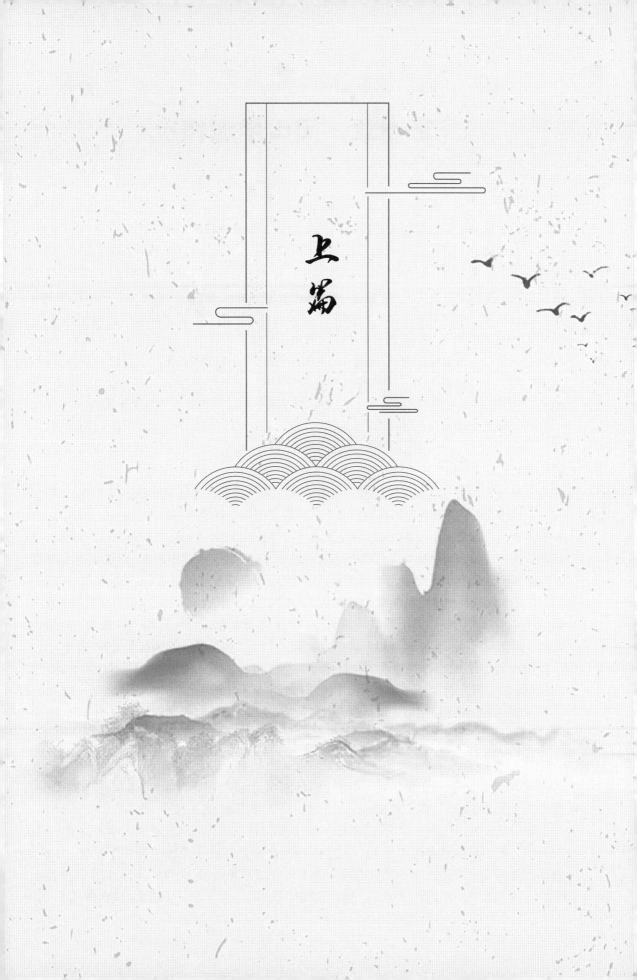

上篇

第一章　闽山学派概况

一、历史沿革

中医学术流派是以某一种独特的医药学理论主张或独特的医疗方法或技艺为内涵而形成的学术群体，常以代表性人物、观点，或者学说、地域，或者学科等命名。中医学形成发展的历史规律表明，"一源多流、流派纷呈"是中医临床与学术传承创新的基本特征，是贯穿于中医发展史的一个突出现象。一大批历史源远流长、学术底蕴深厚、临床疗效显著、特色优势明显、群众推崇公认的中医学术流派，有力推动了中医学理论的不断创新和临床诊疗体系的丰富发展。中医史上影响深远的学派有伤寒、河间、易水、攻邪、丹溪、温补、温病七大学派。这七大学派是中医学术发展的主流。中医学术流派之间，或流派内部不同医家之间，由于实践认识、学术观点或主张的不同，展开学术争鸣，多元互补，客观上推动了中医学术的不断发展，可以说，中医学的发展史实际上就是各个流派发展的历史。

闽山学派是闽医学派的代表性流派，以阮诗玮主任医师为代表。为何称为"闽山学派"？阮诗玮说"仁者乐山"，医生的最高境界是"仁医"。第一，阮诗玮希望闽山学派的同道们都能朝着"仁医"的方向迈进，以"医术第一，病人至上"为宗旨，悬壶济世，全心全意为人民服务。第二，本流派的核心代表人物，第一代的林上卿老中医，第二代的阮诗玮和第三代的丘余良都是福建山区县籍人氏，所以"闽山"有地域的意义。第三，闽山学派的第一本书是《桐山济生录》（2022年更名为《上卿桐山济生录》），故称为"山"。第四，阮诗玮认为传统中医药学犹如巍巍高山屹立于世，需要一代又一代中医人的不断探索与攀登，不断继承和发掘其中的价值，不仅要"致广大"，而且还要"尽精微"，格物致知，精勤不倦。所以，阮诗玮把自己的学派称为"闽山学派"，蕴含着闽山学派的同道们要有博采众方、传承精华、守正创新、繁衍发展的毅力与决心。学派以林上卿、陈荫南、黄农、汪济美、肖熙、范德荣为第一代，阮诗玮为第二代，第三代传人80多位，第四代传人80多位。

2019年2月22日，福建省卫生健康委员会公布了22个福建省中医学术流派传承工作室建设项目，其中包括了"福建闽山中医肾病学术流派传承工作室"，项目负责人为丘余良主任医师，项目实施周期为3年，建设时间为2019年3月1日至2022年3月1日。

二、发展现状

闽山学派第一代的主要代表人物林上卿从医60余载，医德高尚，仁心济世，学识渊博，是闽山学派之祖师，培养了刘端澍、陈开煌、李声国、阮诗玮等弟子。

闽山学派第二代的主要代表人物阮诗玮长期坚持临证，同时注重闽山学派的学术传承和发展，着力培养第三代传承人。阮诗玮1995年开始招收中西医结合临床医学、中医内科学硕士研究生，2005年5月被遴选为博士生导师并开始招收中西医结合临床医学博士，2022年开始招收中医内科学博士。他注重临床中的传、帮、带，不遗余力地培养年轻的中医人才，2011 年获评为福建省第三批老中医药专家学术经验继承工作指导老师，2017 年、2021 年分别获评为第六批、第七批全国老中医药专家学术经验继承工作指导老师，2021 年获评为福建省第二批基层老中医药专家师承带徒工作指导老师。到目前为止，阮诗玮已经培养出闽山学派第三代传承人（包括硕士、博士）80 多位，为闽山学派的创立、传承与发展做出了巨大贡献。

闽山学派第三代的主要代表性传承人丘余良，1971 年出生于闽西上杭山区，自幼喜读家藏中医古籍，立志为医，曾祖父丘有容为上杭名中医。丘余良 1995 年毕业于北京中医药大学中医系，同年分配到福建中医药大学附属人民医院，师从阮诗玮学习中医肾病，并开始从事中医肾病临床，1998 年曾经在南京军区南京总医院解放军肾脏病研究所进修血液透析，2003 年晋升为主治中医师，2005 年在北京大学肾脏病研究所进修，2008 年毕业于福建中医药大学中医内科学专业并获硕士学位，2009 年晋升为副主任中医师，2018 年 12 月晋升为主任中医师，2021 年入选第五批全国中医临床优秀人才研修项目。现为福建中医药大学附属人民医院肾病科副主任，长期从事中医肾病的基础和临床研究。丘余良继承阮诗玮的中医临证思维，坚持中医中药在肾病治疗中的重要作用，保持中医治疗肾脏病的特色和优势，在临床上取得了较好疗效。作为出身山区农家的中医师，丘余良除了学习阮师的精湛技术，更继承了阮师的仁心，不管什么时候，只要患者有需要，总能出现在病房及抢救现场，深受广大患者的好评。丘余良临床擅长中医治疗肾风病、水肿、尿血、肾衰、消渴肾病等，同时坚持教书育人，目前已招收中医内科学研究生 24 人，已毕业 18 人，为闽山学派的第四代传承打下了基础。其他第三代传承人，如叶彬华为福建中医药大学附属人民医院内分泌科主任；赵爱萍为福建中医药大学附属人民医院肾病科主任医师；王建挺为福建中医药大学附属人民医院肾病科副主任医师；王伟为河南信阳中心医院中医科主任医师、信阳市名中医，主要从事中医肾病临证工作；杨爱国在美国从事中医临床；郑敏麟为福建中医药大学教授，对"脏腑理论"有独到的见解和重大创新；邱明山为厦门市中医院风湿科主任医师；白发臣为三明市中西医结合医院肾病科主任医师。目前，闽山学派第三代传承人遍布中国大陆、台湾地区，以及海外美国等地，为闽山学派的传承与发展开创了广阔的空间和光明的前景。

三、闽山学派的学术思想和特色技术

闽山学派的学术思想和特色技术主要以阮诗玮为代表。阮诗玮从事中医临床工作 40 年，在继承和创新发展的过程中，形成了具有鲜明特色的学术思想和诊疗技术。

第一，建立了寒湿辨治体系，编著了中医寒湿病首部专著《寒湿论治》，弥补伤寒，羽翼温病，充实了中医外感病学。

第二，创新性地提出了正邪辨证，为各种辨证（如八纲、六经、脏腑、三焦、卫气营血辨证）之核心内容。正邪辨证与传统辨证理论互为涵盖、交叉，揭示了贯穿于各种辨证的核心在于权衡正邪均势，为扶正祛邪权重施法，是一种独创性的辨证思维。

第三，创立"六看"诊疗模式，综合分析，审证求因，辨证论治，区别疾病之主导病机与基本病机，分析疾病的主要矛盾，因机立法，选方遣药。

第四，临床擅长中医中药诊治肾病，创立了以病理为基础，以证候为先导，根据体质之不同、时令之变化、运气之顺逆，辨病与辨证相结合、中医与西医结合的肾脏病多维周期动态诊疗体系。

第五，针对各类肾病研制了保肾口服液、益肾降浊颗粒、尿感合剂、益肾降糖饮、益肾清浊口服液、已金排石颗粒、暑热晶等多种院内制剂，临床取得了良好的疗效。

第六，带领团队在科室规模及医疗水平上不断进步，形成具有专科特色、疗效显著的尿血病、肾风病临床路径及诊疗方案，确立慢性肾衰竭、水肿病、慢肾风为中医优势病种。

第七，在抗击传染病中，进行临床实践和学术研究。2009 年甲型 H_1N_1 流行性感冒，2013 年、2014 年 H_7N_7 禽流行性感冒，阮诗玮均在福建运用本派学术思想，结合不同疫病特点，组方遣药，积极参与救治患者，极大提高了治愈率，大幅度减少了死亡率。2020 年1 月，新型冠状病毒感染疫情暴发，阮诗玮于当月 23 日上午传真请战书要求参加抗击疫情，并提出中西医结合防治疫情的建议，参与"闽医抗疫进行时""宜昌武汉闽医抗疫进行时"等，根据新型冠状病毒感染的"寒湿"特性，针对疫情不同时段的临床病证特点，结合本派"六看"诊病模式和治疗寒湿疾病的理论成果，适时提出学术意见。在阮诗玮身先士卒的带动下，闽山学派第三代学术传承人李大治 2020 年参加福建省援鄂医疗队，丘余良、郑登勇、王建挺、俞跃 2022 年参加福建省援沪医疗队，将闽山中医学术思想运用于抗击新型冠状病毒感染的临床实践中，中西并用，并积极总结临床经验，发表了多篇相关学术论文。同时也体现了闽山医者无惧生死的大无畏精神和献身中医事业的坚定信念。

（王建挺）

第二章　闽山学派谱系

第一代：林上卿　陈荫南　黄农　汪济美　肖熙　范德荣

↓

第二代：阮诗玮

↓

第三代：

杨爱国	任文英	郑弘义	许琦	祝建辉	许文娟	王伟	唐凤英	郑敏麟
邱明山	叶彬华	骆杰伟	白发臣	郑登勇	亓兴亮	李秋景	丘余良	花振兴
张政	陈丽芬	赵凯彬	刘晓娟	王建挺	李大治	张荣东	陈红星	钟索娅
许艳芳	陈锋斌	孙慧	范桂晶	高亮	林润立	林丽贞	章娟娟	翁晓婷
张丽霞	吴艺	林辉宇	方潇婷	杨娜	李述捷	陈雅文	谢灯飘	雷黄伟
刘亦楠	许勇镇	俞跃	廖晓	陈晓玲	施怡宁	李丽洁	郑登勇	林冰菲
赵文婷	陈婷婷	王雅仙	何晓琪	周楚	周少峰	陈丽萍	陈嘉嘉	赵爱萍
余永鑫	方艺伟	许泽煌	颜榕	杨运劼	黎丽萍	黄玲	赵晓果	林希璟
刘昕尔	高嘉玮	刘剑榕	张小军	李和丹	黄定	吴美琴	阮雅清	

↓

第四代：

杨丽艳	赵康	曹慧	李榕	林薇	陈翔	陈艳琼	高根花	黄婉婷
李永志	陈慧娴	翁雅芳	林文云	薛丽芬	高原	林俊贤	吴清香	陈东辉
周梦怡	李瑾瑜	蔡君华	郑婕琪	陈靖林	余唯溶	江茗佳	陈婷	胡光华
林舒恬	肖甜果	任莎莉	程淑敏	陈小倩	黄培龙	许容坤	林莉	郑腊萍
沈思婷	翁晓娟	张瑞莹	陈志敏	叶铿	陈慧	谢婧芝	袁颖	林玉娇
陈财铭	洪滔	张晨	郑紫桂	林思仪	王俊杰	赖坤美	林国	李银霜
江冰晶	唐敏	刘靖	方宇露	黄超君	戴尚征	官莹洁	林珊珊	张慧莹
赵金玲	李亚楠	尚喜娜	韩惜惜	肖虹	王新恺	许炎煌	伞勤	詹倩倩
范文江	王亚楠	朱耀彬	杨笑	张林香	胡丹	邱颖冬	林琳	叶继颖

（统计截至 2022 年 10 月）

第三章 闽山学派先师介绍

第一节 林上卿

一、林上卿简介

林上卿（1914年2月—2000年8月），男，又名林缄，福建省福鼎县（现福鼎市，下同）桐山人，祖籍福建省安溪县官桥镇赤岭村。幼时随祖迁居浙江省苍南县马站蒲亭，读

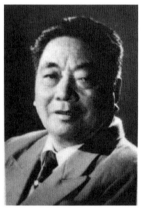

书于蒲亭书房七载。1927年，师从前清秀才江本清学习中医；1930年以后又相继师从甘郁文、吴品三、金雁翔三位老中医，获益匪浅；1933年出师行医；1939年于福建省福鼎县沙埕办"林上卿诊所"；中华人民共和国成立后，林上卿参与组建沙埕卫生院，任业务院长，被选举为福鼎县卫协副主任；1979年被选拔到福建省宁德地区中医院工作。先后为福鼎县政协委员、宁德地区（现宁德市，下同）政协委员。

林上卿致力于伤寒、温病研究，悬壶于闽浙乡里60余载，临证经验颇为丰富，深谙《黄帝内经》《伤寒论》《脉经》等经典著作，精于医理，勤于临床，善取经方与时方之精华，组方药味少而精，治重病剂量大而猛，临证常出奇制胜，屡起沉疴危疾，擅治重症肝炎、肝硬化、肾炎、急重喘证、高热痉证等。曾吸收民间验方研制"乌金散"治愈淋巴结炎，运用重剂麻杏甘石汤合白虎汤治疗流行性小儿喘憋性肺炎，取得显著疗效，在闽东地区享有盛誉。1983年，他在年近古稀之时，还多次到福鼎山区了解并学习民族（畲族）医药。

林上卿曾任宁德地区中医院学术委员会副主任、宁德地区中医学会常务理事等职。先后在省级以上杂志发表学术论文25篇；主持"中医治疗慢性肾炎尿毒症临床验证""中医药治疗肝硬化腹水的临床研究""闽东地区少数民族医药卫生情况调查"等多项科研项目；培养、指导中青年中医人才多名。由于医德高尚、技术精湛，林上卿1985年受到福建省人民政府、宁德地区行政公署表彰。

（王建挺整理）

二、林上卿验案

1. 惊悸案

农户江某，年近花甲，浙江平阳人。1949年8月1日诊。夜行于厝边小道时，偶踩到

一物，恍惚闻得一惊叫声，加之在夜幕中瞧得该物已不成模样，随即心中怔忡不安，至榻下即作寒热，浑身颤抖，心烦，头晕痛，纳食不佳，寐不安，终卧床不能起。延医诊之，断为伤寒，并投以小柴胡汤出入数剂，无效。随之延林老诊之。林老望其面色无华，神情忧郁，舌淡苔薄白，诊其脉缓，询得因果，谓："你虽慈悲为怀，踩得一物亦属枉然，不必过于计较，况踩之物亦未知其属。"见患者坚不相信，林老遂建议患者家属于事发处置一踩烂之乌茄，然后扶江某前往查看。江某看后遂心安而言："我病将愈也。"果然无所忧愁，数日而愈。

（摘自《上卿济生录》）

2. 胃脘痛案

董某，男，53 岁，浙江平阳人。患胃脘痛，百治无效。1954 年 2 月于温州某医院造影透视，疑为胃癌，住院治疗。因体质衰弱，未能行手术治疗，遂失望，束装回乡。其亲戚陈君，有悯于此，特来邀林老诊治。患者腹部瘤块累累，自鸠尾至脐排列无序，时雷鸣上冲，按之坚痛，每于进食后上则嗳气，下则矢气，连续百余次乃止，伴胸腹绞痛，六脉沉迟，来去无神，形容枯瘦，舌淡无苔。此症系大寒凝结于心胸。张仲景云："心胸中大寒痛，呕不能饮食，腹中寒，上冲皮起，出见有头足，上下痛而不可触近，大建中汤主之。"处方：蜀椒 24g，党参 18g，干姜 3g，饴糖 60g。用水 3 碗，煎至一碗半，去渣，纳饴糖微煎，分 2 次温服。1 剂尽，胃脘略舒，续服 5 剂，瘤块渐小，嗳气矢气亦止，胃纳甚佳，精神气色日渐转机，继服 23 剂，不易一药，瘤块全消。后用小建中汤调理，追踪探问，患者于 1960 年死亡。

世医每逢癌症均用大破大行之剂，以图消散肿块，此属无视中医学辨证施治法纲，临床虽云辨病与辨证相结合，但中医治病贵在辨证，否则必犯虚虚实实之戒。本例噎膈频作、心下肿物乃心胸脾阳大寒致寒结之故，若一味投用破血散肿之品，肿物未消，则胃气先衰，遵《黄帝内经》"治病求本"之旨，用大建中汤亦恰合仲景之意，使脾阳复，浊寒散，则噎膈自止，后常用小建中汤温补脾阳，延长患者生命达 6 年之久，在 20 世纪 50 年代可谓奇迹。

（摘自《上卿济生录》）

3. 湿温误治致厥证案

杨某，男，31 岁，商人。1962 年 7 月 12 日诊。患者 2 个月前出行冒雨，衣服湿透，数日后头痛恶风，身体重痛，服解表药得汗，头痛恶风已罢，而身体重痛未除。医以为虚，投补中益气汤；次日高热口渴，认为阳明经证，以白虎汤数服而热不退，大便秘结；又以为阳明腑实，承气汤数下大便十余次，热亦不退，反增呃逆欲绝。更医见脉结代，用炙甘草汤而呃逆愈剧，言语难出，危在旦夕，急邀余诊。切其脉濡促，舌淡红，苔薄白燥，面色暗垢，身热无汗，胸闷，心烦不寐，小便短少，大便不通，纳少口燥，时时呃逆，牵动全身，振动床架。此乃湿温误治，肺气为湿热之邪痹郁，清阳不展使然，急用上焦宣痹汤宣其痹郁而透化湿热。枇杷叶 15g，射干 15g，栀子壳 10g，郁金 10g，香豉 10g，通草 8g。3 剂。

1962 年 7 月 15 日二诊：症无变化，知病日久，痼结尤深，非一二剂能够通达，步上方再进 3 剂。

1962 年 7 月 17 日三诊：晚八时许，家人急告，病者突然两目直视，不省人事，四肢厥冷，余按其脉伏，问道："八时前有否怕冷？"答曰："不能言时，以手提被盖身。"曰："生死关头，在此一刻，必有战汗，战胜则生，否则死矣。"果然时逾片刻，四肢渐温，身体渐热，继则汗出淋漓，吐出宿食痰涎数口，大便一次，脉静身凉，精神清爽，知饥索食，调理月余而安。

（摘自《桐山济生录》）

4. 发热案

李某，女，42 岁。持续高热不退，曾屡用抗生素未效，遂请中医界同仁数人会诊。症见：高热不退，身热如火，时欲脱衣，大汗淋漓，心烦欲狂，语声低微，呼吸困难，口渴喜热饮，大便溏薄，小便微黄，舌红欲裂，六脉洪大。有医认为此病四大症俱，非白虎汤莫属，或医以白虎汤加生地黄一类，或以白虎汤加莲子、山药之属。服用白虎加减 3 剂，症反加剧，家属急求林老至乡里会诊。细察此证虽有白虎四大症，独有一症喜热饮与此相悖。葛可久曾云："十症热症，一症寒症，从寒论治；十症寒症，一症热症，从热论治。"

今病实阴阳离决，格阳于外，投用白虎汤谬矣，回阳救逆方为上策。处方：附子 10g，白芍 15g，炙甘草 10g，生龙骨 15g，生牡蛎 15g，桂枝 10g，生姜 3 片，红枣 5 枚。服药 3 剂，发热退，连进 10 剂，诸症尽愈。

（摘自《上卿济生录》）

5. 脱影症案

江某，男，28 岁。1991 年 5 月 3 日就诊。患者近 2 年来睡醒后自觉全身烘热，无汗，衣服席褥均干，惟床板潮湿犹如人影，其形态与患者相同，经冲洗晒干后，二三夜即会发作。此症属脱影。前医屡用六味地黄汤、当归六黄汤、玉屏风散、二加龙牡汤等均未见效。脱影症有别于盗汗。盗汗者营卫不固也；脱影乃心脾肾功能失调，心血不足，中气虚弱，肾阳（阴）失藏，致阳（阴）气外泄，无权收敛，故用全真一气汤。本方以熟地黄、麦冬滋养心肾阴液；附子、五味子潜阳育阴，以敛阳气，或以附子鼓动阳气，实为阴中求阳、阳中有阴之法；白术取在中宫，益气固汗；牛膝达下，心肾随之枢转，而使气血流畅，阴平阳秘。服药 13 剂，症愈无再发。

本方可治疗阴虚脱影和阳虚脱影，用法在于权衡熟地黄、麦冬与附子用量不同。需要注意的是，全真一气汤与二加龙牡汤可同治汗症，前者偏重于心阳不潜、中气不用、心肾不交，而后者重在调节阴阳平衡，临床应审证施用。

（摘自《上卿济生录》）

（方艺伟整理）

第二节　陈荫南

一、陈荫南简介

陈荫南（1901—1984），男，字毓霖，号阿八，近代妇科、儿科名医，福建省福安城关后巷人。陈氏自幼勤奋，读 10 年私塾后即从师学医，行医于福安、宁德、霞浦等地。1958 年，陈荫南被聘为福安专区医院中医科中医师。陈老从医 60 余年，擅长中医妇科、儿科，临床经验十分丰富，生前为福建省宁德地区第一医院中医科主任，主任中医师。他治病认真，善于博采众长，勤于总结临床经验，因而在中医学术上造诣较深。他独创的"尺后脉"，用以了解疾病的发生、发展、预后、进退都可收到良好的效果；又撰写中医内、外、妇、儿、五官等科的临床便读，是中医入门和临床的指南；晚年总结的《陈荫南临床经验选》一书，获 1991 年福建省卫生科技图书三等奖。他擅长妇科，辨证施治精确，所著的《中国妇科汇编》一书，在省内外广泛传播，深得同行赞扬。在数十年的从医生涯中，他所培养的学生已成为闽东医务战线的骨干。

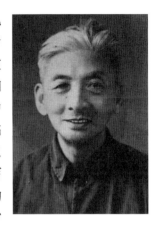

陈荫南医德高尚，尽力为病家排忧解难，对于急诊和病危者，他随叫随到，从不拖延。在他病重卧榻之际，还有不少人慕名前来求医，他亦为之诊治。陈氏不图名利，热心公益事业，临终前还叮嘱家人，将其生前节衣缩食所积攒的人民币一千余元捐献给他所在的街道，作为修路之用。

（摘自《福建历代名医学术精华》）

附　陈荫南诊"尺后动脉"

遇有寸关尺三部脉轻按或有，重按模糊，如同虚象之时，须将诊脉三指推移到尺后手膊上，即经渠穴上一寸至二寸处，如有动脉应指便是。但须注意以按其脉有力、无力为依据，有力才是实证，无力仍属虚象。

（摘自陈荫南《谈尺后动脉》）

（黎丽萍整理）

二、陈荫南验案

1. 性欲过强案

胡某，女，26 岁，福建省寿宁县人。1978 年 10 月 11 日就诊。因患性欲过强病到处求医无效，经友人介绍到地区医院求中医科陈医师诊治。其丈夫代诉：几个月来，女方昼夜要求性爱，几乎分秒不离。患者月经先后不定期，白带偏多并呈黄稠色，阴部伴灼痒感。查体：四肢疲乏无力，纳差，脉弦细，苔薄黄，未见发热及其他明显病症。陈氏当时即以实告知，其从医六十多年，此病为首例。尽管如此，陈氏以中医中药四诊八纲进行认真辨证，认为此为"湿热"症状，应从"清利湿热"着手。投以：龙胆草10g，柴胡10g，白芍15g，郁金10g，栀子10g，黄芩10g，香附10g，生地黄15g，车前子10g（布包），椿根15g，薏苡仁20g，六一散15g。2剂。

1978年10月13日二诊：患者诉白带已明显减少，外阴部已不觉痒，性欲也不那么强烈。症状明显减轻，故又以原方续服3剂，症状基本消失。

后因患者离家较远，要求取药回家治疗，陈氏以知柏地黄汤7剂予以带回，继续巩固治疗而告愈。后随诊，此病20年未见复发。

按： 妇科病在临床医疗工作中，属常见病、多发病，但类似此病并非多见，陈氏说其从医六十多年尚为首例。但陈氏能够详审其病因病机，认为此例性功能紊乱十分明显，按中医理论进行认真辨证分析，从而抓住病性及特点，治以龙胆泻肝汤出入以泻肝降火、除浊止痒，并以清热利湿、滋阴补肾的知柏地黄汤调理，达到理想的治疗目的，当为后代借鉴。

（摘自《福建历代名医学术精华》）

2. 妊娠腹痛案

刘某，女，38岁。1972年12月8日就诊。因妊娠腹痛十多天，连进本院妇产科3次住院治疗。经查已怀孕5个月，胎心快而弱，疑为先兆流产，故邀陈氏会诊。病者脉浮大而数，苔黄舌红息粗，腹部胀痛持续，拒按烦躁，胎动不安，询其病因服一碗鸡汤后发作，已十多天，曾用过止痛剂等法，症仍如故。此乃郁热胞阻，与服鸡汤有关。拟安胎解毒。金银花15g，连翘10g，黄芩10g，白芍10g，续断10g，香附5g，白豆蔻10g，砂仁10g。1剂病减，2剂诸症消失。

按： 妊娠腹痛（即胞阻）见于《医宗金鉴·妇科心法要诀》，在上为食毒，在下为胎毒。此病者病在胸腹，与误食鸡肉汤有关。鸡肉汤原能安胎止痛，其性味甘温补虚，能动胎儿，助肝热。但如是肝热在里误食鸡肉汤，胞脉失调，必致作痛，促使胞阻。故陈氏以其自拟银翘芩芍汤加味，解郁泻热，养血安胎，见效迅速，2剂除根。

（摘自《福建历代名医学术精华》）

3. 肠套叠案

黄某，男，2岁，福安籍。1967年9月初诊。病者小腹剧痛，触有头足，大便不解，更有呕吐，疼痛辗转拒按，啼哭万状，急诊入院，据诊断为肠套叠，动员手术，病家虑小孩年幼，特邀余治疗。诊其指纹沉滞，脉沉数无力，舌尖红，苔薄白，依据表现，证属肠道郁热、壅塞不通，予以加减乙字汤。当归9g，柴胡9g，大黄3g，升麻3g，黄芩4.5g，甘草4.5g，首乌9g，桃仁6g，紫草9g。嘱其少量频服，两日进3剂。

二诊：呕吐消失，大便已解，腐臭异常，精神转佳，胃纳渐进，此为药中病所也。仍守原法加金银花、蒲公英，连服5剂。

三诊：精神大为振作，疼痛基本消失，以加味益胃汤甘寒滋润、清养胃阴，以收全功。用药北沙参、麦冬、玉竹、生地黄、白芍、当归、紫草、肉苁蓉。

按： 肠套叠相当于中医所称之"关格"范畴，上格则呕吐不止，下关即大便不通。喻嘉言《医门法律》云："关格之证，自《灵》《素》以及《难经》、仲景《脉法》，皆深言之，然无其方也。后世以无成方依傍……不得已姑立进退黄连汤一方，要未可为中人道也。"盖进退黄连汤治伤寒关格，乙字汤加味是治温热关格，二方皆从小柴胡汤化裁。近世温多而伤寒少，今患儿病为郁热梗阻，所以用乙字汤。柴胡、黄芩、大黄、甘草以开郁热，当归可调循环，升麻以上升阳气。大黄下达，升麻上升，柴、芩转枢，当归活血，则上下气血得以流通而关格自然消失，此余亦不得已，姑为立法已得见效，幸甚。

（摘自《中医临床经验选编》之陈荫南医案）

4. 崩漏案

林某，女，17岁，福安籍，未婚。病者阴道出血，断断续续，长期不愈，曾经住院半个月，采取输血、补液、服药等治疗，不见效验，邀余会诊。其脉沉微，舌淡红苔少，面色苍白，遍身紫斑成块，食少神疲。因想已经多方治疗无效，不得已，着令取自发烧炭6g配合胶艾汤连服3剂，试见成效。

二诊：果见经量减少，精神较振作，但头晕食少，不能起床久坐。继以归脾汤加减连服三四帖。

三诊：精神较好，食欲增进，出血已止。病者要求回家疗养，拟以加味人参养荣汤收功。

胶艾汤加味：当归9g，阿胶9g，牡丹皮4.5g，丹参9g，川芎4.5g，没药6g，五灵脂6g，艾叶6g，海螵蛸9g，龙骨30g，牡蛎30g，甘草4.5g，三七4.5g，血余炭6g。

加减归脾汤：党参24g，黄芪24g，当归身4.5g，远志4.5g，酸枣仁12g，茯苓9g，炙草9g，龙骨30g，牡蛎30g，熟地黄24g，白术12g，木香1.5g，龙眼肉14枚。

人参养荣汤：党参30g，白术9g，黄芪15g，茯苓9g，炙甘草9g，远志6g，当归身9g，木香1.5g，酸枣仁6g，熟地黄18g，桂圆肉14枚。

按： 室女经漏，方书多无记载，查《名医类案》载朱丹溪医案中，有一女，年十五，脉弦而大、不数，形肥，初夏时月经来潮特多，此禀受弱，气不足摄血也，以人参五钱，黄芪、陈皮各一钱，白术钱半，炒黄柏三分服之而止。今林女之症找不出原因，已经治疗半年多，所有清热固冲潜阳、化瘀开郁、固涩诸药皆已试用未见效果。余也束手无策，故以自血余炭，以期同气相求，配合加味胶艾汤去瘀止血，恰喜幸中治愈此病，可见自血疗法，功效亦是不错。

（摘自《中医临床经验选编》之陈荫南医案）

5. 不孕案

王某，女，31岁，小学教员。1968年6月8日就诊。自诉结婚12年未育，平素经期错乱不定，带下频多，色黄气臭。这次月经逾期 42 天未潮，左少腹痛如针刺，腰背酸软，头晕心悸，五心烦热，不眠多梦，食减纳呆，小便浑浊，大便稀溏，舌淡边有瘀斑，苔黄厚腻，脉沉细微弱。此为脾虚湿热下注，经隧不利，瘀血内阻；治以活血化瘀、清热化湿；投桂枝茯苓汤合张氏清带汤加减。桂枝 5g，茯苓 9g，牡丹皮 6g，桃仁 5g，赤芍 6g，茜草 6g，海螵蛸 6g，山药 12g，薏苡仁 30g，龙骨 30g，牡蛎 30g，败酱草 15g。水煎温服。

进药 2 剂，月事下而少腹痛除。照上方继进 10 剂，纳食增加，二便自调，诸症悉减。药中病机，固守前法。上方去败酱草加党参 15g，迭进十余剂，恙除体丰，精神振奋，翌年即育一女。

按：案中湿热见症明显，乃取用海螵蛸、龙牡收涩之品，其妙理在于此三药为收涩之品，却兼具开通之力，与茯苓、薏苡仁合用，通利兼能收涩，收涩兼能通利，相助为用，相得益彰，故无收涩敛湿留瘀之弊。

（摘自陈荫南《试论妇科瘀积性疾病与桂枝茯苓汤的临床应用》）

（黎丽萍整理）

第三节　黄　农

一、黄农简介

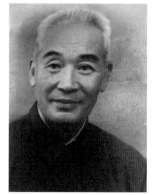

黄农（1918—1999），男，字尚郁，号农夫，宁德县（现宁德市，下同）霍童镇人，出生中医世家。黄老恭亲爱幼，自幼于其父黄晋光所营药店里当学徒，后又经其父开导勉励，勤研苦读，自学成医，弱冠之年便为乡民把脉治病。中华人民共和国成立后，黄老悬壶躬行于基层，在乡镇诊所、卫生院、地区医院等地工作数十年，求诊者不计其数。因霍童村落偏险，黄老出诊不顾路遥道艰，常跋山涉水，奔走各地，若遇病家囊中羞涩，亦慷慨相助，赠药祛病，救人命于顷刻，深受病家及群众的好评。

黄老擅长内科、儿科、妇科、骨伤科，熟谙伤寒、杂病，并精于针灸。他一生致力于中医事业，悬壶济世 60 余年，术精德高，誉满闽东，为第一批福建省名老中医。在 20 世纪 80 年代初，黄老被聘为宁德地区政协委员、政协文史委员，又是宁德市诗词协会会员，被协会赞以"黄帝神农一弟子，岐黄仁术为人民"的美名。

黄老曾著《水肿治疗方案》《常见病、多发病中草药的临床证治归类》《闽东本草》，并参与编写《福建药物志》《汤头歌诀》，在《福建医药》《闽东中医药》等刊物发表《白喉八法》《中风及后遗症辨证论治》《痹症论治》等相关论文 25 篇。

黄农不但在医学方面有很深的造诣，在诗词方面也颇有兴趣和才华。1987 年春节，黄老在其古稀双庆之际，自撰《七十抒怀》一首。

爱读医经篇外篇，恫瘝在抱志弥坚。

补遗拾璞蒐原草，存拙集裘写汇编。

老马何能驰远道，微才徒有负新天。

所欣七十身还健，尽我辛勤岂息肩。

亦有和诗赞曰：

霍水童山壮八闽，洞天灵秀出能人。

篇章巨著岐黄术，世代名医梓里春。

三代名医传衣钵，八闽妙手起沉疴。

济世仁心逾界域，医人德誉遍闽东。

（许泽煌整理）

二、黄农验案

1. 中风案

陈某，男，63 岁。1978 年就诊。

患者素有高血压病史，因饮酒饱餐后跌仆，不省人事，急诊入院时，西医拟为脑出血，经治疗 1 周后仍然昏不知人，邀请中医会诊。黄老视其形体肥胖，面白肢冷，痰涎壅盛，大便不通，舌苔白腻，脉弦滑，即以通关散搐鼻取嚏，姜汁、竹沥化苏合香丸灌之，并用涤痰汤加减。药用：竹茹 6g，川贝母 6g，羚羊角 6g，半夏 4.5g，陈皮 4.5g，胆南星 4.5g，石菖蒲 4.5g，枳实 9g，生晒参 9g，茯苓 9g。连服 4 剂后，神志渐醒，但仍处失语状态，遂用乌龟尿滴金津、玉液，并以银针刺之，数分钟后能发单音，又经七八分钟时可讲双音，继而语言逐渐恢复。后用牵正散配合针灸治疗，终用补阳还五汤收功。出院后，患者留有轻微后遗症，但行步尚可，日常生活能够自理。

（摘自阮诗玮《黄农老中医谈中风证治》）

2. 感冒——先表后里案

黄某，男，18 岁，宁德霍童中街人，业农。1961 年 2 月 10 日就诊。

病者素患胃病，因感冒引起高热，体温 40.7℃，无汗，遍身疼痛，烦躁不能进食，脉数急，寸关为甚，面色潮红，苔白。其母以为胃病复发，要先给镇痛。黄老认为表证急于里证，此系感冒兼伤食，拟俞根初荆防达表汤。服汤后，汗透四末，诸症消失，嗣以香砂六君汤善后。

（摘自黄农《运用表里先后诊疗法则的经验谈》）

3. 感冒——先里后表案

黄某，男，42 岁，宁德赤溪乡夏村人。

病已 4 周，腹部疼痛，号声达于户外。其脉弦紧而滑，腹部胀满疼痛，板硬拒按，面色黑如烟熏，舌苔燥浊而垢，黄黑相兼，时口渴，便秘多日，溺赤，不进饮食已 1 周，强食则愈加疼痛。病者自述月前曾食狗肉及酒，后感冒恶寒，呕吐，旋即腹痛至今。诊断为邪入于腑与狗肉蕴毒凝聚而腹痛，病势入里已深，非大剂攻下难期见效，拟大剂大承气汤。以玄明粉易朴硝，加带皮杏仁、焦山楂、白芍。天晚时促患者服之，预计夜半大便能通，通则不痛。谁料便既不通，痛反加剧，热汗时冒，因处在乡僻，全无辅治药械，遍索出诊箱，得备急丸，只求得下，遑论其他，遂给吞服 20 丸。服后 30 分钟，患者大泻 5 次，恶臭殊甚。患者泻后痛止脉缓，但人疲而烦，恶寒，为处豆蔻花、绿豆衣、苏梗、焦山栀、佩兰梗、甘草等，一剂烦止而恶寒亦失，后以人参养荣调理。

按： 该例证系里实阳结，用大剂大承气汤无效，疑与大黄良劣有关，后病情急逼而用治阴结的备急丸下之，系因地处僻壤，病势紧张万分，作权宜的变通办法，所以通后用清解来调理。

（摘自黄农《运用表里先后诊疗法则的经验谈》）

4. 感冒——表里同治案

谢某，男，16 岁，宁德洪口公社人。1961 年 7 月 25 日就诊。

母代诉： 患者 3 天前曾于山泉淋浴，逐恶寒高热成厥。现口噤，手足冷，时发痉抽搐，脉迟缓弱小，皮肤敏感，尿撒床上，便秘，不食，昏睡复卧。曾服竹叶石膏汤，注射青霉素、奎宁等。时已昏夜，未给方药，至午夜一时半许，患者突发狂，单音而号叫。诊断为表邪入里（厥阴），寒邪郁血脉而逆，拟当归四逆汤加葱白。服后患者溅然汗出，从鼻准至足胫，汗所到处肌肉即温暖，欲去衣被，口转渴，脉转数，知表邪已出，阳气已复，但神仍乱，其母给服安神抱龙丸 1 粒。午后神定，口渴欲饮，反复颠倒，卧不入寐，知当时热伤津液，阴气欲竭，遂与黄连阿胶鸡子黄汤，救阴复正，是夜安卧至零时才醒，继服二煎，睡到天明，病若失。

按： 该例系表证未解的高热，骤服辛凉，遂致寒邪阻滞血脉，迫阳入阴，而成厥逆、抽搐诸症，经温通散寒，使营卫调畅，病症转好，后因其热伤津液，继以养阴增液，始奏救阴复正的功效。

（摘自黄农《运用表里先后诊疗法则的经验谈》）

（许泽煌整理）

第四节　汪济美

一、汪济美简介

汪济美（1925 年 6 月 19 日—2019 年 4 月 29 日），出生于福鼎县管阳乡（现福鼎市管阳镇）茶阳村，长于儒医世家，家学渊源，精通医理，治病济世，为人钦敬，1946 年开始行医，1958 年进入福建中医学院师资班学习内科教研经验，1987 年被评为主任中医师。

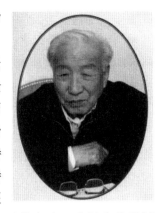

汪老早年受清代福建名医陈修园遵经思想的影响，对张仲景经方进行深入研究，后学习辩证法并联系中医整体观念、辨证论治等基本法则，融哲理、医理为一体，故于临床上应用经方技巧纯熟、独具匠心。汪老晚年致力于张从正攻邪学说的研究，在治则治法方面造诣尤深，发前人所未发，提出八法以通为用的独特观点。汪老还十分重视民间的医药经验，在 20 世纪 60 年代主持福鼎县中医研究所工作时，常深入农村搜集民间验方，并在中医理法指导下加以临床验证。20 世纪 70 年代末，汪老带领中青年中医药人才，进行中草药剂型改革，研制出 13 种剂型，50 多种中草药新药，其中"消核片"用于治疗甲状腺肿瘤、颈淋巴结结核、纤维瘤等疗效显著。

曾任福鼎县中医研究所所长、福鼎县中医院院长、宁德地区中医药学会副会长、福建省中医药学会理事、福建省医学会理事等职。

（方艺伟整理）

二、汪济美验案

1. 肌肉暴脱案

陶某，男，年 56 岁，业医，福鼎县管阳乡人。1981 年夏初诊。

患者 4 个月来出现心悸，气短，胸腹时感郁闷，四肢无力，肌肉消瘦，体重减轻，精神不振，无发热、吐泻、失血、失精等症，唯肌肉日见消脱，近 2 个月最为严重，体重减轻 18kg，平均每日达 300g，合家惊惶不安，各方求医。医者又多以虚劳过度等拟治，或补，或滋，或温，或调，皆未获效。我诊案时，其人大肉已脱，骨瘦如柴，大便秘结，尿量少而色赤，舌苔黄厚，脉来数疾。审知患者生平坎坷，每因家事别扭生气，重重郁闷，而又未能发泄，出自五志化火燔灼于内，一水难抑五火，故来势凶猛，以致肌肉暴脱，若非大剂苦寒直折其火，难以覆灭烈焰灼耗。遂拟：生石膏 30g，大黄 12g，黄芩 10g，芦根 60g，白芍 10g，青皮 5g，陈皮 3g，甘草 6g。水煎服，4 剂。

服药后，患者二便通畅，胸腹舒适，精神好转，体重不再减轻。继拟：黄连 6g，鲜石斛 30g，芦根 30g，白芍 10g，陈皮 3g，青皮 5g，甘草 6g。

（摘自《医林一介》）

2. 中风脱证案

族兄某，年 31 岁。于 1946 年 8 月间，突然心烦，手足挥动，切其脉，两至一歇，正候脉时，顷刻四肢厥逆，喉头紧束，呼吸困难，接着从上下肢末梢直至肩、髋关节冷厥如冰，语言不出，人事不省，抢救刻不容缓。患者属中风脱证，阳气衰微，脉动不满十而代，五脏阳气皆近灭绝，危在瞬间。急须助阳补气、散寒祛风。处方：附子 9g，人参 9g（另炖冲），南星 5g，广木香 3g。水煎，边煎边灌，频频不断，自中午至黄昏连进 5 剂，始见臂腿回温，逐渐透达四末，脉息微续而来，未见代象，呼吸低微，时闻太息，病机已转，后经休息而安。

（摘自《医林一介》）

3. 腹痛案（出血性坏死性胰腺炎）

陈某，男，34 岁，工人。1984 年 8 月 27 日初诊，住院号 0561。

患者以上腹部阵发性绞痛，伴呕吐、黑便 8 日入院。6 天前，患者因公出差，时值盛暑天气，暴饮暴食，骤发上腹部刀割样剧痛，辗转不安，呕吐频繁，呕吐物呈咖啡样，伴黑便，即到某医院就诊。化验室检查：白细胞 11.2×10^9/L，中性粒细胞百分比 80%，淋巴细胞百分比 20%，红细胞沉降率 30mm/h，血清淀粉酶 1066U/L，大便隐血（＋）。腹部 X 线：两侧膈下未见游离气体。诊为出血性坏死性胰腺炎。经输液、抗感染后，呕吐减轻，但腹胀痛未减，因患者畏惧手术治疗，于 8 月 27 日下午转住本院，要求中医诊治。患者重病容，贫血外观，巩膜无黄染，心肺无异常，上腹部较膨隆，腹肌紧张，有压痛、反跳痛，胸腹胀痛，疼痛拒按，口苦咽干，心烦欲吐，便黑赤，舌淡根黄腻，脉弦数。此为湿热积滞内蕴，胃肠壅结，治宜攻泄通滞解热。处方：大黄 12g，金银花 30g，蒲公英 30g，黄连 8g，丝瓜络 10g，薏苡仁 15g，桃仁 10g，牡丹皮 8g，赤芍 10g，枳壳 10g。水煎，分 2 次服。

3 剂后，患者泻下大量酱色秽浊之物，腹满胀痛骤减，尚有胸腹阻塞感。原方去牡丹皮、桃仁，加瓜蒌皮 15g，马鞭草 15g 以开胸通经清热。

又进 3 剂，患者腹胀疼痛，心烦欲呕，拉黑便等悉减。化验室检查：白细胞 4.8×10^9/L，中性粒细胞百分比 72%，淋巴细胞百分比 28%，血清淀粉酶 32U/L，大便隐血（－）。后以柴芍六君子汤加味调理，半个月后痊愈出院。

按：胰腺炎，中医学虽无此病名，但有类似病症之记载，如张仲景《伤寒论》曰："从心下至少腹硬满而痛，不可近者，大陷胸汤主之。"本例患者因暴饮暴食，积热内蕴，壅结胃肠，以致腹胀疼痛，胃气不得下降，而上逆呕吐。湿热下注大肠，损伤阴络而便血，"六腑以通为用"，故方用大黄导滞泻火，凉血行瘀，除胸胃蓄热，配合黄连、金银花、蒲公英祛湿清热，佐牡丹皮、桃仁、赤芍活血行瘀，使以丝瓜络、枳壳协同通络行滞，药后湿热除、气血通，诸症遂愈。

（摘自《医林一介》）

4. 山岚瘴气致病案

蔡某，男，70 岁，农民，福鼎县管阳乡管阳村人。1983 年 4 月 16 日初诊。

患者于 5 天前入山采薪，当日晡后胸痛彻背，腹胀，恶心呕吐，经用镇痛止呕等西药未瘥，中医以胸痹论，与泻心汤加减，痛止复作，四肢厥逆，脉伏，又误认亡阳，投以参附当归四逆汤，遂致便闭、腹愈胀疼，口唇焦烂，医又误认火炽津伤，予凉膈散、三甲复脉汤，症状更趋恶化，水谷不入，神识昏乱，烦躁不安。家属惶恐，冒雨前来邀诊。症见腹胀，心烦，气逆上冲，舌苔厚腻而滑，满口痰浊滞黏，口唇焦烂，脉来迟缓而涩（40次/分）。据情分析，患者乃感受山岚瘴气秽浊致病，误投寒凉滋腻、固脱通阳等药，秽浊邪气弥漫不除，反夹痰浊上泛，急宜芳香辟秽化浊，拟不换金正气散加味。处方：厚朴10g，藿香10g，佩兰10g，甘草5g，半夏8g，苍术10g，陈皮8g，石菖蒲6g，竹茹12g。水煎，服2剂。

药后口腔黏滞痰浊祛除，胸腹烦闷亦安，渐思进食，少与糜粥，再与前方小剂芳香轻透，诸症顿失。遂嘱妥善将息，告愈。

按： 本例感触山瘴秽浊，易医数人，先误为结胸、胸痞，投以寒凉之品，继又误以虚脱寒厥，用过复脉固脱通阳等药，一误再误，变证蜂起，日趋危重，几致偾事。余用芳香化浊，投药中病，迅速转逆为顺，仅二诊而愈。

（摘自《医林一介》）

5. 便秘、五脏下垂案

林某，女，44岁，福鼎县城关粮站干部。1978年8月14日初诊。

大便秘结长达15年之久，每次间隔时间由8～13天发展到13～18天，排便十分痛苦，纳食逐渐减少，以至于不能食，经多方治疗，未获良效，因症状日益加剧而邀诊。现心悸，心慌，寐艰，腰酸痛，腹胀痛，肌肉消瘦，颜容憔悴，浑身无力，精神疲乏，舌干少苔，脉来细涩而虚。B超及X线检查示胃下垂。"肾主五液，开窍于二阴"，患者大便长期秘结，乃津血枯燥所致，更因每次大便努责过度，故引起内脏下垂。遂拟养血、生津、润燥治之。选用《景岳全书》济川煎加生地黄。处方：当归15g，肉苁蓉15g，生地黄15g，牛膝8g，升麻2g，炒枳壳2g，泽泻5g。水煎服，每日1剂。

守方100多剂，患者便秘显著改善，大便间隔时间由13～18天，缩至3～5天，且无排便痛苦，余症消退，内脏下垂复查亦趋正常，体重增加。随访多年，患者大便正常，未见反复，身体比以往健康，精神焕发。

按： 本例大便秘结，初为津血不荣，阴液亏虚所致，努责过度又引起内脏下垂，五脏不安于位则失其常司，津液输布受碍，又反而加甚便秘，导致诸症丛生矣。审证求因，治本为主，故投济川煎。当归、生地黄、肉苁蓉养血滋阴，生津润燥；佐以升、枳、牛、泽之属，相反相成，调其气机升降，则秘结自通。五脏得助必复原有望，惟需待以时日，蓄其药力始克有济耳。

（摘自《医林一介》）

（方艺伟整理）

第五节　肖　熙

一、肖熙简介

肖熙，男，1926年1月生于福建省建瓯市中医世家，福建中医学院（现福建中医药大学，下同）主任医师、教授，中共党员。肖熙行医执教50余载，精研仲景学说、景岳医理，发挥"阴中求阳"与"阳中求阴"双调节的施治法则，诊治肾系疾病和疑难杂症有独特

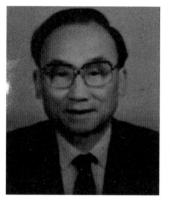

功效，取得显著的效果。数十年的工作过程中，他曾先后担任过中华中医药学会内科分会委员、顾问，福建省中医药学会副会长，福建省中医药学会中医内科专业委员会主任委员，福建省中医、中西医结合高级职称评审委员会主任委员，福建省科技成果评审委员会委员，福建中医学院临床部主任、医疗系主任，福建省人民医院院长，福建省第六届人大代表，政协委员，福州市第20届劳动模范，享受国务院政府特殊津贴。曾率领福建中医学院专家代表团前往马来西亚、新加坡等国家和地区进行讲学、医疗、访问，加强了国家之间的学术文化交流，增进了友谊。他将毕生精力奉献给了中医事业，福建省人民政府先后授予他"振兴中医事业做出贡献工作者""福建省先进教育工作者"，福建中医学院党委授予他"优秀共产党员"荣誉称号。

（周少峰整理）

二、肖熙验案

1. 哮病案

林某，男，41岁，干部。1982年4月7日初诊。

患者素有哮喘，当地医院曾经检查确诊为支气管哮喘。此次哮喘发作连续达1个多月之久，经检查诊断如前，但嗜酸性粒细胞比值增高，曾使用过支气管解痉药和激素等治疗，虽能暂时缓解，但药后不久又复发作。患者曾用过中药如温肺散寒、化痰平喘的射干麻黄汤；当哮喘发作严重，出现肢冷神疲时，用过高丽参、沉香、黑锡丹等药，都未能有效控制病情。就诊时患者张口抬肩，呼吸困难，喉中有哮鸣声，胸脘闷塞，咳不甚，痰多色白黏腻，面色晦滞，四肢欠温，饮食不思，大便不实，舌苔白腻而厚。细思哮喘之症，与肺、肾关系密切，何故前医使用温肺纳肾之剂罔效？如今呼吸急促，为何又见脘闷、纳减、便溏、苔腻之症？显为脾阳失运，聚湿成痰，痰阻气逆，因而其喘难平。余忆及"治病必求其本""治病以胃气为本"之训，决定从调治脾胃入手，先用化湿和中、温运脾阳之法，以

陈平汤加减，药选苍术、厚朴、姜半夏、陈橘红、茯苓、桂枝、干姜、白芥子、炒竹茹。服药3剂后，咳痰显减，脘闷见瘥，哮喘改善，苔腻转薄，再以前方，减白芥子、炒竹茹，另加紫菀、潞党参、甘草。续服3剂后，胸闷解除，咳痰更少，哮喘渐缓，腻苔已化大半，改用健脾化痰、开胃调中之法，以六君子汤加减出入。服药6剂，诸症消失，血液复查嗜酸性粒细胞已恢复正常值，再以健脾养肺之剂，调理善后。

（摘自肖熙《从临床实践角度探讨调治脾胃的重要意义》）

2. 四肢麻木案（低钾血症）

张某，男，38岁，干部。1976年5月3日初诊。

3个月前，患者发现四肢麻木，尤以两足为甚，严重时不能自主而仆地，经医院检查确诊为低血钾症。曾多次注射氯化钾、口服钾盐，治疗后立能减轻，唯逾时则依然，转至医院中医科治疗。时医认为其营卫俱虚，气血不足，治以益气养血、和营通络。药用党参、当归、白术、桂枝、白芍、牛膝、丹参、薏苡仁、丝瓜络等，服药9剂，疗效不显，麻木未见稍减。再来求治，就诊时患者四肢仍然麻木乏力，手部尤以无名指为甚，屈伸不利，食欲不振，胸痞口黏，舌苔白腻。前医治以补养气血而无效，可知病不在虚。今见肢麻，并现食减，胸痞口黏，舌苔白腻，应属脾失运化、湿阻中焦所致。拟用化湿和中，以利脾胃之运化。处方用厚朴花、苍术、藿香、佩兰、姜半夏、陈皮、茯苓、生薏苡仁、熟薏苡仁、桂枝、丝瓜络。服药3剂后，苔腻稍化，肢麻微有好转，以前方加重苍术与朴花用量，再加怀牛膝、伸筋草。服3剂后，舌苔前半已化净，根部稍腻，四肢麻木已基本解除，即以前方稍出入。服药12剂，苔化净，肢已不麻，食欲好转，精神亦佳，复查血钾已恢复正常值，再以健脾理气化湿轻剂，以善其后。

（摘自肖熙《从临床实践角度探讨调治脾胃的重要意义》）

3. 自汗案

曾治一妇人，发病于3年前回乡探亲，旅途得病，迁延匝月，返闽后经治虽愈，但遗留多汗一症三载未瘥。平时易汗，动则尤甚，汗出恶风，炎夏酷暑尤其怕风，每逢盛夏季节，必然欠康，入秋之后，不治自善，已经三载，症情如故。诊时正值仲夏，汗出更多，自觉恶风，头痛，低热38℃，体倦乏力，晕眩心悸，舌质淡，苔薄白，脉浮无力。明辨脉证，参合病因，诊为表卫气虚，营血亦亏，正虚感邪，营卫失调。治以益气固表，养血和营，兼以敛汗。药用黄芪、党参、桂枝、白芍、当归、甘草、煅龙骨、煅牡蛎、生姜、大枣。每日1剂，水煎服。2剂汗减，4剂汗止，遂按原方随症加减，调治旬日诸症消失。随访半年，未曾复发。

按： 汗出的病机虽然复杂，如不因外在因素影响，不为内在病邪干扰，而见汗出者，首当责之表卫气虚。张景岳说："人以卫气固其表，卫气不固则表虚自汗，而津液为之发泄也。"表卫不固，腠理不密，以至时时自汗，或寐则盗汗，或稍有活动则汗出更甚，自觉畏风，倦怠乏力，面白短气，心悸失眠，饮食减退，平时不耐寒热，容易感冒，舌淡，脉弱。

其治当以益气固表止汗为主。笔者常用黄芪、党参、煅牡蛎、浮小麦、大枣等随症加减。方以黄芪益气固表为主，辅以党参、大枣加强益气之功，佐以煅牡蛎、浮小麦收敛止汗，使其汗止而腠理密，表固则正气复。汗出较多者，加麻黄根、煅龙骨；兼脾虚者，加白术、山药；兼阳虚者，加附子；兼血虚者，加当归、白芍；兼阴虚而见失眠盗汗者，加柏子仁、麦冬、五味子；表虚风寒之邪入侵，汗出恶风，发热头痛者，加桂枝、白芍、甘草、生姜；表虚风湿之邪入侵，兼见关节或肌肉疼痛者，加防风、苍术、薏苡仁。

（摘自肖熙《略谈汗证诊治》）

4. 尿血案（慢性肾小球肾炎）

林某，女，32岁。3个月前，患者感冒后发现尿色红，尿蛋白（+），尿红细胞（+++），住某医院行肾穿，病理诊断为局灶节段性肾小球肾炎，经用强的松、止血药等治疗，疗效欠佳。症见身倦乏力，食欲不振，肠鸣便溏，口干，心烦不寐，寐则多梦，晨起口苦，尿黄多泡，舌质红，边见齿痕，苔中厚腻，脉弦细。尿检蛋白（+），红细胞（+++）。肖老认为患者为慢性肾小球肾炎之血尿，证属气阴两伤兼下焦湿热。治以益气养阴，凉血化瘀，佐以清利。药用太子参24g，生黄芪18g，生地黄18g，女贞子18g，墨旱莲30g，小蓟30g，生蒲黄15g，三七末5g（分冲服），丹参18g，石韦24g，牡丹皮15g，马鞭草24g。3剂药后诸症减轻，便溏已止，尿检蛋白少许，红细胞（+）。续服上4剂，诸症基本消失，仅余身微倦，稍劳腰酸，尿检正常。此后中药调理月余，终未见复发。

按： 肖老认为血尿之病，虽多为泌尿系统疾病所致，但应用中医中药治疗，仍需以中医辨证论治为依据，其病理机制以热迫血溢与气不摄血为多，其治以凉血止血与益气摄血为常。然而，"出血后留瘀""瘀血不去，出血难止"，故对顽固性血尿，不能见血而止血，活血祛瘀亦是重要一环。对于慢性肾小球肾炎临床以血尿为主者，治以活血清利、益气养阴为法。肖老以紫丹参、牡丹皮、马鞭草、金丝草、太子参、白茅根、女贞子、墨旱莲、生地黄、贯众炭、炒蒲黄、三七末为基本方药，随症加减。如气虚身倦加黄芪、白术；湿热偏盛加石韦、黄柏；热毒炽盛加蒲公英、白花蛇舌草；血热偏盛，再加大蓟、小蓟、焦栀子；阴虚内热则加龟甲、鳖甲。

5. 尿浊案

陈某，男，25岁。眼睑浮肿3年，曾在省级某医院住院治疗，确诊为慢性肾炎普通型，经西医治疗半年症状时好时坏，尿蛋白一直波动在（+）～（++），经人介绍求治于肖老师。就诊时，患者面色暗黄，精神疲乏，眼睑虚浮，下肢踝部浮肿，纳食较差，口唇紫暗，舌苔白厚腻，舌体胖大，舌边舌尖有瘀斑，脉细涩，尿检蛋白（++）。辨证为肾虚失摄，瘀滞络阻。治以益气化瘀，软坚行水，佐以固摄。药物：生黄芪30g，当归尾10g，桃仁9g，赤芍 15g，白芍 15g，红花 6g，丹参 30g，益母草 30g，郁金 15g，昆布 18g，泽兰 12g，金樱子 12g，芡实 15g。此方加减治疗 20 余剂，患者复检尿蛋白、红细胞三次均为阴性，眼睑、下肢浮肿消失，食欲增加，面色暗黄、口唇紫暗均有改善。

按： 肖熙教授临床治疗慢性肾炎长期存在少量尿蛋白患者，辨证为血瘀为主症者，常以补阳还五汤或当归芍药散为基础方，依辨证加补肾滋阴壮阳，或补气健脾行水，或理气清热收敛等药物治疗。其常用的活血药物为丹参、桃仁、赤芍、白芍、红花、怀牛膝、益母草、泽兰、郁金、当归、川芎等。

（摘自吴安民《肖熙教授应用活血化淤法改善慢肾尿蛋白的经验浅析》）

（周少峰整理）

第六节　范德荣

一、范德荣简介

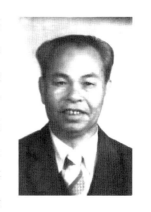

范德荣（1935 年 1 月—2010 年 5 月），男，福建永定县（现福建省龙岩市永定区）人，1964 年毕业于福建中医学院医疗专业，毕业后留校任教并从事相关医疗工作。曾任福建中医学院教务处处长，福建中医学院附属人民医院院长、党委书记等职。曾任福建省中医药学会顾问，福建省中医药学会内科分会主任委员，中国中医药学会内科学会疑难病专业委员会委员。范老对中风、头痛、失眠、抑郁症、甲亢、糖尿病以及高血压病、冠心病、动脉硬化症等病证有丰富的临床经验，诊治细心，处方灵活，用药精专。其对老年病的见解独具匠心，认为人体的衰老，关键在于脾（胃）肾功能衰退、心神劳伤、阴阳失调以及机体的过用，倡导"怡神、动情、养精"的养生之道。范老在临床辨证论治中重视对舌脉的观察，借此判别正邪偏颇、病情轻重，同时结合西医学指标，观察探讨异常舌脉状态的局部病理及血流变学等变化，总结规律用于临床。

范老曾获福建中医学院科技成果二等奖，参与全国高等中医院校教材及《老年保健与长寿》《内经选析》等书的编写工作，发表《中医衰老理论及其药食疗法》等 10 余篇学术论文，曾多次被评为福建中医学院优秀教师、优秀党员、优秀教育工作者，并获福建省卫生厅"优秀中医药工作者称号"。

（摘自《中国人物大典》）

二、范德荣验案

1. 心悸、不寐案

李某，女，72岁，三明梅列区人。因家中琐事繁多，起初感心中烦闷，而后逐渐发展为心悸怔忡，日间昏沉，疲乏嗜睡，夜间难以入眠，曾以酸枣仁、茯苓、百合、甘草等泡水服用数日后症状稍缓解。范老诊案时，患诉近日来怔忡不寐加重，失眠多梦，易惊惧，齿龈肿痛，大便干结，舌红少苔，脉细。处方：生地黄20g，酸枣仁15g，玄参15g，当归9g，人参9g，天冬9g，麦冬9g，远志6g，桔梗6g，五味子3g。连用7剂，惊惧、怔忡俱解，仍偶有失眠之症，诉生气后齿龈疼痛加剧，去人参、五味子，易生地黄为熟地黄，佐入知母，5剂，症除。

按：《景岳全书·怔忡惊悸》曰："怔忡之病，心胸筑筑振动，惶惶惕惕，无时得宁者是也……此证惟阴虚劳损之人乃有之，盖阴虚于下，则宗气无根，而气不归原，所以在上则浮振于胸臆，在下则振动于脐旁。"此案盖因李某年老体衰，劳神太过，致心肾阴虚血少，日久虚火内扰，遂以天王补心丹滋其心肾之虚，以降虚火，投药中病，短短十数日诸症皆瘳。

（摘自阮诗玮跟师手稿）

2. 中风案

张某，男，55岁，福州闽侯县人。与人争吵后突发晕厥，左侧半身不遂，言语謇涩，喉中痰鸣作响，素有高血压病史，入院经抢救后病情稍平稳。3日后范老会诊该病患，其头晕阵作，精神差，言语不利，大便数日未行，舌红有瘀点，苔黄腻，脉弦略涩。急投承气汤方。处方：大黄12g，枳实12g，桃仁9g，芒硝9g，胆南星9g，牡丹皮9g，瓜蒌仁6g，黄芩6g。患者服药2剂，泻下4次，色黄味臭，服药5剂神志转清，服药10剂言语稍清。二诊时，患者左侧肢体活动障碍，言语尚难，头痛，夜间尤甚。此乃腑气已通，痰热渐化，浊瘀仍在。上方加赤芍9g，钩藤9g，地龙3g。服药10剂，诸症悉减。

按：本案患者因情志过极，气郁化火，引动内风，气血上冲于脑，神窍阻滞，而发卒中。范老认为，此为气血逆乱犯脑、痰热瘀血所致的阳亢腑实证，应注重通腑，腑气通，则秽浊去，邪热无以附，热去腑通则气机通畅，逆行之气血下降归位，风阳得以平息。

（摘自阮诗玮跟师手稿）

（陈嘉嘉整理）

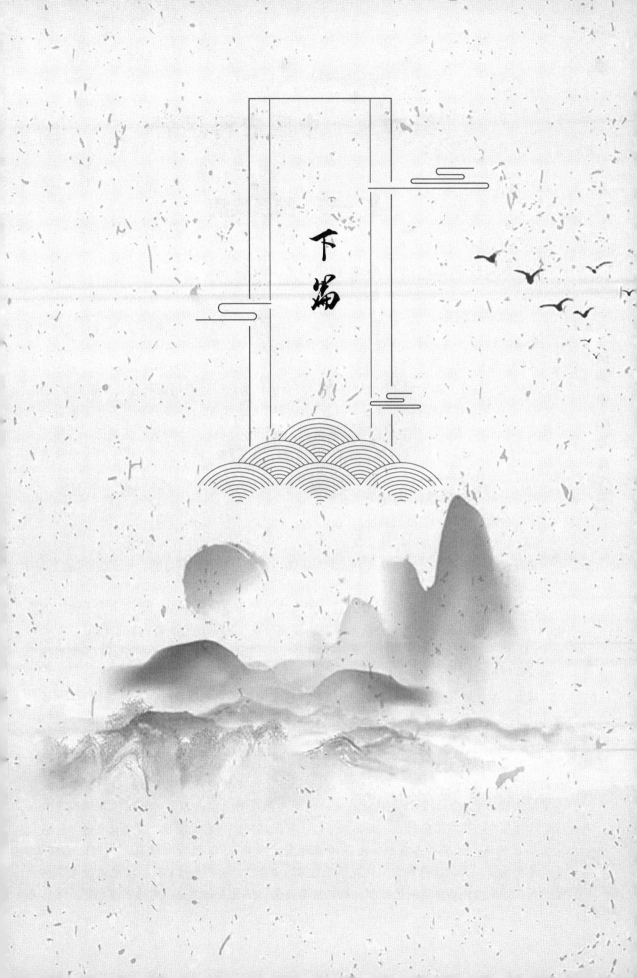

下篇

第四章 中医内科疾病

第一节 肺系疾病

一、新型冠状病毒感染（疫病）

1. 热毒袭肺证案

徐某，37岁，男，技术人员，上海市浦东新区，2022年4月9日初诊，清明。

主诉：发热4天。

现病史：患者诉4天前开始出现发热，自行服用泰诺、连花清瘟颗粒，发热反复发作，4月6日、4月7日核酸阴性，4月9日首次核酸阳性，于2022年4月9日入住上海世博方舱医院H4病区。刻下：咽痛，咳嗽，咳黄痰，自汗出明显，口干口渴，流黄涕，头痛，头晕，身困乏力，无味觉，无嗅觉，夜寐差，纳差，无发热，舌红边有齿痕，苔水滑薄黄稍腻。已打过三针科兴疫苗。

西医诊断：新型冠状病毒感染（轻型）。

中医诊断：疫病。热毒袭肺证。

治法：清瘟解毒，宣肺泻热止咳。

处方：连花清瘟颗粒，每次1包，1天3次，冲服；复方甘草合剂，每次10mL，1天3次，口服。

随诊：患者服连花清瘟颗粒9天后，无发热、无咽痛，无咳嗽、无咳痰、无流涕，头晕、头痛、口干口渴明显缓解，纳食改善，夜寐改善，但是仍有出汗，4月15日、4月16日、4月17日连续3次核酸阴性，4月19日出院。患者出院后4天未再出汗，1周后味觉和嗅觉恢复正常。

按语：我是福建省人民医院援沪医疗队医疗2组组长，在上海世博方舱医院H4病区参加抗疫工作。4月9日上午，我作为2组首批5名队员之一进入方舱踩点。4月9日下午，我便作为2组组长进舱和某部队医院进行正式交接工作。早期进入方舱工作的时候，因条件限制，方舱内医疗点个体化中药汤剂难以实现，但是医疗点的中成药种类比较丰富。因此，我们应用医疗点的中成药对轻型病例精准辨证施治，发挥中成药简、便、验的作用，也减少了副反应的发生。我总结了轻症病例的证型与相应的中成药推荐，提供给我们医疗队医生做诊疗参考，提高临床疗效，具体如下：①寒湿郁肺，内伤湿滞证：藿香正气水（胶囊）。②湿热蕴肺证：金花清感颗粒、连花清瘟胶囊（颗粒）。③湿毒郁肺证：化湿败毒颗粒。④疫毒夹燥证：金花清感颗粒、连花清瘟胶囊（颗粒）。⑤痰热蕴肺证：痰热清胶囊、肺力咳合剂。⑥风热外感证：荆银颗粒、疏风解毒胶囊。⑦风袭肺卫证：宣肺止咳合剂。⑧热毒蕴喉证：六神丸、新癀片。

此例患者为典型的热毒袭肺证，瘟毒炽盛表现明显，具有中成药连花清瘟颗粒的主要辨证要点"发热 + 口干口渴 + 咽痛"。连花清瘟颗粒由连翘、金银花、麻黄、苦杏仁、石膏、板蓝根、贯众、鱼腥草、广藿香、大黄、红景天、薄荷脑、甘草组成，具有较强的清瘟解毒、宣肺泻热的作用，佐以复方甘草合剂止咳化痰。药证相符，效如桴鼓。

（王建挺案，翁晓娟整理）

2. 湿热蕴肺证案

案一：

唐某，男，49 岁，工人，上海市虹口区，2022 年 5 月 1 日初诊，谷雨。

主诉：新型冠状病毒核酸检测阳性 12 天。

现病史：患者新型冠状病毒核酸检测阳性，无症状，于 2022 年 4 月 20 日入住上海世博方舱医院 H4 病区，未服药。入院后，患者每日新型冠状病毒核酸检测均阳性已 12 天。既往史：胆囊结石。平素口干、口苦。刻下：口干，口苦，舌淡红，边有齿痕，苔黄厚腻。

西医诊断：新型冠状病毒感染（无症状感染者）。

中医诊断：疫病。湿热蕴肺证。

治法：化湿清热，宣畅气机。

处方：化湿清热方。苦杏仁 6g，白蔻仁 6g，生薏苡仁 15g，滑石 9g，通草 3g，川厚朴 6g，法半夏 6g，黄芩 6g，柴胡 6g，苍术 9g，淡竹叶 6g。2 剂，日 1 剂，水煎煮（上海市仁济医院代煎），2 包 / 剂，早晚饭后温服。

随诊：患者服 2 剂药后口干、口苦缓解，舌淡红，苔薄黄微腻，5 月 3 日、5 月 4 日连续 2 日核酸检测阴性，5 月 5 日出院。

案二：

王某，男，53 岁，农民，上海市虹口区，2022 年 5 月 1 日初诊，谷雨。

主诉：新型冠状病毒核酸检测阳性 11 天。

现病史：患者 11 天前出现咳嗽，咳黄痰，口干，口苦，新型冠状病毒核酸检测阳性，于 2022 年 4 月 21 日入住上海世博方舱医院 H4 病区，予连花清瘟胶囊（4 粒，每日 3 次），治疗 7 天，咳嗽、咳痰愈。现患者已经连续新型冠状病毒核酸检测阳性 11 天。刻下：无咳嗽、无咳痰，仍有口干、口苦，舌暗红胖大，中间有裂纹，苔黄厚腻。

西医诊断：新型冠状病毒感染（轻型）。

中医诊断：疫病。湿热蕴肺证。

治法：化湿清热，宣畅气机。

处方：化湿热清热方。苦杏仁 6g，白蔻仁 6g，生薏苡仁 15g，滑石 9g，通草 3g，川厚朴 6g，法半夏 6g，黄芩 6g，柴胡 6g，苍术 9g，淡竹叶 6g。2 剂，日 1 剂，水煎煮（上海市仁济医院代煎），2 包 / 剂，早晚饭后温服。

2022 年 5 月 3 日（谷雨）二诊：患者 5 月 1 日、5 月 2 日新型冠状病毒核酸检测阳性，口干、口苦稍缓解，舌红胖大，中间有裂纹，苔薄黄腻。续予化湿热清热方 2 剂。

2022 年 5 月 5 日（立夏）三诊：患者 5 月 3 日、5 月 4 日新型冠状病毒核酸检测阳性，稍口干，舌淡红胖大，苔薄黄微腻。续予化湿热清热方 2 剂。

随诊：患者服 6 剂药后，稍口干，无口苦，舌淡红胖大，苔薄黄白。5 月 7 日、5 月 9 日核酸阴性，5 月 10 日出院。

按语： 福建省人民医院援沪医疗队医疗组在抵沪入舱诊治 20 天后，于 2022 年 4 月底开始关注到有一部分患者 10 天以上新型冠状病毒核酸检测持续阳性，遂拟对这部分患者进行中医药针对性干预治疗，缩短转阴时间。因此，医疗队在所有一线医疗队员中征集意见和方药。我对 10 例 10 天以上新型冠状病毒核酸检测持续阳性患者，运用阮诗玮教授"六看"诊疗模式，详细追问患者病史，分析诊治过程，采集刻下症状，结合患者的表现，综合分析，审证求因，辨证分析，得出初步结论：10 例患者中，刻下无症状者为 6 例，占比 60%，其中舌苔为黄厚腻者 5 例，占比 50%，为湿热蕴肺证。因此，我提出对目前无症状的湿热蕴肺证患者，采用三仁汤加减改善湿热之体质，进而缩短转阴时间的推荐方案。医疗队长丘余良主任医师组织队员对此方案进行了讨论，最后对方子进行了微调，确认形成 H4 病区的转阴 1 号方（化湿热清热方），并立刻安排此方的中药汤剂制备和临床发药治疗。我们欣喜地发现新型冠状病毒核酸长期阳性的患者，服药后可以比较快地转阴出舱。

（王建挺案，翁晓娟整理）

二、肺炎伴胸腔积液（风温）

痰热闭肺，肺阴亏耗证案

张某，男，83 岁，2017 年 2 月 25 日初诊，雨水。

主诉：反复高热、咳喘痰多 2 周。

现病史：患者年老体弱，住福州市第七医院治疗，反复高热，咳喘，痰多。血常规：白细胞 20.3×10^9/L，中性粒细胞 16.7×10^9/L。联合使用多种抗生素输液治疗 2 周，无效。复查 CT 发现不但肺炎没有减轻，而且出现胸腔积液。经福建中医药大学同事介绍求诊于余。刻下：高热，体温波动在 38～39.5℃，面赤，消瘦，咳喘，痰多黄稠难咳，口唇干裂少津，便秘，舌红绛而干，苔周缘剥脱，中部和舌根有黄腐苔，脉浮取弦数大、时一结，重按稍软。查体：双肺干湿啰音、痰鸣音。

既往史：老年痴呆症 6 年余。

西医诊断：肺炎伴胸腔积液；老年痴呆症。

中医诊断：风温。痰热闭肺，肺阴亏耗证。

治法：清养肺阴，肃肺化痰。

处方：《千金》苇茎汤合泻白散加减。芦根 30g，杏仁 15g，薏苡仁 15g，天花粉 15g，桃仁 10g，北沙参 15g，桑白皮 15g，地骨皮 15g，麦冬 15g，黄芩 10g，栀子 10g，苏子 30g，鱼腥草 30g，瓜蒌 15g，厚朴 15g。5 剂，日 1 剂，水煎煮，早晚饭后服用。

2017 年 3 月 3 日（雨水）二诊：患者家属诉服前药后发热明显减轻，体温波动于

37～38℃，咳喘减轻，痰量稍减少，仍黄稠难咳，口唇干裂减轻，仍少津，大便已通，舌红绛，苔周缘剥脱，中部和舌根的黄腐苔渐减，脉浮取弦大略数、时一结，重按稍软。复查血象：白细胞 $16.8 \times 10^9/L$，中性粒细胞 $13.3 \times 10^9/L$。效不更方，继续守方治疗。加鲜竹沥及二母散以加强清化热痰之功效。处方：芦根 30g，杏仁 15g，薏苡仁 15g，天花粉 15g，桃仁 10g，北沙参 15g，桑白皮 15g，地骨皮 15g，麦冬 15g，黄芩 10g，栀子 10g，苏子 30g，鱼腥草 30g，瓜蒌 15g，厚朴 15g，浙贝母 15g，知母 30g，鲜竹沥 30mL。5 剂。

2017 年 3 月 8 日（惊蛰）三诊：患诉服前药后不再反复高热，仅为日晡时低热，大便已通，血象也逐渐降低，接近正常值，复查 CT 见胸腔积液已吸收。遂予上方加小剂量生石膏，合原方中的知母，成为白虎汤。处方：芦根 30g，杏仁 15g，薏苡仁 15g，天花粉 15g，桃仁 10g，北沙参 15g，桑白皮 15g，地骨皮 15g，麦冬 15g，黄芩 10g，栀子 10g，苏子 30g，鱼腥草 30g，瓜蒌 15g，厚朴 15g，浙贝母 15g，知母 30g，生石膏（先煎）10g，鲜竹沥 30mL。5 剂。

2017 年 3 月 11 日（惊蛰）四诊：在服药第 3 天（2017 年 3 月 10 日）的下午，患者家属打电话给我，语声紧张地说，患者突然汗出淋漓，精神萎靡。我详问患者情况，考虑为气阴两脱。因情况紧急，来不及面诊，怕家属过来取药耽误时间，遂当机立断，嘱家属去附近的大药店配 1 剂生脉散（西洋参 10g，麦冬 15g，五味子 10g），急煎服之。

大概过了 2 小时，患者电话欣喜告知：其父服药须臾，汗收神和，诸症向愈。遂嘱患者家属继续给患者服用三诊剩下的方药，但再加上小剂量的生脉散（西洋参 5g，五味子 5g）加入原方中继续服用。

患者服三诊中药后日晡亦不发热，而出现气阴两脱之证，且白虎汤用量很小，我考虑不是寒药伤阳后之阳脱汗出，而是邪去后正虚所致，患者服完生脉饮后再服原方未见不适，亦可印证我的判断正确。

2017 年 3 月 18 日（惊蛰）五诊：患者家属微信欢喜告知，医院医生说患者肺炎已基本痊愈。余嘱其曰：患者体弱，不可大意，当予继续巩固疗效。遂予《千金》苇茎汤合沙参麦冬汤加参、芪以清邪固本以收全功。

辨证：痰热余邪恋肺，气阴两亏证。

治法：益气养阴，清化热痰。

处方：《千金》苇茎汤合泻白散加减。芦根 30g，杏仁 15g，薏苡仁 15g，天花粉 15g，北沙参 15g，麦冬 15g，桑白皮 15g，淡竹叶 15g，枇杷叶 15g，顶光参 10g，生黄芪 15g，知母 15g。10 剂。

1 个月后随访无复发。

按语： 本案患者是一个年老体弱、对各种抗生素极度耐药的肺炎病例。患者住院诊治，联合使用多种抗生素输液治疗 2 周无效，仍反复高热，血象维持在高位不降，CT 发现肺炎没有减轻且出现胸腔积液。经我用中药治疗 2 周，肺炎基本痊愈，特记于此，以彰明中医之独特疗效，以证明中医不是慢郎中，以激励我中医同道和后学之辈。

（郑敏麟案，王亚楠、黄浩龙整理）

三、肺部感染（外感发热）

太阳中风证案

赵某，女，35 岁，2018 年 3 月 12 日初诊，惊蛰。

主诉：不明原因发热 1 个月。

现病史：患者 1 个月前受寒后出现发热，自测体温 39.5℃，全身疼痛，自汗出，怕冷恶风，就诊于通许县人民医院，胸部 CT 示肺部感染。予头孢类抗生素输液 5 天后，体温降至 37.5℃，后体温又升至 38.0℃，予双黄连冻干粉静脉输液，在输液过程中出现胸闷心慌，遂停用。出院后，服用连花清瘟胶囊、双黄连口服液等药物，患者体温波动在 37.2～38.0℃，今就诊我院。刻下：低热，精神不振，面色淡红，易汗出湿衣，全身乏力，无胸胁部胀痛，无口苦、无口干、无咽痛、无咳嗽、无腰痛、无尿频、无尿急，小便调，大便每日 1～2 次，成形，寐可，舌质淡红，苔白腻，脉沉细滑。血常规、尿常规、支原体、衣原体、结核、风湿因子均正常。

西医诊断：肺部感染。

中医诊断：发热（外感发热）。太阳中风证。

治法：发汗解肌，调和营卫。

处方：桂枝汤加味。桂枝 20g，白芍 20g，荆芥 15g，防风 15g，炙甘草 10g，大枣 5 枚，生姜 5 片。3 剂，水煎煮，1 日 3 次，2 天内服完。嘱其在早、中、晚饭后服用，药后再喝 1 碗稀粥，并盖被见微汗。

患者第 1 天服药 3 次后，体温最高至 37.6℃；第 2 日又服 3 次，体温降至 37.0℃，汗出明显减少；3 剂后体温正常，汗出缓解。后予玉屏风散善后。随访 1 个月体温正常。

按语：患者受寒后出现发热、汗出、怕冷恶风，属于太阳中风之伤寒表虚证，开始未使用中药治疗，而是使用抗生素及寒凉中成药治疗，症状反复。《伤寒论》第 7 条曰："病有发热恶寒者，发于阳；无热恶寒者，发于阴也。"发热症状可见于《伤寒论》之太阳病、阳明病和少阳病等，但先要判断六经的归属，再细辨方证。此患者无口苦、无咽痛、无胸胁部胀痛，可排除少阳病；无口干，大便调，可排除阳明病。此患者主症为恶寒、发热、汗出，故为太阳病。《伤寒论》第 54 条："病人脏无他病，时发热，自汗出，而不愈者，此卫气不和也。先其时发汗则愈，宜桂枝汤。"患者经过 1 个月的治疗，脉浮、恶寒等外感症状已不明显。"时发热，自汗出"，谓发热、自汗出有定时，这也是卫气不和所致，用桂枝汤发汗则愈。因患者病始受寒，故予桂枝汤加荆芥、防风祛风散寒，给邪气以出路。

（赵凯彬案）

四、急性上呼吸道感染（感冒）

1. 外寒里饮证案

林某，男，60 岁，2021 年 7 月 13 日初诊，小暑。

主诉：咳嗽、胸闷、头痛1周。

现病史：患者1周前起居不慎，暑夜贪凉，不慎外感，出现咳嗽咳痰，咳痰色白带绿，胸闷，头痛，闷重感，四肢酸痛，就诊于当地诊所，给予口服999感冒灵颗粒后症状无改善，胸闷、咳痰持续加重，遂就诊于我处。刻下：咳嗽，咳痰，痰色白带绿，胸闷，恶风，头痛，两侧为主，四肢酸重，纳寐一般，二便尚调，舌淡苔薄白，脉浮数。查体：体温正常，咽喉、口腔未见异常，肺部未闻及干湿性啰音。

西医诊断：急性上呼吸道感染。

中医诊断：感冒。外寒里饮证。

治法：解表散寒，温肺化饮。

处方：小青龙汤加减。麻黄9g，桂枝9g，法半夏6g，甘草6g，白芍10g，五味子10g，干姜6g，黄芩6g，白扁豆10g，厚朴9g，瓜蒌15g，防风10g。3剂，日1剂，水煎煮，早晚饭后服用。

2021年7月17日（小暑）二诊：咳嗽稍减轻，头痛稍缓解，胸闷、四肢酸重明显，仍有咳嗽咳痰，咳痰色白，易咳出，流清涕，稍恶风，纳寐一般，二便调，舌淡红苔薄白，脉缓。

治法：祛暑解表，宽胸理气。

处方：香薷饮加味。香薷9g，扁豆12g，厚朴9g，枳实15g，法半夏10g，甘草6g，五味子9g，黄芩15g，瓜蒌25g，细辛3g，防己10g，杏仁9g，薏苡仁15g，砂仁6g（后下），薄荷6g（后下），紫苏叶10g。3剂。

2021年7月20日（小暑）三诊：咳嗽、头痛减轻，咳痰明显好转。刻下：鼻塞，流涕，鼻涕青黄，咽痛，偶干咳，头右边微痛，双目赤涩，眼屎增多，四肢关节稍酸痛，胸闷，睡至黎明时可见忽冷忽热，寒热往来，纳寐一般，小便黄，大便硬，肛门灼热，舌淡，苔薄黄，脉浮数。

治法：辛凉解表，清热解毒。

处方：银翘散合栀子豉汤加减。金银花15g，连翘15g，淡竹叶15g，荆芥10g，淡豆豉10g，薄荷10g（后下），生甘草6g，芦根15g，鱼腥草30g，柴胡10g，黄芩10g，辛夷10g（布包），苍耳子10g，葛根15g，决明子10g，栀子10g，生大黄3g。3剂。

患者服1剂药后，鼻塞、流涕、咽痛、咳嗽、目赤、头痛、便硬好转，胸闷缓解；第2剂后寒热往来已无，仅剩偶有胸闷，余症均解。

按语：《类证治裁·伤风》："惟其人卫气有疏密，感冒有浅深，故见症有轻重……凡体实者，春夏治以辛凉，秋冬治以辛温，解其肌表，风从汗散。体虚者，固其卫气，兼解风邪，恐专行发散，汗多亡阳也。"暑月感寒，症似伤寒，外寒里饮，用小青龙汤解表蠲饮，然初治表证稍解，却增暑湿困阻之象；遂改用香薷饮解暑化湿，加强理气通滞；然行气之品，多温燥伤津，外暑胁迫，内外合邪，化热蕴毒；故终以辛凉解表、清热解毒，诸症均解。

（林辉宇案）

2. 太阳伤寒表实证案

林某，女，27岁，2020年11月10日初诊，立冬。

主诉：鼻塞、流涕2天。

现病史：患者2天前受寒后开始出现鼻塞、流清涕，未重视诊治。刻下：恶风，无汗，颈背部僵紧不适，头晕，鼻鸣，清涕出，咽痛声嘶，口中和，纳寐可，二便如常，舌淡，苔薄白，脉浮数。

西医诊断：感冒。

中医诊断：感冒。太阳表实证。

治法：发散风寒，解肌舒筋。

处方：葛根汤加减。葛根30g，麻黄10g，桂枝10g，白芍10g，生姜10g，大枣10g，甘草3g，桔梗10g，石膏30g（先煎）。2剂，日1剂，水煎煮，早晚饭后服用。

自述服药1剂后，诸症悉除，余药未尽。

按语：寒冬时节极易感触风寒之邪，病者因摄生不慎，受寒发病。由恶风、无汗、脉浮数可知所病为表实证；颈背部僵紧不适、头晕、鼻鸣、清涕出均为表邪壅滞，太阳经气不利表现；咽痛、声嘶，恐有转入阳明之兆。概而观之，考虑病主在表，按仲师"项背强几几，无汗恶风，葛根汤主之"，予以原方加石膏、桔梗治之。

（许勇镇案）

五、急性支气管炎（咳嗽）

1. 邪犯少阳，痰饮内结证案

蔡某，女，55岁，2020年12月21日初诊，冬至。

主诉：咳嗽1周。

现病史：患者1周前无明显诱因出现咳嗽，少痰，偶有气短、心悸，口干不多饮，喜温饮，易自汗出，夜寐欠安，心烦易惊，小便清、频数，日间1小时1次小便，尿量不多，无尿痛，纳可，大便正常，舌尖红有裂纹，苔白厚，脉沉弦。肺部CT：双肺未见明显异常。

西医诊断：急性支气管炎。

中医诊断：咳嗽。邪犯少阳，痰饮内结证。

治法：和解少阳，疏转气机，温化痰饮。

处方：柴胡桂枝干姜汤合苓桂术甘汤加减。柴胡15g，桂枝15g，干姜9g，天花粉15g，生牡蛎30g（先煎），炙甘草6g，黄芩9g，茯苓15g，炒白术9g，炒白芍9g。7剂，日1剂，水煎煮，早晚饭后温服。

2020年12月29日（冬至）二诊：咽中有痰黏感，无咳嗽，口干较前缓解，小便次数较前减少，夜寐欠安，心烦易惊，易汗出，无心悸气短，舌红苔微黄，脉细。予柴胡桂枝干姜汤合半夏厚朴汤加减。处方：柴胡15g，桂枝10g，干姜5g，天花粉15g，生牡蛎30g（先煎），炙甘草6g，黄芩10g，茯苓15g，法半夏9g，姜厚朴9g，紫苏梗15g，炒白术9g。

7剂。

药后诸症悉减。

按语："伤寒五六日，已发汗而复下之，胸胁满微结，小便不利，渴而不呕，但头汗出，往来寒热，心烦者，此为未解也，柴胡桂枝干姜汤主之。""夫短气有微饮，当从小便去之，茯苓桂枝白术甘草汤主之。"患者邪入少阳，枢机不利，肝失疏泄故心烦；三焦决渎失职，痰饮内结，肺气不布，隔碍壅阻，故咳嗽，伴心悸气短；痰饮结而不化，津不上承，水不下行，故渴而小便不利；苔白厚有裂纹，舌尖红为痰饮内结，水道失通调，津液不上承之象。治当和解少阳、疏转气机、温化痰饮，予柴胡桂枝干姜汤合苓桂术甘汤加减。方中柴胡桂枝干姜汤加白芍和解散寒，疏转气机，生津敛阴；加茯苓、白术成苓桂术甘汤健脾利湿、温化痰饮。患者服药后，咳嗽症状已消失。二诊，患者口干较前缓解，仍汗出，夜寐欠安，前方有效，遂仍以柴胡桂枝干姜汤为主方，舌质较前红，予桂枝干姜减量，此次以咽中异物感为主，故加半夏厚朴汤。

（陈丽芬案）

2. 湿热郁闭证案

李某，女，21岁，2019年6月29日初诊，夏至。

主诉：咳嗽、咳痰2周。

现病史：患者缘于2周前外出游玩后出现咳嗽，咳痰，痰色黄，咳嗽严重时可出现发作性气喘，夜间为甚，自行服用头孢克肟后症状改善，但仍咳嗽。刻下：咳嗽，咳痰，痰少色黄，无恶寒发热，无口干口苦，纳寐可，二便尚调，舌淡红，舌边齿痕，苔黄腻，脉滑数。

西医诊断：急性支气管炎。

中医诊断：咳嗽。湿热郁闭证。

治法：清热祛湿，宣肺解表。

处方：三加减正气散加减。藿香6g（后下），厚朴6g，陈皮6g，茯苓15g，党参15g，杏仁6g，滑石12g（布包），薄荷6g（后下），金银花15g，甘草3g。7剂，日1剂，水煎服，早晚饭后分服。

2019年7月6日（夏至）二诊：咳嗽较前改善，仍咳痰，痰黏难咳，口干，舌淡红，苔黄稍腻，边齿痕，脉滑数。予改用清络饮加减。荷叶10g，竹茹6g，竹叶6g，丝瓜络15g，金银花15g，白扁豆15g，西瓜翠衣30g，滑石12g（布包），薄荷6g（后下），甘草3g。14剂。

2019年7月27日（大暑）三诊：服上方后诸症皆平，咳嗽已去。今因饮食不当，腹痛腹泻再次来诊，遂予参苓白术散加减善后。

按语：咳嗽一病，其因众多，外感、内伤皆可致咳。本案患者以咳嗽为主症就诊，结合时令，乃夏至日所生之病。暑季炎热，外出游玩，伤于暑气，暑邪闭肺，肺失宣降，上逆则作咳；津液不布，聚而生痰，湿热煎灼则痰黄，痰阻气闭则气喘；舌淡红，苔黄腻，脉滑数，皆为湿热郁闭之象。故阮师治以清热祛湿、宣肺解表，方予三加减正气散。方中藿香、厚朴、陈皮、茯苓芳香化浊、健脾祛湿；辅以杏仁降肺气而平喘嗽，滑石清暑热而通水道；佐用党参益气生津，金银花清热解暑，薄荷宣肺散邪，甘草调和诸药。二诊患者咳嗽好转，但仍咳痰，痰少质黏，口干，苔黄稍腻，考虑尚有湿热余邪阻于肺络，肺络不通，则气机不畅，逆则生咳，滞则化痰，遂改用清络饮加减。方中金银花辛凉轻宣，擅清肺络之风火湿热；西瓜翠衣、丝瓜络直行肺络，清热解暑，散邪通络；荷叶、竹叶质轻而开化，兼清肺脾之络脉暑湿，配合滑石加强清暑利湿之功效；扁豆化湿和中，竹茹清热化痰，薄荷宣肺散邪，甘草调和诸药。三诊，患者诸症痊愈，但因饮食失宜，腹痛腹泻再次就诊，故予参苓白术散健脾渗湿止泻，加减善后。

（阮诗玮案，阮雅清整理）

3. 表寒里热，痰热互结证案

陈某，女，42岁，2020年2月2日初诊，大寒。

主诉：咳嗽、咳痰，伴鼻塞流涕1周。

现病史：患者1周前出现咳嗽，咳痰，痰多色黄，咳甚稍喘，伴鼻塞流涕，涕量多，色清，咽痛，口干。刻下：症状同前，舌质淡红，苔薄黄，脉浮稍数。

西医诊断：上呼吸道感染。

中医诊断：咳嗽。表寒里热，痰热互结证。

治法：解表清热，化痰止咳。

处方：麻杏甘石汤合清金化痰汤加减。蜜麻黄10g，苦杏仁10g，石膏15g（先煎），白芷10g，蝉蜕6g，浙贝母15g，黄芩10g，桑白皮10g，辛夷10g（布包），地龙10g，射干15g，牛蒡子10g，桔梗10g，玄参12g，五味子10g，生甘草3g。5剂，日1剂，水煎煮，早晚饭后分服。

服药5剂后，患者反馈仅偶有干咳，余诸症皆除。

按语：《伤寒论》第63条云："发汗后，不可更行桂枝汤。汗出而喘，无大热者，可与麻黄杏仁甘草石膏汤。"《温病条辨·下焦篇》第48条云："喘咳息促，吐稀涎，脉洪数，右大于左，喉哑，是为热饮，麻杏甘石汤主之。"患者因不慎外感风寒邪气，邪伤肺卫，故见鼻塞流涕。寒气阴凝，肺津不布，涕为肺液，输布失常，故见鼻塞流涕，涕量多色清。《金匮要略》云："病痰饮者，当以温药和之。"饮为阴邪，非温不化，然病家咳喘，痰黄黏稠，是为热象，治宜当清。问其缘由，乃风寒闭塞腠理，肺气郁闭于内，肺津不布而成痰，久而化热，遂呈痰热互结上焦肺卫之征，故见痰多色黄；热伤津液，故而咽痛、口干。拟辛凉甘淡法，予麻杏甘石汤加减，开宣肺气，恢复宣肃，为加强清热化痰之力，拟合用《医学统旨》清金化痰汤加减。方中麻黄中空而达外，杏仁中实而降里，石膏、黄芩、桑白皮清宣气分实热，浙贝母、射干清化痰热，牛蒡子、桔梗、玄参疏风清热、化痰利咽，五味子敛肺止咳，地龙清肺平喘，白芷、蝉蜕、辛夷散寒通窍止涕，生甘草调和诸药。药后诸症皆除，以佐证疗效。

（王建挺案，杨运劼整理）

4. 肺阴亏虚，宣肃失职证案

王某，女，55 岁，2020 年 2 月 2 日初诊，大寒。

主诉：干咳 2 个月。

现病史：患者 2 个月前开始干咳，以白天为主，伴咽痒，自诉服药无效，炖梨汤服用亦无效。刻下：白天干咳，咽痒，舌质暗红，苔薄黄，脉细。

西医诊断：急性支气管炎。

中医诊断：咳嗽。肺阴亏虚，宣肃失职证。

治法：养阴润肺，生津止咳。

处方：沙参麦冬汤加味。北沙参 15g，玉竹 15g，麦冬 20g，桑叶 12g，天花粉 15g，五味子 12g，乌梅 10g，芦根 15g，蝉蜕 6g，杏仁 10g，百部 10g，白扁豆 10g，桔梗 6g，生甘草 3g。7 剂，日 1 剂，水煎煮，早晚饭后分服。禁生冷黏滑、辛辣炙煿之品。

随访：服用 7 天后干咳、咽痒痊愈。

按语：《温病条辨·上焦篇》第 56 条云："燥伤肺胃阴分，或热或咳者，沙参麦冬汤主之。"沙参麦冬汤具有甘寒生津、清养肺胃之功效，主治燥伤肺胃或肺胃阴津不足，咽干口渴，或热，或干咳少痰。患者咳嗽日久，以干咳、咽痒为主要表现，结合舌脉，乃肺胃阴虚之征象，故遣上方，加杏仁、百部、桔梗利咽止咳，蝉蜕祛风止痒，芦根养阴生津，五味子、乌梅敛肺止咳。因方证相符，故收效较快，治疗后痊愈。

（王建挺案，杨运劼整理）

5. 风寒束表证案

邹某，女，38 岁，2020 年 12 月 20 日初诊，大雪。

主诉：咳嗽 2 天。

现病史：患者缘于 2 天前不慎受凉后出现干咳，无痰，未予重视，今求诊。刻下：咳嗽剧，痰清量少，鼻涕清，口中和，恶风无汗，纳可，寐可，大便干，小便清，舌淡尖红，苔薄白，脉浮弦。

中医诊断：咳嗽。风寒束表证。

治法：发汗解表，宣肺止咳。

处方：小青龙加石膏汤加减。麻黄 10g，桂枝 10g，干姜 3g，细辛 3g，半夏 6g，甘草 6g，赤芍 10g，五味子 6g，石膏 30g（先煎），桔梗 10g，瓜蒌 15g。2 剂，日 1 剂，水煎煮，分早晚饭后温服。

2020 年 12 月 23 日（冬至）二诊：偶有咽痒、咳嗽，日 2～3 次，痰少，口中和，纳可，寐安，大便二三日一行，小便黄，舌淡红，苔薄白，脉弦细。考虑表邪已去，咳嗽减轻，故改以理气化痰、宣肺止咳为法，方选半夏厚朴汤化裁。半夏 10g，厚朴 15g，紫苏梗 15g，茯苓 30g，生姜 10g，石膏 15g（先煎），枇杷叶 30g，桑叶 10g，桔梗 10g，甘草 6g，陈皮 12g。5 剂。

药后随访，诸症悉愈。

按语：《景岳全书·咳嗽》"六气皆令人咳，风寒为主"，指出风寒邪气致咳不容忽视。

腊月寒冬，咳嗽多发，病者受凉后出现干咳，此非阴虚，结合恶风、无汗可知其为风寒束表，肺气壅迫所致，大便干、舌尖红，考虑内有阳明郁热，故选方以小青龙加石膏汤化裁。二诊，药已见效，但表邪已去，故不可守方，当观脉症，适时变法，以症减邪轻，仍有肺气不利，改以理气宣肺之半夏厚朴汤化裁，因方证相应，故再诊告愈。

（许勇镇案）

6. 外寒里饮证案

陈某，女，65岁，2021年7月5日初诊，夏至。

主诉：咳嗽1天。

现病史：患者1天前因空调房内受凉后出现咳嗽，咳中等量白稀痰，伴流清涕，恶寒，肢节酸痛，自服999感冒灵颗粒后上述症状未见明显改善，现求诊于我院。刻下：咳嗽，咳中等量白稀痰，伴流清涕，恶寒，肢节酸痛，纳少，口不干，夜寐欠安，二便如常，舌淡胖，苔白滑，脉浮紧。

既往史：慢性萎缩性胃炎病史10余年。

西医诊断：急性支气管炎；慢性萎缩性胃炎。

中医诊断：咳嗽。外寒里饮证。

治法：解表散寒，温肺化饮。

处方：小青龙汤、三拗汤合三子养亲汤加减。蜜麻黄6g，桂枝10g，白芍10g，生甘草5g，苦杏仁6g，法半夏10g，细辛3g，生姜3片，陈皮6g，莱菔子10g，紫苏子10g。3剂，日1剂，水煎煮，早晚饭后温服。

2021年7月8日（小暑）二诊：药后咳嗽减轻，痰少，色白，流涕、恶寒、身痛诸症尽退，纳少，口不干，夜寐尚可，二便如常，舌淡胖，苔薄白，脉浮。继予疏风宣肺、化痰止咳，以三拗汤合止嗽散加减。蜜麻黄6g，苦杏仁6g，生甘草3g，百部10g，蜜紫菀6g，桔梗6g，法半夏10g，陈皮6g，荆芥10g，白前10g。3剂。

此后患者未再求诊，电话随访告知已痊愈。

按语：咳嗽有外感与内伤之别。此案患者为中老之年，脏腑本衰，又患胃疾多年，脾胃应虚，有痰湿之邪储肺之嫌，故清代李用粹在《证治汇补·痰证》中言"脾为生痰之源，肺为储痰之器"；又因不慎感受风寒，风寒之邪克表，卫表失和见恶寒、身痛；寒邪犯肺，肺失宣降，故有咳嗽、咳白痰、流涕之象。因此，总体病机应为寒邪侵袭肺卫，痰饮内停。治疗上应解表散寒，温肺化饮。选用小青龙汤、三拗汤合三子养亲汤加减。小青龙汤具有解表散寒、温肺化饮之功，三拗汤加强宣降肺气，三子养亲汤加强燥湿化痰。理法相符，故药后效佳。二诊时，患者表证大减，肺之宣降功能尚未恢复，故以三拗汤合止嗽散加减。止嗽散出自清代程钟龄的《医学心悟》，具有宣肺疏风、止咳化痰之功，可治诸般咳嗽。

（张荣东案）

7. 痰湿阻肺，肺气失宣证案

陈某，女，62岁，2021年5月27日初诊，小满。

主诉：咳嗽1周。

现病史：患者1周前因受凉出现咳嗽，头痛，鼻塞流涕，自行服用感冒药（具体不详）后，已无头痛、无鼻塞、无流涕。刻下：咽痛咳痰，痰黏难出，夜间咳甚时气促似喘，纳食减少，二便正常，舌质暗，苔白，脉沉弦。查体：咽部充血，双肺呼吸音粗，无干湿啰音。

既往史：慢性支气管炎病史3年，否认高血压、糖尿病史，否认慢性肾病史。

西医诊断：慢性支气管炎急性发作。

中医诊断：咳嗽。痰湿阻肺，肺气失宣证。

处方：麻杏苡甘汤合《千金》苇茎汤加减。蜜麻黄6g，杏仁10g，甘草6g，法半夏10g，薏苡仁30g，芦根15g，桔梗10g，冬瓜子10g，牛蒡子10g，冬凌草10g，白芍10g，枳壳10g，细辛3g，干姜1g。3剂，日1剂，水煎煮，早晚餐后内服。

2021年5月31日（小满）二诊：服上药后，痰易咳出，色略黄，已无喘，舌质淡暗，苔白，脉沉弦。处方：甘草6g，白芍10g，芦根15g，法半夏10g，牛蒡子15g，桔梗10g，枳壳10g，冬瓜子10g，薏苡仁30g，五味子3g，杏仁10g，厚朴10g，桑白皮10g，黄芩10g，茯苓12g。3剂。

按语： 本案患者素有痼疾，肺有伏邪，遇外感风寒引触，痰浊伏肺，肺失宣肃，故出现咳嗽气促；夜间阴盛阳弱，痰浊不化，壅阻于肺，故而加重似喘。治疗宜温化肺中痰湿，宣肺平喘止咳。一诊，以麻杏苡甘汤合《千金》苇茎汤，加白芍、桔梗、枳壳化痰，细辛、干姜温肺。二诊，痰转黄易咳出，已有化热之象，故去细辛、干姜，无喘去麻黄，加桑白皮、黄芩去肺热，法半夏、茯苓去痰湿，杏仁、厚朴宽胸降气止咳。

（张丽霞案）

8. 枢机交通不利，热郁半表半里证案

叶某，女，27岁，2021年1月28日初诊，大寒。

主诉：反复咳嗽2周。

现病史：患者缘于2周前不慎感寒受风后出现咳嗽，咳痰，鼻塞咽痛，前医予麻黄汤等汤药治疗，咳嗽更剧，特来求诊。刻下：昼夜咳嗽，咽痛痰黄，咳甚微喘，坐卧不宁，咳引胁痛，夜寐咳剧，口干口苦，纳食一般，二便调，舌质红，苔黄厚，脉弦细。

西医诊断：急性支气管炎。

中医诊断：咳嗽。枢机交通不利，热郁半表半里证。

处方：小柴胡合金沸草散化裁。柴胡10g，黄芩10g，法半夏10g，党参15g，白芍18g，生甘草6g，旋覆花10g（布包），射干10g，天花粉15g，紫菀15g，桑白皮20g，五味子9g。3剂，日1剂，水煎煮，早晚饭后30分钟温服。

2021年1月31日（大寒）二诊：患诉咳嗽大减，咳痰量减，夜寐能安，舌脉基本同前。上方加生麦芽15g，继服3剂。

后电话复诊，咳嗽已止，病愈。

按语：《黄帝内经》云："五脏六腑皆令人咳，非独肺也。"然肺为气之主，诸气上逆于肺则呛而咳，故咳嗽不止于肺，而亦不离于肺，其病因不离肺气上逆。病家为风寒所袭，

肺气宣降失司，肺气上逆而见咳嗽咳痰，咳甚则喘；风寒日久，郁而化热，故见咽痛；前医投辛温之麻黄汤，郁热更入半表半里，三焦枢机不利故见咳引胁痛，夜寐咳剧；咽痛痰黄，舌质红苔黄厚，脉弦细，亦符郁热之征象。

《伤寒论》少阳病的主症是"往来寒热"；其病机是"正邪分争"，即邪气不能长驱直入，正气也不能鼓邪外出，相持不下；其脉象弦细，细脉为不足之象；患者的体质为"血弱气尽"之类。感冒后久咳，此时外邪已除，病位已离表，以咳嗽为主，显然也未至阳明之里，久咳不愈也表示正邪相持不下。少阳的病机主要是枢机不利和三焦阻隔。《医学实在易》注小柴胡汤时谓："胸中支饮咳源头，方外奇方勿漫求，又有小柴加减法，通调津液治优优。"小柴胡汤所治之症中原有"或咳"一症，可见咳嗽有属少阳病者，因此本案感冒后久咳当属此类，遂取小柴胡汤。方中柴、芩并用，可疏利枢机；柴、芩与姜半夏又成辛开苦降，可宣畅三焦；再配党参扶正祛邪；旋覆花、白芍、生甘草为江尔逊针对久咳所创的金沸草散，有宣降肺气、化痰止咳之效；更添天花粉以消散无形之痰；射干、桑白皮、紫菀、五味子皆为清化痰热、敛肺止咳之品。服药后，咳嗽大减，效不更方，二诊加入生麦芽以开胃进纳，全收其功。

（周楚案）

六、慢性支气管炎（咳嗽）

痰饮蕴肺，气血瘀滞证案

庄某，女，42岁，2021年7月18日初诊，小暑。

主诉：反复咳嗽、咳痰3年。

现病史：患者3年前产后，常于夜间出现咳嗽咳痰，痰白质稀，曾就诊于当地医院予抗感染等对症治疗，症状好转，但易反复。近几个月来，咳嗽咳痰遇风寒加重，睡前及晨起明显，胸部X线片未见异常。刻下：夜间及晨起咳嗽咳痰，痰白质稀，食荤食易引发咳嗽，于密闭空间易气短胸闷，双手偏凉，无发热，恶寒，无咽痒，咽痛，纳寐可，二便调，舌紫暗，苔白厚腻，脉滑。查体：肺部听诊未见异常。

月经史：既往月经正常。

既往史：乙肝病毒携带者（小三阳），长期口服恩替卡韦抗病毒治疗。

西医诊断：慢性支气管炎；乙肝病毒携带者（小三阳）。

中医诊断：咳嗽。痰饮蕴肺，气血瘀滞证。

治法：温肺化饮，调畅气血。

处方：苓甘五味姜辛汤加味。干姜9g，细辛3g，姜半夏12g，五味子6g，肉桂6g（后下），陈皮9g，茯苓15g，白术12g，炙甘草6g。7剂，日1剂，水煎煮，早晚饭后服。

2021年7月25日（大暑）二诊：服药后3天，月经来潮，色黑，多血块；夜间无咳嗽咳痰，午后、晨起偶有干咳，余无特殊不适，舌紫暗，苔白厚腻。原方加当归6g，郁金10g。继进20剂，并嘱其禁生冷、水果、油腻之品。

2021年8月14日（立秋）三诊：夜间及晨起无咳嗽咳痰，舌暗，苔白腻，脉细滑。遂以香砂六君子丸善后。

按语：患者长期服用抗病毒药，身材偏瘦，可见禀赋偏弱，于产后落下病根，出现慢性咳嗽，夜间及晨起多发，痰白稀，结合舌脉，故辨证为痰饮伏肺、气血失畅。余思忆阮师门诊常言"治饮咳不离姜、辛、夏、味"，陈修园《医学实在易》言"胸中支饮咳源头，方外奇方勿漫求，又有小柴加减法，通调津液治优优"，故治疗着眼于脾、肺二脏内生痰饮，于苓甘五味姜辛汤合苓桂术甘汤化裁治疗。药后症状改善明显，守方加减巩固，后予香砂六君子丸善后。

（周少峰案）

七、尿毒症合并肺部感染（咳嗽）

痰湿蕴肺证案

傅某，女，74 岁，2019 年 9 月 2 日初诊，处暑。

主诉：咳嗽、呼吸困难 8 天。

现病史：患者尿毒症长期接受维持性血透治疗，8 天前因心肌梗死、呼吸衰竭于我院 ICU 住院治疗，病情平稳后由 ICU 转入我科进一步治疗。转入时诊断：中医：①消渴肾病，气阴两虚。②咳嗽病，痰湿蕴肺。西医：① 2 型糖尿病性肾病 V 期：2 型糖尿病，肾性贫血，代谢性酸中毒，继发性甲状旁腺功能亢进症，维持性透析状态。②肺部感染：呼吸衰竭。③冠状动脉粥样硬化性心脏病：心功能不全。④主动脉夹层。⑤高血压病 3 级：很高危，高血压性心脏病。西医予以规律血液透析、抗毒素、营养心肌、纠正贫血、调节肠道菌群、保护胃黏膜、降脂、抗感染、雾化化痰、补充肠内营养等处理，因咳嗽、咳痰等症状难以缓解，考虑加用中药治疗。刻下：咳嗽咳痰，痰白质黏，量多，颜面及双下肢轻度浮肿，疲倦乏力，口干多饮，鼻饲饮食，寐可，尿少，大便调。查体：T 36℃，P 83 次 / 分，R 20 次 / 分，BP 115/67mmHg；舌淡有齿痕，脉弦滑；贫血面容，颜面及双下肢轻度凹陷性浮肿，眼睑稍苍白；双肺呼吸音粗，双肺底可闻及湿性啰音；心律不齐。余未见明显异常。

西医诊断：尿毒症合并肺部感染。

中医诊断：咳嗽。痰湿蕴肺证。

治法：理气和中，燥湿化痰。

处方：二陈汤加减。陈皮 6g，姜半夏 6g，旋覆花 10g（布包），茯苓 10g，生姜 6g，大枣 6g，炙甘草 3g，厚朴 10g，杏仁 10g，芦根 6g，薏苡仁 15g。3 剂，日 1 剂，水煎煮，早晚饭后温服。

2019 年 9 月 10 日（白露）二诊：服用上方后，咳嗽、咳痰症状无明显改善，每日咳痰量多，每天擦拭需用纸巾 5 大包。刻下：咳嗽咳痰，痰白质黏，量多，口干喜温饮，尿少，双下肢浮肿好转，疲倦乏力，大便稀，鼻饲饮食，寐欠安，舌淡白，苔滑，脉弦滑。改方选苓甘五味姜辛汤加减。茯苓 30g，甘草 6g，五味子 12g，干姜 9g，细辛 3g，半夏 12g，杏仁 12g，枳壳 15g，陈皮 15g，神曲 15g，谷芽 30g，麦芽 30g。6 剂。

2019 年 9 月 17 日（白露）三诊：服用上方 6 剂后，咳嗽、咳痰较前明显缓解，痰量明显减少，每天擦拭纸巾仅用半包，口干喜温饮，双下肢浮肿改善，疲倦乏力好转，大便稀，鼻饲饮食，寐欠安。查体：肺部听诊呼吸音稍粗，双肺底可闻及少许湿性啰音，余查体同前。护工代诉，睡觉时，流涎较多，纳少。守上方合人理中汤。

2019 年 9 月 24 日（秋分）四诊：再服 6 剂后，偶见咳嗽咳痰，痰量明显减少，口干喜温饮，大便干结，双下肢浮肿改善，纳少，寐欠安。查体：肺部听诊呼吸音稍粗，双肺底未闻及湿性啰音，余查体同前。因患者大便干结，数日未解，故于上方基础上加大黄以助通便，再进 20 余剂。

2019 年 10 月 15 日（寒露）五诊：患者精神状态良好，已无浮肿，偶有咳嗽、咳痰，可配合经口进食，纳寐改善，大便调。考虑水饮尽去，故改用培土建中之法。方选理中汤合六君子汤加减，以图久效。

按语： 该患者多种痼疾重病缠身，虽经西医竭力抢救治疗，生命指征平稳转入普通病房，但患者基础疾病多、免疫力低下、多重耐药，抗生素效果差，致使肺部感染迁延不愈。初诊按常理出发，处以理气化痰之剂，不顾其本，仅治其标，效果欠佳。二诊结合其"口干喜温饮，大便稀，舌淡白，苔滑，脉弦滑"等表现，考虑为中阳不足，寒饮郁肺，改以温阳化饮、宣肺止咳化痰为法，方选苓甘五味姜辛汤加减，而收成效，足证《医宗必读》"脾为生痰之源，肺为贮痰之器，治痰不理脾胃，非其治也"所言不虚。后均以该方化裁，患者症状明显缓解。经治，患者水饮已去，故调补肺、脾、肾之阳气以固其本，以绝生湿生痰之源，以求向愈。

（许勇镇案）

八、支气管哮喘（哮病）

1. 风寒袭表，痰饮停肺证案

余某，女，34 岁，2015 年 8 月 27 日初诊，处暑。

主诉： 反复气喘 2 年余，加重 3 天。

现病史： 2 年余前，患者无诱因出现活动后气喘、喉中痰鸣音、双下肢浮肿，持续时间不定，数分钟后可自行缓解，时有咳嗽、咳痰，痰多为黄白色泡沫样，质黏，就诊于当地医院，诊为支气管哮喘，予解痉平喘等治疗（具体用药不详），症状稍改善，此后上述症状反复发作，不规则服用沐舒坦、沙丁胺醇、布地奈德等药物治疗。3 天前，受凉后出现恶风、鼻塞，气喘，咳嗽，咳痰，痰呈泡沫样，易咳出，自觉腹胀，伴头晕，面色不华，舌淡，苔白腻，脉细，二便自调。查体：双肺布满干啰音，左下肺闻及细湿啰音。

西医诊断： 支气管哮喘急性发作。

中医诊断： 哮病。风寒袭表，痰饮停肺证。

治法： 温肺化饮，化痰止咳。

处方： 小青龙汤加减。蜜麻黄 8g，细辛 3g，甘草 3g，五味子 8g，白芍 10g，紫菀 10g，桂枝 8g，款冬花 10g，茯苓 15g，陈皮 6g，法半夏 10g，干姜 3g，辛夷 15g（布包），苍耳子 10g。7 剂，日 1 剂，水煎煮，早晚餐后内服。

2015年9月3日（处暑）二诊：药后气促有所改善，但仍感喉中有痰鸣声。遂于上方加射干10g，僵蚕10g，蝉蜕8g，以宣肺祛痰、祛风平喘，再服7剂。

2015年9月10日（白露）三诊：喘息渐平，咳嗽、咳痰症状消失，已不再怕风，精神转佳，偶感胸闷、气急，舌淡苔薄，脉细。双肺啰音消失。予健脾补肺肾为主。处方：太子参30g，麦冬15g，陈皮10g，姜半夏10g，炒苏子10g，地龙10g，茯苓15g，当归10g，熟地黄15g，蛤蚧粉3g（冲服）。14剂。

随后，患者每日服蛤蚧粉3g，随访3个月未复发。

按语：诚如《症因脉治》所说"哮病之因，痰饮留伏，结成窠臼，潜伏于内，偶有七情之犯，饮食之伤，或外有时令之风寒，束其肌表，则哮喘之症作矣"，哮病发作时，以喉中哮鸣有声、呼吸气促困难，甚则喘息不能平卧为主要表现。本案为外感寒饮诱发，以致痰阻气道，肺失肃降，气道挛急，治宜温肺化饮、化痰止咳，方以小青龙汤加减。哮病为变态反应性疾病，变化迅速，类"风"样，善行而数变，宜用"风"药，故二诊时加用射干、僵蚕、蝉蜕；喘息渐平，标证缓解，后续治本，予健脾补肺肾；最后予蛤蚧粉固本。蛤蚧因其叫声而得名，是比较常用的中药，最早载于《开宝本草》，临床上主要用于虚喘，肾阳虚或肺阴虚所致的慢性咳喘均可使用。本例用之培本固肾甚得好处。

（陈锋斌案）

2. 风寒外束，邪热壅肺证案

黄某，男，17岁，2021年2月21日初诊，雨水。

主诉：反复胸闷气促10余年，再发加重1天。

现病史：10余年前，患者无明显诱因出现胸闷气促，伴鼻塞流涕，涕清，咽痒，遇寒加剧，得温缓解，症状反复。1天前，因受寒上述症状加剧，喉中哮鸣音，咽干而痛，无痰。刻下：胸闷，气促，鼻塞流涕，涕清，喉中可闻及哮鸣音，双侧扁桃体I°肿大，形体肥胖，纳可，寐安，大便1～2日一行，排便困难，小便调，舌红，苔黄，脉滑稍数。

既往史：过敏性鼻炎史10余年。

西医诊断：过敏性支气管哮喘；过敏性鼻炎。

中医诊断：哮病。风寒外束，邪热壅肺证。

治法：疏风散寒脱敏，清热泻肺平喘。

处方：脱敏平喘汤加味。乌梅15g，蝉蜕10g，灵芝10g，防风10g，蜜麻黄10g，杏仁10g，生石膏25g（先煎），地龙10g，金荞麦30g，石韦10g，当归10g，路路通10g，徐长卿12g，射干10g，紫菀15g。7剂，日1剂，水煎煮，早晚餐后内服。

2021年2月28日（雨水）二诊：患者服首剂方药后气喘、胸闷、哮鸣音明显改善，诸症减轻，鼻塞亦改善。昨日接触粉尘后出现鼻痒，流少量清涕，大便正常，小便调，舌红，苔薄白，脉滑。处方：乌梅15g，蝉蜕6g，灵芝12g，防风10g，蜜麻黄9g，杏仁10g，生石膏25g（先煎），金荞麦25g，白芷10g，辛夷9g（布包），细辛2g，生甘草3g，徐长卿15g。7剂。

2021年3月6日（惊蛰）三诊：无胸闷、无气喘、无哮鸣音，鼻塞缓解，流清涕，大便正常，舌淡红，苔薄白，脉沉滑。处方：乌梅 10g，蝉蜕 10g，灵芝 10g，防风 10g，白芷 10g，细辛 3g，路路通 10g，徐长卿 15g，辛夷 10g（布包），金荞麦 30g，竹茹 10g，地肤子 15g。7 剂，续服以巩固疗效。

按语： 2020 年，我作为北京中医药大学的访问学者，跟随国医大师王琦院士临证学习，对过敏性支气管哮喘等过敏性疾病的诊治有较多的心得。王老师认为过敏性支气管哮喘的主要病因病机是：禀赋不耐，异气外侵，引动伏痰，郁而化热，肺失宣降而致哮病发作。王老师根据主导病机，临床采用"辨体 - 辨病 - 辨证论治"相结合的诊疗模式，以脱敏平喘、清热化痰兼扶正固本为治法，以自拟"脱敏平喘汤"为主方，组成：乌梅 15g，蝉蜕 10g，灵芝 10，防风 10，蜜麻黄 9g，杏仁 10g，生石膏 20～30g，炙甘草 6g，金荞麦 30g，浙贝母 20g，百合 20g。此方含仲景宣降肺气、清热平喘之麻杏甘石汤以针对哮病之标。王老师说临床中运用麻杏甘石汤治疗过敏性支气管哮喘的报道还是挺多的，关键是抓住病机，不拘泥于仲景所描述的"汗出而喘，无大热"，要看到经方的生命力。王师自拟脱敏汤以乌梅、蝉蜕、灵芝、防风以脱敏扶正，针对过敏之本；加百合、地龙、金荞麦、浙贝母、射干、当归、木蝴蝶、川椒目以清热化痰平喘，针对痰热之证。此方彰显了审机制方是主病主方思想的精髓，辨体制方是主病主方的根本，专方专药是主病主方的特长。该方具有"病 - 证 - 体"针对性制方特点，临床根据病情加减用药获效迅速。对于由过敏引起的支气管哮喘，王老师既治"过敏病"，还治"过敏人"，其诊治理念较之西医倡导的避开"过敏原"更符合临床实际，也弥补了西医单纯平喘之不足。从本案可以看出，王琦老师倡导的"辨体 - 辨病 - 辨证论治"诊疗模式和"主病主方专药"学术思想具有重要的临床指导价值。

（王建挺案，杨运劼整理）

九、咳嗽变异性哮喘（咳嗽）

外寒内热，痰热内蕴证案

王某，女，30 岁，2021 年 3 月 11 日初诊，惊蛰。

主诉：反复咳嗽 2 年，加重 1 周。

现病史：患者 2 年前受凉后出现咳嗽，为刺激性干咳，夜间加重，呼吸冷空气、劳动、活动、情绪激惹后加重，无胸闷气喘，无哮鸣音，自服甘草片、咳特灵、阿莫西林胶囊等药物，症状无缓解。曾于 2019 年 10 月就诊开封市淮河医院，诊断为咳嗽变异性哮喘，予布地奈德、沙丁胺醇、孟鲁司特等药物治疗，症状减轻，但仍常在夜间及清晨发作，痰少，运动后加重，今就诊于我院。刻下：干咳，痰量少，痰黏稠，咳嗽遇冷加重，咽喉疼痛，纳可，寐欠佳，二便调，舌红，苔黄白相间，脉浮紧。查体：扁桃体Ⅱ°肿大，双肺呼吸音稍粗，未闻及干湿性啰音。

西医诊断：咳嗽变异性哮喘。

中医诊断：咳嗽。外寒内热，痰热内蕴证。

治法：宣降肺气，清热祛痰。

处方：麻黄杏仁甘草石膏汤合止嗽散加减。麻黄 12g，炒苦杏仁 10g，生石膏 30g（先煎），炙甘草 10g，百部 15g，紫菀 15g，白前 15g，桔梗 10g，荆芥 15g，陈皮 15g，生姜 15g，大枣 5 枚。7 剂，日 1 剂，水煎煮，分早晚饭后温服。

2021 年 3 月 18 日（惊蛰）二诊：咳嗽减轻，遇冷空气加重，痰量少，偏黄，咽喉疼痛。守上方加黄芩 15g 清泻肺热，加地龙 6g 解痉抗过敏。7 剂。

2021 年 3 月 26 日（春分）三诊：咳嗽明显减轻，守上方再服 7 剂。

2021 年 4 月 4 日（清明）四诊：患者症状均缓解，稍感乏力，予玉屏风散善后。

随访 3 个月未见复发。

按语： 咳嗽变异性哮喘属于中医学"咳嗽"范畴。本病病位涉及表里，患者患病时间长，受寒后入里化热，但以痰热内蕴、肺失宣降为主要病机，故治宜宣降肺气、清热祛痰为主，解表祛邪为辅。方以辛温之麻黄宣肺止咳平喘，兼以疏表散寒为主药；杏仁能够降气，配伍麻黄，一宣一降，可增加止咳效果；生石膏为辛凉解表重剂，既可使邪热从肌表外出，又可以制约麻黄之热；辅以白前、桔梗等宣肺降气、祛痰行气；黄芩能清泻肺热；荆芥祛风散寒引邪外出；陈皮补脾益肺，补土生金，化痰止咳；地龙为虫药，有走窜之性，能通肺络、解痉挛。现代药理学研究表明：麻黄能直接作用于肾上腺受体，使平滑肌松弛，对支气管平滑肌作用较肾上腺素弱而持久，同时有抗过敏作用；杏仁能对呼吸中枢产生抑制作用，使呼吸运动平稳而起到镇咳平喘作用；白前、桔梗能松弛支气管平滑肌，具有明显的止咳祛痰作用；地龙有抗过敏和免疫抑制作用，能抗炎和抑制毛细血管通透性；黄芩具有广泛的抗炎、抗过敏作用，可抑制慢反应物质如白细胞介素的产生，抑制花生四烯酸的生成，抑制磷酸二酯酶的活性。诸药合用，共奏清肺化痰、止咳平喘、散寒解表、引邪外出之功。

（赵凯彬案）

十、肺气肿伴多发肺大泡（喘证）

肾不纳气，瘀阻络脉证案

吴某，男，68 岁，2016 年 4 月 11 日初诊，清明。

主诉： 反复咳嗽咳痰 20 年，加剧 1 个月伴胸闷心悸。

现病史： 患者长期嗜烟，有慢性咳嗽、咳痰病史 20 年，每遇感冒常引起咳痰、喘息发作，痰液呈黏液脓性痰，不易咳出，以冬春季节为甚，且逐年加重，近年来发病时上述症状更加严重，并出现明显的胸闷、心悸、气短。1 个多月前，患者因受凉后上诉症状明显加重，咳嗽，气喘，痰量增多，呼吸困难，动则喘剧，在当地永泰县医院住院治疗 1 个多月未效，且症状加剧，遂到福建省第二人民医院东二环分院行胸部 CT 示肺部慢性感染、肺气肿、多发肺大泡，心电图示窦性心动过速、肺性 P 波。因肺大泡较严重，为避免引起自发性气胸，医生建议其到省立医院，手术切除肺大泡。患者及家属害怕手术有风险和后遗症，想用中药调理，经人介绍找我诊治。刻下：咳嗽频频，痰多呈白色黏液性，气喘，动则喘剧，胸闷心悸，神疲，面色晦暗，口唇紫绀，大便溏而不爽，舌淡红，苔白腻，脉细数无力，至数不齐。

西医诊断： 肺气肿伴多发肺大泡。

中医诊断：喘证。肾不纳气，瘀阻络脉证。

治法：补肾纳气，益肺化痰，活血搜络。

处方：济生肾气丸合生脉散加减。熟地黄 30g，当归身 15g，山茱萸 15g，菟丝子 15g，枸杞子 15g，五味子 10g，山药 15g，茯苓 15g，麦冬 15g，红参片 10g，怀牛膝 10g，蛤蚧 1 只，丹参 30g，桃仁 10g，车前子 15g（布包），泽泻 15g，地龙 15g。5 剂，日 1 剂，水煎煮，早晚饭前 1 小时空腹分服。

2016 年 4 月 16 日（清明）二诊：服前药后咳嗽咳痰明显减少，慢步走平路时不气喘，无胸闷，无明显心悸，精神转佳，面色已不晦暗，口唇无紫绀，大便正常，舌淡红，苔薄腻，脉细弦。故予原方去红参片、蛤蚧、车前子、泽泻，加党参 15g，生黄芪 15g。另用蛤蚧 5 对，炒酥研末，每天 10g，分次吞服。30 剂。

2016 年 5 月 16 日（立夏）三诊：服前药后偶有咳嗽咳痰，仅走楼梯时微喘，无胸闷心悸，精神佳，面色较前红润，纳增，二便和，舌淡红，苔薄腻，脉弦而有力。20 年余沉疴，非 1 月之功可毕，嘱患者继续守方调理，巩固疗效。

患者前后守方共坚持服了半年的中药，服药后，患者不咳不喘，面色红润，精神矍铄，精力大胜往昔。2018 年 4 月中旬，患者介绍与其病情和症状相似的另一永泰老乡前来找我就诊，问起患者近况，回答说：身体康健，未再复发。

按语：患者初诊时症见咳嗽频频，痰多呈白色黏液性，气喘，动则喘剧，胸闷心悸，神疲，面色晦暗，口唇紫绀，大便溏而不爽，舌淡红，苔白腻，脉细数无力，至数不齐。从中医辨证上看，此属肾不纳气、瘀阻络脉，故予济生肾气丸合生脉散加减以补肾纳气，益肺化痰，金水相生，活血搜络。初诊方用熟地黄、山茱萸、菟丝子、枸杞子、山药、怀牛膝以补肾纳气，五味子、麦冬、红参、蛤蚧补肺气阴、金水相生，丹参、桃仁、地龙、当归身活血搜络，车前子、茯苓、泽泻行水化痰。二诊，因痰已不多故前方去车前子、泽泻，元气已有根基、病情已缓解故去红参，易为生黄芪、党参。药证相合，故病虽重，而其效立竿见影，而有起死回生之功。

中医有"久病及肾"和"久病入络"之说，这其实是久病后病理转归的一体两面，我曾在我的一篇论文《中医藏象实质细胞生物学假说之二——"肾"与染色体》（中国中医基础医学杂志，2003 年 12 期）中详细论述了中医有"久病及肾"与"久病入络"两种说法。"久病及肾"说认为不管哪一脏得病，病久了都会延及下焦肾脏，导致肾脏虚损，而必须治以补肾之品。"久病入络"的意思则是说，不管气血津液或上、中、下焦的疾病，病久了就会邪瘀互结于络脉，使病情缠绵难愈。从西医学的角度看，二者所表述的内容是统一的，是一个现象的两个不同方面。

（郑敏麟案，王亚楠、黄浩龙整理）

十一、慢性阻塞性肺疾病（喘证）

脾肾亏虚证案

吴某，女，70 岁，2021 年 7 月 26 日初诊，大暑。

主诉：反复咳嗽咳痰，活动后气喘 20 余年。

现病史：20 余年前，患者无明显诱因出现咳嗽，咳痰，痰白质黏，伴活动后气喘，曾就诊于外院，诊断为慢性阻塞性肺气肿、肺源性心脏病、支气管扩张等，平素易发肺部感染，予化痰平喘、抗感染等治疗后（具体不详），症状稍有缓解。20 余年来，患者上述症状反复发作，今为进一步治疗，求诊于我处。刻下：时有咳嗽，咳白黏痰，走平路或活动后气喘，伴汗出，以头部汗出为甚，偶有心悸，双下肢重坠感，微疲乏，夜间口干，纳尚可，长期夜寐难安，大便质软，多为稀糊状，小便量多，舌淡，舌体胖大，苔薄白，脉沉。

既往史：高血压病病史 20 余年，规律口服拜新同降压治疗，血压未监测。

西医诊断：慢性阻塞性肺病伴急性下呼吸道感染；慢性心功能不全急性加重；高血压病。

中医诊断：喘证。脾肾亏虚证。

治法：益肾健脾，化痰平喘。

处方：四君子汤加味。黄芪 30g，党参片 15g，麸炒白术 18g，炙甘草 6g，五味子 10g，桂枝 12g，防风 9g，茯苓 24g，制陈皮 6g，肉桂 4g（后下），浙贝母 12g，龙骨 2 袋（先煎），益智仁 15g。14 剂，日 1 剂，水煎煮，早晚饭后分服。

2021 年 8 月 23 日（处暑）二诊：服前药后咳嗽、咳痰稍有缓解，偶有活动后气喘，汗出减少，稍乏力，口不干，纳可，寐尚安，大便质软，小便量多，舌淡，舌体胖大，苔薄白，脉沉。原方去龙骨，加入女贞子 15g，五味子减至 5g。14 剂。

按语：本病病机多属本虚标实，本虚源于肺、脾、肾三脏虚损，标实以外邪、痰浊、血瘀为主。本案患者年过半百，素体亏虚，平素偏于本虚，感邪时则偏于邪实，正虚与邪实每多互为因果，阳气不足，卫外不固，易感外邪，故平素易发感冒等疾病。治疗喘证应遵循发时治标、缓时治本的原则，正如朱震亨《丹溪心法·喘》云："凡久喘之证，未发宜扶正气为主，已发用攻邪为主。"患者喘证病史已有数年，病程日久，结合舌淡胖、脉沉，考虑脾肾亏虚。脾五行属土，肺五行属金，母子相依，肺病日久累及脾脏，脾为生痰之源，脾失健运则痰湿内聚，故患者 20 余年反复咳嗽、咳痰；久病肺虚，肺病及肾，阴精耗损不能下滋于肾，肾精不足，导致肺肾出纳失常，故患者多年反复发作性气喘。初诊时患者咳嗽、咳痰，活动后气喘症状明显，结合其心悸、汗出症状，当属喘证急性发作，兼有外感风邪之证，故基于益肾健脾的同时，不忘化痰平喘、解表散邪，方予四君子汤加减。方中黄芪、党参片、白术、炙甘草、茯苓、肉桂、益智仁补益脾肾，加入五味子纳气平喘、生津敛汗，桂枝散寒解表、助阳化气，防风疏风解表，陈皮、浙贝母化痰止咳，龙骨镇心安神等。二诊时，患者咳嗽、咳痰、气喘均较前好转，汗出减少，稍乏力，纳寐尚可，可知药已中的，然舌脉较前无变化，咳嗽、气喘等症状未消失，仍需加强益肾健脾之力，故在原方基础上去龙骨，加入女贞子补益肝肾等。据此医案可知，喘证分为实喘和虚喘。实喘多属邪实，痰为主要致病因素，治当宣肺祛痰平喘；虚喘病位在肺，多与脾、肾相关，治疗重在补益肺脾肾之气。故治疗喘证应从整体观念出发，重视标本变化，辨证论治，临证用药不拘于一方，临证必详查寒热虚实、标本轻重，立法用药。

（赵爱萍案，官莹洁整理）

十二、慢性肺源性心脏病（肺胀）

心肾阳虚，寒水泛滥，上凌心肺夹有瘀血证案

高某，女，78岁，2014年4月9日初诊，清明。

主诉：反复气喘、双下肢浮肿1年，加剧半个月。

现病史：患者1年前无明显诱因出现气喘，在登楼等稍重于平常活动下发作，双下肢凹陷性浮肿，伴有头昏头痛，胸闷，心悸；半个月前，患者全身浮肿，双下肢水肿加重，气喘加剧，低于平时活动状态下即可出现气喘，伴见心悸、胸闷、头昏、头重等，就诊于我院急诊科，测血压为120/80mmHg，考虑为慢性心功能不全、心房纤颤。查心脏彩超：左、右心房扩大，双侧房室瓣轻、中度反流；左室壁增厚，左室舒张功能减退，充盈压增高，LVEF值正常范围，右室增大，轻度肺动脉高压，下腔静脉增宽。予银杏达莫改善脑循环，地高辛强心，布美他尼、安体舒通利尿后水肿未退，求诊我科门诊。刻下：气喘，动则尤甚，双下肢水肿，按之凹陷，伴见心悸、胸闷、头昏、头重，痰涎上涌，咳嗽，吐粉红色泡沫样痰，口唇青紫，汗出，肢冷，纳差，夜寐不安，舌暗淡，苔厚腻，脉沉细。

既往史：慢性阻塞性肺疾病病史10余年。

西医诊断：慢性肺源性心脏病；慢性阻塞性肺病；慢性心功能不全；心房纤颤。

中医诊断：肺胀。心肾阳虚，寒水泛滥，上凌心肺夹有瘀血证。

治法：温阳利水，泻肺平喘，佐以活血。

处方：真武汤合葶苈大枣泻肺汤加减。熟附片10g（先煎），桂枝8g，白术10g，赤芍12g，猪苓10g，茯苓15g，车前子30g（布包），泽泻10g，葶苈子30g，炙甘草5g，丹参15g，红花6g，当归12g，桃仁10g。7剂，日1剂，水煎煮，早晚饭后1小时服用。

2014年4月16日（清明）二诊：双下肢水肿明显消退，咳嗽，吐粉红色泡沫样痰也减轻，但仍气喘，动则尤甚，心悸明显，乏力，伴见胸闷、头昏、口唇青紫，汗出，肢冷，纳差，夜寐不安，舌暗淡红，苔白腻，脉沉细。原方去猪苓、车前子，加黄芪15g，山茱萸15g。7剂。

2014年4月23日（谷雨）三诊：双下肢轻度水肿，咳嗽，吐粉红色泡沫样痰明显减轻，气喘改善，仍心悸，伴见胸闷、头昏、口唇青紫，肢冷，纳差，夜寐不安，舌暗淡红，苔白，脉沉细。在原方基础上，加山茱萸至30g，加酸枣仁15g，柏子仁12g。7剂。

2014年4月30日（谷雨）四诊：双下肢水肿消退，轻咳，偶气喘，动则稍甚，伴见胸闷、口唇青紫，纳增，夜寐转安，舌淡红，苔白，脉细。原方去葶苈子，继服7剂，并加服金匮肾气丸以固其本。

按语：中医文献对心衰的描述早有记载。《素问·逆调论》"夫不得卧，卧则喘者，是水气之客也"指出了阳气虚衰、水气射肺的征象。据中医"心主血脉""诸气皆属于肺""脾主运化""肾者水脏，主津液"等理论，心衰的发生主要在于脏腑的虚损，病位在心，并与肺、脾、肾的功能紊乱有关，与气、血、水关系密切，应归属于"心悸""咳喘""水肿"等范畴，为本虚标实，心阳（气）虚为本，水停血瘀为标。本病例由于久咳、久喘，导致肺朝百脉功能下降，肺病及心，心阳式微，不能藏归温养于肾，致肾阳不足，主水无权，寒水泛滥，

外溢肌肤，上凌心肺，肿、喘、悸三症并见，心阳（气）不足，推动无力，则血行不畅，瘀血内生，心脉瘀阻，虚实并重，病情复杂。治疗应"权衡虚实，酌情攻补"，予温阳利水、泻肺平喘，佐以活血。方中熟附片、桂枝温通心肾，猪苓、茯苓、车前子、泽泻健脾利水，重用葶苈子泻肺逐水，丹参、红花、当归、桃仁、赤芍活血利水。二诊、三诊，水肿减退，阳气虚弱渐显，心悸明显，正如《伤寒明理论·悸》篇所说："其气虚者，由阳气内弱，心下空虚，正气动而悸也。"故加黄芪、山茱萸以加强益气补肾。黄芪补脾气，益后天气血生化之源；山茱萸味酸性温，能收敛元气，振奋精神，又能通利九窍，流通血脉。二药合用升提元气，推动血液的运行。加用酸枣仁、柏子仁养心安神。四诊时，病情稳定，水饮已退，加服金匮肾气丸以固其本，但活血化瘀始终贯穿其中。本病例重用附子、山茱萸，辨病与辨证相结合，更全面，更有效，更能顾及整体，纠正全身衰竭状态。

（陈锋斌案）

十三、肺恶性肿瘤晚期（癌病）

脾肺气阴两虚，痰瘀互结证案

陈某，男，82岁，2020年10月5日初诊，秋分。

主诉：咳喘、乏力半年。

现病史：患者半年前因受凉出现发热怕冷，鼻塞流涕，咽痛，咳嗽气促等症状，自服感冒化痰止咳药（具体药物不详）未效，于2020年9月10日求诊于福建医科大学附属协和医院，经肺CT检查，诊断为肺癌晚期伴淋巴结转移。因年事已高，无法手术治疗，亦不适合靶向药物治疗，经门诊治疗（具体药物不详）半月余，咳喘乏力症状加重，复查肺CT示癌块增大迅速，经熟人介绍前来求诊。家属交代患者年龄太大，心理承受能力差，不愿向患者告知病情，只说慢性支气管炎伴肺气肿，需长期吃药治疗，要求医生予以配合。刻下：面色苍白晦暗，咳喘乏力，喉中痰多色白，由两名家人搀扶就诊，纳差，寐差，二便尚调，舌质紫暗，苔厚腻，脉沉滑。

西医诊断：肺癌晚期。

中医诊断：肺岩。脾肺气阴两虚，痰瘀互结证。

治法：益气养阴，化痰止咳，活血消癥。

处方：参苓白术散合二陈汤加减。黄芪30g，丹参30g，薏苡仁30g，党参15g，三七粉9g（冲服），莪术9g，山慈菇15g，鸡内金30g，炙甘草10g，瓜蒌仁15g，法半夏15g，炒白术30g，仙鹤草30g，芦根30g，桔梗10g，灵芝10g。7剂，日1剂，水煎煮，早晚饭后内服。

2020年10月13日（寒露）二诊：患者儿子代述，服上药后，症状有所缓解，喘咳减轻，精神转佳，可在室内稍活动。效不更方，继上方7剂。

2020年10月26日（霜降）三诊：患者儿子代述，患者前2天受凉感冒，自服感冒药，具体不详，感冒症状好转，但痰多并咳喘加重。处方：黄芪30g，薏苡仁60g，芦根30g，莪术 12g，山慈菇 30g，鸡内金 30g，炙甘草 10g，葶苈子 10g，法半夏 12g，炒白术 30g，仙鹤草 30g，蝉花 2g，茯苓 30g，知母 20g，王不留行 15g，苦杏仁 9g。7 剂。

2020 年 11 月 12 日（立冬）四诊：患者儿子代述，上药服后，喘咳、痰多减轻，可自行在屋内活动。处方：红芪 10g，芦根 30g，法半夏 12g，山慈菇 30g，茯苓 15g，仙鹤草 30g，苦杏仁 10g，莪术 12g，鸡内金 30g，蝉花 2g，炒白术 30g，党参 15g，柴胡 10g，升麻 6g，桔梗 10g，甘草 6g，天花粉 10g。7 剂。

2020 年 11 月 25 日（小雪）五诊：患者儿子代述，上药服后，喘咳乏力进一步减轻，但仍痰多。处方：甘草 6g，芦根 30g，法半夏 12g，山慈菇 30g，桔梗 10g，茯苓 15g，仙鹤草 60g，杏仁 10g，莪术 9g，鸡内金 30g，红芪 10g，蝉花 2g，炒白术 30g，浙贝母 15g，冬凌草 10g，党参 10g。7 剂。

2020 年 12 月 7 日（大雪）六诊：患者儿子代述，患者精神体力尚可，纳食、二便与未发病前相仿，仍痰多，晨起尤盛，但基本不咳。处方：甘草 6g，党参 10g，芦根 15g，麦芽 15g，桔梗 10g，茯苓 15g，浙贝母 15g，苦杏仁 10g，莪术 9g，鸡内金 30g，红芪 10g，蝉花 2g，炒白术 30g，白芥子 6g，苏子 10g，冬凌草 10g。7 剂。

第七诊到十一诊，均以上方为基础方，对症加减，患者病情稳定，但仍偶有咳喘。

2021 年 2 月 9 日（立春）十二诊：患者 2021 年 2 月 7 日于福建医科大学附属协和医院复查肺部 CT：①右肺上叶 MT，较前（2020 年 9 月 23 日）增大，右肺门肿大淋巴结较前相仿。②双肺气肿。③双肺多发慢性及陈旧性炎症，右肺中叶病灶较前吸收。④扫及肝左叶钙化可能，胆囊结石，肝内多发小低密度影囊肿可能，建议随访复查。患者右肺上叶 MT 虽仍有所增大，但比上次肺 CT 之前的增大速度放缓很多，2020 年 9 月 10 日胸膜凹陷征大小由 1.0cm×0.8cm 迅速增至 2020 年 9 月 23 日的 3.6cm×3.5cm，这次时隔 4 个多月，肿块为 5.2cm×4.0cm，患者家属要求继续中药治疗。现患者咳嗽较剧，干咳为主，痰少，未感乏力，可下楼外出，与人下棋，生活恢复正常。处方：甘草 10g，芦根 15g，太子参 30g，桔梗 10g，茯苓 30g，知母 10g，浙贝母 30g，杏仁 10g，川贝母 10g，白芥子 10g，莪术 30g，鸡内金 30g，半枝莲 60g，蝉花 3g，炒白术 30g，猪苓 15g，灵芝 30g，三七粉 9g（冲服），黄芪 15g。7 剂。

2021 年 3 月 10 日（惊蛰）十三诊：患者儿子代述，患者除咳嗽痰多，余无不适，生活正常。处方：黄芪 15g，甘草 10g，党参 15g，茯苓 15g，浙贝母 15g，杏仁 10g，川贝母 10g，白芥子 10g，莪术 30g，鸡内金 30g，三七粉 9g（冲服），蝉花 3g，炒白术 30g，厚朴 10g，法半夏 10g，薏苡仁 30g。7 剂。

十三诊至十九诊，患者儿子每半个月来开 7 剂药，均以上方对症加减。咳嗽、痰多加苏子、白芥子、炒莱菔子、葶苈子；痰黄加鱼腥草、芦根、瓜蒌；痰中带血加仙鹤草、白茅根等；痰多清稀则加细辛、五味子、干姜；干咳则加麦冬、旋覆花、白芍、枳实、桔梗等；抗癌药随症加减一两味，如冬凌草、半枝莲、山慈菇等。

2021 年 7 月 15 日（小暑）第二十诊：患者儿子代述，患者仍痰多，易咳出，无乏力，纳食可，二便调，可下楼散步、买菜等。2021 年 7 月 15 日福建医科大学附属协和医院肺 CT：①右肺上叶 MT，较前略缩小，右肺门肿大淋巴结较前相仿。②双肺气肿（小叶中心型）。③双肺多发慢性及陈旧性炎症，较前大致相仿。④扫及肝左叶钙化可能，胆囊结石，肝内多发小低密度影囊肿可能，建议随访复查。

根据此次肺CT检查，患者肺部肿块经半年中药调治，由增大转为略有缩小，各项指标正常，生活能自理，除稍有喘咳外，无其他病苦，基本达到带瘤生存、与瘤共舞的目的，嘱患者今后仍间断用中药调治。

按语： 本案老年男性患者，年已八十，正气已衰，身患肺癌，已至晚期并已淋巴结转移，手术、放化疗治疗等西医学的治疗方法都伐伤正气，可能使病情恶化，丧失生命，故采用中医保守治疗，以扶正祛邪为根本大法，贯穿始终，主要选用健脾益气、祛痰活血、软坚散结、解毒抗癌之品，基础方为人参、黄芪、炒白术、三七粉、薏苡仁、茯苓、川贝母、浙贝母、莪术、鸡内金、炙甘草、半枝莲、桔梗、法半夏等，并根据病情变化随症加减。

（张丽霞案）

十四、肺恶性肿瘤（T2N1M0）（癥瘕）

痰湿瘀结，阴虚内热证案

林某，男，52岁，2020年6月30日初诊，夏至。

主诉：肺部恶性肿瘤1年。

现病史：患者于1年前因咳嗽就诊于某三甲医院，诊断为非小细胞肺癌，目前正在行培美曲塞＋顺铂方案化疗，6个月以来夜间难以入睡、早醒，故来诊。刻下：听力下降，口淡无味，小便色黄，大便干，身形干瘦，行为亢奋，喉间有痰鸣音，舌红中微裂，苔薄润，脉洪大。

西医诊断：肺恶性肿瘤（T2N1M0）。

中医诊断：癥瘕。痰湿瘀结，阴虚内热证。

治法：清热化痰，养阴安神。

处方：清金化痰汤合补天大造丸加减。瓜蒌12g，苦杏仁6g，青贝母5g，泽泻9g，盐枳壳4g，菟丝子9g，夜交藤12g，天冬12g，麦冬12g，酸枣仁9g，柏子仁9g，石菖蒲4g，制远志4g，生大黄8g（后下）。7剂，日1剂，水煎煮，每日巳时、未时、申时温服。嘱忌芋头、香菇、笋、糯米、鸡肉、茄子等敛邪之物或发物，加强营养，可选牛肉、鱼、猪尾骨、水鸭母（母的麻鸭，撇去汤上层的浮油）等。

2020年7月30日（大暑）二诊：患者本月住院完成新1周期化疗，现出院1周。诉服中药后咳痰增多，睡眠有所好转，大便次数增多，不干，仍口淡，耳聋，溲黄，舌红中微裂，苔白燥，脉洪大。处方：瓜蒌12g，苦杏仁6g，青贝母5g，夜交藤15g，盐枳壳4g，牛蒡子9g，天冬12g，合欢皮12g，酸枣仁9g，麦冬12g，白豆蔻4g（后下），生大黄6g（后下），白术12g。7剂。

按语： 患者既往工作劳累、多思多虑，日久气滞血瘀，邪胜正负，故发为癥瘕积聚。

我认为西医学所用化疗药物能去气血积滞，当为大辛大热之品，故使用时亦耗散人体元阴元阳，出现诸多副作用。患者身形干瘦，听力下降，行为亢奋，可知其素为肝肾阴虚之人；化疗后阴血更耗，故难以入眠；热灼津液，化为痰饮阻于肺窍；正气不足故口淡无味。癌病治疗总分早、中、晚三期，早期当以祛邪为主，中期当攻补兼施，晚期重在补虚扶正以抗癌。该患者诊断时癌体坚实有形，侵及周围，且已耗伤人体正气，故当以中、晚期之法治疗，西医学已提供较为稳定、有效的攻邪之法，中医治疗当发挥优势，调节阴阳，培补正气。《景岳全书》有言："治积之要，在知攻补之宜，而攻补之宜，当于孰缓孰急中辨之。"若要养阴补气，必先化其痰热，以瓜蒌、杏仁、青贝母为君，清化热痰；佐以泽泻、枳壳、大黄泻下以清上，助热邪排出，肠腑通畅才能保证肺气运行正常。臣药选用天冬、麦冬清补之品，养阴而不滋腻；配合酸枣仁、夜交藤养血滋阴。远志、石菖蒲为交通心肾之法，既能开窍化痰，又使上下阴阳相接，安神助眠。二诊，患者口淡未有改善是因正气未复，故在上方基础上稍减清热之品，而加白术、白豆蔻补气健脾。白术性燥，无生痰之嫌；白豆蔻芳香醒脾，开胃消食，其性润，无伤阴之弊。待痰热渐祛，可继续增加补气养阴之品，调整化痰和扶正的用药比例。

（林润立案）

十五、肺恶性肿瘤（梅核气）

痰气郁结证案

叶某，男，70岁，2021年8月20日初诊，立秋。

主诉：咽部堵塞感1个月余。

现病史：1个月余前，患者体检时发现肺内结节，就诊于外院，行手术治疗，术后病理提示右肺上叶周围型浸润性腺癌，术后给予药物靶向治疗后出现咽部堵塞感，如有异物梗阻，吐之不出，咽之不下，进食无影响，伴咳嗽，偶咳痰，痰少色白质稀，未予诊治，症状反复发作，今为进一步治疗就诊于我院。刻下：咽部堵塞感，咳嗽，咳甚时有少许白稀痰，夜间口干，无口苦，饮食可，大便调，小便利，睡眠安，舌淡红，苔薄白，脉滑。

既往史：肺癌病史1个月余，已予手术治疗，目前靶向治疗方案为埃克替尼（凯美纳），125mg，每日3次。

西医诊断：肺恶性肿瘤。

中医诊断：梅核气。痰气郁结证。

治法：疏肝解郁，理气化痰。

处方：半夏厚朴汤加味。姜半夏9g，厚朴9g，茯苓18g，紫苏梗18g，紫苏叶6g，北柴胡12g，麸炒枳壳12g，黄芩6g，党参18g，鱼腥草30g，女贞子15g，益智仁18g。5剂，日1剂，水煎煮，早晚饭后分服。

2021年8月25日（处暑）二诊：患者诉服前药后咽部堵塞感稍有缓解，每于情绪不佳时明显，口干明显，大便质干难排，余症状同前，舌淡红，苔薄白，脉滑。故予守原方加入桑椹15g。5剂。嘱家属开导患者，保持心情舒畅。

按语：《古今医统大全·郁证门》云："郁为七情不舒，遂成郁结，既郁之久，变病多端。"郁证之变多样，梅核气归属于"郁证"范畴。此案患者年逾七旬，素体脾肾已亏，元气不足。初诊时已行肺癌手术1个月余，并使用靶向药物治疗，极易损伤正气，正气再伤，弱者恒弱，微者愈微，气血运行无力，致脾气郁结，脾失健运，水湿运化失常，水湿内聚凝为痰浊，痰气互结于咽喉，故感咽部堵塞感；患者因肺癌切除术后，情绪不佳，致肝失疏泄，邪郁少阳，而见口干；舌淡红，苔薄白，脉滑亦为痰气郁结之征象。正如《金匮要略》云："妇人咽中如有炙脔，半夏厚朴汤主之。"此病得于七情郁气，凝涎而生，故男子亦有，不独妇人也。治以半夏厚朴汤加减。方中姜半夏、厚朴辛以散结，苦以降气；茯苓佐半夏以化痰散结、和胃降逆；紫苏梗及紫苏叶芳香以宣通郁气；北柴胡疏肝解郁，与黄芩配伍以清少阳痰热；枳壳配合党参行气与益气同用，使补而不滞；鱼腥草清热解毒，化肺癌术后之痰热邪毒；女贞子、益智仁补益肾脏，恢复元气。全方共奏疏肝解郁、理气化痰之功，俾气舒涎去，病自愈矣。二诊时，患者症状稍有缓解，然口干明显，大便质干难排，可见疾病日久伤津，津液亏损不能濡养全身，予守前方加入桑椹以生津止渴、润肠通便，继续稳固治疗。对于郁证，除药物治疗外，精神治疗亦有极为重要的作用，七情致病可影响人体的气机运行及脏腑功能，损伤机体的阴阳、精血等，因此，解除致病原因，使患者正确认识和对待自己的疾病，增强治愈疾病的信心，可以促使郁证好转甚至痊愈。

（赵爱萍案，官莹洁整理）

第二节　心脑系疾病

一、心房颤动（心悸、怔忡）

1. 心胃阳虚，寒凝血瘀证案

戴某，女，76岁，2021年7月26日初诊，大暑。

主诉：怔忡心悸，乏力气促1个月。

现病史：患者1个月前无明显诱因出现心悸怔忡，气促乏力，心窝处堵闷不舒，于福建中医药大学附属人民医院就诊，诊断为心房颤动、慢性心功能衰竭、慢性胃炎，予可达龙（0.2g，每日2次）、达比加群（110mg，每日2次），症状有所缓解，但停药后又复发，故来诊。刻下：气促乏力，自觉心慌胸闷，晚饭后加重，药后可解，心窝处堵闷，纳差，无饥饿感，恶心欲吐，小便可，大便秘，二三日一行，质软，舌质胖略紫，苔白，脉沉而快慢不一。

既往史：高血压病、糖尿病病史20余年，平素口服降糖、降压药（具体不详），血糖、血压控制良好。

西医诊断：心房颤动；慢性心功能衰竭；慢性胃炎；2 型糖尿病；高血压病。

中医诊断：怔忡；虚劳；胸痹；胃痞。心胃阳虚，寒凝血瘀证。

治法：温阳利水，活血化瘀，和胃降逆。

处方：桂枝甘草龙骨牡蛎汤合苓桂术甘汤加减。桂枝 10g，甘草 6g，焦山楂 10g，丹参 30g，木香 10g（后下），麦芽 15g，鸡内金 15g，生龙骨 30g（先煎），生牡蛎 30g（先煎），茯苓 15g，白术 30g，瓜蒌 30g，枳壳 10g，姜半夏 10g，厚朴 10g。5 剂，日 1 剂，水煎煮，早晚餐后内服。

2021 年 7 月 30 日（大暑）二诊：服上药后，症状有所缓解，偶有心慌心悸，纳食略增，有饿感，无恶心，偶会反酸，舌质胖略紫，脉弱，快慢不一。处方：桂枝 10g，甘草 6g，白芍 10g，制吴茱萸 3g，乳香 3g，白及 6g，莪术 9g，厚朴 6g，姜半夏 10g，丹参 15g，木香 6g（后下），茯苓 15g，白术 15g，瓜蒌 30g，枳壳 10g，竹茹 15g。5 剂。

2021 年 8 月 5 日（大暑）三诊：服上药后，症状进一步好转，已无心悸心慌感，无反酸，但仍气促乏力，动则喘甚，胸闷，舌质胖略紫，脉弱。处方：姜半夏 10g，木香 6g（后下），茯苓 15g，白术 30g，瓜蒌 30g，枳实 10g，薤白 15g，麦冬 15g，党参 10g，桂枝 10g，炙甘草 10g，五味子 6g，当归 10g，白芍 10g，制吴茱萸 3g，制乳香 3g，白及 6g，莪术 15g，厚朴 9g。5 剂。

2021 年 8 月 10 日（立秋）四诊：服上药后，症状缓解很多，气促乏力减轻，活动后仍喘，偶有胸闷，无心慌心悸，舌质胖略紫，脉濡。处方：桂枝 10g，炙甘草 10g，党参 10g，麦冬 15g，薤白 15g，枳实 10g，瓜蒌 30g，白术 30g，茯苓 15g，五味子 6g，当归 10g，白芍 10g，制吴茱萸 3g，制乳香 3g，白及 6g，莪术 15g，厚朴 9g，姜半夏 10g，木香 6g。5 剂。

2021 年 8 月 15 日（立秋）五诊：病情进一步好转，守上方，另炖人参每日 3g 兑入。嘱多卧床休息，饮食不宜过于清淡。

按语：本案病例患心悸、怔忡、胸痹、胃痞等病，病位在心、胃，病机复杂多变。患者年老体弱，五脏精血不足，气阳虚衰，又肾精不足，肾阳虚衰，无以温助脾阳，脾肾两虚，阳虚外感，心阳不足，胸阳不振，故心悸怔忡；脾虚无以运化，胃失和降，痞塞于中，故心窝处堵闷。一诊以桂枝、炙甘草、龙骨、牡蛎，温助心阳，宁心定悸；党参、茯苓、白术健脾益气；桂枝、甘草、茯苓、白术温阳利水，以解水气凌心之患；党参、麦冬、五味子益气养阴；枳实、瓜蒌、厚朴、姜半夏、木香和胃降逆。其后几诊酌加当归、莪术、乳香活血通络，以薤白配枳实、瓜蒌、厚朴、姜半夏、木香开胸顺气，以白芍、甘草、枳壳、木香理气和胃，制吴茱萸、制乳香、白及和胃制酸而收功。

（张丽霞案）

2. 阴虚内热证案

郭某，男，84 岁，2021 年 9 月 27 日初诊，秋分。

主诉：反复心慌 10 余年，再发 1 个月余。

现病史：患者 10 余年前无明显诱因出现心慌，就诊于福建医科大学附属协和医院，诊断为阵发性房颤，拒绝药物及射频消融等方式复律，后心慌反复发作，因基础心律较慢，故服用利伐沙班抗凝，此后心慌反复发作。此次入院查 24 小时心电图（2021 年 9 月 27 日）：①窦性心律，窦性心动过缓，心率波动在（39～80）次 / 分，平均心律 58 次 / 分。②房性早搏（16947 次 /24h，成对 44 阵 /24h），房性早搏二联律（3 阵 /24h），房性早搏三联律（640 阵 /24h）。③长 R-R 间期（房早代偿间期，室早代偿间期），2174 次 /24h，最长 R-R 间期 1.880 秒。④心率变异正常。刻下：心慌，夜间难以入睡，盗汗，反酸，口干，舌体瘦薄而干，舌红苔薄白，脉结。

既往史：胃大部切除术后 40 余年，不规律服用奥美拉唑、铝碳酸镁等药物。

西医诊断：阵发性房颤；频发房性早搏。

中医诊断：心悸。阴虚内热证。

治法：滋阴清热，养血复脉。

处方：炙甘草汤加减。炙甘草 15g，桂枝 12g，阿胶 10g（烊化），丹参 15g，麦冬 15g，天冬 15g，生地黄 15g，地骨皮 15g，厚朴 15g，砂仁 5g（后下），牡蛎 30g（先煎），五味子 9g。2 剂，日 1 剂，水煎煮，早晚饭后分服。

2021 年 10 月 2 日（秋分）二诊：心慌程度较前缓解，早搏较前减少，盗汗、反酸、口干较前好转，夜间仍难以入睡，舌体瘦薄，舌红，苔薄白，脉结。原方去丹参，加夜交藤 15g，太子参 15g。5 剂。

2021 年 10 月 8 日（寒露）三诊：偶有心慌，频率较前明显减少，早搏较前明显减少，无盗汗、反酸，夜间难以入睡，舌红，苔薄白，脉结。续二诊方去地骨皮、五味子，加酸枣仁 15g，知母 12g，远志 9g，茯神 15g。7 剂。

按语：心悸是指患者自觉心中悸动，惊惕不安，甚至不能自主的一种病证。《黄帝内经》虽无心悸之名，但《素问·痹论》中道"心痹者，脉不通，烦则心下鼓"。心悸的基本病机为心失所养，病位在心，与肝、脾、肾相关。本案中患者因行胃大部切除术后饮食较前明显减少，脾胃虚弱，后天之本乏源，年过八旬，后天不能滋养先天，久则肾阴亏虚，肾水不济心火，虚火旺盛，故见心悸、盗汗、失眠、舌体瘦薄而红。张仲景认为惊扰、水饮、虚劳可致心悸，提出了治疗心悸的基本治则及常用方药，如炙甘草汤。方以炙甘草为君，以养脾胃、补中气，益气血生化之源；臣以地黄、阿胶、麦冬、天冬滋阴补血，桂枝温通心阳，丹参活血凉血、清热除烦，厚朴、砂仁防君臣药物滋腻碍脾，牡蛎制酸，五味子敛汗，地骨皮清透虚热。二诊仍诉夜间难以入睡，故加用太子参，既能益气养阴，又能制桂枝之辛燥。三诊余症均减，仍诉夜间难以入睡，故予酸枣仁养血，远志、茯神安神，知母清虚热。

（陈雅文案）

二、慢性心力衰竭（水肿）

1. 阳虚水泛证案

余某，女，50 岁，2019 年 11 月 22 日初诊，小雪。

主诉：反复胸闷憋气 10 余年，加重伴水肿 3 个月。

现病史：患者10余年前无明显诱因出现胸闷憋气，诊断为风湿性心脏病、二尖瓣关闭不全，平时口服复方丹参滴丸、天王补心丹等药物，病情基本平稳。3个月前，患者无明显诱因病情加重，到当地医院住院治疗。查血红蛋白60g/L，给予输血治疗，口服地高辛（0.25mg，每日1次）、呋塞米（20mg，每日1次）。刻下：全身乏力，遍身浮肿，腹胀，活动后喘憋明显，纳食差，口干欲饮，饮一溲一，自觉腰重，如囊裹水，时有呕水，尿量每日1000mL，夜尿4～5次，大便干（自服疏肝健脾丸后，每日大便1次），睡眠差，不能平卧。查体：神清，贫血貌，颜面水肿，胸腔叩诊实音（左侧第7肋下，右侧第9肋下），腰部浮肿，双下肢指凹性水肿明显。舌质淡红，苔白，脉沉无力。腹部B超：肝大，肝静脉增宽（肝瘀血），胆囊壁增厚，腹水40mm，左侧胸腔积液77mm。

西医诊断：慢性心功能衰竭。

中医诊断：水肿病。阳虚水泛证。

治法：温阳利水。

处方：四逆汤合五苓散加减。附子15g（先煎），干姜10g，炙甘草15g，党参10g，茯苓15g，猪苓10g，泽泻15g，桂枝15g，白术15g，车前草30g，丹参30g，川牛膝15g。7剂，日1剂，水煎煮，早晚分服。

2019年11月29日（小雪）二诊：患者夜尿明显减少，白天尿量增多，每日尿量仍在1000mL左右，睡觉能躺平，颜面及双下肢水肿较前减轻，喘憋好转，仍乏力，体重无明显变化，舌质淡红，苔白，舌尖红，脉沉细无力。口服地高辛，0.25mg，每日1次；呋塞米，20mg，每日1次；螺内酯，20mg，每日1次。调整处方，加用葶苈大枣泻肺汤。初诊方去车前草，加用葶苈子30g，大枣10g，水蛭4g，地龙10g，生黄芪50g，当归10g。7剂。

2019年12月6日（小雪）三诊：患者尿量增多，24小时尿量1200mL左右，双下肢水肿较前明显减轻，口干，不敢喝水，晚上睡眠身痒，喘憋好转，乏力好转，体重减了6kg，舌质淡红，苔白腻，舌体小，脉沉细无力。二诊方，黄芪加大到60g，余不变。7剂。

2019年12月13日（大雪）四诊：患者双下肢无水肿，仍有胸腔积液和腹水，口干，身痒，舌质淡红，脉沉细无力。复查：血红蛋白72g/L，胸腔积液65mm。三诊方附子加到20g，加地肤子15g，川芎10g，余不变。7剂。

2019年12月20日（大雪）五诊：双下肢无水肿，体重又减轻了3.5kg，体重由60kg减为50.5kg，饮水量较前增多，饭量增长，每日能喝2袋牛奶，身痒不明显，舌质淡红，脉沉细无力。守四诊方不变。

按语： 患者心功能衰竭，全身水肿，口干，不敢喝水，饮一溲一，小便数，脉沉细无力，属手少阴心经病。"少阴病，脉沉者，急温之，宜四逆汤"，故给予四逆汤温阳利水；患者水停在中焦，时有饮水后吐出，为水逆证，用五苓散治疗；加党参益气，丹参、川牛膝活血化瘀，引经下行。服药后，尿频数止，喘憋好转。二诊时，加葶苈大枣泻肺汤。《金匮要略》葶苈大枣泻肺汤主治肺中水饮壅塞，胸满喘咳，一身面目浮肿。方中葶苈子辛苦，大寒，加大枣可减苦寒之性；同时考虑，水肿日久阻滞血脉，血瘀加重，加入水蛭、地龙虫类药加强活血化瘀的功效；患者脉沉细无力，故加大附子的用量；身痒给予地肤子、川芎活血止痒。服药后，患者尿量明显增多，双下肢无水肿，体重共下降9.5kg，心

闽山中医验案精选

衰明显好转。

（任文英案）

2. 脾肾两虚，水凌心肺证案

张某，女，87 岁，2021 年 4 月 25 日初诊，谷雨。

主诉：颜面及双下肢浮肿 3 天。

现病史：患者 3 天前劳累后出现颜面及下肢浮肿伴咳喘，遂求诊我处。刻下：颜面及双下肢轻度浮肿，咳嗽痰黏色白，伴夜间呼吸困难，端坐呼吸，双下肢无力，纳呆，夜寐口干，夜尿 2 次，舌红，苔白厚，脉寸关浮滑，尺沉细无力。2021 年 4 月 24 日，宁德市中医院胸部 CT：双侧胸腔积液；双肺多个磨玻璃实性微小结节；心脏增大。

既往史：冠状动脉粥样硬化性心脏病 10 余年；脑梗死 2 周。

西医诊断：慢性心力衰竭；冠心病；双侧胸腔积液；脑梗死。

中医诊断：水肿病。脾肾两虚，水凌心肺证。

处方：全真一气汤合葶苈大枣泻肺汤加减。太子参 24g，麦冬 12g，熟地黄 15g，五味子 6g，炮附子 6g（先煎），白术 12g，川牛膝 10g，葶苈子 15g，芦根 15g，甘松 10g，百合 15g，大枣 4 枚。3 剂，日 1 剂，水煎煮，早晚餐后内服。

药后症缓，患者按原方续服月余。电话随访，患者诉服药后水肿已退，咳喘逐步减轻，现已能自行煮饭，生活自理。

按语：患者颜面及双下肢浮肿，伴夜间呼吸困难，既往冠心病病史，结合影像学检查，诊断为慢性心力衰竭，属中医学"水肿""喘证"病范畴。患者年过八旬，冠心病日久，脏腑虚衰，脾肾精气不足，故见夜尿增多、双下肢无力、尺脉沉细无力；水凌心肺，通调水道职能失司，故见颜面及双下肢轻度浮肿；水停湿聚，痰气胶着，华盖宣肃失常，兼现咳嗽咳痰、痰色白质黏，伴夜间呼吸困难，端坐呼吸等症。结合阮师三焦正邪辨证法，患者正虚邪盛，病位属心、肺、脾、肾，体质属倦㿠质，采用七分补益三分祛邪法，方用全真一气汤合葶苈大枣泻肺汤加减。全真一气汤出自《冯氏锦囊秘录》，为明清医学大家冯兆张所创。方名上，"一气"指的是天地间的阴阳之气，人体通过"一呼一吸"，使得气机依靠肺气之宣肃、脾机之运转，肾气之摄纳得以流行畅通三焦，使气阳发挥相应的功能。组成上，此方由熟地黄、白术、人参、麦冬、五味子、附子、牛膝组成。冯氏称该方"活人甚众，见功甚速，取用甚多，去病甚稳"。林上卿老先生认为，该方纳肾健脾，交通心肾，阴阳双调，主治心脾肾精气亏虚而致哮喘、心悸、癃闭、脱影等病。该方上、中、下三焦兼顾。方以生脉散益气养阴以敛上焦；熟地黄、附子一阴一阳，附子得熟地黄而不温燥，熟地黄得附子而不滋腻，寒热并用以固下焦；人参、白术平补之剂，斡旋气机以运中焦；妙在牛膝一味，沟通上下，引药下行，交通阴阳。该案患者心气不足，肾虚不纳，更有水凌心肺之征象，加用葶苈大枣泻肺汤泻肺平喘以治其标；夜寐口干，故选用太子参配合百合，气阴双补；舌苔白厚，更添甘松一味，醒脾化湿。诸药同用，攻补兼施，标本同治，使咳喘能停，水肿得消，精气化生。

（周楚案）

三、冠状动脉粥样硬化性心脏病（胸痹）

1.痰湿痹阻证案

董某，女，44岁，2016年5月26日初诊，小满。

主诉：胸闷气喘2个月，加重2周。

现病史：患者2个月前无明显诱因出现胸闷，入院检测双源CT示心血管三处狭窄50%以上，诊断为冠状动脉粥样硬化性心脏病，予利尿、改善循环、抗凝等治疗2周，病情未见好转。出院后，近2周胸闷又逐渐加重，气喘，不能负重，步行200米即觉喘息，夜间不能平卧入睡。今经亲戚介绍，就诊我处。刻下：面色青黄，胸闷气喘，寐差，小便可，大便干，舌紫暗，两侧紫斑，苔白腻湿滑，脉沉弦紧，左寸脉沉涩。

西医诊断：冠状动脉粥样硬化性心脏病。

中医诊断：胸痹。痰湿痹阻证。

治法：通阳泄浊，活血化瘀。

处方：枳实薤白桂枝汤合血府逐瘀汤加减。枳实15g，薤白15g，桂枝15g，厚朴15g，瓜蒌30g，当归15g，生地黄30g，桃仁15g，红花6g，枳壳10g，赤芍15g，柴胡6g，川芎15g，川牛膝15g。7剂，日1剂，水煎煮，早晚饭后温服。嘱咐患者勿食生冷、辛辣、肥甘厚腻，增加锻炼。

2016年6月2日（小满）二诊：患者诉服药后胸闷略有减轻，气短仍甚，纳寐可，小便可，大便略顺畅，日1次，舌淡苔白腻，脉如初。原方加丹参30g。7剂。

后根据舌脉调整加减，服药3个月余，患者自觉胸闷症状逐渐减轻，已能步行半小时以上。

2016年09月13日（白露）复诊：患者脉象逐渐由弦紧变为沉弱，小便黄，大便干，2日1次，舌淡紫，苔薄略干燥。考虑长期活血化瘀，去除痰浊过程中伤及气血津液，故治以益气养阴、活血化瘀法，予炙甘草汤合血府逐瘀汤加减。炙甘草25g，生地黄40g，党参20g，火麻仁15g，麦冬15g，桂枝15g，当归15g，桃仁15g，红花6g，枳壳10g，赤芍15g，柴胡10g，川芎15g，桔梗10g，川牛膝15g，丹参30g，生姜5片，大枣10枚。7剂，煎服方法如前。

后依法加减，又续服3个月余，患者诉已无胸闷症状，恢复如常，但因担心复发，不敢停药，又依据症状变化加减，服药半年余。2017年，于北京某医院复查双源CT，显示血管已无堵塞情况。

按语：本案患者工作较忙，情绪急躁，多食肥甘厚腻，导致肝火旺盛，痰湿聚集，久之痰浊阻塞心脉，遂成胸痹，此患者前后服药1年有余，痰浊瘀血逐渐消融，瘀堵得通。此证病机大多明确，但是见效较慢，坚持服药者不多，以致失去治愈机会，大多患者选择介入放入支架或球囊以求速愈，但病因未去，数年后很多患者还会有新的血管发生堵塞。中医治病求于本，以祛除痰浊、振奋心阳、活血化瘀为基本方法。病愈后，必须嘱咐患者戒除烟酒、生冷、辛辣、肥甘厚腻，增加锻炼，舒畅心情，预防复发。

（高亮案）

2. 痰瘀痹阻证案

余某，女，36岁，2020年6月28日初诊，夏至。

主诉：反复胸闷痛3个月，加重2天。

现病史：患者3个月前无明显诱因出现胸闷胸痛，于某三甲医院查心电图示 T 波低平（$V_3 \sim V_6$），肌钙蛋白 T 0.53ug/L，血淀粉酶 134U/L，总胆固醇 6.8mmol/L，甘油三酯 2.67mmol/L，低密度脂蛋白 5.89mmol/L，诊断为冠状动脉粥样硬化性心脏病、不稳定型心绞痛，予硝酸甘油、阿司匹林、曲美他嗪、左卡尼汀、阿托伐他汀钙等营养心肌、改善循环、抗凝、降脂等对症治疗，症状稍好转，因拒绝冠脉造影而出院。2天前，患者胸痛再作，呈刺痛，伴喘憋，急含硝酸甘油后症状缓解，但仍觉胸闷，次日前往医院查心电图示异常 Q 波（Ⅲ、aVF、V_1），T 波低平（$V_3 \sim V_5$），血压 143/95mmHg，予改善循环、抗凝治疗，症状未见明显好转，求诊我处。刻下：胸痛，胸闷，口干，纳差，寐差，小便少，大便干，舌暗有齿痕，边瘀斑，苔白腻，脉结代。

西医诊断：冠状动脉粥样硬化性心脏病。

中医诊断：胸痹。痰瘀痹阻证。

治法：行气活血，通络止痛。

处方：瓜蒌薤白半夏汤、丹参饮合三子养亲汤加减。丹参 30g，檀香 6g，瓜蒌 20g，薤白 10g，姜半夏 10g，牛膝 15g，苏子 15g，莱菔子 15g，白芥子 10g，陈皮 6g，白术 10g，茯苓 15g。5剂，日1剂，水煎煮，早晚饭后温服。

2020年7月5日（夏至）二诊：胸闷明显减轻，无胸痛，平素睡眠鼾声雷作，甚者自觉惊醒，纳寐尚可，小便可，大便通畅，舌暗有瘀斑，脉弦。守方加神曲 10g，山楂 10g，夜交藤 15g。7剂。

2020年7月15日（小暑）三诊：胸闷、胸痛未再发作，症状明显改善，但仍打鼾，近日咽痛时作，舌稍暗有瘀斑，尖红，边齿痕，脉弦，尺部沉细。苏子降气汤合丹参饮加减。苏子 15g，姜半夏 10g，当归 10g，厚朴 15g，干姜 6g，甘草 6g，丹参 20g，沉香 6g，砂仁 6g（后下），白芥子 10g，牛蒡子 15g，蝉蜕 6g。7剂。

后守方对症加减，服药月余，患者已无胸闷痛症状，起居如常，偶有打鼾，不至惊醒，自觉精神舒畅。嘱清淡饮食，健康作息，如胸痛再作，及时复诊。

按语： 本案病家为餐饮工作者，平素饮食肥甘厚味，不忌油腻辛辣，作息不当，迟卧早起，久之痰浊内生，阳气不行，气血阻滞，而成痰瘀互结之证。《金匮要略·胸痹心痛短气病脉证治》有言："胸痹不得卧，心痛彻背者，瓜蒌薤白半夏汤主之。"故予瓜蒌薤白半夏汤、丹参饮合三子养亲汤加减开胸化痰、散瘀止痛，药尽5剂，症状明显改善。二诊，考虑患者体型肥硕，并有鼾症，应内困痰浊，予加神曲、山楂消食化积、健胃涤浊，合夜交藤养血通络安眠。三诊胸闷痛已无，但求诊治鼾症，细诊脉象，合咽痛症，考虑上盛下虚，故投之苏子降气汤，结合痰瘀在里，佐加丹参饮，合奏化痰降气、活血通络之功。随诊月余，诸症平复。

（余永鑫案）

四、血管神经性头痛（头痛）

风热夹湿证案

邱某，男，44 岁，2016 年 4 月 30 日初诊，谷雨。

主诉：突发头痛 5 天。

现病史：患者 5 天前无诱因出现头痛，位于前额、颠顶、双颞侧，程度较剧烈，伴恶心，无呕吐，无畏冷发热，无头晕，无视物旋转，无黑矇、无晕厥。就诊于省立医院，查血常规：白细胞 $13 \times 10^9/L$，中性粒细胞百分比 77.6%。颅脑CT：①颅内未见明显异常征象。②所摄入部分副鼻窦炎，右侧上颌窦黏膜下囊肿。予抗感染、降颅压、镇静治疗后症状未见明显好转。1 天前头痛较前加重，呈持续性疼痛，性质剧烈，伴眼睛胀痛，畏光，无恶心，无呕吐，无发热，无神志不清，无四肢抽搐等不适，就诊我院。查颅脑磁共振平扫＋增强：①未见明显异常。②双侧筛窦及蝶窦炎症。鼻窦 CT：左侧筛窦炎症；右侧上颌窦黏膜下囊肿。请耳鼻喉科会诊后，考虑急性鼻窦炎。刻下：头痛，位于前额、颠顶、双颞侧，伴眼睛胀痛，畏光，精神一般，饮食及睡眠差，二便可，舌红，苔白腻，脉滑。

西医诊断：血管神经性头痛；急性鼻窦炎。

中医诊断：头痛。风热夹湿证。

治法：疏风清热，祛湿止痛。

处方：羌活胜湿汤加减。荆芥 10g，防风 10g，白芷 12g，细辛 3g，苍术 12g，薄荷 12g（后下），甘草 3g，蔓荆子 10g，藁本 10g，羌活 12g，薏苡仁 30g，草果 5g，佩兰 10g，车前子 15g（布包）。3 剂，日 1 剂，水煎煮，早晚饭后温服。

2016 年 5 月 3 日（谷雨）二诊：头痛减轻，续守上方，5 剂。

后随访，患者头痛减轻，续守上方调制 3 剂后，痊愈。

按语：患者头痛，位于前额、颠顶、双颞侧，伴眼睛胀痛，苔白腻，脉滑。头痛属外感风邪，苔白腻、脉滑为湿胜，证属风邪夹湿，方选羌活胜湿汤加减。方中羌活为君药，辛香走串，燥湿祛风；苍术、草果为臣药，增强燥湿作用；荆芥、防风祛风解表；蔓荆子、藁本、白芷、薏苡仁为使，燥湿止疼；佩兰、车前子为湿邪打开出路；细辛、薄荷，二药气味辛散走窜，善于止头目之痛；甘草可缓急调药。如此，风邪散，湿邪去，头疼自止，故知病可愈。

（林丽贞案）

五、眩晕综合征（呕吐）

脾胃虚寒，痰饮内停证案

张某，女，40 岁，2019 年 10 月 12 日初诊，寒露。

主诉：间断呕吐涎沫，伴眩晕、头痛 1 年，加重 1 周。

现病史：患者近 1 年来经常恶心，呕吐稀白之涎沫，剧则眩晕、头痛，头部昏沉，以胀痛为主，手足发凉，行头颅及颈部核磁共振未见异常，血压、血糖、血常规、肝肾功能及血脂未见异常，曾用过中、西药物治疗（具体不详），效果欠佳，每于饮食寒凉，或气恼忧郁之时，或天气突然寒冷之际发作，发作后疲乏无力，四肢倦怠，身冷恶寒。近1周来，患者上述症状加重，每日呕吐涎沫3～5次，眩晕、头痛加重，患者形体偏胖，眼睑稍肿，神情憔悴，口唇淡白，寐欠佳，二便调，舌淡红，苔薄白滑润，脉象沉细弱。

西医诊断：眩晕综合征。

中医诊断：呕吐。脾胃虚寒，痰饮内停证。

治法：温补脾胃，化痰降逆。

处方：吴茱萸汤、温胆汤合泽泻汤加减。人参10g，吴茱萸10g，枳实12g，竹茹15g，白术15g，茯苓15g，法半夏15g，陈皮15g，泽泻35g，炙甘草10g，生姜20g，大枣5枚。7剂，日1剂，水煎煮，早晚饭后温服。

2019年10月19日（寒露）二诊：服用5剂后，患者觉腹中温暖，呕吐涎沫明显减轻，眩晕缓解，头痛减轻，乏力好转。守上方加石菖蒲15g。7剂。

2019年10月26日（霜降）三诊：患者症状均缓解，稍感乏力，平素怕冷，食欲较前减退，予香砂六君丸善后。

随访3个月未见复发。

按语：根据患者病史、证候、舌象及脉象分析，其病乃由脾胃虚寒，阳气不足，痰饮内停，以致胃气不降，痰浊上犯，清阳不升而成。治当温补脾胃、化痰降逆，药以辛甘温热为主。从患者的主要症状看，一为恶心、呕吐，二为眩晕、头痛，二者常同时发生，这就说明二者完全可能是同一原因所产生的不同症状。其呕吐物为稀白之涎沫，并且发凉，知其病为痰浊内盛。在整个病变过程中，无发热、无口渴、无烦躁、无便秘、无尿赤及口舌焦燥之热象，且又手足发凉，喜温热而畏寒凉，遇热则病缓解，得寒则病加剧，足以说明此证系纯寒而无热。患者每次发病后更觉疲惫虚乏，四肢倦怠，身冷恶寒，是脾胃虚寒之象。从上面的分析中可知，此证有痰浊内盛，又有脾胃虚寒。痰涎与津液皆人体水谷之气而生。若脏腑（特别是脾肾）之阳气旺盛而运行不滞，则水谷之精微尽为人体所用，而为津、为液、为血、为精；若脏腑阳气虚衰而运化迟滞，则阴液停聚而为饮、为痰、为水、为涎。此患者平素脾胃虚寒，阳气虚弱，或外受寒凉而郁遏阳气，或饮食生冷而阳气更伤，或气恼忧郁而脾气更滞，皆能导致阳气虚衰不能运化水谷之精微而生痰聚饮。痰饮内盛，阻遏中焦之气机，则出现中焦气机逆乱之症。方用吴茱萸汤、温胆汤合泽泻汤的合方，意在温补脾胃与化痰降逆同用。此方用人参、白术、茯苓、甘草，功在健脾益气。吴茱萸与生姜皆辛温（热）之品，能温胃散寒，下气降浊。《伤寒论》第378条曰："干呕，吐涎沫，头痛者，吴茱萸汤主之。"温胆汤系《金匮要略》之橘皮竹茹汤合半夏加茯苓汤增减而成。方以半夏为君，燥湿化痰，降气和胃；竹茹为臣，清胆和胃，止呕除烦；佐以枳实、陈皮理气化痰，气顺则痰自消；茯苓健脾利湿，湿去则痰不生；使以甘草益脾和中，调和诸药；煎加生姜、大枣，和脾胃而兼制半夏之毒。《金匮要略》有："心下有支饮，其人苦冒眩，泽泻汤主之。"泽泻汤方中泽泻甘淡，利水渗湿，使水湿从小便而出。白术甘苦，健脾益气，利水消肿，助脾运化水湿。总的来看，其功用重在补脾之虚，温中散寒而降逆化痰，与此证之虚、寒、痰三者正相符合，故能收到比较好的效果。

（赵凯彬案）

六、高血压（眩晕）

1. 少阳阳明同病证案

杨某，女，78岁，2021年9月11日初诊，白露。

主诉：头晕1个月余。

现病史：患者1个月余前开始出现头晕，遇热则发，甚则天旋地转，如坐舟车，伴呕吐清水，就诊于当地卫生院，予以西药改善循环及降血压处理，症状反复，今邀会诊。刻下：头晕，胸闷，时有胃脘胀满，口干欲饮温，口苦，纳寐可，大便干结，日1次，小便黄，夜尿2～3次，舌暗红，苔黄少津，脉沉弦。

既往史：高血压病病史8年，时下血压154/90mmHg。

西医诊断：高血压病。

中医诊断：眩晕病。少阳阳明同病证。

治法：疏肝平逆，和胃泻热。

处方：大柴胡汤合桂枝茯苓丸加减。柴胡24g，黄芩12g，姜半夏10g，枳实15g，白芍15g，大枣10g，生姜15g，酒大黄6g，石膏30g（先煎），生地黄15g，天麻15g，钩藤15g（后下），龙骨25g（先煎），牡蛎25g（先煎），桂枝10g，茯苓15g，桃仁15g，牡丹皮15g。7剂，日1剂，水煎煮，早晚餐后内服。

2021年9月18日（白露）二诊：偶有头晕，诸症悉减，多次复测血压波动于110/70mmHg。守方再进7剂告愈。

按语： 眩晕一病，最早见于《黄帝内经》，经云"诸风掉眩，皆属于肝"，指出眩晕为肝所主，病因方面多责之于风、火、虚、痰、瘀，病性多属虚实夹杂。本案从临床表现出发，由口苦、口干、胸闷、脉沉弦，可知病在少阳而胆火内郁。《伤寒论》第103条"呕不止，心下急，郁郁微烦者，为未解也，与大柴胡汤下之则愈"指出呕吐、心下痞闷、烦躁实为少阳兼阳明郁热见症。今病者胃脘胀满、大便干结、尿黄、舌黄少津，故知为阳明郁热，故选方拟大柴胡汤化裁。舌暗红，考虑瘀血阻于脑络，气血不畅，故合入桂枝茯苓丸以活血通络；另增石膏以泻阳明，生地黄以凉肝养血，天麻、钩藤、龙骨、牡蛎平肝降逆。经治，诸症悉减，故知药已中的，守方再服而收功。

（许勇镇案）

2. 肝阳上亢，痰邪阻窍证案

蒋某，男，73岁，2021年3月17日初诊，惊蛰。

主诉：头晕7天。

现病史：患者7天前出现头晕昏蒙，伴口干、口苦、口臭，无胸闷、无心悸，纳寐尚可，大便干结难排，小便尚可，舌红，苔白腻而厚，脉弦滑。

既往史：糖尿病、高血压病、高脂血症病史，血糖、血压控制尚可。

西医诊断：高血压；2型糖尿病；高脂血症。

中医诊断：眩晕。肝阳上亢，痰邪阻窍证。

治法：平肝潜阳，化痰通窍。

处方：天麻钩藤饮加减。天麻 10g，钩藤 10g（后下），茯苓 30g，白术 10g，姜半夏 10g，石决明 24g（先煎），槲寄生 15g，牛膝 10g，葛根 15g，石菖蒲 10g，枳壳 10g，荷叶 6g，甘草片 3g。14 剂，日 1 剂，水煎煮，早晚餐后内服。

2021 年 4 月 1 日（春分）二诊：患者诉偶有头晕，程度及频次较前明显好转，晨起仍有口干口苦，口臭情况较前好转，纳寐如常，大便每日 1 次，小便尚可。守原方续服 14 剂。

2021 年 4 月 15 日（清明）三诊：患者近十几日头晕未再发作，晨起少有口干，无口苦口臭，纳寐可，二便调。

按语：患者老年男性，以"头晕 7 天"为主诉就诊，病属"眩晕"范畴。患者老年男性，高血压、糖尿病、高脂血症病史日久，痰浊、血浊瘀滞于内，又地处湿热之地，内浊外湿热相合，久而化痰，加之年老肝肾不足，阴不制阳，肝阳上亢，故见头晕，以痰邪上扰为主，故呈昏蒙感。肝火旺盛，耗伤津液，故见口干；肠道失于濡润，故大便干结难排；肝胆相表里，肝旺致使胆气上溢，故见口苦。结合舌红，苔白腻而厚，脉弦滑，辨为肝阳上亢、痰邪阻窍证，予方天麻钩藤饮加减。方中天麻、钩藤平肝潜阳，为君药。石决明咸寒质重，作用平肝息风，与君药共用，提升平肝潜阳之效；川牛膝引血下行，并能活血化瘀利湿，共为臣药。杜仲、寄生滋补肾脏以标本兼治；姜半夏燥湿化痰，白术健脾燥湿，茯苓淡渗利湿，三药合用化痰祛湿邪；再加葛根生津，石菖蒲开窍化湿和胃，枳壳破气通便，荷叶化浊，均为佐药。甘草少量调和药性。全方合用共起平肝潜阳、化痰通窍之用，辨证得当，故经治得效。

（叶彬华案，许容坤整理）

3. 痰瘀壅盛，清窍失养证案

张某，女，60 岁，2014 年 8 月 12 日初诊，立秋。

主诉：反复头晕 5 年余。

现病史：5 年余前，患者反复头晕，感觉头目昏沉重着，不清醒，持续时间可数小时至数日；心悸，易受惊吓，口苦咽干，时有心烦、失眠、腰酸，无视物旋转、无耳鸣耳聋、无恶心呕吐、无肢体麻木无力、无头痛胸闷、无抽搐痉挛、无潮热盗汗等症状，纳可，便畅，就诊于当地医院，诊为高血压病，予氨氯地平片、贝那普利片、美托洛尔片等，常因心悸、踝部浮肿、乏力、咳嗽等副作用无法坚持，血压波动日益加剧，时有降至 85/55mmHg，遂就诊于我院。患者体型肥胖，面色发暗，舌淡暗边有齿痕，苔白稍黄腻，脉滑微弦，寸部沉弦。测血压 160/90mmHg；心电图、超声心动图、颅脑 MR 均正常；血总胆固醇轻度升高。

西医诊断：高血压病。

中医诊断：眩晕。痰瘀壅盛，清窍失养证。

处方：半夏白术天麻汤合温胆汤加减。姜半夏 12g，白术 10g，天麻 10g，茯苓 20g，枳实 10g，竹茹 12g，怀牛膝 10g，桑寄生 10g，盐杜仲 10g，杭白菊 10g，枸杞子 10g，地龙 12g，丹参 20g。7 剂，日 1 剂，水煎煮，早晚餐后内服。

2014 年 8 月 19 日（立秋）二诊：头晕减轻，多数时间感觉神清气爽，心悸渐少作，睡眠较安，唯仍多梦，血压波动较小，近几日血压最高达 150/85mmHg，今测血压 130/70mmHg，舌暗红，有齿痕，苔白稍腻，脉滑微弦。上方加决明子 20g，茺蔚子 10g，三七 3g（冲服），珍珠母 15g（先煎），泽兰叶 10g。7 剂。

2014 年 8 月 26 日（处暑）三诊：诸症悉平，精神复健，自觉轻松自如，腰酸、不寐亦瘥，多次测血压正常，舌淡红，苔薄白，脉微弦滑，脉象平和有力。遂以二诊方隔日服 1 个月。

随访身健已如常时，测量血压正常。

按语：患者头晕重着，体胖，苔浊脉滑，可见痰浊壅滞，清窍失养。心悸失眠，面色暗，脉沉，血压波动幅度大，药物耐受差，乃因血行不畅，潜降失常。予半夏白术天麻汤合温胆汤为主，佐以活血化瘀之丹参。因一味丹参，功同四物。二诊，头昏减轻，面色暗，舌质也偏暗，加用三七、泽兰叶加强活血化瘀之功效，加珍珠母重镇之品以治心悸失眠。概脾健而湿浊清化，活血化瘀则阳亢得以潜降，机体自安。

（陈锋斌案）

七、低血压（眩晕）

肝肾气血亏虚证案

曹某，女，78 岁，2018 年 10 月 12 日初诊，寒露。

主诉：反复大便异常伴低血压 1 个月。

现病史：患者血液透析 8 年，近 1 个月大便 2～3 天 1 次，排便困难，每次透析过程中均出现血压低，最低可低至 90/65mmHg，给予扩容补液治疗后血压可上升，伴有失眠，舌质暗红，苔薄白，脉沉细。

西医诊断：低血压；便秘。

中医诊断：眩晕。肝肾气血亏虚证。

治则：益气养血，滋补肝肾。

处方：生脉饮加减。生黄芪 50g，党参 20g，麦冬 15g，醋五味子 10g，生龙骨 30g（先煎），生牡蛎 30g（先煎），肉苁蓉 30g，煅赭石 30g（先煎）。7 剂，日 1 剂，水煎煮，早晚餐后内服。

2018 年 10 月 19 日（寒露）二诊：大便干好转，患者透析过程中血压一直保持平稳，睡眠较前好转，仍睡眠浅，易醒。上方加酸枣仁 30g。

按语：患者老年低血压，肝肾亏虚，气血阴阳均不足。党参、麦冬、五味子为生脉饮，具有益气养阴之功效，治疗气阴不足；生黄芪益气升阳。上药合用可起到大补气血阴阳的作用。患者肝肾亏虚，肝血虚，心失所养，肾阳虚，心失温煦，阳不交阴，失眠多梦健忘，故以生龙骨、生牡蛎安神定志。大便干为肾阳虚无力排便，阴虚津液不足，故用肉苁蓉、煅赭石补肾阳，降逆润肠通便。二诊，患者睡眠浅，易醒，给予酸枣仁养心安神，症状好转。

（任文英案）

八、后循环脑缺血（眩晕）

中虚气滞，痰湿中阻证案

林某，女，56 岁，2021 年 3 月 17 日初诊，惊蛰。

主诉：头晕间作 1 年。

现病史：1 年前，患者无明显诱因出现头晕，无视物旋转，无其他伴随症状，曾就诊于当地医院，行头颅 MRI 检查提示局灶性脑缺血，病初口服西药对症止晕、营养神经、保脑等药物治疗，头晕症状可改善，后常因劳累后头晕再发，性质同前，严重时伴视物旋转、恶心欲呕，西医再次以上述方案治疗无效，转求中医治疗。纵观前医多以平肝息风之法，取效甚微。刻下：头晕，视物旋转，恶心欲呕，胃脘时胀，乏力纳差，口稍干，夜寐欠安，小便尚可，大便欠畅，舌淡红。边有齿痕，苔薄黄微腻，脉弦细。

既往史：高血压病病史 10 余年，长期规律口服降压药物，血压控制在正常范围。慢性萎缩性胃炎病史 5 年。

西医诊断：后循环脑缺血；高血压病；慢性萎缩性胃炎。

中医诊断：眩晕。中虚气滞，痰浊中阻证。

治法：健脾化痰，佐以平肝祛风。

处方：泽泻汤、半夏白术天麻汤、小半夏加茯苓汤合四逆散加减。姜半夏 10g、生白术 10g、泽泻 25g、茯苓 10g、陈皮 10g、天麻 10g、钩藤 10g（后下）、炙甘草 5g、生姜 3 片、北柴胡 6g、白芍 10g、炒枳壳 5g、决明子 15g。7 剂，日 1 剂，水煎煮，早晚餐后内服。

2021 年 3 月 24 日（春分）二诊：药后头晕明显改善，无恶心欲呕，食后胃脘时胀，纳差，稍感乏力，口不干，夜寐尚可，二便调畅。舌淡红边有齿痕，苔薄白，脉弦细。守上方去决明子，加炒麦芽 15g、炒谷芽 15g。7 剂。

2021 年 3 月 31 日（春分）三诊：头晕不明显，胃脘胀较前好转，纳少，口不干，夜寐尚可，二便调畅，舌淡红，边有齿痕，苔薄白，脉弦细。予成药香砂六君丸续服。嘱门诊定期随诊。

按语：眩晕之病的基本病理变化，不外虚实两端。虚者多为髓海不足，或气血亏虚，清窍失养；实者多责之于风、火、痰、瘀。此案为绝经后女性患者，患有胃疾多年，脾胃本虚，运化失职，升降失常，常有痰饮水湿内停之嫌，又因情志拂郁，肝气不舒，气机逆乱，夹其上扰清空，故见眩晕、恶心欲吐，胃脘胀闷、乏力纳差也乃中虚气滞之证。舌淡红，边有齿痕、苔薄黄微腻，脉弦细为中虚气滞、痰浊中阻之证。治当健脾化痰，佐以平肝祛风。用药以泽泻汤、半夏白术天麻汤、小半夏加茯苓汤、四逆散合方加减。泽泻汤出自《金匮要略》，方中泽泻、白术用量比为 5∶2，具有温阳化气、行水止吐之功效，痰饮去则眩晕止；小半夏汤乃治呕方之祖，《金匮要略·呕吐哕下利病脉证治》云"诸呕吐，谷不得下者，小半夏汤主之"；半夏白术天麻汤具有健脾化痰止晕之功；另予四逆散疏肝和胃；钩藤清热平肝祛风；决明子清热平肝通便。服药 7 剂，诸症大减，故守方续进，因患者大便已通，故去决明子，以炒麦芽、炒谷芽加强健运脾胃。三诊，患者头晕减轻，剩下诸症均为脾胃虚弱之表现，故以成药香砂六君子丸续服巩固治疗。

（张荣东案）

九、神经症（眩晕）

心肝火旺，肝肾阴虚证案

黄秀琴，女，46岁，2021年4月30日初诊，谷雨。

主诉：头晕、心慌心悸，伴汗多1周。

现病史：头晕，心恐慌，如人欲捕之而恐，汗多，活动后加重，纳食、二便正常；月经紊乱，二三月一行，量少，无血块；末次月经2021年2月10日，量少色暗无血块；舌质暗淡苔白，脉滑。

既往史：糖尿病史5年余，口服瑞易宁、捷诺韦，血糖控制尚可。否认高血压史。

西医诊断：神经症；围绝经期综合征；2型糖尿病。

中医诊断：眩晕；汗证。心肝火旺，肝肾阴虚证。

治法：滋水清肝，解郁止汗。

处方：六味地黄丸、甘麦大枣汤合逍遥散加减。熟地黄15g，山茱萸10g，山药15g，茯苓10g，牡丹皮10g，泽泻10g，大枣15g，浮小麦60g，黄芪15g，防风10g，怀牛膝15g，炒白术15g，赤芍10g，柴胡10g，当归6g，淡竹叶3g，栀子6g，黄芩10g。5剂，日1剂，水煎煮，早晚餐后内服。

2021年5月28日（小满）二诊：服上药后，眩晕恐慌等症状缓解，汗出正常。今天来诊再见眩晕症状，汗出多，余无不适。处方：生地黄30g，山茱萸10g，炙甘草10g，麦冬10g，知母10g，百合10g，大枣15g，浮小麦60g，牡丹皮10g，赤芍10g，泽泻12g，川芎10g，白术10g，姜半夏10g。5剂。

2021年6月18日，患者诉服上药后，各症状消失。

按语： 本案患者为女性，46岁，月经紊乱，适值围绝经期，天癸欲绝，肾精亏虚，阴阳不相顺接，肝郁血虚，心肝火旺。故以六味地黄丸补肾中之阴；以逍遥散散肝郁，补血实肝体；以甘麦大枣汤养心安神，和中缓急。女子七七天癸绝，女性四十几岁，则已处天癸将绝阶段，月经不调，出现各种症状，常见的是烘热汗出、腰酸背痛、失眠等。《素问·上古天真论》曰"女子七七，任脉虚，太冲脉衰少，天癸竭，地道不通，故形坏而无子也"，任脉、太冲脉与脾、肾、肝关系密切。一诊补肝肾，解肝胆之郁，祛内郁之火，养心安神。二诊郁火已散，但仍阴液不足，心阴失养，故侧重滋阴降火，养心安神。

（张丽霞案）

十、睡眠障碍（不寐）

1. 瘀阻胞宫，循经上阻心脉脑络证案

林某，女，43岁，2015年6月12日初诊，芒种。

主诉：失眠4年，加重6个月。

现病史：患者4年前因避孕不慎怀上二胎，妊娠2个月余后发现胎死腹中，于是到医院

行清宫术，此后出现失眠，每天晚上只睡 2～3 个小时。患者畏惧安眠药副作用，不敢看西医，4 年间看了很多中医，断断续续吃了很多中药，都无明显作用。近半年来失眠加剧，经常接连数天整夜不眠，经熟人介绍来我处求诊。刻下：面色稍暗，性格开朗，应答灵敏，健忘，无胸胁胀、无喜叹息、无易怒，月经周期正常，有血块，无痛经，口中和，二便正常，舌质淡红，苔薄白，脉弦，沉取略涩。

西医诊断：睡眠障碍。

中医诊断：不寐。瘀阻胞宫，循经上阻心脉脑络证。

治法：活血化瘀。

处方：血府逐瘀汤加味。北柴胡 3g，桔梗 3g，枳壳 3g，牛膝 3g，桃仁 15g，红花 9g，生地黄 20g，赤芍 15g，川芎 9g，当归 9g，地龙 15g，甘草 5g，薄荷 20g（后下），青葱 2 根（后下）。3 剂，日 1 剂，水煎煮，早晚饭后分服。

2015 年 6 月 15 日（芒种）二诊：服前药第 1 剂后晚上即能睡 3～4 小时，3 剂服完现今已能睡 5～6 小时。原方加土鳖虫 9g。7 剂。

2015 年 6 月 22 日（夏至）三诊：服前药后已能正常睡眠，记忆力有所增强，继续守方治疗以图全功。前方续服用 7 剂。

2015 年 6 月 29 日（夏至）四诊：患者睡眠正常，月经将至，守方继续服用 7 剂，嘱患者月经来时停服，月经结束后继续服用。

2015 年 7 月 13 日（小暑）五诊：睡眠正常，面色渐渐红润明亮，不再晦暗，并诉月经如期而至，血色鲜红，无血块，量较以前偏多。守前方继续服用 7 剂。

患者前后共七诊，共服药 45 剂，诸症若失，容光焕发，原本暗黑的面色消失不见。随访 1 年未见复发。

按语：观前医杂投诸方，或养心安神，或交通心肾，或调理阴阳，或疏肝解郁，或平肝潜阳，均加远志、夜交藤、茯神、合欢皮等安神助眠之中药，但却无寸功。吾用血府逐瘀汤加味，全方无一味安神助眠之药却收全功。可见，要想中医用药疗效好，主要在于辨证准确，而不能如西医那样头痛治头，脚痛治脚。本案例辨证的重点在于患者虽失眠而精神无所苦，情绪开朗而无郁郁寡欢之症，其发病的根由在于死胎后的清宫手术。血府逐瘀汤的主治中就有失眠一症，只是很多人读书不求甚解，只知道其活血化瘀，而不知其还能治瘀血之失眠。为助药通脑部之瘀窍，故吾在方中加薄荷、青葱；久病入络，欲搜络以除病根，故加地龙、土鳖虫。因辨证准确，药证相符，4 年之久治不愈的失眠竟完全治愈。

（郑敏麟案，王亚楠、黄浩龙整理）

2. 肝阳上扰证案

阳某，女，49 岁，2017 年 6 月 10 日初诊，芒种。

主诉：失眠 1 年余。

现病史：患者 1 年余前无明显诱因出现失眠，表现为入睡困难（多为凌晨 3：00 后才能入睡），易醒，夜梦纷纭，未予重视治疗。平素心情烦躁易怒，自觉记忆力减退，今为进一步治疗，来诊。刻下：夜寐欠佳，多梦易醒，醒后不易入睡，睡眠时间每夜 4～5 小时，偶伴头晕、头痛，纳可，小便黄，夜尿每夜四五次，大便日 1 次，质硬，舌红苔薄白，脉弦。刻下血压 135/75mmHg。

既往史：高血压病病史 3 个月余，规律口服络活喜，5mg，每日 1 次。否认药物、食物过敏史。

月经史：13 岁月经来潮，46 岁停经，停经后阴道无异常流血及分泌物。

西医诊断：睡眠障碍；高血压病。

中医诊断：不寐。肝阳上扰证。

治法：平肝息风，清热凉血，补益肝肾。

处方：天麻钩藤饮加减。天麻 10g，钩藤 15g（后下），牛膝 15g，桑寄生 15g，夜交藤 15g，黄芩 6g，茯神 15g，决明子 15g，栀子 6g，生地黄 15g，益母草 15g，竹叶 6g。7 剂，日 1 剂，水煎服，早晚饭后内服。嘱监测血压。

2017 年 7 月 8 日（小暑）二诊：睡眠质量改善，夜尿次数减少，心情较前平和，但仍多梦，大便每日 1~2 次，质硬，纳可，舌淡红，苔薄白，边有齿痕，脉弦。守上方加沙苑子 15g。14 剂。

后因他病来诊，诉心情舒畅，纳可寐佳，再无失眠，平时血压均正常。

按语：《灵枢·营卫生会》有云："阴阳相贯，如环无端……营卫之行，不失其常，故昼精而夜瞑。"该患者年值七七，天癸已竭，肝肾阴虚，阳失潜藏，亢逆于上，阴虚不能纳阳，阳盛不得入阴，气血阴阳失和故而夜寐欠佳；平素情志不遂，肝气郁结，郁而化火，邪火扰动心神，神不安而不寐；子丑之时，乃木气行经，因肝胆郁热，阳气内扰，致肝胆不能行其经也，而三更仍不得卧；肝藏血，血舍魂，肝之藏血功能正常，则魂有所舍，今肝血不足则魂不守舍，故见多梦易醒；肝阴暗耗而阴虚阳亢，风阳旋起，上扰清窍则见头晕、头痛，正如《临证指南医案》所言"经云诸风掉眩，皆属于肝，头为诸阳之首，耳目口鼻，皆系清空之窍，所患眩晕者，非外来之邪，乃肝胆之风阳上冒耳，甚则有昏厥跌仆之虑"；肾阴不足，则下关失濡，开阖不利，固摄失权致夜尿频出；舌红，苔薄白，脉弦为肝阳化风亢起之象。阮师处予天麻钩藤饮加减。天麻钩藤饮出自《杂病证治新义》，为肝阳偏亢、风阳上扰而设。方中天麻、钩藤、决明子均有平肝息风之效；栀子、黄芩清热泻火，以折肝经之热；益母草活血利水；牛膝引血下行，配合寄生能补益肝肾；夜交藤、茯神解郁安神定志；加入生地黄凉血养阴，滋肾水而利机关；竹叶清心利水通溺道而除烦闷。诸药合用，使肝火清、肝阳平、阴血复、神安宁，故再诊时，夜寐好转，诸症改善，故续守上方加沙苑子增强补益肝肾之功。后门诊随访，病情稳定。

（阮诗玮案，阮雅清整理）

3. 肝郁血瘀证案

陈某，女，56 岁，2020 年 12 月 23 日初诊，冬至。

主诉：失眠 1 年。

现病史：患者 1 年前因情志刺激后出现失眠，表现为难眠易醒，醒后不易入眠，多梦，睡眠时间每晚 3~4 小时，严重时彻夜未眠，曾于当地医院体检未发现器质性病变，因恐西药毒副作用，拒服安眠药物，近期因病情明显影响生活质量遂求助中医治疗。刻下：入睡困难，醒后不易入眠，多梦，性情急躁，倦怠乏力，口稍干，纳少，大便日通，质稍干，小便可，舌暗红，边有瘀点，苔薄黄，舌下络脉迂曲，脉弦细。

既往史：慢性萎缩性胃炎病史2年，未规则诊治。

西医诊断：睡眠障碍；慢性萎缩性胃炎。

中医诊断：不寐。肝郁血瘀证。

治法：理气活血，宁心安神。

处方：血府逐瘀汤加减。当归10g，生地黄15g，桃仁10g，红花3g，生甘草3g，白芍15g，北柴胡6g，川芎10g，怀牛膝10g，炒枳壳5g，生龙骨20g（先煎），生牡蛎20g（先煎），夜交藤15g，合欢皮15g。7剂，日1剂，水煎煮，午晚餐后内服。

2020年12月30日（冬至）二诊：入睡时间缩短，每晚能睡5～6小时不等，心情较前舒畅，精神转佳，口稍干，纳可，二便通畅，舌暗红，边有瘀点，舌下络脉迂曲，苔薄白，脉弦细。效不更方，中医守方续服，继服7剂。

按语： 睡眠障碍属中医学"不寐"范畴，其主要病机为营卫不和，阳不入阴，阴阳失交。《灵枢·大惑论》云："卫气不得入于阴，常留于阳。留于阳则阳气满，阳气满则阳跷盛；不得入于阴则阴气虚，故目不瞑矣。"在阴阳违和的机制中，有阴虚不能纳阳，有阳盛不得入阴，亦有邪气阻滞而致阳不入阴，诸如痰浊、瘀血等。该不寐患者病程较长，平素情志不畅、急躁易怒，有肝气郁滞表现；舌暗红，边有瘀点，舌下络脉迂曲则有明显的瘀血征象。肝郁血瘀是其主要病机，因此治疗上当以理气活血、宁心安神为主要治法，选用血府逐瘀汤进行化裁。血府逐瘀汤出自清代王清任《医林改错》。《医林改错·血府逐瘀汤所治症目》载"夜睡梦多，是血瘀，此方一两副痊愈，外无良方""不眠夜不能睡，用安神养血药治之不效者，此方若神"。方以四逆散调畅气机，桃红四物汤活血化瘀兼以养血，再配以重镇安神之生龙骨、生牡蛎，养心安神之合欢皮、夜交藤。根据人体卫气昼夜循行规律，嘱患者于下午及晚上入睡前服药，以助阳入于阴而改善睡眠。二诊时，患者诸症改善，效不更方，故守方续服。

（张荣东案）

4.肝郁气滞证案

周某，女，56岁，2020年8月27日初诊，处暑。

主诉：失眠1个月。

现病史：1个月前，患者因家中事情较多，出现失眠，入睡困难，多梦，到北京天坛医院就诊，给予盐酸舍曲林、氯硝西泮治疗，服药后有头晕、恶心等不适感。因患者有慢性肾炎蛋白尿病史，经门诊中药治疗，蛋白尿消失，至今未复发，因此来就诊治疗。刻下：失眠，入睡困难，心慌，心情抑郁，不想说话，舌干，大便干，舌质淡红，苔薄白，脉沉。

既往史：慢性肾炎8年。

西医诊断：睡眠障碍；慢性肾炎。

中医诊断：不寐。肝郁气滞证。

治疗：疏肝理气，养阴活血。

处方：酸枣仁汤合柴胡加龙骨牡蛎汤加减。酸枣仁 20g，川芎 10g，炙甘草 10g，茯苓 30g，柴胡 15g，黄芩 10g，清半夏 10g，大枣 10g，熟大黄 3g（后下），桂枝 15g，生龙骨 30g（先煎），生牡蛎 30g（先煎），党参 10g，麦冬 15g，生地黄 20g。7 剂，日 1 剂，水煎煮，早晚餐后内服。

2020 年 9 月 4 日（处暑）二诊：患者服药后睡眠明显改善，予上方续服。

后随诊，患者未再失眠。

按语：患者由于家中事多烦躁，出现失眠，素体气血不足，属于虚劳虚烦不得眠，伴有心慌，头目眩晕，咽干口干，大便干，符合酸枣仁汤证。病机为肝血不足、血不养心，治以养血安神、清热除烦。本患抑郁，气郁伤肝，柴胡加龙骨牡蛎汤常用来治疗肝郁气滞所导致的抑郁失眠，药中病机，效如桴鼓。

（任文英案）

5. 肝阴不足证案

余某，男，48 岁，2020 年 9 月 1 日初诊，处暑。

主诉：失眠多梦 2 个月。

现病史：患者习惯性熬夜 5 年余，自 2 个月前始出现入睡困难，寐时梦多，醒后疲乏，口干，日常饮用凉茶，性情急躁易怒。因失眠多梦困扰不堪，故来求诊。刻下：失眠，多梦，口干，纳佳，小便清，大便溏，舌嫩红，苔薄黄腻，脉弦细。

既往史：肝癌术后 6 年。

西医诊断：睡眠障碍；肝癌术后。

中医诊断：不寐。肝阴不足证。

治疗：滋阴疏肝，交合阴阳。

处方：一贯煎合酸枣仁汤加减。生地黄 15g，沙参 15g，枸杞子 15g，麦冬 15g，当归 6g，川楝子 9g，夏枯草 15g，清半夏 12g，酸枣仁 15g，夜交藤 15g，川芎 9g，知母 6g，茯苓 15g，甘草 6g。14 剂，日 1 剂，水煎煮，早晚餐后内服。并嘱早卧早起，避免熬夜。

2020 年 9 月 15 日（白露）二诊：入睡改善，但仍多梦，醒后疲乏，舌脉同前。予守方再进 14 剂，嘱改善作息习惯。

2020 年 10 月 1 日（秋分）三诊：睡眠质量较前改善，醒后自觉精神，梦多同前，舌淡红，苔白根部腻，脉弦。予改柴胡疏肝散合交合安魂汤加减。处方：柴胡 6g，白芍 10g，川芎 9g，枳壳 6g，陈皮 6g，香附 6g，合欢皮 15g，夏枯草 15g，清半夏 12g，苏叶 12g，百合 20g，甘草 3g。14 剂。

2020 年 10 月 20 日（寒露）四诊：入睡好转，梦亦减少，身心舒畅。予前方加减调理共 40 余剂，再无失眠，精神饱满。

按语：患者既往肝癌病史，经手术切除，损伤肝体，内有不足，加之日常熬夜，耗伤阴精，肝体失养，肝阴不足，藏舍失用，阴阳不交，魂自不守，故见失眠、多梦、口干。沿海闽地，喜饮凉茶，清热之用，益伤气阴。故而患者内有阴精不足，外有作息不当，饮食失宜，内外合因，导致肝阴亏耗，阴阳失交，肝不藏魂。此证治以一贯煎合酸枣仁汤，滋补肝体，养肝舍魂。二诊，患者来告入睡稍有改善，但仍多梦疲乏，考虑证机同前，故予前方续进。三诊，睡眠质量较前明显改善，但多梦未减，结合舌脉，应是肝郁之机，故改用柴胡疏肝散合交合安魂汤，理气疏肝，引阳入阴。交合安魂汤为国医大师王琦院士所创。方中夏枯草禀纯阳之气，能使收敛浮散的卫气；半夏得阴而生，又可把卫气从阳分引入阴分。二药配合，共同恢复营卫如环无端的正常循环，促使人体睡眠昼夜节律的重建，正如《医学秘旨》言"盖半夏得阴而生，夏枯草得阳而长，是阴阳配合之妙也"。另有苏叶配百合，是调整阴阳开阖而安神宁志的药对组方，《侣山堂类辩》有云"百合花昼开夜合，紫苏叶朝挺暮垂，是因悟草木之性，感天地阴阳之气而为开阖者也"。再诊，患诉睡眠改善，梦亦减少，情志舒畅，复与前方加减再治 40 余剂，终得收功，再无失眠。

（余永鑫案）

6. 阴虚火旺证案

患者，女，50 岁，2020 年 12 月 11 日初诊，大雪。

主诉：难入睡半年余。

现病史：患者半年余前出现夜寐多梦，难睡易醒，稍烦热，夜口干，晨起痰中带血丝，左侧偏头痛，偶鼻炎。末次月经 2020 年 11 月 23 日，血块少，色深，行经腰酸。B 超示子宫肌瘤。舌红少苔，脉细。

西医诊断：睡眠障碍。

中医诊断：不寐。阴虚火旺证。

治法：滋阴泻热，交通心肾。

处方：天王补心丹合二至丸加减。生地黄 12g，女贞子 9g，杭白芍 9g，麦冬 12g，墨旱莲 12g，天冬 12g，夜交藤 15g，青贝母 5g，合欢皮 15g，黄连 3g，远志 4g，酸枣仁 9g，大黄 6g（后下）。7 剂，日 1 剂，水煎煮，每日巳时、未时、申时温服。

患诉服药后入睡时间明显延长，夜梦减少，深睡眠延长，后予此方加减调治 1 个月余，睡眠正常。

按语： "肾者主水，受五脏六腑之精而藏之，故五脏盛乃能泻。"肾为水脏，调控五脏六腑之精。肾藏精功能正常，五脏六腑之精正常化生，则无水邪产生，精神内守，人即安寐。本证由热邪深入少阴，致使肾水亏虚，心火亢盛，心肾不交，心神不安，属邪实正虚之病。心火亢盛，故心中烦热；水亏火旺，心肾不交，故失眠不得卧；肾水亏虚，不能上承咽喉，故口燥咽干；舌红苔少，脉细数，亦为阴亏火旺之象。治当滋阴降火，除烦安神。生地黄滋阴凉血，补肾水以清心火，使肾水上调以制心火，心火下降使肾水不寒；远志养心安神；酸枣仁收敛心气，引神入舍；天冬、麦冬甘寒滋润以清虚火；女贞子、墨旱莲补益肝肾；夜交藤、合欢皮调补肝肾，安神助眠；黄连泻心火，青贝母化痰饮水邪，大黄泻火通便。心肾得交，水火既济，再诊诉睡眠改善，后长期于壶山服药调理，精神状态良好。

（林润立案）

7.心肾不交证案

吴某，女，31岁，2019年12月8日初诊，大雪。

主诉：失眠、烦躁半年。

现病史：患者半年前生气后出现失眠、烦躁，胆小易惊，口渴不欲多饮，曾用中药疏肝解郁、养血安神等方剂，治疗无效，又用西药镇静剂，亦无好转，在郑州市人民医院神经科检查无异常发现，在开封市第五医院诊断为抑郁症，先后服用黛力新、舍曲林、艾司唑仑等药物，症状未见明显缓解。刻下：入睡困难，易醒，心情烦躁，易惊，小便黄短，偶有热感，大便偏干，口黏，舌红苔黄干，脉沉细，尺脉尤甚。

西医诊断：抑郁症。

中医诊断：不寐。心肾不交证。

治法：交通心肾。

处方：猪苓汤合交泰丸加减。猪苓15g，茯苓15g，滑石30g（布包），泽泻15g，阿胶15g（烊化），夜交藤15g，黄连15g，肉桂3g（后下）。7剂，日1剂，水煎煮，早晚饭后温服。

2019年12月15日（大雪）二诊：服上方后，小便转长、转清，偶有灼热感，失眠、烦躁均减轻，每晚能入睡3~4个小时。仍守原方再进14剂，诸症消失。

随访3个月，未见复发。

按语： 本例证属下焦湿热伤阴，肾阴不能上济心火，以致心肾不交。本例之所以辨证为下焦湿热伤阴而致心肾不交，因其脉沉细，是为阴血不足之脉，尺脉沉说明其阴血不足在下焦肾；小便灼热及口黏，乃是有湿热之象。综合来看，本例属湿热伤阴可知。下焦肾阴不足，不能上济心火，所以心烦失眠。《伤寒论》云："少阴病，下利六七日，咳而呕渴，心烦不得眠者，猪苓汤主之。"交泰丸取黄连苦寒，入少阴心经，降心火，不使其炎上；取肉桂辛热，入少阴肾经，暖水脏，不使其润下。二药合用，寒热并用，如此可得水火既济。故选用猪苓汤合交泰丸治疗，取得了好的疗效。

（赵凯彬案）

十一、睡眠障碍（脏躁）

心脾两虚，虚热内扰证案

陈某，女，44岁，2020年11月6日初诊，霜降。

主诉：睡眠质量下降3年，加重1周。

现病史：患者3年前开始出现睡眠质量下降，初始入睡困难，后渐至辗转反复难眠，每夜睡眠时间仅3~4小时，需长期依靠安眠药。1周前因罹患泌尿系感染，病愈后开始出现睡眠质量严重下降，彻夜不能入睡，夜尿频繁，心中烦躁，甚则将尿盆置于床底，频频小便。刻下：满面愁容，言及病症时，垂泪涟涟，自述常感悲伤难已，心悸，口苦，动辄乏力、气促，不欲饮食，大便尚调，夜尿少则5次，多则10余次，舌淡红，苔薄白，脉弦。

西医诊断：睡眠障碍。

中医诊断：脏躁病。心脾两虚，虚热内扰证。

治法：补益心脾，养心安神。

处方：甘麦大枣汤合栀子豉汤加减。甘草 10g，浮小麦 15g，大枣 10g，栀子 6g，淡豆豉 10g，太子参 15g，麦冬 20g，五味子 12g，龙骨 30g（先煎），牡蛎 30g（先煎），酸枣仁 40g。5 剂，日 1 剂，水煎煮，早晚餐后温服。

2020 年 11 月 22 日（小雪）二诊：患者诉服上方症状稍减，但仍难以入眠，遂转诊私人诊所，予以艾灸，配合左归丸、右归丸隔日服用，治疗 5 天后，症状不减反增，今再次来诊。仔细询问后，症状大致同前，思忖之余，考虑肾虚为本，当滋水以上交心阴。故予前方合入百合地黄汤。具体方药如下：甘草 10g，浮小麦 15g，大枣 10g，栀子 10g，淡豆豉 15g，百合 30g，生地黄 15g，龙骨 30g（先煎），牡蛎 30g（先煎），酸枣仁 40g，知母 10g，郁金 10g。7 剂。

2020 年 11 月 30 日（小雪）三诊：患者笑容盈面，脸色转红润，自述睡眠已明显改善，心烦、心悸、乏力、气促好转，行走后易膝脚酸软，已无口苦、无悲伤欲哭，大便调，夜尿 3 次。予前方基础上加牛膝 20g。14 剂。

2020 年 12 月 14 日（大雪）四诊：自述睡眠时间延长至 5～6 小时，时有鼻干，已无心烦心悸、无乏力、无气促、无口苦、无喜悲伤欲哭等症，行走后易膝脚酸软，纳可，大便调，夜尿次数减少，量少，色清。予前方加茯神 20g，再进 14 剂巩固疗效。并嘱适当运动、增加营养、调摄情绪。

按语：《金匮要略·五脏风寒积聚病脉证并治》云："邪哭使魂魄不安者，血气少也。血气少者，属于心。"《金匮要略·妇人杂病脉证并治》提及："妇人脏躁，喜悲伤欲哭，像如神灵所作，数欠伸，甘麦大枣汤主之。"该病者长期失眠，久耗心血，又因热病之后，气阴伐竭，演变至"脏躁"之证，悲伤欲哭，终日不得眠。《黄帝内经》云"阴虚则内热"，病者心虚不藏，阴火外浮，故拟方甘麦大枣汤合栀子豉汤加减，佐入参、麦、味、酸枣仁养心血、益气阴，龙、牡收魂摄魄。因虚损之体贵在缓缓图之，病者往往不能自知，以为方药无效，遂转他医行温热壅补之法，反有抱薪救火之弊，故再诊时脉证合参，考虑病机如前，但阴虚日久，补心不如填肾，故合入百合地黄汤以滋肾水、交心火。三诊，患者病状已有明显好转，故效不更方，前方迭进数十剂而安。

（许勇镇案）

十二、脑出血（中风）

气虚络瘀，窍闭不通证案

王某，男，63 岁，2019 年 12 月 22 日初诊，冬至。

主诉：脑出血术后 2 个月。

现病史：2 个月前，患者因自行停用降压药致脑出血，于中国人民解放军联勤保障部队第九〇〇医院行开颅手术，手术后左侧肢体不遂。刻下：轮椅推入，语言不利，下肢肿胀，夜寐不安，舌淡暗，苔白厚，脉沉。颅脑 CT 示右侧基底节脑出血。

既往史：高血压病史。

西医诊断：右侧基底节脑出血；高血压病 3 级（极高危）。

中医诊断：中风。气虚络瘀，窍闭不通证。

处方：补阳还五汤合孔圣枕中丹化裁。黄芪 45g，当归 9g，赤芍 15g，川芎 12g，地龙 15g，桃仁 10g，红花 3g，牡蛎 30g（先煎），钩藤 12g（后下），石菖蒲 9g，远志 9g，茯苓 15g，鸡血藤 20g，木瓜 15g，羌活 6g。7 剂，日 1 剂，水煎煮，早晚饭后 30 分钟温服。嘱患者积极配合康复治疗。

2019 年 12 月 31 日（冬至）二诊：药后下肢肿消，语言沟通能力改善，搀扶可行走，下肢仍无力，纳可，寐安，二便自调，舌淡暗苔白，脉沉。效不更方，前方黄芪改为 60g。14 剂。

患者前后共调治 3 个月余，病情较前已有明显好转，已能单独拄拐杖行走，简单对话，学习能力增强。患者持续康复中，诸症皆缓，效果满意。

按语：本案患者因高血压致右侧基底节出血而出现左侧肢体不遂。中医病、证、症合参，辨为气血亏虚、痰瘀阻络之半身不遂。患者年过六旬，阴气日衰，调养不慎，素有高血压病，为阴虚阳亢之体，《临证指南医案》云"精血衰耗，水不涵木……肝阳偏亢，内风时起"；患者手术后气血骤亏，气虚血瘀，气为血之帅，血为气之母，血瘀则新血无以生，故气血更虚，肢体失养；正气不足，内风引动外风，风入中经络，气血阻痹，运行不畅，故见左侧肢体不遂；风邪夹痰瘀阻于脑络，神机失养，故见颅内出血、言语不利；舌质暗，苔白厚，脉沉亦为气血亏虚、痰瘀阻络之象。

治宜补气养血、祛痰化瘀，方投补阳还五汤合孔圣枕中丹化裁。补阳还五汤出自清代王清任《医林改错》一书，是治疗气虚血瘀证的代表方剂，现在广泛应用于心脑血管疾病。方中用大量黄芪补气，气足则血行络通；当归能"破恶血，养新血"，合黄芪为当归补血汤之意，以补气生血；川芎"主中风入脑头痛"，能上行入脑，行气活血；钩藤配合红花为阮师潜镇肝阳之经验药对，以加强息风活血之力；鸡血藤、木瓜、羌活、茯苓补血通络，祛风除湿，利水消肿；石菖蒲、远志化痰开窍，牡蛎化痰软坚，并用组成孔圣枕中丹，交通心肾，使神机得复。诸药合用，则气得补、血得养、痰可化、瘀能祛。二诊，患者语言稍复能简单沟通，搀扶可行走，但下肢仍无力，故加大黄芪用量以补气，以增其补益之力。前后调治数月，患者可独立拄拐杖行走，可简单与人沟通，学习能力较前增强，病情较平稳，疗效显著。

（周楚案）

第三节　脾胃系疾病

一、急性胃炎（胃痛）

肝胃不和，脾虚湿阻，心阳不足证案

魏某，男，66 岁，2021 年 7 月 16 日初诊，小暑。

主诉：胃脘部疼痛，饥时加重1周。

现病史：患者1周前因饮食冰箱食物出现胃脘部闷痛，饥饿时加重，恶心反酸，纳差，心悸，失眠，便溏，自服家中备药，未见好转。1天前，到福建省人民医院胃镜检查：慢性萎缩性胃炎伴隆起糜烂；胃体息肉。电子肠镜：未见明显异常。刻下：症状如前，舌苔厚腻，脉弦滑。

既往史：2年前曾行前列腺癌切除术，手术顺利，术后恢复良好。否认高血压、糖尿病史。否认药物过敏史。

西医诊断：急性胃炎；慢性萎缩性胃炎伴糜烂。

中医诊断：胃痛；心悸。肝胃不和，脾虚湿阻，心阳不足证。

治法：疏肝健脾，和胃祛湿，温阳定悸。

处方：小柴胡汤、五苓散合桂枝龙骨牡蛎汤加减。柴胡12g，黄芩6g，法半夏12g，党参20g，甘草6g，桂枝15g，泽泻25g，茯神30g，炒白术30g，茯苓15g，生龙骨30g（先煎），生牡蛎30g（先煎），炒酸枣仁10g，白及6g，制乳香3g，莪术9g，枳壳10g。3剂，日1剂，水煎煮，早晚餐后内服。

后患者2021年8月13日因失眠来诊，诉服上药后，诸症缓解，故未来再诊。

按语：急慢性胃炎属中医"胃脘痛""胃痞"范畴。患者家中经济困难，又身患重疾，心情郁闷，思虑伤脾，脾虚生湿，胃络不通，故而疼痛；肝郁犯胃，胃失和降，故见恶心反酸；患者心悸明显，结合舌脉考虑心阳不足。方中小柴胡汤和解少阳；五苓散祛湿健脾；久病入络，故用乳香、莪术活血化瘀；桂枝、甘草、生龙骨、生牡蛎汤温助心阳、安神定悸。药后诸症缓解。

（张丽霞案）

二、急性胃炎（胃痞）

1. 寒热错杂，肝郁脾虚证案

白某，男，18岁，2021年6月26日初诊，夏至。

主诉：胃脘胀满1个月余。

现病史：患者1个月余前胃脘胀满兼见恶心肠鸣，因高考备考紧迫未就医，自服六君子丸治疗，效果不显，近来症状加重。其父恰于我处治疗，效果颇佳，遂携子一同前来，求诊于我处。刻下：胃脘痞满，伴恶心、呕吐、肠鸣、下利，兼见面色萎黄，精神不爽，食少纳呆，心烦，寐差，四肢肌肉松软无力，舌红边有齿痕，苔腻，脉濡。胃镜示浅表性胃炎，碳14呼气试验示幽门螺杆菌阳性。

西医诊断：浅表性胃炎。

中医诊断：痞证。寒热错杂，肝郁脾虚证。

治法：和中降逆，疏肝健脾。

处方：半夏泻心汤加减。姜半夏9g，北柴胡12g，炒黄芩9g，党参10g，郁金10g，黄连6g，生白芍30g，大枣10g，干姜9g，生姜皮6g，生鸡内金9g，炙甘草6g。7剂，日1剂，水煎煮，早晚饭后分服。

2021年7月3日（夏至）二诊：患诉胃脘痞满伴恶心、呕吐、肠鸣、下利等症状大有好转；其脉虚、弦滑，舌红苔黄，两胁作痛，头痛目眩，眼干涩，口燥咽干，且神疲、食少、纳呆症状仍存。问其近来状况，答高考失利，情绪起伏，常抑郁不舒，故予原方合逍遥散加减。处方：姜半夏9g，炒黄芩18g，干姜9g，生姜皮6g，党参10g，黄连6g，大枣10g，炙甘草6g，生白芍30g，北柴胡12g，当归10g，郁金10g，密蒙花10g，生鸡内金6g，枳实9g，瓜蒌子5g，炒枳壳9g。7剂。

继续服用14剂，渐复如初。

按语： 本案患者喜食冰冷，又饮食不规律，常过饱过饥，《临证指南医案》有言："脾胃之病，虚实寒热，宜燥宜润，固当详别，其于升降二字，尤为紧要。盖脾气下陷固病，即不下陷，但不健运，已病矣。胃气上逆固病，即不上逆，但不通降，亦病矣。"初诊，纵观其证，其人饮食不当，损伤脾胃之气，邪气乘机内陷，致寒热错杂于中，脾胃升降失常，气机痞塞。因胃气不降，故见恶心，呕吐；因脾气不升，故见肠鸣，下利；因脾气虚弱，故见面色萎黄，精神不爽，食少纳呆，四肢肌肉松软无力，边有齿痕，苔腻，脉濡；其内有热，故见心烦，寐差。此为寒热错杂、中焦痞塞之证，故应辛开苦降、和胃消痞。方予半夏泻心汤加减。加用北柴胡疏散退热，疏肝解郁，升阳举陷；郁金活血理气解郁；生白芍养血敛阴，柔肝止痛，平抑肝阳；生鸡内金消积滞，健脾涩精止遗。全方寒热并用，补泻兼施，和中降逆，消痞散结。二诊时，患者主症明显减轻，可知药已中的，患者因高考失利，情绪起伏，常抑郁不舒，伴两胁作痛，头痛目眩，眼干涩，口燥咽干，神疲，食少，纳呆，符合肝郁血虚脾弱证，故在原方基础上合逍遥散加减。方中密蒙花清热泻火，养肝明目；当归养血和血；郁金辛散苦泄，解郁开窍；枳实积滞内停，痞满胀痛；瓜蒌子清热化痰，宽胸散结，润肠通便；炒枳壳破气消积，化痰除痞。诸药合用，使肝郁得疏，血虚得养，脾弱得复，气血兼顾，体用并调，肝脾同治。

（陈红星案）

2. 湿阻中焦证案

林某，男，64岁，2016年12月17日初诊，大雪。

主诉：胃脘胀闷1周。

现病史：患者缘于1周前无明显诱因出现胃脘胀闷不适，伴恶心，进食后呕吐，无胃痛，无嗳气反酸，自行服用奥美拉唑，症状未改善，遂求诊于我处。刻下：胃脘胀闷，恶心欲吐，不欲饮食，周身轻度浮肿，寐尚可，大便溏滞不爽，舌淡红，苔剥微黄，脉弦。

既往史：肾病综合征病史10余年。

西医诊断：急性胃炎；肾病综合征。

中医诊断：胃痞。湿阻中焦证。

治法：健脾理气，和胃化湿。

处方：一加减正气散加减。藿香6g（后下），川厚朴6g，陈皮6g，茯苓15g，党参15g，神曲6g，麦芽15g，谷芽15g，茵陈12g，青蒿12g（后下），大腹皮6g，杏仁6g，生黄芪 100g，山药 30g。14 剂，日 1 剂，水煎煮，早晚饭后内服。

2016 年 12 月 31 日（冬至）二诊：服药后胃脘舒畅，已无恶心欲吐，纳寐可，双下肢轻度浮肿，大便质黏，每日 1 次，舌淡红，苔薄白，脉弦细。处方：茯苓 15g，桂枝 10g，白术 10g，甘草 6g，党参 15g，干姜 6g。14 剂。

后随诊，诸症皆除。

按语：患者来诊时症见胃脘胀闷，伴恶心，进食后呕吐，当辨胃痞，属湿阻中焦证。该患者素有痼疾，再加年老体弱，脏腑功能减退，脾胃虚弱，运化无权，水湿内停，湿邪困阻中焦，气机失畅，清阳不升，浊阴不降，升降失司，故胃脘胀闷不适；胃失和降而气上逆则恶心、呕吐；脾失健运，水液内停，泛溢肌肤则浮肿；中气失于斡旋，阴阳反作，水谷不得受纳消磨，故见食少；湿性下趋黏滞故大便排出不爽；舌淡苔剥，是久病水饮、阴精不化之征；苔色微黄有郁热之虞；脉弦乃饮停之象。《温病条辨》"三焦湿郁，升降失司，脘连腹胀，大便不爽，一加减正气散主之"，恰与该案相符。此处"三焦湿郁，升降失司"是指湿邪郁阻三焦，脾胃升降失司之候。因湿浊弥漫，可波及上、中、下焦，故云"三焦湿郁"，四诊合参，本案当属病在中焦脾胃。阮师处以一加减正气散健脾理气、和中化湿。其中藿香芳香化浊，理气和中，走中而不走外也；厚朴、陈皮燥湿理气；神曲、麦芽、谷芽健脾和胃，化积除胀；然气机之升降除依靠脾胃之斡旋，亦有赖于肺气之肃降、肝气之升发，故佐以杏仁肃降肺气，茵陈疏肝理气，青蒿清热燥湿；合茯苓、大腹皮以利湿行气；该患者中气虚馁日久，故重用黄芪至 100g，合党参、山药以增健脾益气养阴之力，使气血生化有源，脾运得复，水液得输。诸药相伍，以收健脾理气、和中化湿之功。2 周后再诊，患诉胃痞不适等症已除，考虑患者年高正虚，水饮内停，继以苓桂术甘汤合理中丸加减调理善后，复行 10 余剂，终获全功。

（阮诗玮案，阮杏林整理）

三、慢性胃炎（胃痛）

脾胃气虚证案

患者，女，25 岁，2021 年 7 月 16 日初诊，小暑。

主诉：胃痛 2 周余。

现病史：患者 2 周余前出现反复空腹时胃痛，食后痛减，稍乏力气短，神疲，纳差，寐尚可，大便正常。末次月经 2021 年 6 月 13 日，经前头痛，行经腹痛，量少色深，少血块。舌淡红，苔薄白，脉细。

西医诊断：慢性胃炎。

中医诊断：胃脘痛。脾虚肝郁证。

治法：健脾疏肝，和胃止痛。

处方：逍遥散合金铃子散加减。党参 12g，白术 12g，陈皮 6g，五灵脂 12g，制香附 8g，木香 8g（后下），川楝子 9g，厚朴 12g，醋延胡索 9g，北柴胡 6g，生黄芪 15g，炒扁豆 9g，当归 12g，荷叶 8g，砂仁 3g（后下）。7 剂，日 1 剂，水煎煮，每日巳时、未时、申时温服。

后随诊，患者药后胃痛发作次数减少，程度减轻，上方7剂以巩固。

按语： 叶天士认为肝是本病的起病之源，胃是传病的场所，发病的初期在于肝气之逆，久而久之则诸气均逆行而三焦就会受到其影响，寒气存在于胃肠之间，膜原之下，血不得散开，经脉急引，所以产生痛，指出了寒邪犯胃引起气血阻滞不通的机制。水土相克是肝胃之间相互联系的一个关系。由于肝气郁结，横逆侵犯到胃部就更容易发病，最终致使中焦气机不通畅，发生为胃痛。胃脘产生灼痛，是由于同时出现气郁化火，则心烦易怒。热邪也会伤及胃，脾也更容易被热邪所影响，最后导致脾胃损伤。如果禀赋不足，劳累过度或者饥饿饱腹不适，都会引起脾气虚弱，气机受到阻滞就会导致胃痛。胃脘痛的病机为"不通则痛"，治疗上多用"通"法，使脾胃纳运升降复常，气血调畅，其痛自止。党参、白术、黄芪、扁豆益气健脾；五灵脂、香附、木香、厚朴行气止痛；川楝子、延胡索组成金铃子散，疏肝活血止痛；柴胡、荷叶升阳；砂仁温中行气。患者服药后胃痛发作次数减少，程度减轻，规律服药，配合饮食控制后胃痛未再发作。

（林润立案）

四、慢性胃炎（胃痞）

1. 脾胃虚寒，水湿内停证案

林某，女，33岁，2021年7月13日初诊，小暑。

主诉： 反复中上腹胀闷不适半年，加重1个月。

现病史： 患者半年前无明显诱因出现中上腹胀闷不适，偶有反酸烧心感，常嗳噫，口干喜温饮，腹中肠鸣，无恶心呕吐，无头晕头痛，无胸痛胸闷，无咽喉异物感等不适。曾就诊于厦门市中医院脾胃科，电子胃肠镜示慢性浅表性胃炎、结肠直肠无异常，后未服药治疗。近1个月来，上诉症状加重，今为进一步中药治疗求诊于我处。刻下：中上腹胀闷不适，偶有反酸烧心感，口干喜饮温水，腹中肠鸣，喜嗳噫，多矢气，纳一般，寐可，小便尚调，大便溏，日1~2次，舌淡红，苔薄白，脉浮滑。

西医诊断： 慢性胃炎；肠道功能紊乱。

中医诊断： 胃痞。脾胃虚寒，水湿内停证。

治法： 温中化湿，和胃降逆。

处方： 附子粳米汤加减。姜半夏10g，制附子15g（先煎），焦栀子6g，炙甘草10g，干姜10g，党参10g，白术10g，大枣10g，生姜3片。7剂，日1剂，水煎煮，早晚饭后内服。

2021年7月20日（小暑）二诊：患者诉服药后中上腹胀闷不适、反酸症状好转，下颌部可见散在红色痤疮，常嗳噫，颈项酸痛，腹中雷鸣，大便溏稀，小便调，舌淡红，苔薄黄，脉弦滑。故予上方加葛根30g，黄连3g，紫苏梗6g，野菊花10g。7剂。

2021年7月27日（大暑）三诊：患者诉服药后中上腹胀闷不适、反酸症状好转，面部痤疮色较前暗淡明显，部分已消散，时嗳噫，颈项酸痛，腹中肠鸣，纳可，入睡困难，多梦，大便溏稀，夜尿多，舌淡红，苔薄黄，脉弦滑。上方基础上去野菊花，加补骨脂15g，煅牡蛎30g（先煎）。7剂。

按语： 患者为中脏虚寒之人，又有下利，阳气不升而寒气上逆，里虚更盛。《灵枢·五邪》云："邪在脾胃……阳气不足，阴气有余，则寒中肠鸣腹痛。"盖脾胃喜温而恶寒，阳虚寒盛，阴阳相搏，故见腹中雷鸣，即肠鸣如雷。附子粳米汤出自《金匮要略·腹满寒疝宿食病脉证》第10条："腹中寒气，雷鸣切痛，胸胁逆满，呕吐，附子粳米汤主之。"阳虚阴盛，中焦虚寒，用大辛大热之附子扶阳祛阴，半夏辛温燥湿下气。附子、半夏配伍属于"十八反"范畴，属于配伍禁忌，但现代药理学临床研究显示此两者在常规剂量上同煎，并不会出现毒性增强或疗效减低。仲景以相反之药取其相反相激、上下同治之意。甘草、大枣和胃缓急，解胃中嘈杂。更加干姜温中散寒，党参补中益气，白术健脾化湿，焦栀子以散郁热。全方共奏温中化湿、和胃降逆之功。二诊时，患者诉服药后中上腹胀闷不适、反酸好转，下颌部可见新发痤疮，颈项酸痛，余症基本如前。因其有化热之象，予上方加葛根升阳止泻、解肌舒筋，黄连清解中焦湿热之毒，紫苏梗理中焦之气，野菊花解疗散毒。三诊时，患者多梦不易入睡亦是湿热内蕴之象，续用上方加煅牡蛎清热安神，予补骨脂补脾健胃、益肾固精以治疗夜尿。

（邱明山案，林苑整理）

2. 胃气虚弱，痰浊内阻证案

贺某，女，49岁，2021年5月17日初诊，立夏。

主诉： 间断上腹部胀满不适4年，伴烧心半个月。

现病史： 患者于4年前无明显诱因出现上腹部胀满不适，无恶心呕吐，遂来我院消化科门诊就诊，行胃镜检查示慢性非萎缩性胃炎伴糜烂、反流性食管炎，给予口服吗丁啉、奥美拉唑等药物治疗，症状时轻时重。后反复出现上述症状，多次来我院消化科门诊诊治，行碳13呼气试验阳性，给予口服抑酸保护胃黏膜、抗幽门螺杆菌感染等药物对症治疗（具体药物不详），自觉症状可缓解。半个月前，因饮食不慎出现胸骨处不适，时感剑突下疼痛，胀满不适，伴乏力，随即再次就诊于我院消化科，诊断为慢性胃炎、反流性食管炎，给予口服雷贝拉唑（1片，每日2次）、铝碳酸镁咀嚼片（2片，每日3次），自诉症状无明显缓解，于今日来我院入住我科进一步诊治。刻下：上腹部胀满不适，烧心，肢倦乏力，睡眠尚可，大小便正常，舌淡胖，边有齿痕，苔白腻，脉细滑。

西医诊断： 慢性胃炎。

中医诊断： 痞满。胃气虚弱，痰浊内阻证。

治法： 益气健脾，理气化痰。

处方： 中药、针灸组合治疗。中药以六君子汤合四逆散加减。法半夏12g，陈皮15g，山药45g，枳壳12g，茯苓15g，柴胡12g，太子参15g，炒白术15g，厚朴10g，生薏苡仁20g，炙甘草6g，郁金15g，木香12g（后下），鸡内金15g，砂仁6g（后下），川芎12g。5剂，日1剂，水煎煮，早晚餐后内服。

针灸穴位（中脘、天枢、气海、足三里、三阴交、阴陵泉、丰隆）促进胃肠蠕动。

2021年5月20日（立夏）二诊：患者自觉上腹部胀满不适较前减轻，无烧心，肢倦乏力好转，睡眠尚可，大小便正常。继续原处方，加内关穴针灸治疗（调节胃肠神经）。

2021年5月22日（小满）三诊：患者自觉上腹部胀满不适明显减轻，无烧心，肢倦乏力明显好转，睡眠尚可，大小便正常。继续针刺治疗10天。

出院时，患者症状完全消失，随访至今未见复发。

按语：《黄帝内经》有"痞""痞塞""痞隔"等。《素问·太阴阳明论》云："饮食不节，起居不时者，阴受之。阳受之则入六腑，阴受之则入五脏……入五脏则膜满闭塞。"《素问·异法方宜论》云："脏寒生满病。"张景岳《景岳全书·痞满》云"痞者，痞塞不开之谓。盖满则近胀，而痞则不必胀也"，并将痞满分为虚实两端，"凡有邪有滞而胀者，实痞也；无物无滞而痞者，虚痞也。有胀有痛而满者，实满也；无胀无痛而满者，虚满也。实痞实满者，可消可散，虚痞虚满者，非大加温不补不可"。脾胃同居中焦，脾主运化，胃主受纳，共司饮食水谷的消化、吸收与输布。脾主升清，胃主降浊，清升浊降则气机调畅，肝主疏泄，调节脾胃气机，肝气条达，则脾升胃降，气机顺畅。痞满病位在胃，与肝、脾关系最为密切，中焦气机不利、脾胃升降失职为本病发生的病机关键。治疗时在健脾益气的同时，要适当疏导，气机通则痞满除。中脘为胃之募穴，腑之会穴，具有疏利中焦之气、补益中气之效。天枢属于足阳明胃经，具有和胃理气、健脾调中的功效。气海主一身气机，有疏导任脉、调一身之气的功效。足三里为足阳明胃经枢纽，具有疏通胃气、升清降浊的功效。阴陵泉为足太阴脾经之合穴，善于调节脾肾的功能，常与足三里、三阴交同用。内关穴可调理胃肠神经，起宽胸理气、调畅情志的功效。丰隆穴是足阳明胃经的络穴，可健脾、和胃降逆、化痰湿，善调肠胃之气。脾胃病患者在预防调摄方面需注意：①饮食调摄：节制饮食，勿暴饮暴食；饮食宜清淡，忌肥甘厚味、辛辣醇酒及生冷之品。②精神调摄：保持乐观开朗，心情舒畅。③慎起居，适寒温，防六淫，注意腹部保暖。④适当参加体育锻炼，增强体质。

（刘晓娟案）

3. 湿热中阻证案

张某，男，32岁，2015年5月10日初诊，立夏。

主诉：胃脘部胀满1个月，加重3天。

现病史：患者1个月前无明显诱因出现胃脘部胀满，伴有恶心呕吐。行胃镜示慢性浅表性胃炎，碳14呼气试验示幽门螺杆菌阳性。服用健胃消食片、吗丁啉等多种药物，效果欠佳。近3天来胀满加重，故来诊。刻下：时有胃胀痛，饮食后加重，伴恶心呕吐，口干不欲饮，口苦，纳呆，大便干，舌红苔黄腻，脉滑数。

西医诊断：慢性胃炎。

中医诊断：痞满。湿热中阻证。

治法：清热化湿，和胃消痞。

处方：半夏泻心汤加减。半夏9g，干姜3g，黄芩15g，黄连15g，甘松6g，厚朴15g，大黄 10g（后下），竹茹 15g，鸡内金 20g，白芍 15g，甘草 5g，生姜 3 片。7 剂，日 1 剂，水煎煮，早晚空腹温服。

2015 年 5 月 17 日（立夏）二诊：痞满明显减轻，无胀痛，纳可，大便正常，舌红，苔腻，脉滑。处方：半夏 9g，干姜 3g，黄芩 9g，黄连 5g，厚朴 15g，鸡内金 20g，白芍 15g，炙甘草 5g，生姜 3 片。7 剂。

2015 年 5 月 24 日（小满）三诊：痞满症状消失，复查幽门螺杆菌阴性。予香砂六君丸善后。

随访 3 个月未见复发。

按语： 脾宜升则健，胃宜降则和。湿热阻滞中焦，气机升降失司，痞满则生。治疗以恢复中焦气机升降为主。方中半夏辛温，散结消痞，降逆止呕，燥湿化痰。干姜辛热，温中散寒。黄芩苦可燥湿，寒能清热，与黄连相配，增加其寒清苦降之功。白芍缓急止痛。甘松醒脾健胃。鸡内金消食和胃。竹茹、生姜止呕。甘草调和诸药。一诊时，患者湿热重，加大黄芩、黄连之量，以清热燥湿。二诊时，湿热减轻，故减少黄芩、黄连用量。如患者寒湿重，可加大半夏及干姜用量。诸药寒热并用，苦降辛开，清升浊降，其症自止。

（赵凯彬案）

4. 肝气犯胃，胃气郁滞证案

宋某，女，43 岁，2015 年 7 月 12 日初诊，小暑。

主诉：胃脘部胀满 5 年，加重 1 周。

现病史：患者患慢性胃炎 5 年，时有胃脘部胀满不适，每因情绪波动诱发或加重，2014 年行胃镜示红斑性胃炎。近 1 周来，两胁及胃脘部胀满疼痛，善太息，大便不爽，舌质淡红，苔薄白，脉弦。

西医诊断：慢性胃炎。

中医诊断：痞满。肝气犯胃，胃气郁滞证。

治法：疏肝解郁，和胃消痞。

处方：半夏泻心汤合四逆散加减。半夏 10g，干姜 5g，黄芩 9g，黄连 6g，柴胡 12g，白芍 15g，枳实 15g，炙甘草 10g，郁金 15g，生麦芽 30g，生姜 5 片，大枣 5 枚。水煎煮，日 1 剂，早晚餐后内服。

治疗 1 个月余，诸症皆消，以逍遥丸及香砂养胃丸善后。随访 3 个月，未见复发。

按语： 本病因肝脾不和，肝失疏泄，胃失和降，脾失健运，中焦运化失职，故治以四逆散疏肝解郁、调畅气机，气调则胃气自顺。此患者寒、热、虚、实不明显，半夏泻心汤中半夏、干姜、黄芩、黄连均用常规用量以调整脾胃升降，使脾健胃和。郁金辛苦，行气解郁，活血止痛。麦芽甘平，行气消食兼可疏肝理气，张锡纯谓"麦芽为谷之萌芽，生用之亦善将顺肝木之性使不抑郁"。诸药相和，则肝气舒，气机和，升降调，脾胃自健，诸症自消。

（赵凯彬案）

五、糜烂性胃炎（胃痛）

1. 肝郁化火，横逆犯胃证案

陈某，男，37岁，2017年12月20日初诊，大雪。

主诉：反复上腹部闷痛，并放射至后背2年余。

现病史：患者反复胃部闷痛2年余，痛甚放射至后背，时常有咽部灼烧感，伴情绪抑郁，心烦易怒，失眠，二便正常。半年前，在连江县医院行胃镜示糜烂性胃炎，幽门螺杆菌阴性，并在该院治疗2个多月未效。遂到省某医院消化内科某专家处就诊，又服西药3个多月亦未效。患者痛苦不堪，经亲戚介绍求诊于我处。刻下：胃部闷痛，痛甚放射至后背，时常有心胸懊侬及咽部灼烧感，伴情绪抑郁，心烦易怒，失眠，二便正常，舌质红苔黄，脉弦略数。

西医诊断：糜烂性胃炎。

中医诊断：胃痛。肝郁化火，横逆犯胃证。

治法：清肝泻火，疏肝柔肝，和胃止痛。

处方：小柴胡汤合金铃子散加减。北柴胡9g，生地黄15g，白芍30g，牡丹皮15g，郁金15g，香附15g，川楝子15g，醋延胡索15g，合欢皮30g，黄芩9g，半夏9g。14剂，日1剂，水煎煮，早晚饭后内服。

2018年1月4日（冬至）二诊：患者服前药后，胃痛、心胸懊侬、心烦、咽部灼烧感均有明显减轻，睡眠有一定改善，二便正常，舌质红，苔薄黄，脉弦。效不更方，继续按前方守方治疗。

至2018年2月，患者前后共服药2个多月，失眠痊愈，心情转开朗，胃已不痛，春节前复查胃镜未见明显异常。患者喜不自胜，又坚持服药1个多月。后随访3年，胃痛、失眠无复发。

按语：今人生活节奏快、精神压力大，故胃病多由情志所致。现代研究表明，胃受神经内分泌的影响巨大，故而很多抑郁症的患者都有不同程度的胃部疾患，也可由此解释。所以，现代临床胃痛单纯治胃是没有用的，只能解一时之患，应该从调畅情志入手，则可效如桴鼓，不治胃而胃病自愈。医圣张仲景说"见肝之病，知肝传脾，当先实脾"，此之谓也，此上工治病神效之来由。柴胡、香附、郁金疏肝理气，行气解郁；生地黄、白芍柔肝和血；牡丹皮、黄芩清肝泻火；半夏和胃降逆；川楝子、醋延胡索清肝泻火，理气止痛。诸药合用，共奏清肝泻火、疏肝柔肝、和胃止痛之功。

（郑敏麟案，王亚楠、黄浩龙整理）

2. 气虚湿热证案

陈某，男，39岁，2021年5月12日初诊，立夏。

主诉：反复上腹部闷痛1年。

现病史：患者1年前因饮食不规律出现反复上腹部闷痛，于进食后明显，严重时伴泛酸、嗳气，曾行电子胃镜检查提示糜烂性胃炎，经抑酸护胃药治疗，上述症状仍有反复，遂寻求中医药治疗。刻下：上腹部隐隐作痛，伴脘胀、嗳气，进食后明显，伴反酸，口干口苦，稍感乏力，纳少，夜寐尚可，二便调，舌质偏红，边有齿痕，苔薄黄微腻，脉弦细。

西医诊断：糜烂性胃炎。

中医诊断：胃痛。气虚湿热证。

治法：益气清化，抑酸护膜。

处方：六君子汤、左金丸合乌贝散加减。黄连3g，吴茱萸1g，浙贝母10g，海螵蛸15g，木蝴蝶6g，生白术10g，炒枳壳6g，姜厚朴6g，蒲公英15g，党参10g，法半夏6g，北柴胡6g，白芍10g。7剂，日1剂，水煎煮，早晚餐后内服。另嘱忌食辛辣油腻、不易消化食物。

2021年5月19日（立夏）二诊：药后尚可，胃痛、反酸改善，口干口苦较前好转，腹胀，嗳气，稍感乏力，纳少，夜寐尚可，二便调，舌质偏红，边有齿痕，苔薄黄，脉弦细。中药守原方续服。7剂。

2021年5月27日（小满）三诊：反酸不著，偶有胃脘隐痛，腹胀、嗳气缓解，口稍干，纳少，夜寐尚可，二便调，舌淡红，苔薄白，脉弦细。上方去黄连、吴茱萸，加炒麦芽15g，炒谷芽15g，消导助运。续服7剂。

按语： 此案胃痛时间长，中焦脾胃虚损，气血生化乏源，运化失常，胃之腐熟受纳功能减弱，而见胃脘胀痛不舒，嗳气，食后更甚。脾胃失常，如加之饮食不节，水湿不化，郁而化热，伤及胃络则胃中隐痛，泛酸，口干口苦等。舌质偏红，边有齿痕，苔薄黄微腻，脉弦细则为脾虚夹湿热之象。四诊合参，此案当辨为胃痛，病机当属脾虚气滞、湿热内蕴。在病机方面，本案不纯属虚，也不纯属实，有不荣则痛的一面，也有不通则痛的一面，可谓虚实夹杂，因此在治疗方面不可以用纯补，也不可以用纯攻，故投以理气健脾、清化湿热、抑酸护膜之剂。方中党参、生白术健脾益气治其本；北柴胡、炒枳壳、白芍、姜厚朴、法半夏疏肝理气、和胃降逆，有升有降利于脾胃功能恢复；黄连、吴茱萸组成"左金丸"，合蒲公英有清肝泻热之功；浙贝母、海螵蛸组成"乌贝散"具有抑酸止痛之效；木蝴蝶又名千层纸，具有护膜之功，同时兼有理气的作用。全方当中，浙贝母、海螵蛸、木蝴蝶的应用当属辨病治疗。另外，在脾胃病的治疗当中饮食宜忌非常重要，所谓"三分治，七分养"，因此，嘱咐患者应注意尽量避免辛辣油腻、不易消化食物的摄入。二诊时，患者诸症改善，效不更方，中药守方续服。三诊时，患者反酸已除，热象减，故去左金丸，加炒麦芽、炒谷芽健脾助运。

（张荣东案）

3. 湿热中阻证案

肖某，女，59岁，2015年6月21日初诊，芒种。

主诉：反复中上腹疼痛10年，加剧1个月。

现病史：10年前，患者无诱因渐渐出现中上腹疼痛，呈灼痛，程度剧烈，午后及夜间发作居多，与进食无明显关系，持续时间约20分钟，伴见胸骨后灼热感、口干、口臭、食欲减退、排便不爽等不适。1个月前，因家事烦恼，与人争吵，中上腹灼痛、口干、口臭等症状加剧。于我院查电子胃镜：中段食管糜烂，糜烂性胃炎（Ⅱ级），HP（-）。胃镜病理：①（胃窦）黏膜轻度慢性浅表性胃炎伴轻度肠上皮化生。②（胃角）黏膜轻度慢性浅表性胃炎伴轻度肠上皮化生。③（胃体）黏膜轻度慢性浅表性胃炎。④（食道）黏膜慢性炎症伴鳞状上皮单纯性增生。刻下：胃脘胀满，灼热疼痛，烦躁易怒，嘈杂反酸，口干不欲饮水，舌质红，苔黄腻，脉弦数。

西医诊断：糜烂性胃炎。

中医诊断：胃脘痛。湿热中阻证。

治法：清热化湿，理气和胃。

处方：清中汤加减。黄连5g，苍术10g，牡丹皮10g，厚朴10g，柴胡8g，半夏10g，黄芩10g，大黄5g（后下），薏苡仁20g，砂仁5g（后下），竹茹10g，枳壳10g。7剂，日1剂，水煎煮，早晚餐后内服。

2015年6月29日（夏至）二诊：脘胀灼痛，嘈杂反酸，宜用苦辛通降法。增黄连至10g，加吴茱萸3g。7剂。

2015年7月6日（夏至）三诊：口干、口苦好转，但胃脘部仍感闷痛。上方去竹茹、枳壳，加延胡索10g，川楝子10g。以增理气止痛之功，助胃气以降为顺。7剂。

2015年7月13日（小暑）四诊：胃口欠佳。上方加麦芽30g。7剂。

按语：胃脘痛发病，关键在气机失调。《素问·至真要大论》曰："木郁之发……民病胃脘当心而痛。"胃为阳土，主受纳腐熟水谷，其性喜润恶燥，以通降为顺，为多气多血之腑。脾主饮食精微的运化转输，以上升为常。二者升降枢机全赖肝之疏泄，故胃脘痛的发生虽责于胃，但也责于肝脾。本例患者由于肝气郁结化火，火邪犯胃，脾胃运化失职而湿从内生，湿郁化热，湿热郁蒸而致。二诊加左金丸，重用黄连苦寒降泻胃热，少佐辛热之吴茱萸，既疏肝解郁，又降逆和胃，并制黄连之过于寒凉。二药合用，辛开苦降，一寒一热，相反相成，共奏清胃火、降逆定痛之功。三诊，加金铃子散增理气止痛之功，川楝子性下行，助胃气以降为顺。

（陈铎斌案）

六、糜烂性胃炎（胃痞）

脾胃虚弱证案

郑某，女，48岁，2021年5月31日初诊，小满。

主诉：反复胃脘部胀闷半年。

现病史：患者半年前饮食不节后出现胃脘部胀闷，伴咽部异物感明显，吞吐无物，无胸痛，无腹泻，症状反复发作。外院胃镜检查：Barrett（巴雷特）食管、慢性萎缩性胃炎伴糜烂。病理：胃角体小弯侧中度肠化，胃窦部大弯侧轻度肠化。半年来症状反复发作，为求进一步治疗就诊于我院门诊。刻下：胃脘部胀闷，以饥饿时为主，时有嗳气，咽部异物感明显，吞吐无物，指端轻微怕冷，喜进热食，纳可，夜寐安，二便调，舌淡红，舌体瘦小，苔薄白，脉滑。

西医诊断：糜烂性胃炎；慢性萎缩性胃炎；巴雷特食管。

中医诊断：胃痞病。脾胃虚弱证。

治法：健脾益气，升清降浊。

处方：补中益气汤加减。桂枝 12g，黄芪 18g，莪术 9g，党参 15g，北柴胡 12g，蒲公英 15g，石斛 12g，炙甘草 6g，天花粉 15g，麸炒白术 12g，麸炒枳壳 9g，木蝴蝶 6g。7 剂，日 1 剂，水煎煮，早晚饭后内服。

2021 年 6 月 7 日（芒种）二诊：患者诉胃脘部胀闷减轻，偶有嗳气，咽部异物感明显，吞吐无物，指端轻微怕冷，喜进热食，纳可，夜寐安，二便调，舌淡红，舌体瘦小，苔薄白，脉滑。守前方减桂枝用量为 9g，加蒲公英用量至 30g，加紫苏梗 15g。14 剂。

2021 年 6 月 21 日（夏至）三诊：患者诉胃脘部胀闷减轻，偶有嗳气，咽部异物感减轻，指端轻微怕冷，喜进热食，纳可，夜寐安，大便量少，便后里急后重感，小便调，舌淡红，舌体瘦小，苔薄白，脉滑。守前方加黄芪用量至 21g，去紫苏梗，加黄柏 9g。14 剂。

2021 年 7 月 5 日（夏至）四诊：患者诉胃脘部胀闷明显缓解，无嗳气，咽部异物感减轻，无指端怕冷，喜进热食，微口干，纳可，夜寐安，大便量少，便后里急后重感，小便调，舌淡红，舌体瘦小，苔薄白，脉滑。守前方去桂枝、麸炒枳壳，石斛加至 18g，天花粉加至 18g，黄柏加至 15g，加入肉桂 3g（后下），玄参 15g，麦冬 18g。14 剂。

按语：胃痞在《黄帝内经》称为"痞""满""痞满""痞塞"等，如《素问·异法方宜论》的"脏寒生满病"，《素问·五常政大论》的"备化之纪……其病痞"以及"卑监之纪……其病留满痞塞"等都是这方面的论述。本案患者平素饮食不节，素体脾胃虚弱，中气不足，罹患糜烂性胃炎、慢性萎缩性胃炎、巴雷特食管等疾病，久病进一步损及脾胃，纳运失职，升降失调，胃气壅塞，而生痞满，故见反复胃脘部胀闷不适，常与饮食相关，此正如《兰室秘藏·中满腹胀》所论述的因虚生痞满"或多食寒凉，及脾胃久虚之人，胃中寒则胀满，或脏寒生满病"。胃失和降，则见嗳气；脾胃虚弱，致脾阳不足，寒自内生，无以润养四肢，胃失温养，故指端轻微怕冷，喜进热食；舌淡红，舌体瘦小，苔薄白，脉滑亦为脾胃虚弱之征。故本案病位在胃，与脾关系密切，病性属虚。中医治以健脾益气、升清降浊，方用补中益气汤加减。方中黄芪、党参、白术、炙甘草等药补中益气；桂枝温经通阳，北柴胡升举阳气，莪术行气活血，枳壳理气和中，使脾气得复，清阳得升，胃浊得降，气机得顺，虚痞自除；石斛、天花粉滋阴生津，使胃阴得复；木蝴蝶疏肝和胃利咽；患者属寒热错杂之证，虽有脾胃虚寒所致的指端怕冷、喜进热食等症状，亦可见舌体瘦小、脉滑等脾虚湿热之征，故方中加入蒲公英以清热利湿解毒。二诊时，患者诉胃脘部胀闷减轻，偶有嗳气，咽部异物感明显，余症同前，故中药守前方减轻桂枝用量，加入紫苏梗理气解郁，缓解咽部异物感。三诊时，患者症状基本同前，然大便量少，便后里急后重感，考虑为脾气虚、下焦湿热所致，故守前方增加黄芪用量以补中益气，同时加入黄柏以清下焦湿热，因咽部异物感减轻，故去紫苏梗，继续治疗。四诊时，患者诉胃脘部胀闷明显缓解，无嗳气，咽部异物感减轻，无指端怕冷，微口干，二便同前，考虑患者疾病日久，出现脾胃阴伤，阴津亏损的表现，故前方加大石斛、天花粉用量，同时加入玄参、麦冬等药加强生津滋阴之功，因疾病后期病位偏里，故暂去桂枝、枳壳，加入肉桂温里散寒，配合黄柏清热利湿，寒热同治。

（赵爱萍案，官莹洁整理）

七、慢性萎缩性胃炎（胃痛）

1. 肝阳上亢，木乘土证案

张某，女，71岁，2017年6月9日初诊，芒种。

主诉：上腹部胀痛、便秘7年余，伴失眠、多噩梦。

现病史：患者上腹部胀痛，食后加剧，胸前区闷痛，嗳气反酸，大便秘结，多服泻药方解，夜难入眠，眠则多噩梦而醒，病已多年，多方求医不效。曾在福建省立医院行胃镜：慢性萎缩性胃炎伴胃窦部轻度肠化、贲门部重度肠化。肠镜：结肠黑变病，直肠多发息肉。今为进一步治疗，求诊于我处。刻下：上腹部胀痛，食后加剧，胸前区闷痛，嗳气反酸，大便秘结，面红如妆，头晕，口苦，夜难入眠，眠则多噩梦而醒，心情烦躁，情绪低落，感觉人生了无生趣，舌质绛暗，苔黄白相兼而腐，脉浮取弦长，重按无力。

既往史：高血压病病史10年余，血压最高170/95mmHg，平素规律服药，血压控制在130/90mmHg左右。

西医诊断：慢性萎缩性胃炎伴肠化；睡眠障碍；高血压。

中医诊断：胃脘痛。肝阳上亢，木乘土证。

治法：滋水涵木。

处方：天麻钩藤饮加减。天麻10g，钩藤15g（后下），石决明15g（先煎），生地黄30g，白芍30g，玄参30g，麦冬15g，天冬15g，石斛15g，百合30g，郁金15g，合欢皮30g，茯神15g，知母15g，黄柏10g。7剂，日1剂，水煎煮，早晚饭后内服。

2017年6月16日（芒种）二诊：患诉服前药后，腹痛明显缓解，大便正常，无面红如妆，头晕、口苦均明显减轻，夜间稍能入眠，不再做噩梦，精神转佳，舌质仍绛暗，腐苔稍有减退，脉浮取仍弦，但重按较前有力。效不更方，继续守前方治疗。

患者前后守方加减治疗半年余，诸症向愈，胃肠症状消失，睡眠转佳，乐观开朗，精神矍然，面色红润有光泽，神采飞扬。复查行胃镜、肠镜，萎缩性胃炎已减轻为浅表性，胃部已不见肠化生；结肠黑变病已愈，直肠多发息肉仅剩1个。嘱其继续服药，巩固疗效。

按语：本案患者肝郁化火，故口苦，夜难入眠，眠则多噩梦而醒，心情烦躁，情绪低落。肝阴不足，阴不敛阳，肝阳上亢，故头晕，面红如妆，舌质绛暗，脉浮取弦长，重按无力。木乘土，肝阳横逆犯胃，故上腹部胀痛，食后加剧，胸前区闷痛，嗳气反酸。阴虚阳亢，大肠失去濡润，且肝升太过，肺不肃降，故大便秘结。大便秘结，肠中浊阴上逆，故苔黄白相兼而腐。方中天麻、钩藤、石决明平肝阳；生地黄、白芍、玄参、天冬、麦冬、石斛养肝阴，滋水以涵木；知母、黄柏苦寒以坚阴，滋肾水以养肝；郁金、合欢皮、茯神解肝之郁，以绝本病之源；知母、麦冬、百合肃肺以制肝，清金以平木。郁金、合欢皮、茯神、百合四味药合用，改善睡眠力强效佳；生地黄、玄参、麦冬为增液汤，可润肠通便而不伤阴。

中医治病，是五脏六腑的整体调理，而不是头痛治头，脚痛治脚。本案不治胃，而萎缩性胃炎伴肠化生愈，不治结肠黑变病、直肠多发息肉，而二病皆向愈。知诸病之源头，治诸病之根本，则一身之病尽去，此实乃中医辨证治病之精髓也。有学生问我："老师，有否治每病之验方，执一方而治一病，执万方以治万病？"吾答曰："此乃西医之治病思路，而非中医也。"

因辨证准确，药证相符，7年之久治不愈的失眠、萎缩性胃炎伴肠化、结肠黑变病、直肠多发息肉，基本治愈。

（郑敏麟案，王亚楠、黄浩龙整理）

2. 中虚胃寒证案

邹某，女，71岁，2021年4月15日初诊，清明。

主诉： 反复胃脘隐痛10年余，再发1个月。

现病史： 患者10年余前无明显诱因出现胃脘部隐痛，无呕血黑便，无胸闷，无呼吸困难，就诊于某院，诊断为慢性胃炎，予抑酸护胃等对症治疗后减轻。此后上述症状时有发作，进食不甚或遇冷加重。1个月前，因进食硬食后加重，遂于安徽医科大学附属巢湖医院就诊。胃镜（2021年4月12日）：萎缩性胃炎，病理未见，幽门螺杆菌阳性。诊断为慢性萎缩性胃炎伴幽门螺杆菌感染，予对症治疗后减轻。今为进一步治疗，求诊于我处。刻下：胃脘隐痛，怕冷，恶心，嗳气，口干，口苦，舌麻，纳食不香，寐可，二便调，舌淡苔薄黄，脉濡细。

西医诊断： 慢性萎缩性胃炎伴幽门螺杆菌感染。

中医诊断： 胃痛。中虚胃寒证。

治法： 温中和胃，理气降逆止呕。

处方： 小建中汤加减。藿香10g（后下），佩兰10g，炒白术10g，桂枝10g，炒白芍15g，高良姜5g，延胡索12g，炒没药4g，煅瓦楞子30g（先煎），煅赭石30g（先煎），降香12g，焦山楂12g，砂仁4g（打碎，后下），炒稻芽20g，炒麦芽20g，炒薏苡仁20g。14剂，日1剂，水煎煮，早晚饭后内服。

配合阿莫西林、雷贝拉唑、克拉霉素、康复新液抗幽门螺杆菌治疗。

2021年5月2日（谷雨）二诊：服药后胃痛好转，偶有隐痛嗳气，怕冷，盗汗，口干欲饮，无恶心，胃纳尚可，大便正常，睡眠可，舌淡苔薄白，脉弦细。再当调中和胃，温中祛寒。处方：太子参10g，当归10g，炒白术10g，桂枝10g，炒白芍15g，高良姜5g，延胡索12g，炒没药4g，煅龙骨15g（先煎），煅牡蛎15g（先煎），碧桃干12g，浮小麦30g，麦冬12g，石斛10g，芦根15g。14剂。

2021年6月1日（小满）三诊：服药后偶有隐痛，怕冷不著，大便正常，口干苦，舌麻，睡眠尚可，舌淡苔薄白，脉濡细。再当调中和胃，理气化湿。复查幽门螺杆菌阴性。处方：太子参10g，炒白术10g，川厚朴10g，炒枳壳10g，炒薏苡仁20g，炒谷芽20g，炒麦芽20g，焦山楂15g，砂仁4g（打碎，后下），桂枝5g，炒白芍15g，延胡索12g，炒没药4g，芦根15g，麦冬12g，五味子5g。14剂。

按语： 慢性萎缩性胃炎以中虚气滞或中虚胃寒证居多。《素问·玉机真脏论》说："五脏者皆禀气于胃，胃者五脏之本也。"脾胃互为表里，乃后天之本，气血生化之源。脾胃之气亦即中气，中气旺盛则气血生化有源，充养五脏六腑，脾胃亦得自养。若中气亏虚则纳运失常，生化乏源，气机不畅，久则胃之脉络自痹，气血运行受阻，胃腑不得荣养。治宜温中健运为主，可选小建中汤加减。本案方中，白芍与桂枝相伍且用量倍于桂枝，既可温中缓急，又可防其伤阴之弊；太子参、白术补气健脾；延胡索、炒没药用于治胃痛属寒者效果显著；白术、川厚朴、枳壳、薏苡仁以化湿健运；煅瓦楞子制酸止痛；谷麦芽、焦山楂、砂仁健胃消食；芦根、麦冬、五味子酸甘化阴生津止渴。待一般症状改善后，还可予以益气扶正、活血通络、调中和胃法，使萎缩的胃黏膜逐渐转变为正常黏膜。

（李述捷案）

八、慢性萎缩性胃炎（胃痞）

1. 脾胃阳虚，湿瘀阻滞证案

李某，男，63岁，2021年7月28日初诊，大暑。

主诉：反复胃胀、反酸半年。

现病史：半年前，患者因饮食不当出现胃脘胀，反酸，口苦纳少，矢气于吃青菜后增多，便溏，内夹未消化食物，吃碱面时易腹痛腹泻。舌质暗略紫，苔白，脉弦。2018年4月17日于福建省第二人民医院查胃镜：贲门炎症；胃多发息肉；慢性非萎缩性胃炎。2020年5月22日胃镜：慢性萎缩性胃炎。2018年4月23日福建中医药大学附属第二医院肠镜：乙状结肠息肉。病理：管状腺瘤伴低级别上皮内瘤变。近苦于胃胀闷不适，反酸口苦口臭来诊。

西医诊断：慢性萎缩性胃炎；乙状结肠息肉。

中医诊断：胃痞；腹泻。脾胃阳虚，湿瘀阻滞证。

治法：健脾益气，温中化湿，理气消胀。

处方：参苓白术散加减。黄芪15g，党参10g，炒白术15g，炙甘草10g，白芍15g，木香6g（后下），莪术9g，鸡内金10g，薏苡仁30g，三七粉6g（冲服），高良姜10g，香附子10g，乌药9g，百合30g。7剂，日1剂，水煎煮，早晚饭后内服。

2021年8月4日（大暑）二诊：服上药后，胃胀已无，口苦减轻，大便较前稀，可见未消化食物，青菜多吃易矢气，舌质仍暗略紫，苔白，脉弦。处方：党参30g，黄芪15g，茯苓15g，炒白术30g，薏苡仁30g，白芍15g，乌药10g，木香6g（后下），三七粉6g（冲服），草果6g，槟榔6g，厚朴6g，干姜15g，莪术15g，炙甘草10g，鸡内金30g，枳壳10g，制附子3g（先煎）。7剂。

按语：此案胃胀属"胃痞"范畴；主要病机是脾胃虚寒，湿浊阻滞，胃失和降。本病例属饮食不当，损伤脾胃阳气，脾失运化，气滞湿阻所致。病久则络脉亦损，瘀阻于络，故宜活血通络，治疗着手于温阳健脾、理气化湿、活血消胀。

（张丽霞案）

2. 脾胃虚弱，寒热错杂证案

姚某，女，62岁，2020年7月21日初诊，小暑。

主诉：反复胃胀20余年。

现病史：20余年前，患者因饮食不规律，常加班到深夜以致未按时吃饭，而出现胃脘胀痛、胃痛，伴嗳气、反酸，自行服用整肠丸后症状缓解，上述症状时有反复。1周前体检，查胃镜：重度萎缩性胃炎；中度肠化。前来求诊。刻下：胃脘胀痛，痛处固定，时有反酸，口干、口臭，大便质稀，日行2～3次，纳寐安，舌尖红苔白厚微黄，脉弦细尺沉。

西医诊断：重度萎缩性胃炎；中度肠化。

中医诊断：胃痞。脾胃虚弱，寒热错杂证。

治法：健脾和胃，平调寒热。

处方：半夏泻心汤合香砂平胃散加减。姜半夏10g，黄连6g，黄芩10g，干姜5g，党参20g，木香15g（后下），砂仁3g（后下），陈皮10g，厚朴15g，苍术10g，佛手10g，肉豆蔻10g，藿香10g（后下）。7剂，日1剂，水煎煮，早晚饭后30分钟温服。

2020年7月30日（大暑）二诊：药后胃胀痛较前明显减轻，大便成形，日1次，余症皆缓，舌淡红苔白，脉沉。上方去苍术、藿香，加山药30g，白扁豆20g。14剂。

2020年8月15日（立秋）三诊：药后胃脘胀痛基本缓解，偶反酸，食欲可，睡眠稍欠，二便调，舌淡，苔白，脉沉。予参苓白术散加减。党参20g，茯苓18g，白术12g，白扁豆20g，薏苡仁30g，陈皮10g，砂仁3g（后下），山药30g，生黄芪30g，厚朴15g，佛手10g，肉豆蔻10g，桔梗6g。14剂。

患者诉服上药后，胃脘疼痛未再发作，纳可寐安，余症皆除，但患者萎缩性胃炎半中度肠化，虽症状缓解，仍需坚持服药，巩固疗效。

按语：慢性萎缩性胃炎是由慢性胃炎病情加重发展而来的消化系统疾病，主要表现为上腹胀满疼痛、嗳气、纳差、乏力等，病程长，病情反复难愈。根据其临床表现，慢性萎缩性胃炎属中医学"胃脘痛""痞满"等范畴。本案患者长期饮食不节，脾胃虚弱，健运失司，食滞内停，湿不运化，蕴生湿热，阻于中焦，不通则痛，故见胃痛；患病日久，久病必虚，气虚、气滞皆可使血运不畅，内生血瘀，故胃痛，痛处固定；中焦升降失利，胃气上逆，故可见反酸；气郁生火，湿热中阻，故见口干、口臭。四诊合参，本案当属脾胃虚弱、寒热错杂之证。本病病机与脾胃运化功能的失调与中焦气机不利有关，然脾肾阳气之温煦可使人体运化功能健旺，故在健脾和胃、清热燥湿、理气止痛的同时，亦当固护脾阳。半夏泻心汤苦降辛开，寒热并用，补泻兼施，于本案之用实为妥帖。方中姜半夏，既能散结消痞，又善降逆止呕；黄芩、黄连二药苦寒，合用能清热散痞，除中焦湿热，泻热坚阴；干姜、木香、砂仁三者味辛，性温热，主入中焦，长于温脾胃之阳以散寒，又有理气化湿开胃之功，配合芳香之藿香醒脾除湿，且可制清热太过，固护脾阳，以助脾运；加入平胃散理气宽中，行气止痛，如此气机畅，通则不痛；肉豆蔻燥湿止泻，使邪气去，则逆气平，胃痛止。二诊时，患者诉药后胃痛较前明显减轻，余症皆缓，此中焦邪郁较前为轻，故去藿香、苍术，加山药、白扁豆健脾益气，以增健运之功。三诊时，患者胃脘疼痛基本缓解，偶反酸，食欲可，此邪郁气滞渐开，湿热得清，气机升降逐渐恢复，故改为参苓白术散加减，以复虚弱之脾土。本案之治，方证相符，师其法而不拘泥其方，以半夏泻心汤为主方灵活加减，患者服药后，胃脘疼痛未再发作，纳可寐安，余症皆除。

（周楚案）

3. 脾胃虚弱，胃阴不足，升降失司证案

高某，女，65岁，2015年6月7日初诊，芒种。

主诉：胃脘部胀满20余年，加重1个月。

现病史：20余年来，患者无明显诱因经常出现胃脘痞满，自服吗丁啉、西沙必利、奥美拉唑等药，症状时轻时重。近1个月来痞满加重，遂就诊我院。刻下：胃脘部痞满，喜按，口干饮水不多，全身乏力，少气懒言，饥而不欲食，食后不消，寐欠佳，大便稍干，舌红少苔，脉细。胃镜检查：慢性萎缩性胃炎。

西医诊断：慢性萎缩性胃炎。

中医诊断：痞满。脾胃虚弱，胃阴不足，升降失司证。

治法：养阴益胃，补气健脾，调中消痞。

处方：半夏泻心汤加减。半夏6g，干姜3g，黄芩5g，黄连3g，太子参30g，白芍15g，炙甘草10g，石斛15g，炒山楂15g，白术15g，陈皮15g，火麻仁30g。7剂，日1剂，水煎煮，早晚空腹温服。

2015年6月14日（芒种）二诊：痞满稍减轻，饮食增加，大便可，舌红少苔，脉细。原方去火麻仁、白术，加用知母15g，厚朴15g，以加重养阴理气之力。7剂。

2015年6月21日（芒种）三诊：上述症状均缓解，仍舌红少苔，脉细，以益胃丸善后。随访3个月未见复发。

按语：患者年龄较大，身体瘦弱，病程时间长，平素阴虚体质。胃阴亏虚病久，必然阴损及阳，而出现脾胃虚弱，甚者脾阳不足的症状，正所谓"无阴则阳无以生，无阳则阴无以化"。此病例胃阴久亏，损及于脾，出现痞满、乏力、纳少、不消等脾胃虚弱之症；阴虚日久，燥火内灼，故口干、便干。此时我用半夏泻心汤，半夏、干姜、黄芩、黄连用量均小，主要调整脾胃升降失司；太子参甘平，用量大以补气健脾，生津止渴；石斛甘寒，益胃生津，滋阴清热；白术甘温，益气健脾；炒山楂行气消食；陈皮理气消痞；白芍、炙甘草酸甘化阴，且甘草补脾益气，调和诸药。二诊，患者气虚减轻，饮食增加，大便正常，故去火麻仁、白术，加知母、厚朴养阴理气。最后，用益胃丸调理而获全功。

（赵凯彬案）

九、慢性萎缩性胃炎（呕吐）

胃气不和，痰火内蕴证案

郑某，男，68岁，2021年9月4日初诊，处暑。

主诉：恶心、呕吐10天。

现病史：患者 10 天前无明显诱因出现恶心、呕吐，进食或饮水后稍动不久即呕吐胃内容物，每次量少，伴反酸、头晕、乏力，就诊于福建省人民医院。2021 年 8 月 24 日查胃镜：慢性萎缩性胃炎伴隆起糜烂；十二指肠球炎；胆汁反流。予抑酸、护胃、促动力等治疗（具体不详），症状仍未缓解。刻下：呕吐，反酸，胸脘痞闷，不思饮食，口干，舌红，苔黄厚燥，脉弦滑。

西医诊断：慢性萎缩性胃炎。

中医诊断：呕吐。胃气不和，痰火内蕴证。

治法：和胃泻热止呕。

处方：竹茹汤加减。陈皮 9g，竹茹 15g，栀子 9g，法半夏 12g，茯苓 15g，厚朴 15g，麦冬 15g，白茅根 15g，天花粉 15g，枳壳 9g，黄芩 12g。2 剂，日 1 剂，水煎煮，早晚饭前内服。

2021 年 9 月 7 日（白露）二诊：患者诉呕吐次数较前减少，口干较前缓解，但仍胸脘痞闷，不思饮食，舌红，苔黄厚润，脉弦滑。原方加绵茵陈 15g。2 剂。

2021 年 9 月 11 日（白露）三诊：患者无恶心、无呕吐，饮食基本恢复，无口干，舌红苔黄厚，脉弦。原方去黄芩、天花粉，加黄连 3g。3 剂。

按语：呕吐是指胃失和降，气逆于上，胃中食物从口而出的一种病证。凡外感、内伤、饮食失常或其他因素有损于胃，导致胃失和降，气逆于上，皆可发为呕吐。呕吐首见于《黄帝内经》，如"诸逆冲上，皆属于火""诸呕吐酸，暴注下迫，皆属于热"。《灵枢·四时气》中说"邪在胆，逆在胃，胆液泄则口苦，胃气逆则呕苦"，故呕吐主要病位在胃，与肝、脾关系密切。胃主受纳，腐熟水谷，其气下行，以降为顺，脾气不升，精微不布，则浊阴不降，肝失疏泄，则气机紊乱，胃失和降，发为呕吐。本案患者年近七旬，中阳不运水谷精微输布失常，聚湿成痰，胃气不降，则见胸脘痞闷，不思饮食；清阳不展，则见头晕、乏力；加之患者平素性情急躁，肝气不舒，横逆犯胃，则见反酸，舌红，苔黄，脉弦滑。《医方考》曰"阳明，胃也，少阳，胆也……竹茹清胆，半夏破逆"，遂取竹茹、法半夏清胆破逆，臣以麦冬、陈皮、茯苓和胃化痰，白茅根、栀子、黄芩清泻胃热，厚朴、枳壳理气顺胃，天花粉清热生津。一诊、二诊恐患者因黄连苦寒而拒药，暂予栀子、黄芩泻热，症状好转后，三诊予黄连清泻胃热。

（陈雅文案）

十、慢性非萎缩性胃炎（胃痛）

寒热错杂，虚实相兼证案

林某，男，28 岁，职员，2019 年 6 月 22 日初诊，夏至。

主诉：反复胃脘部胀痛 3 个月余。

现病史：患者 3 个月余前出现反复胃脘部疼痛，疼痛不规律，与饮食无关，伴有胃胀、嗳气，于当地诊所诊治服药（具体不详），上述症状仍有反复。半个月前于我院行胃镜检查提示慢性非萎缩性胃炎，碳 13 呼气试验阴性。刻下：胃脘部胀痛，偶有嗳气、口干、口苦，大便稀溏，每日1～2次，舌质红，苔薄黄，脉弦。

西医诊断：慢性非萎缩性胃炎。

中医诊断：胃痛。寒热错杂，虚实相兼证。

治法：寒温并用，补泻兼施。

处方：半夏泻心汤加味。黄芩10g，黄连6g，干姜10g，法半夏12g，党参15g，白芍15g，佛手12g，枳实10g，旋覆花10g（布包），绿萼梅10g，大枣3枚，炙甘草5g。10剂，日1剂，水煎煮，早晚餐后1小时内服。嘱禁食辛辣，规律饮食。

2019年7月2日（夏至）二诊：上腹部胀痛明显改善，无嗳气，大便正常，无口苦，偶有口干，舌质红，苔薄黄，脉弦。效不更方，上方加石斛15g，再进14剂。

2019年7月16日（小暑）三诊：患者偶有胃胀，余无特殊不适，舌质淡红，苔薄，脉弦。上方去旋覆花，加炒白术10g，炒谷芽15g，炒麦芽15g，再进14剂。

按语：脾之与胃，以膜相连，共居中州。脾喜刚燥，宜升则健；胃喜柔润，宜降则和。故太阴脾土，得阳始运，阳明胃土，得阴自安。二者燥湿相济，升降相因，纳运相和，则气机调畅，中焦调和。反之则诸证丛生，病变蜂起。观本案患者因病程日久，失治误治，伤及正气。脾胃为后天之本，气血生化之源。脾虚则无力转输，气阳衰微则阴寒内生，故见大便稀溏。胃实则和降失职，气机郁滞则久而化热，故见胃脘胀痛，口干而苦。因而，该案为寒热错杂、虚实相兼之证。《金匮要略》云："呕而肠鸣，心下痞者，半夏泻心汤主之。"故拟此方加减，寒温并用，攻补兼施。方中连、芩苦寒而降，姜、夏辛温而开；参、草甘缓而调理中州；辅以枳实理气消痞，旋覆花降气和胃，绿萼梅、佛手舒肝和胃。妙在白芍一味，功效有三：其一与炙甘草相伍，酸甘化阴，缓急止痛；其二平肝木之旺而防其乘袭中土，以预培其损；其三气味苦平，又禀酸性，主邪气腹痛，敛阴和营。《黄帝内经》云"酸苦涌泄为阴"，即是此理。二诊时，胃胀、胃痛改善，但仍口干，恐其郁热伤及胃阴，故加石斛养阴生津。三诊时，无胃痛，偶有胃胀，加炒白术益气健脾，炒谷芽、炒麦芽消食健脾除胀。患者配合调治1个月余，诸症悉除，疗效颇佳。

（王建挺案，杨运劼整理）

十一、胃溃疡（胃痞）

脾虚湿滞证案

葛某，女，33岁，2020年7月23日初诊，大暑。

主诉：上腹部胀满半年。

现病史：半年前，患者胃镜检查示胃溃疡，幽门螺杆菌阳性。刻下：腹胀，反酸，饥不欲食，畏食生冷，纳差，便黏，疲乏无力，多梦，早起口苦，尿频，肤色长期偏黄，舌淡红，苔白燥中裂痕，脉濡。末次月经2020年7月14日，量少，经前腰酸。

西医诊断：胃溃疡。

中医诊断：胃痞。脾虚湿滞证。

治法：健脾燥湿，益气养血。

处方：参苓白术散加减。党参 12g，白术 12g，陈皮 12g，醋香附 8g，山药 12g，木香 8g，海螵蛸 12g，当归 12g，补骨脂 8g，八百光 9g，生杜仲 20g，干荷叶 8g，白豆蔻 4g（后下），白芍 9g。7 剂，水煎煮，每日巳时、未时、申时温服。

嘱保持日常饮食规律、清淡至少半年，忌辛辣、寒凉（如常温水、奶制品、葡萄、桃子、山竹等）食物，减少正餐汤类摄入，忌烟酒。

2020 年 7 月 30 日（大暑）二诊：患者自述服药后腹胀、反酸稍减，易饥，大便偏干，精力、睡眠较前好转，近 2 天白带量较多，舌淡红，苔白燥中裂痕，脉濡。治宜补气健脾，安神燥湿，仍以参苓白术散加减。处方：党参 12g，白术 12g，陈皮 6g，白芷 6g，木香 8g，苍术 6g，生黄芪 15g，醋香附 8g，白豆蔻 4g（后下），八百光 9g，淫羊藿 12g，缩砂仁 4g（后下）。7 剂，水煎煮，每日巳时、未时、申时温服。

按语： 患者脾气虚弱，中焦气滞，则脘腹胀满、纳差便黏。脾阴不足，则反酸易饥、早起口苦。气血生化无源，则多梦、经量少、疲乏无力、皮肤色黄。脾虚不运易生湿邪，加之福州气候湿热，幽门螺杆菌阳性，可见腹胀嘈杂、反酸嗳气等。综上，本病可辨证为湿邪。故以党参、白术为君健脾；陈皮、香附、木香为臣，辛香理气，助运燥湿；荷叶、白豆蔻芳香化湿；海螵蛸制酸止痛专药专用；佐以杜仲、补骨脂等补火暖土；再加当归、白芍等养血之品促进睡眠。二诊，患者脾气逐渐健运，易饥由患者常年腹胀、进食较少所致，故效法前方，并加大补气药的用量。胃病三分靠药，七分靠养，患者遵循医嘱调整饮食至关重要。我多年诊病目睹了许多患者因工作不得不接受不健康的饮食，或是稍有疗效便又放纵饮食，那么此前一切健脾益胃之法均需重新开始。我们不要生病了才以药纠偏、已病治病，避寒暑、适寒温、正确饮食防病、养生之法才是维持健康的关键。生活不调、食不忌口为"壶山六不治"之一。有些患者既得处方，转头就走，需要医生再三嘱咐其饮食禁忌，否则不仅疗效不佳，还浪费钱财。有的患者认真细致，将服药后的细微变化详实记录，供就诊时参考，对于平时的饮食忌口也再三询问，不轻信各种谬论，总是以是否适合自己为标准，这样的患者必定疗效渐佳。

（林润立案）

十二、胃食管反流病（呃逆）

痰气交阻证案

夏某，男，43 岁，2021 年 4 月 12 日初诊，清明。

主诉：频繁呃逆伴呕吐 11 天。

现病史：11 天前，患者进食绿豆后出现呃逆、恶心呕吐，伴反酸烧心，无呕血、无黑便，无腹痛腹泻等不适，自予口服护胃药物（具体不详），症状无明显缓解，呃逆、恶心呕吐等症状进行性加重，每日呕吐酸水 7～8 次，曾就诊于我院门诊，予复方玉泉饮、附子理中丸合真武汤及西药治疗，症状未见改善，今来诊。刻下：频繁呃逆，反复呕吐酸水，心中烦躁，胸闷，口干，小便尿量少，泡沫尿，双下肢水肿，偶有咳嗽，纳寐欠佳，大便稀溏，舌质淡红，边有齿痕，苔白，脉弦滑。

既往史：2 型糖尿病性肾病、高血压、胃食管反流、慢性胃炎等病史。

西医诊断：胃食管反流。

中医诊断：呃逆。痰气交阻证。

治法：解郁化痰，降逆止呕。

处方：栀子生姜豉汤合旋覆代赭汤加减。炒栀子 6g，淡豆豉 10g，甘草 5g，生姜 10g，旋覆花 10g（布包），代赭石 15g（先煎），太子参 10g，大枣 10g，乌贼骨 20g（先煎）。2 剂，日 1 剂，水煎煮，早晚饭后温服。

2021 年 4 月 15 日（清明）二诊：呃逆、呕吐等症状明显改善，故按原方再进 2 剂。后改方调治他疾。

按语： 呃逆为胃气上逆动膈，气冲喉间，以呃呃连声、不能自制为主要表现。临证可因饮食不当、情志不遂、久病体虚等所致，病机以胃气上逆为主。病者罹患多种疾病，久病生郁，内伤脾胃，是发病之由。观前医有施用滋阴益胃法，也有选温阳泄浊法治疗者，但效用不明显。《伤寒论》第76条"发汗吐下后，虚烦不得眠，若剧者，必反复颠倒，心中懊憹，栀子豉汤主之；若少气者，栀子甘草豉汤主之；若呕者，栀子生姜豉汤主之"，可知热郁胸膈，可见胸闷、心中懊憹、呕吐等症。本案除呃逆，兼见呕吐酸水、烦躁、胸闷等症，可知病虽在胃，实则发于肝气不舒，热郁胸膈，因此滋阴不解，温阳更谬。故治当法仲景，选栀子生姜豉汤治之，佐入旋覆花、代赭石化痰浊、平肝逆，太子参、大枣、甘草实脾建中，乌贼骨制酸收涩。诸药合用，共奏解郁除烦、降逆化痰、益气和胃之效。二诊症缓，守方再进 2 剂而安。

（许勇镇案）

十三、胃内多发息肉（积聚）

肝胃不和证案

卢某，女，53 岁，2021 年 4 月 3 日初诊，春分。

主诉：胃内多发息肉 1 年。

现病史：患者为银行职员，情绪不畅，易生气，1 年前查出胃肠内多发息肉，经常反酸，心下胀满，曾多处治疗，均有减轻却未治愈。刻下：面色青黄，心下及胁下胀满，反酸烧心，大便干稀不调，舌淡白，苔白腻，脉沉弦。

西医诊断：胃内多发息肉；胆汁反流性胃炎。

中医诊断：胃痛。肝胃不和证。

治法：舒肝和胃，活血化瘀。

处方：柴胡桂枝干姜汤、左金丸合失笑散加减。柴胡 24g，半夏 15g，干姜 10g，黄芩 10g，天花粉 15g，黄连 6g，吴茱萸 3g，海螵蛸 30g，蒲黄 10g（布包），丹参 30g，五灵脂 15g，党参 10g，桂枝 15g，炙甘草 10g，乌梅 30g。7 剂，日 1 剂，水煎煮，早晚饭后温服。嘱患者戒生冷、辛辣、肥甘厚腻，增加锻炼，保持心情舒畅。

2021年4月10日（清明）二诊：患者诉服药后心下胀满略有减轻，舌苔白腻如故，大便稀，小便数，脉沉弱。上方干姜加至15g，加生牡蛎30g（先煎）。7剂。

2021年4月17日（清明）三诊：心下胀满有减轻，舌苔白腻消退，大便稀，小便数，脉沉弱。予上方加薏苡仁40g，芡实20g，茯苓20g，炒白术15g。7剂。

服此次药后，患者症状开始明显减轻，以此思路加减变化调理4个月有余，2021年9月初复查胃镜未发现胃息肉。

按语：本案患者中年女性，因家庭不和，经常生气，导致肝气郁结，胃络瘀滞，形成胃内多发赘生物，治疗需祛除病因，活血通络，久服方能见效。

（高亮案）

十四、胃部分切除术后（胃痛）

脾肾阳虚，痰饮内停证案

李某，男，66岁，2020年9月4日初诊，处暑。

主诉：间断胃痛20余年，加重伴腰痛2周余。

现病史：患者自诉20余年前因胃出血行胃部分切除术（2/3胃切除），其后间断胃脘部不适，长期口服中药调理，进食稍多则胃部胀痛不适。近2周无诱因出现胃脘部冷痛，有振水声，艾灸后未见明显改善，无反酸烧心，无恶心呕吐，无腹胀腹泻。刻下：胃脘部冷痛，有振水声，腰部酸痛，夜间明显，纳差，眠差易醒，大小便正常，消瘦面容，舌质淡红，苔白厚腻，脉沉细。辅助检查：尿常规未见异常。

既往史：慢性肾炎病史20余年，间断蛋白尿。

西医诊断：胃部分切除术后；慢性肾炎。

中医诊断：胃痛。脾肾阳虚，痰饮内停证。

治法：温阳健脾，温化痰饮。

处方：吴茱萸汤合参苓白术散加减。陈皮15g，党参15g，山药30g，鸡内金10g，海螵蛸30g，白及10g，茯苓30g，干姜10g，吴茱萸6g，生黄芪30g，炙甘草10g，白术15g，莪术10g，肉桂6g（后下），制附子6g（先煎），乌药15g，大枣10g，生杜仲15g，怀牛膝15g，荜茇10g。7剂，日1剂，水煎煮，早晚餐后内服。

2020年9月11日（白露）二诊：胃痛缓解，胃中振水声好转，偶有下肢水肿，下午明显，纳寐较前好转，舌质淡，边有齿痕，苔白厚，脉弦细。初诊方制附子加大剂量至10g，余不变。7剂。

2020年9月18日（白露）三诊：无胃痛，胃中振水声较前好转，偶有下肢水肿，饮食及睡眠较前好转，大小便正常，脉弦细，舌质淡，苔白，边有齿痕。二诊方加丁香6g，小茴香10g。7剂。

按语：患者胃部分切除术后，长期口服中药治疗，胃病日久，由经入络，气郁血瘀，病位较深，多为气血同病。胃病迁延日久，多有食伤，进一步损伤脾胃，多为虚实夹杂之证。

此患者多次诉胃中有振水声，"病痰饮者，当以温药和之"，故选用吴茱萸汤等温胃散寒之方。吴茱萸汤在《伤寒论》中有三处，第243条"食谷欲呕者，属阳明也，吴茱萸汤主之，得汤反剧者，属上焦也"，第309条"少阴病，吐利，手足厥冷，烦躁欲死者，吴茱萸汤主之"，第378条"干呕，吐涎沫，头痛者，吴茱萸汤主之"，可知吴茱萸汤能下阳明、少阴、厥阴之逆气。结合患者舌脉，故遣方用药以"温"为主，温通、温化、温补之功较强，加海螵蛸、白及保护胃黏膜，鸡内金以消食。患者诉午后双下肢水肿、腰酸，加之平素怕冷，辨为阳虚证，故以肉桂、附子、乌药、萆薢等温通之剂。患者服药后胃痛愈，余诸症缓解。

（任文英案）

十五、胃恶性肿瘤切除术后（虚劳）

中气不足，肝胃不和，胃气上逆证案

刘某，男，80岁，2021年5月6日初诊，立夏。

主诉：食入即吐、消瘦1个月余。

现病史：患者于2021年3月24日行胃癌次全切除术，现行化疗2次，目前将行第3次化疗，因身体状况不佳，无法开始第3次化疗。因其为我健管对象，平素有所来往，故3天前曾开中药调其脾胃，效好，今其妻再来开中药调理。刻下：患者卧床，身体消瘦，纳食极差，仅进些米粥与果汁，食入即吐，反胃。情绪不佳，不愿与人交谈，常自叹气，也不愿服药治疗。因非本人来诊，故舌脉无法察知。

西医诊断：胃癌切除术后；残胃炎。

中医诊断：虚劳；呕吐。中气不足，肝胃不和，胃气上逆证。

治法：健脾益气，行气化湿，清热活血。

处方：参苓白术散加减。党参30g，黄芪15g，炒白术30g，茯苓30g，猪苓10g，鸡内金30g，炙甘草10g，白花蛇舌草30g，半枝莲30g，白芍15g，莪术15g，薏苡仁30g，麦芽30g，枳壳10g。7剂，日1剂，水煎煮，早晚餐后内服。

2021年5月18日（立夏）二诊：服上药后，症状有所缓解，呕吐次数减少，腹痛减轻，发作次数亦减少，已能少量进食。处方：红芪10g，白芍15g，蝉花3g，灵芝15g，麦芽30g，党参30g，茯苓15g，枳壳10g，猪苓10g，莪术15g，炙甘草10g，鸡内金30g，半枝莲30g，炒白术30g。7剂。香砂平胃颗粒，每次1包，日3次。

2021年6月28日（夏至）三诊：病情进一步好转，已不吐，效不更方。处方：白芍15g，麦芽30g，炒白术30g，党参30g，茯苓15g，枳壳10g，猪苓10g，莪术15g，炙甘草10g，鸡内金30g，半枝莲30g，红芪10g，灵芝15g，蝉花3g。7剂。

2021年8月30日（处暑）四诊：胃纳转佳，已下床活动。处方：白芍15g，麦芽30g，炒白术30g，党参30g，茯苓15g，枳壳10g，猪苓10g，莪术15g，炙甘草10g，鸡内金30g，半枝莲30g，红芪20g，灵芝15g，蝉花3g。7剂。

按语：本案患者为古稀老人，脏腑功能衰退，胃癌术后，气血已伤，复又接着化疗，重伤正气。癌病手术放化疗后，胃气阳先伤，初诊时仅能进些米粥与果汁，食入即吐，反胃，是气血亏虚、脾胃阳虚、胃气失和的临床表现。故先以党参、黄芪、茯苓、白术、甘草健脾益气；以白术、枳壳、鸡内金、麦芽行气消胀；以茯苓、猪苓、薏苡仁健脾祛湿；久病入络，则以莪术活血消癥；白花蛇舌草、半枝莲清热解毒，抗癌消肿；枳壳、芍药、甘草行气和中、缓急解痉。二诊，减白花蛇舌草、薏苡仁，加用灵芝、蝉花，补肺肾，提高机体正气。

（张丽霞案）

十六、胃恶性肿瘤切除术后（癌病）

1. 中虚气滞夹湿证案

张某，男，74 岁，2020 年 6 月 30 日初诊，夏至。

主诉：胃癌术后 1 年余，伴反复胃脘胀痛 1 个月。

现病史：1 年余前，患者因上腹部疼痛行胃镜检查：贲门下后壁见 1cm×2cm 黏膜球状隆起。病理活检：胃体中分化腺癌。遂于 2019 年 3 月 19 日行 "根治性近端胃切除术"，术后患者及家属拒绝化疗，此后胃脘胀满反复发作性，纳呆消瘦。2020 年 5 月 6 日复查胃镜：慢性萎缩性胃炎；胃恶性肿瘤术后吻合口炎；反流性食管炎（Ⅲ级）。刻下：纳差消瘦（术后体重下降 20kg），呃逆嗳气，剑突下攻撑作痛，痞满不舒，大便数日一行，或干或稀，咽部有痰，平素怕冷，舌淡红，苔白腻，脉濡细。

既往史：慢性萎缩性胃炎病史 20 年余。

西医诊断：胃恶性肿瘤术后；慢性萎缩性胃炎。

中医诊断：癌病。中虚气滞夹湿证。

治法：健脾化湿。

处方：藿香 10g（后下），佩兰 10g，麸炒苍术 10g，麸炒白术 10g，姜厚朴 10g，陈皮 10g，法半夏 10g，浙贝母 12g，焦山楂 12g，炒鸡内金 10g，白豆蔻 5g（后下），炒稻芽 20g，炒麦芽 20g，炒薏苡仁 20g，醋延胡索 12g，醋没药 4g，黄药子 10g。10 剂，每日 1 剂，水煎煮，早晚饭后内服。

2020 年 7 月 8 日（小暑）二诊：患者痞满胀痛大减，食欲改善，仍得食胀痛，完谷不化，咽干有白色泡沫痰，少腹偶有胀痛，大便日行 1～2 次，舌淡红，苔薄白，脉弦细。此为患者症缓，中枢气机启动，法当培土和胃、理气降逆，佐以清热解毒。处方：太子参 10g，麸炒白术 10g，姜厚朴 10g，麸炒枳壳 10g，焦山楂 12g，炒鸡内金 10g，砂仁 4g（后下），炒稻芽 20g，炒麦芽 20g，醋延胡索 12g，醋没药 4g，瓦楞子粉 30g（布包），降香 12g，山慈菇 10g，炒莱菔子 10g，浙贝母 10g。10 剂。

2020 年 7 月 23 日（大暑）三诊：仍呃逆嗳气，口干，胃纳欠佳，大便好转，夜尿 4～5 次，溺时痛涩，寐安，下肢乏力，舌苔中部薄腻，脉濡细。处方：藿香 10g（后下），佩兰

10g，党参 10g，黄芪 10g，麸炒白术 10g，姜厚朴 10g，煅赭石 30g（先煎），降香 12g，炒莱菔子 10g，山慈菇 10g，黄柏 10g，盐知母 12g，肉桂 3g（后下），金樱子 10g，芡实 10g，覆盆子 10g，盐益智仁 10g，煅牡蛎 15g（先煎），乌药 5g。7 剂。

2020 年 7 月 30 日（大暑）四诊：胃纳改善，偶有胃痛，少有嗳气打嗝，精神佳，夜尿 4 次，溺时痛涩，少量清痰，寐安，舌苔薄腻，脉濡细。守方去藿香、佩兰、炒莱菔子、肉桂，加麸炒枳壳 10g，薏苡仁 30g，砂仁 4g（后下）。7 剂。

按语： 本案患者术后气血两亏，癌毒痰湿困脾，气机失畅，清阳不升，浊阴不降，升降失司，故胃脘胀闷不适；"胃以降为通"，胃气不降，则痞满不舒、嗳气频逆；脾为水谷生化之源，脾失健运，则见纳差、消瘦、大便干稀不调；肿瘤患者久病气郁，知肝传脾，则见攻撑作痛；舌苔白腻，脉濡细，均为气血亏虚、癌毒痰湿困脾之象。方中藿香、佩兰芳香化湿，助开胃醒脾；厚朴、苍术、白术燥湿健脾；陈皮、法半夏、浙贝母理气化痰；又患者胃大部切除，胃腑受纳腐熟功能减弱，予焦山楂、炒鸡内金、白豆蔻、炒谷芽、炒麦芽消食助运；加醋延胡索、醋没药行气止痛；辅以薏苡仁利湿解毒，山慈菇消瘰解毒，黄药子散结化痰兼顾疗效。二诊时，诸症明显减轻，遂易醒脾之藿香、佩兰为补气健脾之太子参、白术，加枳壳、降香调畅中焦气机。三诊时，患者诉下肢乏力，故改太子参为党参、黄芪以加强补气；又舌苔中部薄腻苔，遂复加藿香、佩兰芳香化浊；夜尿频数，予黄柏、盐知母、肉桂、金樱子、芡实、覆盆子、益智仁、乌药等温补肾阳、固精缩尿。四诊时，患者诸症好转，遂守方巩固善后。

（李述捷案）

2. 气血两虚，脾胃阳虚，痰瘀互阻证案

刘某，男，62 岁，2020 年 3 月 16 日初诊，惊蛰。

主诉：消瘦、倦怠乏力 8 个月。

现病史：2019 年 9 月，患者于福建省福能健康管理中心体检行胃镜示胃癌，病理显示为胃角中、低分化腺癌，局灶见黏液腺癌。就诊于福建医科大学附属协和医院，于 2019 年 10 月 11 日在全麻下行"根治性远端胃大部切除术 + 胆囊切除术"，术顺，术后出现术后胃瘫，先后予针灸治疗及药物促进消化道动力、营养神经，带胃肠减压管、鼻空肠营养管出院。术后病理：（远侧胃及周围组织）胃角中、低分化管状腺癌，部分为黏液腺癌，局灶伴神经内分泌分化 Lauren 分型；混合型，浸润浆膜层；肿瘤侵犯神经，间质脉管内可见瘤栓；送检上切端下切端净；淋巴结见转移癌，胃小弯侧 LN4/11，胃大弯侧 LN0/4。于 2019 年 12 月 19 日行第 1 周期"多西他赛 125mg，静脉滴注，第 1 天；替吉奥 1.5g，口服，第 1～14 天，第 3 周 1 次"。来求诊时已做完第 3 期化疗。刻下：恶病质，带胃肠减压管和鼻空肠营养管，鼻饲进食服药，面色青白，双目少神，精神倦怠，时时从管中溢出胃内容物；腹平，时腹胀痛，压痛（+），上腹正中可见手术瘢痕，长约 13cm；纳少食差，大便质稀，量少，日五六次；活动后易气促，心慌心悸；舌质暗紫，苔厚白，脉细弱。

既往史：胃癌术后，化疗 2 次。

西医诊断：胃癌术后化疗期。

中医诊断：癌病（胃）；虚劳。气血两虚，脾胃阳虚，痰瘀互阻证。

治法：益气健脾，渗湿化痰，活血化瘀。

处方：补中益气汤合参苓白术散加减。陈皮 10g，白术 30g，黄芪 15g，甘草 10g，太子参 15g，莪术 15g，茯苓 15g，薏苡仁 60g，猪苓 15g，鸡内金 30g，三七粉 6g（冲服），灵芝 10g，炒白芍 15g。7 剂，日 1 剂，水煎煮，早晚饭后内服。另，每日生晒参 10g 炖服。

2020 年 3 月 24 日（春分）二诊：服上药后，乏力稍减，恶心呕吐次数减少，仍鼻饲进食，余症状如前。去灵芝，加蝉花 3g，麦芽 30g，黄芪加至 30g，7 剂。仍嘱患者每日生晒参 10g 炖服，少食多餐，尽量多吃，加强营养，忌海鲜海产、辛辣炙煿、腌制等食物；多进行腹部按摩；每日艾灸足三里、关元、气海各半小时，促进血液循环和胃肠排空。

2020 年 4 月 10 日（清明）三诊：患者于 2020 年 3 月 28 日行第 4 期化疗，仍有腹痛，疲倦乏力，无恶心呕吐，已拔除胃肠减压管和鼻空肠营养管，消瘦纳差，面色苍白。二诊方去太子参、蝉花，加大枣 30g，藤梨根 60g。7 剂。每日生晒参 10g 炖服。

2020 年 4 月 30 日（谷雨）四诊：患者于 2020 年 4 月 19 日行第 5 期化疗，此次化疗完症状无明显变化，仍时有腹痛，疲倦乏力，无恶心呕吐，纳食少。处方仍不离益气健脾、渗湿化痰、活血化瘀之法。处方：白术 30g，党参 15g，青皮 6g，陈皮 6g，三七粉 9g（冲服），茯苓 15g，猪苓 10g，败酱草 30g，莪术 15g，蒲公英 30g，鸡内金 30g，甘草 10g，灵芝 10g，乳香 6g，没药 6g，当归 10g，丹参 30g。7 剂。每日生晒参 10g 炖服。

2020 年 5 月 9 日（立夏）五诊：家属代开药，诉诸症均有减轻。处方：党参 10g，白术 30g，砂仁 5g（后下），丹参 30g，三七粉 6g（冲服），薏苡仁 60g，鸡内金 30g，莪术 10g，白花蛇舌草 30g，茯苓 15g，陈皮 6g，枸杞子 15g，枳壳 10g，炙甘草 10g，神曲 10g，灵芝 10g。7 剂。

2020 年 5 月 28 日（小满）六诊：患者于 2020 年 5 月 11 日行第 6 周期化疗，化疗后无不适反应，仍纳少，大便日三四行，软便成形，体重较 2020 年 3 月 16 日增加了近 5kg。处方：陈皮 6g，枸杞子 15g，红枣 30g，丹参 30g，白术 30g，白花蛇舌草 30g，党参 10g，茯苓 15g，枳壳 10g，薏苡仁 60g，莪术 10g，炙甘草 10g，鸡内金 30g，神曲 10g，三七粉 6g（冲服），砂仁 5g（后下），灵芝 10g，炙黄芪 15g。7 剂。每日生晒参 10g 炖服。

2020 年 6 月 28 日（夏至）七诊：患者诉化疗疗程已结束，无恶心呕吐等不适，纳少，排便次数多，日三至四次，精神体力尚可。处方：黄芪 30g，党参 10g，白术 30g，茯苓 15g，白芍 10g，灵芝 5g，炙甘草 10g，鸡内金 30g，败酱草 30g，薏苡仁 30g，丹参 30g，莪术 9g，三七粉 9g（冲服）。7 剂。每日生晒参 10g 炖服。嘱多休息，注意合理饮食，增加进食次数，保持体重适度增长。

其后患者每月都来就诊开中药，都是在基础方上随症加减，至今已年余，体重增至 75kg 左右，并且开始正常上班。

按语： 本例患者，年过六十，身体一向健康，体检发现胃癌，尚处早期，但癌变部位特殊，手术难度大，术后恢复慢，术后病体邪去，正气亦虚。本案比较特殊的是手术后胃轻瘫，病机当属中气不足，导致脾胃升降功能失常，治以补中益气兼以活血，以恢复脾胃作为后天之本、气血生化之源的作用。此外，重用人参健脾益气，意在大补元气，尽快恢复脾胃的运化、升降功能。胃癌患者术后进食补充营养，尽快恢复是关键，也是难点。西医学以肠外营养输注辅助，中医则有更为简便的方式，艾灸神阙、关元、气海、足三里以及摩腹等方法，可以壮元阳、补中气、理气血，调整体内气血的运行，促进脾胃功能的恢复。

癌症治疗方面，目前西医治疗手段占主导地位，中医药理论也与时俱进。一般认为放疗的射线为火毒性质，以火邪特有的毒热伤津为主，并合并气虚、血瘀证候；化疗药物可以表现出来寒热夹杂的药毒特性，接受化疗的患者常表现出以气血亏虚为主，合并脾胃失调、血瘀的证候等。各种理论和学说多数也以毒、瘀、痰为癌症的主要致病因素。郁仁存提出了外因是条件，决定性因素是内因的内虚学说。

该病例以扶正祛邪为治疗大法，重在扶正，兼以祛邪，扶正顾护胃气为先，有胃气则生，无胃气则死。癌病重症亦须急则治标，缓则治本，攻邪之时不忘扶助脾胃。在术后放化疗结束之后，仍须常常以中药调养身体，纠正其体质的偏颇，使机体保持阴平阳秘之状态。

（张丽霞案）

十七、腹痛待查（腹痛）

1. 湿困脾胃，升降失司证案

王某，男，46 岁，2018 年 7 月 28 日初诊，大暑。

主诉：腹胀、腹痛 1 周。

现病史：患者缘于 1 周前进食生冷瓜果后出现腹胀、腹闷痛，饥饿时腹胀明显，嗳气，偶有反酸，身困乏力，无恶心呕吐，无恶寒发热，排便不爽，大便不成形，状糊色黄，每日 1～2 次，小便泡沫多，色黄，口苦不干，纳可寐安，舌红苔白厚微黄，脉弦滑。查肾功能：肌酐 265μmol/L，尿酸 557.5μmol/L，尿素氮 11.63mmol/L，GFR 23.8mL/min。

既往史：乙肝相关性肾炎病史 7 年，否认药物、食物过敏史。

西医诊断：腹痛待查；乙肝相关性肾炎。

中医诊断：腹痛。湿困脾胃，升降失司证。

治法：芳香化湿，调和升降。

处方：一加减正气散加减。藿香 6g（后下），厚朴 6g，陈皮 6g，茯苓 15g，杏仁 6g，神曲 6g，麦芽 15g，谷芽 15g，茵陈 15g，大腹皮 6g，六月雪 15g，大黄 6g（后下），党参 15g。7 剂，日 1 剂，水煎煮，早晚饭后内服。

2018 年 8 月 11 日（立秋）二诊：腹痛、腹胀已愈，大便成形，日 1 次。复查肾功能：肌酐 243.20μmol/L，尿酸 556.6μmol/L，尿素氮 10.35mmol/L，GFR 26.4mL/min。后继以升阳益胃汤加减治疗。

按语：慢性肾衰竭病变过程中，涉及多脏腑、多系统，往往本虚邪实，虚实并见。虚者以脾肾虚衰常见，实者多责之湿热、瘀血、浊毒等。湿热、瘀血、浊毒等既是慢性肾衰竭的病理产物，也是加重肾功能恶化之因素。慢性肾脏病患者湿热之邪滞留中焦，脾胃升降失常，上可见脘腹胀闷、恶心、呕吐、神疲乏力，下可见水肿、小便不利等症。脾胃位于中焦，脾胃的治疗在慢性肾衰竭病变中有重要作用。《医学求是》有云："脾以阴土而升于阳，胃以阳土而降于阴，土位于中，而火上水下，左木右金。左主乎升，右主乎降，五行之升降，以气不以质也。而升降之权，又在中气……水火之上下交济者，升则赖脾气之左旋，降则赖胃气之右转也，故中气旺则脾升而胃降，四象得以轮旋，中气败则脾郁而胃逆，四象失其运行矣。"脾胃居于中焦，乃是气机转枢之轴心，左旋右转，五脏四维有赖中焦斡旋，清阳得升，浊阴得下，水湿得运，各司其职。

今观本案，从阮师"六看"体系而论，时值大暑节气，榕城暑湿氤氲，病家饮食不节，过食瓜果损伤脾胃，内湿停聚，内外相召，中焦气机郁滞，故见腹胀腹痛、嗳气吞酸；湿阻肌表，脾不升清，故身困乏力；湿性重浊黏腻，症见排便不爽、便溏；内外相引，酿湿生热，流窜三焦，见口苦、小便色黄、舌红苔白厚微黄、脉弦滑之象。正如薛生白语："太阴内伤，湿饮停聚，客邪再至，内外相引，故病湿热。"阮师采用苦辛微寒法治中焦湿阻、脾失健运所致之脘腹胀、大便不爽，处以一加减正气散加减，正如《温热论》"分消上下之势"用杏、朴、苓之意。一加减正气散出自吴鞠通《温病条辨·中焦篇》第58条，"三焦湿郁，升降失司，脘连腹胀，大便不爽，一加减正气散主之"，以藿香、陈皮、茯苓、厚朴四味为基，加大腹皮、神曲、杏仁、茵陈、麦芽。方中藿香芳香化湿，又兼有行气之功；厚朴、大腹皮、陈皮三药相配，苦温与辛温并用，辛开苦降，燥湿行气，疏通气机；神曲、麦芽醒胃消食；茯苓、茵陈相配，渗利湿浊，茵陈又有芳香化湿之功；更加杏仁降肺气以利大肠，兼通调水道。顾其饥时腹胀，湿热日久灼伤胃阴，酌加党参养阴和胃；六月雪配合生大黄为阮师治疗慢性肾脏病经验药对，清热利湿，通腑解毒，专为湿热型肾病患者肌酐、尿素氮升高而设，不拘于肾病，又不忘肾病。诸药配伍，祛湿浊、化食滞、畅气机，理脾胃之升降功能。服药7剂，患者复诊，诸症全消，肾功各项指标皆有改善，中病即止，转为他方，嘱其饮食有节，病瘥防复。

（阮诗玮案，阮杏林整理）

2. 湿热下注，肝气不舒证案

胡某，男，30岁，2021年11月2日初诊，霜降。

主诉：反复下腹部闷痛1年。

现病史：患者1年前开始出现下腹部闷痛不适，自觉排尿时症状加剧，无尿频、无尿急、无尿痛等症状，无里急后重，无腹泻，无排血便等不适。3个月前就诊我院，查下腹部CT平扫无异常，泌尿系彩超示前列腺结石，泌尿外科予前列通舒胶囊治疗1个月，症状无改善。刻下：下腹部闷胀不适，排尿时加剧，自觉严重困扰日常，精神紧张，纳寐一般，二便尚调，舌质红，苔白微厚，脉弦。

西医诊断：腹痛；前列腺结石。

中医诊断：腹痛。湿热下注，肝气不舒证。

治法：清热利湿，疏肝理气。

处方：四妙散加减。炒苍术10g，黄柏8g，薏苡仁15g，怀牛膝15g，乌药10g，金银花15g，蒲公英15g，延胡索10g，醋香附8g，黄芪15g，白芷10g，王不留行10g，郁金

10g，醋青皮 10g，小茴香 6g。10 剂，每日 1 剂，水煎煮，早晚饭后内服。

2021 年 11 月 12 日（立冬）二诊：服药后觉腹痛较前稍缓，舌脉同前。守上方，加法半夏 8g。10 剂。

2021 年 11 月 22 日（小雪）三诊：服药后觉腹痛已去大半，舌淡红，苔微黄，脉弦。续守上方。10 剂。

后随访，自诉服药后腹痛基本未作，未影响日常生活，情绪转佳。

按语：本案患者以下腹部闷痛为主诉，初起时或因下焦气机不畅，气化不利，致水道壅塞，湿邪内生，不通则痛，后病情迁延未愈至今。查其舌质红苔白微厚，脉弦，此当为湿热浊邪流注下焦，郁久化热，灼伤脉络，瘀血内生，以致病情迁延难愈。方选四妙散加减。苍术、黄柏、薏苡仁、金银花、蒲公英、白芷、清热解毒，祛湿泄浊；牛膝引药下达病所；延胡索、醋香附、王不留行、郁金、青皮、小茴香行气止痛，疏肝解郁；虽为湿热病机，日久多耗正气，辅以黄芪固本以防邪。如此湿热去，气机通，其病可愈。

（林丽贞案）

十八、急性胃肠炎（呕吐）

饮停胃肠证案

龚某，女，23 岁，2021 年 3 月 2 日，雨水。

主诉：呕吐、腹泻 2 天。

现病史：患者 2 天前因食用烤肉后出现呕吐 5 次，为胃内容物，伴腹泻，日 3 次，就诊于当地诊所，予以穴位贴敷后，症状未见缓解。刻下：恶心欲呕，乏力，口淡微渴，饮入则吐，畏冷，胃脘隐痛，大便如水样，舌淡苔薄黄，脉沉。

西医诊断：急性胃肠炎。

中医诊断：呕吐。饮停胃肠证。

治法：温胃化饮，燥湿止泻。

处方：五苓散合香连丸加减。猪苓 15g，茯苓 20g，苍术 15g，泽泻 10g，桂枝 10g，木香 6g（后下），黄连 2g，赤芍 10g，砂仁 6g（后入），薏苡仁 40g，苏梗 12g，藿香 15g（后下），神曲 15g，陈皮 12g，生姜 5 片。3 剂，日 1 剂，水煎煮，早晚饭后内服。另配蒙脱石散，每次 2 包，每日 3 次。

1 剂吐泻止，尽剂而愈。

按语：急性胃肠炎为临床常见病，以恶心、呕吐、腹痛、腹泻、发热等为主要表现，使用中医药治疗常收效满意。本案以"恶心欲呕、饮入则吐、舌淡脉沉"为辨证要点，考虑为水饮停于中焦，辨证属五苓散证。仲师云，热多欲饮水者，五苓散主之，符合经旨。故处以该方加味，因存在湿郁化热之象，又合入香连丸，病者服 3 剂，诸症尽除。

（许勇镇案）

十九、急性胃肠炎（痞满）

食积停滞证案

赵某，男，40 岁，2015 年 8 月 15 日初诊，立秋。

主诉：胃脘部胀满、恶心呕吐 6 小时。

现病史：患者昨晚食冰箱中食物后出现泄泻，水样便，自服思密达后泄泻减轻，随后恶心呕吐，嗳腐吞酸，胃脘部胀满。刻下：患者已呕吐 6 次，胃脘部胀满，按压则痛，不思饮食，大便稀，小便量少，舌红苔厚腻，脉滑。

西医诊断：急性胃肠炎。

中医诊断：痞满；呕吐。食积停滞证。

治法：消食导滞，和胃消痞。

处方：半夏泻心汤合保和丸加减。法半夏 15g，干姜 9g，黄芩 12g，黄连 10g，炙甘草 6g，炒山楂 30g，神曲 30g，莱菔子 30，大黄 15g（后下），生姜 5 片，大枣 5 枚。3 剂，日 1 剂，水煎煮，早晚饭后内服。

药后诸症皆消，随访 1 个月未复发。

按语：本例患者因为伤食而致。患者食冰箱中食物后出现泄泻，水样便，因过早使用思密达而致腐败食物未及时通过大便排出，出现恶心呕吐、嗳腐吞酸、胃脘部胀满，故使用半夏泻心汤加减以调整脾胃升降失调，加用炒山楂、神曲消食，莱菔子下气除胀，加用大黄通便以排出腐败食物。诸药合用，大便通，食积除，胀满自除。

痞满一般病程较长，病情时轻时重，反复发作。辨证方面首先应辨虚实，其次辨寒热，在临床实践中单纯痞满证少见，往往虚、实、寒、热兼夹。治疗以调理脾胃升降，行气除满消痞为基本治法。根据其寒、热、虚、实，寒热错杂者寒温并用，辛开苦降；虚实夹杂者在调整气机的基础上补消并用。痞满无论时间长短，均易导致阴阳失调，寒热错杂，治疗非寒温并用、阴阳并调难取其效。一些看似单纯阴虚或阳虚，寒证或热证者，亦可寒温并用，以阳中求阴，阴中求阳，且可防矫枉过正。寒温并用尚可使一些药物发挥更大疗效，制其刚而济其勇。《临证指南医案》云："脾宜升则健，胃宜降则和。总之脾胃之病，虚实寒热，宜燥宜润，固当详辨，其于升降二字，尤为紧要。"临床中，我在治疗痞满时，无论何种证型，均采用半夏泻心汤加减治疗。临证中，如热象明显，加大黄芩、黄连用量，寒象明显加大半夏、干姜用量，以期达到阴平阳秘。如寒热不明显，均用常规剂量。气虚不明显，减去党参；气虚者，加用党参用量；气虚甚，加茯苓及白术，且以人参代替党参。阴虚明显，以北沙参代替党参，并加用石斛。食积明显，加用鸡内金、炒山楂及神曲。痰湿明显者，加用苍术、藿香燥湿化痰，枳实、厚朴理气消胀。气郁明显者，加用柴胡、郁金等。兼有胃脘部疼痛者，加用白芍或延胡索；兼见便秘者，根据体质强弱可用大黄或火麻仁；兼见便溏，可用葛根或山药；嗳气甚者，加竹茹、沉香以和胃降逆。痞满病机有阴阳气血、寒热虚实之不同，但只要辨证准确，切中病机，针对复杂的病机以半夏泻心汤为主，调整中焦气机不利，以解决最主要矛盾，从根本上解决患者脏腑虚实、寒热之偏，在临床中取得了良好的疗效。

（赵凯彬案）

二十、慢性结肠炎（泄泻）

肝脾失调夹湿热证案

章某，女，64岁，2021年6月11日初诊，芒种。

主诉：反复脓血便10年余，加重2周。

现病史：患者慢性结肠炎病史10年余，每遇冬季或黄梅天则发，脓血便，肠镜检查示慢性结肠炎。2周前再发，餐前腹痛，肠鸣，得矢气则舒，发时肛门作坠，大便每日6～7次，不成形，带黏液和血，胃纳尚可，舌质红，苔薄腻，脉弦细。

既往史：高血压病病史，刻下血压160/90mmHg。

西医诊断：慢性结肠炎；高血压病。

中医诊断：泄泻。肝脾失调夹湿热证。

治法：燥湿清热，调整肠胃。

处方：香连丸加味。川楝子10g，厚朴10g，炒苍术10g，炒白术10g，补骨脂10g，黄连3g，煨木香10g（后下），炒神曲12g，炮姜5g，高良姜5g，乌药5g，白芍10g，炒薏苡仁20g。10剂，日1剂，水煎煮，早晚饭前服。

2021年6月20日（芒种）二诊：药后大便每日2次，第一次中午，第二次晚饭后，便前先矢气，腹痛，连及左腿痛，大便有黄色黏液或微红，便后腹痛即止。胃纳一般，眠佳，无口苦口干，舌质红，苔薄白腻，脉细稍数。原法调整。原方去高良姜、补骨脂、炒薏苡仁，加陈皮10g，半夏10g，柴胡5g，小茴香5g，白芍加至15g。14剂。

2021年7月03日（夏至）三诊：大便成形，偶有脓血便，腹部发胀，偶有隐痛，头不昏，胃纳一般，睡眠尚可，口苦，舌苔后部略黄，脉细稍数。拟调和肝脾，清涩两顾为法。

处方：炒苍术10g，煨木香10g（后下），黄连3g，神曲12g，葛根15g，石榴皮12g，白芍15g，炒薏苡仁20g，炮姜8g，炒蒲黄10g（布包），桂枝5g，大蓟15g，小蓟15g。14剂。

后以香连丸、参苓白术散调理，临床治愈。

按语：本案泄泻多在冬季和梅雨季节发作，脓血便为主，或带黄色黏液，辨属湿热之证。但病发10年余，久病亦有中寒，药当兼顾。初诊先从湿热阻于下焦进治，香连丸加苍术、厚朴、炮姜等。二诊大便次数已减少，因便前腹痛明显，加重白芍用量以和血柔肝、缓急止痛。三诊便次、便质均转好，唯仍带脓血，故投药以肝脾同调、清涩两顾为法。继之以香连丸合参苓白术散调理收功。无论急慢性泄泻，如便前有腹痛，尽量不用收敛之品，"腹有一分疼痛，便有一分实邪"，腹不痛时方可加收敛之味，如石榴皮、赤石脂等，否则有闭门留寇之嫌。

（李述捷案）

二十一、腹泻（泄泻）

1. 肝郁化火，阴虚阳亢证案

郑某，女，54岁，2016年10月27日初诊，霜降。

主诉：慢性腹泻伴不寐4年余，加重1个月。

现病史：患者诉4年余来大便多稀溏，稍饮食不慎则腹泻加剧，泻甚时肛门灼热，伴夜间入睡困难、寐浅多梦。曾多方求医，中西药杂投，均不见疗效（具体用药不详）。近1个月来，病益甚，经其朋友介绍求诊于我处。刻下：形体略瘦，面色苍白而两颧有稍许红晕；入睡困难，寐浅多梦，须臾即醒；颠顶部胀痛，头晕，目矇，两肩胛之间痛，手足常感麻木，右胁胀痛；一天多次阵发性全身烘热，烘热发作时颠顶胀痛、头晕、目矇等诸症加剧；大便1日4~5次，第1、2次有稀溏之粪质，第3次以后仅有少量黏液，或带血丝；已绝经多年；舌质淡红边暗，苔薄白，脉弦细数、沉取无力。

西医诊断：慢性腹泻；睡眠障碍。

中医诊断：泄泻；不寐。肝郁化火，阴虚阳亢证。

治法：滋阴潜阳，疏肝清窍。

处方：生地黄20g，白芍30g，麦冬9g，石斛9g，银柴胡9g，百合30g，知母15g，牡丹皮15g，石决明15g（先煎），桑叶15g，菊花9g，薄荷9g（后下）。3剂，日1剂，水煎煮，早晚饭后内服。

2016年10月31日（霜降）二诊：患诉服第1剂后，当晚即能安睡，第2天大便成形，不腹泻，精神转佳，阵发性全身烘热次数明显减少。3剂服完后，诸症若失，不再发热、失眠、腹泻均愈，无颠顶胀痛、无头晕、无目矇，患者欣喜异常，自诉多年来未有如此的头脑清楚、思路清晰、心情安定祥和。原方去石决明、桑叶、菊花、薄荷，加女贞子15g，墨旱莲15g。7剂。

2016年11月8日（立冬）三诊：患者诉无不适，记忆力有所增强，继续守方加重补肝肾之剂以图全功。处方：生地黄20g，白芍30g，牡丹皮15g，山茱萸15g，枸杞子9g，菟丝子15g，牡丹皮15g，女贞子15g，墨旱莲15g。7剂。

其后守2016年11月8日的中药方，患者共服药1个月，诸症均愈，无有不适，随访1年无复发。

按语：腹泻之病，或实或虚，实者多见大肠湿热，虚者多见脾肾阳虚，故一般或苦寒燥湿，或温补脾肾。养阴之品，多甘寒濡润多汁，世医多惧其滑肠之弊，故大便溏薄者多不敢放胆用之。其实，阳气亢盛，营阴不和，亦可见久泄，和阴敛阳，则泄可止。

本案患者病机属肝气郁久化热伤阴，阴虚则阳亢，龙雷之火不潜而上越。肝藏魂，肝郁化火，魂无所安，故寐浅多梦；肝火乘脾，故大便稀溏、右胁胀痛；龙雷之火不潜而上越，故颠顶胀痛、头晕、目矇、两颧红晕；肝血虚，肝风动，筋脉失于濡润，故两肩胛之间痛、手足常感麻木；肝阳时时上越，故一天多次阵发性全身烘热，烘热发作时颠顶胀痛、头晕、目矇等诸症加剧；脉弦细数、沉取无力，均为肝阴虚而有热之征。

首诊时以生地黄、白芍、麦冬、石斛养阴柔肝潜阳为君；石决明镇肝息风，百合、知母佐金平木，肃肺以降肝逆共为臣药；牡丹皮清肝火，银柴胡疏肝而不劫肝阴共为佐药；桑叶、菊花、薄荷疏肝而清透上炎之肝阳以和清窍，并治头胀痛、头晕，共为使药。二诊、三诊，肝阳已不亢，故去石决明、桑叶、菊花、薄荷等药，专注于滋水涵木以固本。因辨证准确，药证相符，故多年沉疴，一日得愈。

（郑敏麟案，王亚楠、黄浩龙整理）

2. 湿热壅滞，传导失司证案

许某，男，36岁，2019年5月5日初诊，谷雨。

主诉：反复腹泻1个月余。

现病史：1个月余前，患者因饮食不洁出现腹泻，经中西医治疗后好转。近3天腹泻又作，每天3～4次，便稀溏，偶有腹痛，疲乏，口干，口苦，肛门灼热，舌质红，苔黄稍腻，脉弦。

西医诊断：腹泻。

中医诊断：泄泻。湿热壅滞，传导失司证。

治法：清热利湿止泻。

处方：葛根芩连汤加味。葛根15g，黄芩10g，黄连9g，白芍15g，炒白术10g，马齿苋20g，马鞭草15g，茯苓15g，车前草10g，山药20g，白扁豆15g，荷叶6g，生甘草3g。3剂，日1剂，水煎煮，早晚饭后内服。

2019年5月8日（立夏）二诊：服药后，患者腹泻减轻，大便每日1～2次，糊状，无腹痛，口干，疲乏，无口苦，无肛门灼热，舌质红苔薄黄，脉弦。予参苓白术散合黄芩汤加减。处方：党参15g，茯苓12g，炒白术12g，莲子肉10g，山药15g，白扁豆15g，薏苡仁20g，陈皮6g，马齿苋15g，黄芩6g，白芍10g，炙甘草3g。5剂。

服药后，患者大便正常，每日1次，成形，疲乏改善。

按语：《伤寒论》第34条曰："太阳病，桂枝证，医反下之，利遂不止，脉促者，表未解也。喘而汗出者，葛根黄连黄芩汤主之。"患者饮食不洁，食滞胃脘，纳运失司，又恰逢谷雨时节，水湿浸渍，内外相召，发为湿热。湿热下迫大肠，传导失常，则腹泻每日3～4次；湿热化燥，伤及阴津，不能上承于口则口干；湿热壅滞气机，肝气疏泄失职，气行受阻则腹痛；胆汁不循常道，上溢口窍则口苦。故拟葛根芩连汤加减，清热燥湿，厚肠止泻。合马齿苋加强清肠利湿之力，马鞭草清热解毒、利水实便，余药如茯苓、车前草渗湿趋下，所谓"治湿不利小便，非其治也"。荷叶轻清升浮，与茯苓、车前草之属共用以恢复脾升胃降之枢机。山药、白扁豆、炒白术等均以固护中土为要。二诊，邪气渐退。治湿热者，尤以治湿为主，湿去则热自孤也。然湿性黏腻，病势缠绵，易阻滞气机，故二诊扶正祛邪并治，以黄芩汤清胆和胃、调理气机，并合参苓白术散健脾利湿，时时不忘固护脾胃根基。经方合时方并用加减，方证合拍，疗效确切。

（王建挺案，杨运劼整理）

3. 脾虚湿盛，失于固摄证案

马某，女，81岁，2018年10月15日初诊，寒露。

主诉：腹泻10余天。

现病史：患者大便不能自主控制10余天，每天大便4～5次，质稀，量少，小便量少，无腹痛、寒热等其他不适，家属予以服用蒙脱石散、黄连素等未见明显缓解。患者因维持性透析，长期卧床。刻下：大便如上述，不喜言语，声音低微，手足尚温，舌淡红苔白，脉细弱。

西医诊断：腹泻。

中医诊断：泄泻。脾虚湿盛，失于固摄证。

处方：参苓白术散加减。党参 15g，茯苓 15g，白术 20g，陈皮 12g，砂仁 3g（后下），扁豆 20g，莲子 20g，山药 15g，薏苡仁 20g，甘草 3g，牡蛎 20g（先煎），芡实 20g，黄连 3g。3 剂，日 1 剂，水煎煮，早晚饭后内服。

2018 年 10 月 19 日（寒露）二诊：家属来诉患者大便次数明显减少，嘱其再服 6 剂。再诊，腹泻已愈。

按语：《伤寒论》言："自利不渴者，属太阴。"本案下利量少、清稀，舌淡苔白，脉细弱，故知脾胃虚弱、湿浊内盛无误。以其手足尚温，故予平补之品。方选参苓白术散健脾补肺、渗湿止泻；泄下日久，故加用牡蛎固摄收敛；少佐黄连厚肠止利。对于年老体亏、久病重病之人，该方不失为调理脾胃之良方。

（许勇镇案）

4.肝气乘脾证案

胡某，女，45 岁，2021 年 8 月 20 日初诊，立秋。

主诉：反复腹泻 3 周。

现病史：3 周来，患者反复泄泻，一日 7～8 次，泻下稀水，量多且臭，伴有肠鸣、腹痛，服蒙脱石散效果不佳。刻下：大便如上述，面色稍黄，体倦乏力，纳差，寐差，舌淡红，苔白厚腻，脉左关弦，右关缓。

西医诊断：腹泻。

中医诊断：泄泻。肝气乘脾证。

治法：抑肝补脾，益气升阳。

处方：痛泻要方加味。柴胡 6g，白芍 9g，白术 12g，防风 4g，陈皮 6g，黄连 4g，厚朴 15g，佩兰 9g，荷叶 8g，升麻 9g，葛根 8g，黄芪 15g。7 剂，日 1 剂，水煎煮，每日巳时、未时、申时温服。

患者服药 2 周后排便逐渐正常，每日 1～2 次，质适中。

按语：肝郁泄泻也称肝气乘脾泄泻，肝属木，脾属土，肝脾不和往往是木气侮土，肝气侮脾。脾胃受损，运化失职，湿邪内停，清阳之气不升反下陷，分利无权而水湿并入大肠，遂致泄泻。《黄帝内经》谓："清气在下，则生飧泄。"明代李中梓《医宗必读·泻泄》曰："脾土强者，自能胜湿，无湿则不泄。"脾属土，土与水湿相克，土强则克水湿。清代沈金鳌《杂病源流犀烛》曰："湿胜则飧泄……风寒热虚，虽皆能为病，苟脾强无湿，四者均不得而干之，何自成泄。"故治宜抑肝补脾，运脾化湿，益气升阳。以痛泻要方为主方，一以条达肝气，二以升运脾气，同时，在健脾的基础上亦要重视湿邪的祛除。方以柴胡为君，疏肝解郁，升举阳气。《本草经解》曰："其主心腹肠胃中结气者，心腹肠胃，五脏六腑也，脏腑共十二经，凡十一脏皆取决于胆。柴胡轻清，升达胆气，胆气条达，则十一脏从之宣化，故心腹肠胃中，凡有结气皆能散之也。"防风散肝舒脾，白芍养血泻肝，白术燥湿健脾，陈皮理气醒脾，四药配合，补脾土而泻肝木，调气机以止痛泻。久泻者，脾气益虚，清阳陷下，加升麻以升清阳而增止泻之功。用葛根既能解表清热，又能直入阳明，升阳止泻。荷叶善于升清降浊，裨助脾胃运化之力，使水谷之气清者升，浊者降，故泄泻可敛。黄连性寒能清胃肠之热，味苦可燥胃肠之湿。佩兰芳香化湿，且性平而不温燥，不易损津耗液。厚朴行气燥湿，还能下气导滞。久泄则虚，用黄芪者，脾肺两补，建中益气，为肺脾气虚之要药且兼具利小便之功，可利小便以实大便。

（林润立案）

二十二、胃肠功能紊乱（泄泻）

1. 脾肾阳虚证案一

郑某，女，52 岁，2021 年 6 月 2 日初诊，小满。

主诉：腹泻 3 天。

现病史：患者 3 天前无明显诱因出现稀水样便，每日 2～3 次，伴口淡，欲呕吐，纳差，寐欠安，小便尚调，舌淡红，边有齿痕，苔白，脉沉。

既往史：甲状腺功能减退症，长期口服左甲状腺素钠片，75μg，每日 1 次。

西医诊断：胃肠功能紊乱；甲状腺功能减退症。

中医诊断：泄泻。脾肾阳虚证。

治法：温阳健脾，益肾止泻。

处方：理中汤加味。党参 15g，干姜 6g，白术 15g，甘草片 3g，姜半夏 10g，制陈皮 10g，补骨脂 15g，菟丝子 15g（布包），木香 6g（后下），砂仁 3g（后下）。5 剂，日 1 剂，水煎煮，早晚饭后内服。

2021 年 6 月 7 日（芒种）二诊：诉服上方后，便溏、口淡、恶心均消失。

按语：患者素有甲状腺功能减退病史，本为脾肾亏虚，脾胃虚弱不能腐熟水谷、运化水湿，则清浊不分，混杂而下，故出现泄泻；气机不畅，横犯上逆故欲呕；脾胃阳虚，故口淡、纳差；舌淡红，苔白边有齿痕，脉沉，属脾肾阳虚证。本案脾阳虚较肾虚更为显著，故选用理中汤加减，清代唐宗海《血证论》对此方功用的描述为"霍乱吐泻腹痛，中土虚寒，以此温补之"。理中汤出自《伤寒论》，是治疗太阴病脾胃虚寒证的主方。干姜温中散寒；配补脾气之党参，以振奋脾阳；白术健脾燥湿，助脾胃运化；甘草调中兼以补脾。四药合用重振中焦，运化水谷，升清降浊。加用姜半夏、陈皮增燥湿健脾之力，木香、砂仁理气化湿，补骨脂、菟丝子补肾阳。十药联用，奏补益肾阳、健脾祛湿之效。二诊时，患者便溏、口淡、恶心皆消。

（叶彬华案，江茗佳整理）

2. 脾肾阳虚证案二

张某，女，49 岁，2021 年 9 月 13 日初诊，白露。

主诉：反复腹泻 1 年。

现病史：1 年前，患者开始出现腹泻，晨起尤甚，时伴腹痛，稍饮食不慎即发腹泻，大便为水样，初起每日 2～3 次，未规范治疗，症状逐渐加重。刻下：每日排 5～6 次稀水样便，伴形寒肢冷，精神紧张，汗多，时有呃逆，每日仅食用清粥小菜，无黏液便，无里急后重，无黑便，夜寐一般，小便尚调，舌淡白苔白，脉弦。

西医诊断：胃肠功能紊乱。

中医诊断：泄泻。脾肾阳虚证。

治法：温补脾肾，收敛止泻。

处方：四神丸合痛泻要方加减。黄芪 20g，白术 10g，甘草 3g，防风 10g，陈皮 10g，桂枝 10g，浮小麦 30g，神曲 15g，山药 15g，诃子肉 10g，石榴皮 10g，茯苓 15g，补骨脂 10g，吴茱萸 3g，肉豆蔻 10g，砂仁 5g（后下），干姜 3g，旋覆花 10g（布包）。14 剂，日 1 剂，水煎煮，早晚饭后内服。

2021 年 10 月 8 日（寒露）二诊：腹泻稍减轻，饮食不慎即发腹泻，每日腹泻 4～5 次，呃逆好转，仍伴形寒肢冷，精神紧张，寐可，小便调，舌脉同前。续守上方，去旋覆花。14 剂。

2021 年 10 月 22 日（寒露）三诊：腹泻较前好转，每日 3～4 次，形寒肢冷感减轻，仍感精神紧张。续守上方。14 剂。

2021 年 11 月 5 日（霜降）四诊：腹泻较前改善，每日 2～3 次，无水样便，形寒肢冷改善，除辛辣刺激食物外，余食物可正常进食而未腹泻。续守上方。14 剂。

随访，患者腹泻好转，现每日排便 1～2 次，大便成形，可正常饮食，无饮食禁忌。

按语：此案病情迁延 1 年有余，久泄易耗伤正气，损及先后天之本，《素问·阴阳应象大论》曰"清气在下，则生飧泄，浊气在上，则生膜胀"，脾肾阳衰，清阳不升，水湿不运，则大便为水样。阳气亏虚，无以温煦四末，故症见形寒肢冷。脾虚日久，肝木乘之，则见精神紧张。此案病在肝、脾、肾、三脏，方以四神丸、痛泻要方合方加减，温补脾肾、疏肝理脾。《黄帝内经》言："脾欲缓，急食甘以缓之。"方以黄芪、白术、甘草、茯苓、山药、神曲之甘，健脾助运化水湿；防风、陈皮、砂仁行气化湿，疏肝养脾；桂枝、干姜、补骨脂、吴茱萸，共温脾肾；石榴皮、诃子肉、肉豆蔻涩肠止泻；兼有多汗、呃逆，佐以浮小麦收敛止汗，旋覆花降逆。如此标本兼治，以奏全功。

（林丽贞案）

二十三、肠易激综合征（泄泻）

湿热壅滞证案

叶某，男，48 岁，2019 年 10 月 12 日初诊，寒露。

主诉：反复腹泻 7 年，加剧 20 余天。

现病史：患者诉 7 年来反复大便溏泻，食辛辣之品或冷饮则加重，精神焦虑时亦加重，其间看过很多中医和西医，疗效不稳定。患者工作较忙，无法坚持长期规律服药，经常是治疗一段时间稍有减轻就停药，药停后又复发（具体用药不详）。20 余天前，患者饮食不节后，腹泻又复发，因没时间看病一直拖延，病益甚，今经人介绍求诊于我处。刻下：患者形体略瘦，大便每天 5～10 次，粪质稀溏，或有少量黏液，甚则有血丝，有里急后重、排便不尽感，睡梦中常因腹痛而起床排大便，三餐后亦感腹痛而急需如厕大便，不堪其苦，舌质淡红，苔薄黄腻，脉弦。

西医诊断：肠易激综合征。

中医诊断：泄泻。湿热壅滞证。

治法：健脾利湿。

处方：足三里穴位注射。患者平卧位，用 5 号针头的 5mL 一次性牙科麻醉注射器，抽吸维生素 B$_1$、维生素 B$_6$ 注射液各 100mg，维生素 B$_{12}$ 注射液 1mg，（总共 5mL），一侧足三里穴常规局部皮肤消毒后，垂直进针，待患者诉小腿有酸胀之针感并向足部放射时，再回抽注射器，确认无回血后，缓慢注入 2.5mL 药液，注射完毕用干棉签按压针口并轻柔局部，使药液渗透均匀，然后以同样方法将另一半药液注射对侧足三里。

嘱患者每 3 天注射 1 次，连续 5 次为 1 疗程。治疗过程中，禁辛辣刺激、酒和冷饮，注意按时起居，尽量保持心情舒缓。

第 1 次穴位注射后，患者腹痛、腹泻明显减轻，大便由原先的每天 5～10 次减为每天 3～4 次，虽然粪质偏稀溏，但已无黏液和血丝，排便顺畅，已无里急后重感。第 2 次穴位注射后，每天仅 1～2 次大便，大便基本成形，已无餐后必便之症。第 3 次穴位注射后，诸症若失，1 个疗程治疗未完，多年症状已愈。但此病比较顽固，防止复发是关键，嘱患者继续治疗，第 1 个疗程结束后，又巩固 1 个疗程，改为每 4 天注射 1 次，连续 5 次为 1 疗程。

在治疗过程期间，患者曾因吃辛辣烧烤症状发作 1 次，但发作症状较平时轻，亦未经其他治疗，腹泻、里急后重症状自行消失，再无复发。随访 2 年无复发。

按语：本案患者大便每天 5～10 次，粪质稀溏，或有少量黏液，甚则有血丝，为湿热之邪，壅滞肠道；气机阻滞，则里急腹痛欲便；其舌脉亦为湿热之象。足三里穴，为足阳明胃经的合穴，是临床治疗胃肠疾病的要穴，能理脾胃、和肠消滞，故有"肚腹三里留"的说法。从西医学的角度看，针刺足三里所产生的信号是通过腓深神经和胫前动脉壁上的内脏神经丛上传的，其传入冲动在脊神经节、脊髓背角、延髓等不同中枢水平与胃肠等内脏器官的感觉传入汇聚，使足三里这一穴位的针刺刺激信号与胃肠功能的调节之间建立起特异的联系。足三里穴的针刺或穴位注射，最佳深度应到达骨间膜前方，这样可以最大限度地刺激胫前动脉和腓深神经的扇形分支，使足三里这一穴位的针刺刺激信号达到最大，从而获得最佳疗效如果。多数患者在第 1 次穴位注射后的 2～3 天就出现明显的疗效，大便的性状和次数都得到明显改善。临床上有足三里药物注射损伤腓深神经、胫神经，引起小腿肌功能障碍和药物注入胫前动脉引起血栓闭塞性脉管炎造成肢端坏死、截肢的报道，因此，一些临床医生对足三里不敢适度深刺，导致得不到应有的疗效，这种因噎废食的做法是错误的。

我们认为，在临床中只要掌握以下几条原则，是既可以取得最佳疗效，又不会有任何不良反应的：①体表定位准确，这是最基本的条件。②根据患者的胖瘦不同，一般针刺深度在（3±0.5）cm；针体到皮下 2cm 后，进针应缓慢，尽量一步到位，减少提插的次数且提插的动作一定要轻柔，更禁止反复提插捻转。因为反复提插捻转有可能机械性损伤腓深神经和胫前动、静脉，只要掌握本条要点，就算偶有刺中神经血管也会滑开，对上述解剖结构一般不会造成伤害，因为腓深神经表面有致密结缔组织形成的神经外膜的保护，而胫前动脉的管壁厚而富有弹性。③一定要先回抽，无回血后，再缓慢注入药液。因胫前静脉的管壁薄，有可能刺入血管内，遇到这种情况只要稍微后退针体，再回抽无回血即可注射。④穴位注射液应选用浓度适中、刺激性小、pH 值接近中性、容易吸收、制剂纯的药物。我们认为，穴位注射最主要的是利用穴位的治疗作用，而利用药物本身的治疗作用是次要的。维生素 B 族既能对穴位形成明显的酸胀刺激，但对局部的肌肉、神经和血管又无任何副作用，且维生素 B_1、维生素 B_{12} 对神经还有营养作用，能治疗末梢神经炎，故是首选的理想穴位注射药物。

（郑敏麟案，王亚楠、黄浩龙整理）

二十四、细菌性痢疾（痢疾）

湿毒内盛，热伤血络证案

陈某，男，9 岁，2021 年 6 月 30 日初诊，夏至。

主诉：腹泻、腹痛，伴发热 3 天。

现病史：4 天前，患儿外出爬山，适逢雨水季节，受凉后又食炙煿之品，1 天后腹泻，排水样便或蛋花便，每天 10~20 次，难以自主控制，伴发热，体温波动在 38.5~42℃，于 2021 年 6 月 28 日就诊于外院。查便常规：白细胞（++），隐血阳性，红细胞（+），绿色，液状，真菌未检出，A 组轮状病毒未检出。血常规：白细胞 $16×10^9$/L，中性粒细胞 $14.9×10^9$/L，中性粒细胞百分比 92.8%，超敏 C 反应蛋白 141.02mg/L。予抗炎、补液、降温等处理后腹泻次数减少，2~3 天后热退。刻下：腹泻，脐周阵发性疼痛，无发热。便常规：白细胞（++++），隐血弱阳性。舌质红干，苔中根黄腻，脉沉。

西医诊断：细菌性痢疾。

中医诊断：痢疾。湿毒内盛，热伤血络证。

治法：清热解毒，凉血止血，调气行血消食。

处方：白头翁汤合地榆散加减。马齿苋 10g，白头翁 10g，秦皮 10g，黄连 6g，黄柏 9g，枳壳 10g，白芍 15g，地榆 10g，焦山楂 15g，焦神曲 15g，葛根 15g，牡丹皮 10g，生甘草 3g。2 剂，日半剂，水煎煮，早晚饭后内服。

2021 年 7 月 2 日（夏至）二诊：服药后腹泻明显改善，今日仅排便 1 次，质稠，偶有脐周轻微疼痛，无发热，舌质红有津液，苔微黄腻脉濡。2021 年 7 月 1 日查血常规：白细胞 $5.4×10^9$/L，中性粒细胞 $3.3×10^9$/L，中性粒细胞百分比 60.8%，超敏 C 反应蛋白 15.19mg/L。改用黄芩汤合痛泻要方加味。处方：黄芩 9g，白芍 12g，炙甘草 6g，太子参 12g，炒白扁豆 15g，马齿苋 10g，防风 6g，藿香 6g（后下），焦神曲 12g，焦山楂 12g，焦麦芽 12g，炒白术 10g，红枣 9g。3 剂，日半剂，水煎煮，早晚饭后内服。

1 周后随访，患儿已痊愈。

按语： 本病初起恰逢淫雨霏霏，外感时邪，首先犯肺，小儿纯阳之体，从阳化热，又因多食辛辣炙煿之品，内伤脾胃，酿生痰湿，且肺胃相连，内外合邪，发为湿热。正如《湿热论》云："太阴内伤，湿饮停聚，客邪再至，内外相引，故病湿热。"湿热下注，大肠传导失司，故见腹痛腹泻；湿热蕴久，化而成毒，故见发热；湿热为患，燔灼血脉，则见大便隐血。该患儿亦有食滞为害，故首诊拟清热解毒、凉血利湿为法，拟白头翁汤合地榆散加减。二诊，症状大减，考虑小儿脏腑稚嫩，不得妄投攻伐之品，自当衰其大半而止，以保胃气，存津液，故改方加强健脾养胃之力，并稍佐风药，所谓"风能胜湿"，风气通于肝，在疏肝健脾的同时，亦可升举脾胃清阳，以收全功。

（王建挺案，杨运劼整理）

二十五、便秘（便秘）

1. 脾阳虚证案

黄某，女，25 岁，2020 年 11 月 30 日初诊，小雪。

主诉： 大便不通 5 年。

现病史： 患者 5 年前不慎饮食时有腹痛，大便稀溏，食肥甘厚腻下利甚，多次于当地诊所就诊用药，效果不佳；近 5 年来慎食冰凉及肥甘厚腻，大便常 4～6 日一行，便质溏结不调，动则汗出，体重增加。刻下：大便 4～6 日一行，便质溏结不调，脘腹痞闷，纳食不佳，常自汗出，喜热饮，易疲劳，面色晦黄，寐安，小便正常，舌质暗，苔白稍厚，脉沉细。

西医诊断： 便秘。

中医诊断： 便秘。脾阳虚证。

治法： 温阳散寒，健脾利湿。

处方： 四逆汤合苓桂术甘汤加减。制附子 30g（先煎），干姜 20g，炙甘草 15g，茯苓 30g，桂枝 15g，白术 10g，肉桂 6g（后下），牡蛎 30g（先煎）。5 剂，日 1 剂，水煎煮，早晚饭后内服。

2020 年 12 月 7 日（大雪）二诊：药后自汗减，大便 3～4 日一行，余症如前。患者自汗减，卫阳有所恢复，大便仍不通，脾阳仍弱，推运乏力，故守前方去收敛固涩之牡蛎，减炙甘草为 10g。7 剂。

2020 年 12 月 16 日（大雪）三诊：药后大便溏泻，次数增多，一日 2～3 次，脘腹舒畅，纳食渐佳，精力较前渐增。药后大便通，乃阳气来复，寒湿腐秽得以温化，故继守前方，增肉桂至 12g。7 剂。

后随诊，药后大便下利渐止，日一行，诸症消。

按语： 脾主运化，脾虚运化不及，饮食稍有不慎则腹泻下利；病程缠绵，失治误治，损及脾阳，阳虚喜热，故平素喜热饮；脾居中焦，为气机升降的枢纽，脾阳气虚，升清泌浊失常，清气无以上升布散濡养故体之易汗出；脾气不足，不能推动腐秽浊物传导下降故大便不通，脘腹痞闷，纳食不佳；阳虚日久，运化不及，寒湿秽浊内盛，上泛头部则面色晦黄。吾师以四逆汤合苓桂术甘汤温阳散寒、健脾利湿，加用肉桂驱寒，牡蛎敛汗，全方药简力专，健脾温阳，使脾阳来复，正气得实，输布运化得复则升清泌浊如常。二诊，患者自汗减，卫阳有所恢复，大便仍不通，脾阳仍弱，推运乏力，故守前方去收敛固涩之牡蛎，减炙甘草为 10g。三诊，药后大便溏泻，利后觉舒，精力兼增，乃阳气来复，寒湿腐秽得以温化，即《伤寒论》第 278 条条文："伤寒脉浮而缓，手足自温者，系在太阴。太阴当发身黄，若小便自利者，不能发黄。至七八日，虽暴烦下利日十余行，必自止，以脾家实，腐秽当去故也。"故继守前方改肉桂为 12g。后随诊，大便 1～2 日一行，便质如常，偶感疲乏，故予附子理中丸继续固护脾胃阳气。

（邱明山案，黄小凤整理）

2. 肠中郁热证案

林某，男，74 岁，2021 年 8 月 9 日初诊，立秋。

主诉：便秘 1 周。

现病史：患者 1 周前复查时发现肝癌复发，行"肝内占位消融术"，术后出现排便困难，大便 3 天 1 次，伴腹胀、腹痛、夜间发热、口干、疲乏、头晕头重等，无呕血黑便，无恶心呕吐，无停止排气等症状，今为进一步治疗就诊于我院。刻下：排便困难，大便 3 天 1 次，质硬细条状，伴腹胀腹痛，夜间发热，口干，疲乏，头晕头重，纳少，寐可，小便微黄，舌红苔白厚，脉滑。

既往史：高血压病、糖尿病病史 20 年余，平素不规律服药，未监测血压血糖情况。肠癌病史 5 年，于当地医院行手术治疗（具体不详）。肝癌病史 3 年，于福建省立医院微创治疗，术顺，术后常规体检。

西医诊断：肝癌综合治疗后；高血压；糖尿病；肠癌术后。

中医诊断：便秘。肠中郁热证。

治法：泻热导滞，润肠通便。

处方：麻子仁丸加减。火麻仁 30g，大黄 5g（后下），麸炒枳壳 12g，厚朴 10g，苦杏仁 9g，鱼腥草 30g，炙甘草 6g，北柴胡 12g，夏枯草 15g，藿香 12g（后下），川楝子 15g，醋香附 12g。7 剂，日 1 剂，水煎煮，早晚饭后内服。

2021 年 8 月 16 日（立秋）二诊：患者诉服前药后大便排出尚可，便质黏腻为细条状，腹胀痛缓解，无夜间发热，仍有口干，疲乏，头晕头重，纳少，寐可，小便微黄，舌红苔白厚，脉滑。故予原方基础上加石菖蒲 5g。5 剂。

按语： 患者为肝癌、肠癌术后，素有痰湿邪毒聚而不散，致肝失疏泄，气血运行不畅，累及脾胃、大肠等脏腑功能，且患者年过七旬，脾肾渐亏，致气血阴阳俱损，脾失健运，糟粕内停，大肠传导功能失常，故排便困难，大便 3 日 1 行；胃与肠相连，胃热炽盛，下传大肠，燔灼津液，大肠热盛，燥屎内结，可致大便质硬；津液亏损，无以上乘于口，故见口干；脾虚则气血生化不足，无以濡养四肢关节、头面等，故见疲乏、头晕；气机不利，腑气郁滞，不通则痛，而见腹痛、腹胀等；癌症术后，阴血亏虚，虚阳外浮，故见夜间发热。结合其舌脉，辨证属便秘之肠中郁热证，治以泻热导滞、润肠通便。方予麻子仁丸加减。方以火麻仁、杏仁润肠通便；大黄、厚朴通腑泻热；枳壳、香附宣畅气机；柴胡、川楝子疏肝解郁；鱼腥草、夏枯草清热解毒，以清解癌症术后热毒；藿香芳香化湿，清解大肠湿热。二诊时，患者排便困难情况改善，大便质黏腻、腹胀痛缓解，无夜间发热，可见肠热渐解，津液复而气机通，仍有纳少、头晕头重之症，予加入石菖蒲化湿开胃，继续治疗。

此案患者兼有肝癌、肠癌等癌病，易致气血阴阳受损，而损伤各脏腑功能。癌症大多以脏腑气血亏虚为本，湿、热、瘀、毒互结为标，蕴结于某脏腑，渐成积证，可引发各种不适症状。如肝癌可致黄疸、昏迷、鼓胀等病症；大肠癌后期可出现严重便秘、便血不止，甚至形体极度消瘦等表现。在癌症手术治疗后，需警惕并发症的出现，积极治疗并发症。中医药对于治疗癌症后期并发症疗效尚佳，但仍需仔细辨证，随症处方，密切关注病情变化，加减用药，方能显效。

（赵爱萍案，官莹洁整理）

3. 津亏肠燥证案

李某，女，75 岁，2021 年 5 月 24 日初诊，小满。

主诉：便秘 1 年。

现病史：患者 1 年前开始出现便秘，大便秘结，2～3 日一行，伴脐周闷胀不适，无里急后重，无黑便，无大便细等不适，症状逐渐加重。刻下：便秘，3～4 日一行，脐周胀闷不适，伴口干，纳寐一般，小便可，大便难，舌质红，苔白略干，脉弦细。

既往史：帕金森病史 10 余年，长期服用抗震颤药物控制。

西医诊断：便秘；帕金森病。

中医诊断：便秘。津亏肠燥证。

治法：开宣肺气，润肠通便。

处方：麻仁润肠丸加减。枳实 10g，厚朴 10g，大黄 6g（后下），紫苏梗 10g，姜半夏 9g，辛夷花 10g（布包），麻黄 9g，槟榔 10g，肉苁蓉 10g，杏仁 10g，茯苓 15g，甘草 10g，火麻仁 15g，白芍 15g，干石斛 10g，乌梅 10g。7 剂，每日 1 剂，水煎煮，早晚饭后内服。

2021 年 5 月 31 日（小满）二诊：大便 2～3 日一行，大便难较前改善，舌脉同前。守上方，14 剂。

2021 年 6 月 15 日（芒种）三诊：大便难改善，1～2 日一行，大便软，舌质淡红苔白，脉弦细。续守上方，7 剂。

随访，患者排便基本正常，每日可正常排便，大便软。

按语： 患者老年女性，帕金森病，大便难，脐周闷胀不适，伴口干，舌质红，当属津亏肠燥证，需下气通便、宣肺润肠，方选麻仁润肠丸。火麻仁、白芍、石斛、大黄滋阴润肠通便；滋阴药中伍以肉苁蓉，温肾通便，此为"阳中求阴"；枳实、厚朴、槟榔下气除满；肺与大肠互为表里，选用辛润之苏梗、辛夷花、麻黄、杏仁，半夏开宣肺气，肺气上行，则胃肠气下，此为"提壶揭盖"法；又佐乌梅，散中有收，防辛散过度，津亏肠燥之便秘可愈。

（林丽贞案）

4. 津亏热结，瘀血内停证案

余某，女，50岁，2021年7月22日初诊，大暑。

主诉：反复便秘2年余。

现病史：患者2年余前无明显诱因出现大便硬结难排，2～3日一行，食多排少，大便质干结，腹胀，无腹痛，睡眠不佳，自述每夜饮葡萄酒100mL方可入睡。近年来，大便愈发难解，甚者十数日一行，大腹胀满，偶有腹痛，故来求诊。刻下：大便十余日一行，质硬结，状如羊屎，口干口苦，饮水多，小便量多，纳佳，食多，寐差，腹胀，偶有腹痛，舌暗红，苔腻根部黄厚，脉弦有力。末次月经：2021年7月5日，经行3天，量多，色暗，血块多。

西医诊断：便秘。

中医诊断：便秘。津亏热结，瘀血内停证。

治法：滋阴活血，下气通便。

处方：增液承气汤合桃红四物汤加减。玄参15g，生地黄15g，麦冬15g，枳实15g，厚朴12g，芒硝6g（冲服），大黄9g（后下），牛膝15g，桃仁12g，红花6g，丹参15g，鸡血藤15g。7剂，日1剂，水煎煮，早晚饭后内服。

2021年7月31日（大暑）二诊：患诉药后排便通畅，2～3日一行，质软成糊状，黏腻，矢气频作，腹胀解除，寐佳易眠，舌脉同上。上方加番泻叶15g。14剂。

2021年8月20日（立秋）三诊：患诉大便质软易排，日有一行，体重减轻2.8kg，腰围缩小。故予守方再进14剂，并嘱药后复诊调理。

2021年9月4日（处暑）四诊：排便次数增加，日一二行，矢气多，大便成糊状，偶有排便不畅感，口干，喝凉茶反酸。服药期间，月经至，量多，色暗，血块减少，舌淡红，苔白腻，脉弦。守方去红花、桃仁、鸡血藤、番泻叶，加泽泻12g，玉竹15g，生白术30g，改芒硝为5g，大黄为3g。14剂。

2021年9月25日（秋分）五诊：患诉排便恢复至2～3日一行，但无不适，语声高，精神足。继予增液汤合枳术丸加减调理50余剂，排便稳定于二日一行。

按语：本案患者年逾七七，阴津自少，《黄帝内经》云女子"七七，任脉虚，太冲脉衰少"，但有瘀结在里，另合形体壮实，可见经水断续而来，伴夹血块；瘀而化热伤阴，津亏热结，故见口干口苦，便秘，粪块燥结如羊屎状；平素夜饮葡萄酒，酒性温燥，饮入于胃，更伤阴津。结合舌脉，可知本病病机为津亏热结、瘀血内停，故予增液承气汤合桃红四物汤加减。玄参、生地黄、麦冬滋阴生津；枳实苦寒以泻满；厚朴苦温以去痞；芒硝、大黄承胃气而通大肠，灌六腑以通为顺；桃红活血；丹参以代四物；牛膝下血；鸡血藤通络。二诊，排便改善，2～3日一行，矢气频作，腹中气机舒畅，故无腹满，但粪质黏腻，考虑湿热瘀结，佐加番泻叶行水导滞。三诊，患诉排便顺畅，日有一行，体重减轻，腰围减小，正是积聚攻散、肠腑通畅之象，再予复方，扶正祛邪，涤荡湿热，并嘱药后复诊，另行调理。四诊，诸症渐失，里邪已去，此应扶正，故去桃仁、红花、鸡血藤、番泻叶，考虑患者体质壮实，加芒硝、大黄量以助舟楫，加用泽泻甘淡渗湿，玉竹滋阴生津，重用生白术30g补中益气通便，配伍枳实成枳术丸，令下而不伤正。五诊，排便虽恢复至2～3日一行，但自觉舒畅无碍，应是禀赋使然，故不追求排便日行一次，继以增液汤合枳术丸善后调理。随诊中，患者有经期便秘症状，于经期加用番泻叶泻其气血之有余，以助经行畅通，收效甚好。

（余永鑫案）

二十六、麻痹性肠梗阻（便秘）

脾阳虚证案

高某，男，89 岁，2017 年 2 月 10 日初诊，立春。

主诉：习惯性便秘 20 年余，加剧 2 周伴不饥食少。

现病史：患者诉 20 多年来大便秘结，长期自服番泻叶、果导片以助通便。2 周前便秘加剧，自服前药无效，就诊于省级医院中医科某主任，诊为麻痹性肠梗阻。该医先予增液承气汤加味不效，复改用大柴胡汤加减，患者只排下非常少量的大便，脘腹、胀满比之前更严重，痛苦不堪，慕名求诊于我处。刻下：大便不通，脘腹胀满，不饥，不欲食，食入不久则呕出，口苦，畏寒肢冷，神疲嗜睡，舌淡红而略暗，苔黄腻而润，脉弦大而长。查体：血压 200/120mmHg（追问病史，患者因这几天饮食难进后、自己停用降压药），腹部按压不痛，轻叩呈鼓音。

既往史：高血压病史 30 年，血压最高 180/110mmHg，平素规律服药，血压控制在 130/75mmHg 以下。

西医诊断：麻痹性肠梗阻；高血压病 3 级。

中医诊断：便秘。脾阳虚证。

治法：温补脾阳，理气通便。

处方：温脾汤加减。炮附子 9g（先煎），干姜 9g，肉桂粉 3g（冲服），公丁香 5g，小茴香 9g，益智仁 9g，党参 15g，茯苓 15g，陈皮 9g，厚朴 9g，枇杷叶 15g。2 剂，日 1 剂，水煎服，早晚饭后内服。嘱患者加服降压药。

2017 年 2 月 13 日（立春）二诊：患诉服药后，两天内排软便 10 余次，不硬不稀不溏，便色漆黑，食欲渐开，精神转佳，肢体转温，不畏寒，舌淡红，苔黄腻渐减，脉转弦，已无长大之脉。血压降至 150/95mmHg。便常规：隐血阴性。原方去厚朴。3 剂。

嘱患者服完这 3 剂中药后不必再来复诊，予香砂六君子丸调理即可；并嘱其不要停服降压药。

按语： 患者习惯性便秘 20 年余，此次加剧 2 周伴不饥食少，中医虽仍诊断为便秘，但西医诊断应为麻痹性肠梗阻。麻痹性肠梗阻是肠梗阻的一种常见类型，大多由于神经抑制或毒素刺激以致肠壁肌运动紊乱，肠蠕动丧失，肠内容物不能正常运行，但无器质性肠腔狭小，临床表现为腹痛、腹胀、呕吐，停止排气、排便等。中医认为，便秘之证，多实多热，故一般治法或苦寒泻下，或甘寒润肠，方用承气汤类、大柴胡汤、增液汤、脾约丸等；亦有脾胃阳虚、中气不运、传导失职之便秘，方用补中益气丸、四君子汤、理中汤、温脾汤加减。临床应根据脾胃阳气的亏虚程度择方而治之，此不可不知也。

此患者原来应为肠燥有热之便秘，但因为年老体衰，再加久服番泻叶、西药果导片，损伤了脾胃阳气，导致脾胃阳虚，中气不运，传导失职，故便秘。前医先用增液承气汤甘苦寒，复用大柴胡汤苦辛寒，脾胃之阳愈发受伤，故脘腹胀满益甚，不饥食少。口苦、苔黄腻而润，不是热，乃胃之浊阴上逆也。畏寒肢冷，神疲嗜睡，舌淡红而略暗，均阳气虚衰之候。老人年逾耄耋，动脉严重硬化，又突然停服降压药导致血压高，此乃脉弦大而长之因也，故不能作为本病之凭，当舍脉从症。方中炮附子、干姜、肉桂、益智仁温脾阳；党参、茯苓、丁香、小茴香温胃阳；陈皮、厚朴理脾胃之气以助运，肺主一身之大气，肺气行则周身气不滞，故加枇杷叶。为何病愈后用香砂六君子丸善后调理，而不用补中益气丸？患者有严重高血压，用补中益气丸补气且升阳，恐致肝阳亢而血压高而难制也，此处方用药之细微之处也。

（郑敏麟案，王亚楠、黄浩龙整理）

二十七、术后腹腔粘连性肠梗阻（肠结）

元气亏虚，瘀阻肠络，肠腑气滞，升降失司证案

季某，男，71 岁，2018 年 10 月 21 日初诊，寒露。

主诉：腹胀痛，伴呕吐、大便秘结 3 个月余，加重 3 天。

现病史：患者于 2018 年 7 月 3 日以"反复黑便 1 年，鲜血便 20 天余"为主诉在福建省立医院南院住院，以"横结肠癌待查"收住入院，入院后完善相关检查。尿常规：酮体（＋）。血常规：血小板计数 $123 \times 10^9/L$。生化免疫：CA199 69.47U/mL，总胆红素 26.5μmol/L，直接胆红素 9.8μmol/L。临床检查：隐血试验（单克降法）阳性，隐血试验（化学法）阳性。X 线（DR）：①心肺未见明显异常。②胸椎退行性改变。CT：①冠状动脉未见钙化灶。②冠状动脉呈右优势型：右冠状动脉粥样硬化改变，管腔未见明显有意义狭窄。③所摄入主动脉粥样硬化改变。④所摄入肝内多发囊肿可能。全腹CT：①横结肠部分管壁不规则增厚，考虑结肠癌可能，伴肠周数个小淋巴结，请结合内镜及相关检查。②老年性肝萎缩，肝内多发囊肿，建议随访。③双肾小囊肿。④前列腺增生伴钙化。于 2018 年 7 月 9 日在全麻下行"腹腔镜下左半结肠根治性切除术"，探查腹腔内无明显出血，无明显粘连，无明显腹水，肿物位于结肠脾曲，侵及浆膜层，形成不全梗阻，近端肠管稍扩张，远端空虚，周围未见明显肿大淋巴结。病理报告：（左半结肠）大肠溃疡型管状腺癌Ⅱ级，部分呈微乳头状结构，侵犯神经，广泛脉管内癌栓，侵出浆膜下层；手术标本两切端及另送（上切端）（下切端）均未见癌浸润，找到肠周淋巴结 2/13 个，见癌转移；另送（肠系膜下血管根部淋巴结）为纤维结缔组织。术后予补液、营养支持等治疗。患者术后恢复可，进食半流食后无特殊不适，于 2018 年 7 月 18 日出院。

出院 3 天后，患者复以"腹痛、腹胀，伴呕吐，肛门停止排气、排便 1 天"为主诉，于 2018 年 7 月 21 日再次入福建省立医院南院，入院诊断：肠梗阻；横结肠癌术后。入院后完善相关检查，血常规：白细胞 $9.5 \times 10^9/L$。生化免疫：总蛋白 61g/L，白蛋白 38g/L，总胆红素 32.2μmol/L，直接胆红素 19.0μmol/L。数字胃肠 DR：①十二指肠水平部局部管腔狭窄伴

不完全性肠梗阻。②胃炎。③食道及小肠未见明显器质性病变。④双下肺感染性病变。⑤升主动脉夹层动脉瘤待排除，建议进一步检查。入院后予禁食、胃肠减压、灌肠通便，营养支持等治疗。患者腹痛缓解后于 2018 年 8 月 6 日出院。

患者出院 2 个多月，坚持半流质或流质饮食，但时发腹痛、腹胀伴呕吐、大便不通。此次腹痛、腹胀伴呕吐、大便不通加重 3 天，经人介绍前来求诊。刻下：形体消瘦，面色萎黄，精神疲乏，痛苦面容，声低气怯，少气懒言，纳少，腹痛腹胀，恶心欲呕，大便 3 天未行，舌质紫暗，苔白腐，脉细弱沉涩。

西医诊断：大肠溃疡型管状腺癌伴转移术后；术后腹腔粘连性肠梗阻。

中医诊断：肠结。元气亏虚，瘀阻肠络，肠腑气滞，升降失司证。

治法：大补元气，活血化瘀通络，升清降浊。

处方：补阳还五汤加减。黄芪 100g，桃仁 15g，红花 10g，川芎 10g，当归 10g，地龙 10g，五灵脂 15g，蒲黄 10g（布包），土鳖虫 10g，北柴胡 5g，荷叶 5g，厚朴 15g，枳壳 10g，大黄 10g（后下），芒硝 10g（冲服），炙甘草 5g。7 剂，日 1 剂，水煎煮，早晚餐后内服。仍嘱坚持半流质饮食。

2018 年 10 月 28 日（霜降）二诊：患者诉服前药后大便通畅，不呕，纳增，腹痛、腹胀均有一定程度的减轻，舌质紫暗，腐苔较前转薄，脉细弱沉涩。效不更方，继续守上方不变，7 剂。仍嘱坚持半流质饮食。

2018 年 11 月 4 日（霜降）三诊：患者诉服前药后大便通畅，食欲渐增，腹痛、腹胀减轻，舌质稍紫暗，苔由白腐转薄白腻，脉细弱沉涩。效不更方，继续守上方不变，14 剂。仍嘱坚持半流质饮食。

2018 年 11 月 18 日（立冬）四诊：患者诉服前药后大便通畅，食欲已正常，基本不觉腹痛、腹胀。上方去芒硝，14 剂。嘱其循序渐进，逐渐增加少量水果、蔬菜等含纤维素的饮食成分。

2018 年 12 月 2 日至 2019 年 1 月 12 日期间，患者继续服药，上方去大黄，加熟地黄 30g。

2019 年 1 月 13 日（小寒）八诊：患者诉服前药后大便通畅，每日均有 1～2 次大便，食欲与日渐增，无腹痛、无腹胀，但仍形体消瘦，面色萎黄，精神疲乏，气短乏力，舌质淡红略暗，苔薄白，脉沉细而弱。肠络瘀阻已消，肠腑气滞、升降失司已愈，但仍脾肾阳气亏虚，元气不足，尚需增强补益之功。处方：三七粉 5g（冲服），肉桂粉 3g（冲服），土鳖虫粉 5g（冲服），黄芪 100g，桃仁 10g，红花 10g，川芎 10g，当归 10g，乳香 15g，没药 15g，北柴胡 5g，荷叶 5g，厚朴 10g，枳壳 10g，桂枝 15g，炮附子 15g（先煎），干姜 10g，红参 5g，乌药 15g，小茴香 10g，熟地黄 30g。14 剂。

患者守上方服药共 2 年，至 2020 年 12 月 8 日方才停药。停药时，患者精神体力均佳，面色转红润，2 年中术后腹腔粘连性肠梗阻无复发，更主要的是患者大肠癌虽然手术，但已转移，经中药调理后，虽未进行化疗，亦无发展。

2021 年 3 月 26 日随访，患者术后粘连性肠梗阻和大肠癌均无发展，精神矍铄，面色较红润，一般情况良好。

按语：患者因手术后身体受损，元气虚衰，气虚无力推动血液运行故血瘀，瘀久则入络，气虚不行则肠腑气滞，升降失司，出现大便闭结、腹胀、呕吐等肠腑气机升降失常等粘连性肠梗阻临床表现。四诊合参，证属气虚血瘀，治以补阳还五汤加减。

补阳还五汤出自清代名医王清任的《医林改错》，张锡纯认为该方"专以气虚立论，重用黄芪四两，以峻补气分"。方中君药黄芪为《神农本草经》上品，味甘微温，补虚，主痈疽久败疮、排脓止痛，色黄入脾，为气血生化之源，有"补气之长"之称，临床广泛用于气虚证或气血两虚证。此外，陶弘景在《本草经集注》首载黄芪"逐五脏间恶血"，表明黄芪兼有活血作用，故可以预防及治疗结肠癌根治术后伤口感染及化脓，促进伤口良性愈合，防止术后粘连性肠梗阻的发生。

我在该方的基础上去赤芍，加五灵脂、蒲黄、土鳖虫、北柴胡、荷叶、厚朴、枳壳、大黄、炙甘草，更加突出其补气化瘀的功效，补气与活血化瘀并用，正如《医林改错》所言"能使周身之气通而无滞，血活而不瘀，气通血活，何患疾病不除"。去赤芍者，因其阴寒有碍阳气之运行。加土鳖虫者，"虫类通络"，土鳖虫擅长逐瘀、通络、理伤，既能与地龙配伍以通络，又能调理因手术而受伤的肠腑。加五灵脂、蒲黄，二药即中医名方失笑散，专治瘀血停滞的腹部急痛，功效卓越，《医宗金鉴·删补名医方论》曰本方治"小腹结痛，迷闷欲绝……有推陈致新之功，甘不伤脾，辛能散瘀，不觉诸症悉除，直可以一笑而置之矣"。加北柴胡、荷叶升清，枳壳、厚朴、大黄降浊，共同调理肠腑气机。炙甘草调和诸药。

因患者年逾古稀，肾精气血渐亏，加之手术损伤元气，故服药80余剂，患者粘连性肠梗阻的症状大为减轻以后，在前方的基础上，增加炮附子、桂枝、干姜、红参、乌药、小茴香、熟地黄等药物。其中，熟地黄30g，大补肾元精血，并且具有通便的功效；红参与黄芪配伍，大补脾气；炮附子、肉桂、干姜、乌药、小茴香温补脾肾之阳，散除腹中一切阴寒凝结之邪；三七、土鳖虫打成粉末吞服，活血化瘀的功效更强。

虚和瘀是结肠癌术后粘连性肠梗阻发生的关键病机。在术后粘连性肠梗阻的发病过程中，始终存在着"内虚"这一基本病理因素，尤其是老年患者，在发病之前多有脾肾不足之证。结肠癌术后，虽肿瘤得以摘除，但衰弱之脾肾功能难以恢复，加之手术创伤，因此正气不足为发病之根本，虚则推动无力，久则成瘀，因虚致实，导致有形实邪梗阻肠道。因此，补元气、助气化、健脾气、生气血为术后粘连性肠梗阻的调治重点，故对症采用补阳还五汤加减治疗。方中黄芪、红参、炮附子、肉桂、干姜、乌药、小茴香、熟地黄、肉桂、当归等药物补元气、健脾气、生气血；三七、土鳖虫、桃仁、红花、川芎、乳香、没药、北柴胡、荷叶、厚朴、枳壳等药行气化瘀，转运气机，使其补而不滞，助补药运化。诸药合用，契合病机，故得良效。

（郑敏麟案，王亚楠、黄浩龙整理）

二十八、功能性消化不良（腹痛）

肝郁脾虚证案

苏某，女，32岁，2020年7月23日初诊，大暑。

主诉：上腹部胀满闷痛伴嗳气 4 个月。

现病史：患者长期饮食不规律，上腹正中部胀满闷痛，每逢饱食或情绪焦虑、发怒时加重，伴有嗳气，大便 1～2 日 1 次。平素口干，入睡困难；月经较规律，经前常发头痛，量少，3 日净；舌淡红，苔薄燥边齿痕，脉弦细。

西医诊断：功能性消化不良。

中医诊断：腹痛。肝郁脾虚证。

治法：疏肝理气，和中止痛。

处方：逍遥散加减。柴胡 6g，当归尾 12g，川芎 6g，广木香 6g（后下），鸡血藤 12g，泽兰叶 12g，醋香附 6g，厚朴 12g，砂仁 4g（后下），夜交藤 15g，百合 12g，黄连 3g，八百光 9g，白芷 6g。7 剂，日 1 剂，水煎煮，每日巳时、未时、申时温服。

嘱保持日常饮食规律、清淡至少半年，忌辛辣、寒凉（如葡萄、桃子、山竹等）食物，减少正餐汤类摄入，忌烟酒。

2020 年 7 月 30 日（大暑）二诊：药后闷痛少发，偶有嗳气，每日排便 2～3 次，偶有左胸前疼痛。前日稍食生冷，脾阳受损，后发为腹泻，右胁下痛，乏力头昏，舌淡，苔白润有齿痕，脉沉细。处方：升阳益胃汤加减。柴胡 8g，防风 4g，木香 6g（后下），陈皮 6g，醋香附 6g，厚朴 12g，砂仁 4g（后下），木瓜 9g，醋延胡索 9g，苍术 4g，升麻 12g，土葛根 6g，党参 12g，生黄芪 15g，白豆蔻 4g（后下）。7 剂，日 1 剂，水煎煮，每日巳时、未时、申时温服。

后随诊，患者药后泄泻已止，腹部胀痛亦除。

按语：脾脏属土，为后天之本，运化出焉。脾接受由胃腐熟后的水谷，将其转化为可以供养人体的精微物质。肝脏属木，为将军之官。人体气的运行需要靠肝脏的疏泄来调控，其中就包括促进津液、血液的运行和脾胃的运化。气之有无取决于人体的正虚与否，而气之运动就取决于肝的功能；同时肝主藏血，能调节血液的分布。为何久病多从气分累及血分，便是因为当肝气郁滞时，气机便会不畅，进而影响津液、血液的疏布。不难看出，若将气血比喻为一兵一卒，那么肝即为调度士兵的将军，而脾作为气血生化之源，其功能是受到肝的控制的，这便是木旺乘土在肝脾生理功能联系上的具体体现。知是肝郁脾虚，当取法逍遥散，但临证还需考虑诸多因素。如福州地气湿热，其脾虚当直接补气还是行气以助运？经间期将至氤氲之时，重阴转阳，当理气为主还是养血为主？综合考虑，以柴胡疏肝，归、芎、夜交藤养血柔肝，配伍理气燥湿之品健脾助运，和中止痛。二诊时，因食生冷损伤脾阳，发为泄泻，脾气不升，故见乏力头昏。故于前方基础上加防风、升麻、葛根，以风药轻扬升散，与脾胃同气相召，合肝气生发调达，再加参、芪补中益气，复脾胃阳气，则泄泻可止，胀痛可除。

（林润立案）

二十九、功能性消化不良（呕吐）

阳明腑实证案

李某，女，36 岁，2020 年 5 月 28 日初诊，小满。

主诉：食后即吐 2 个月，伴便秘。

现病史：2 个月前，患者因生气后头晕，测量血压为 178/95mmHg，休息后血压慢慢恢复正常，头晕自行缓解，但当日进食后出现呕吐，后常常于食后作吐，持续至今。患者便秘 10 余年，最长时间持续半个月未排便，近期 2~3 日一行。刻下：食后即吐，小便色黄，便干，2~3 日 1 次，神疲乏力，形体肥胖，上睑浮肿，手足汗出，手颤，多梦，早醒，醒后难眠，舌淡，苔白黄腻边有齿痕，脉弦长而大，沉取不足。，月经 40~50 天一行，末次月经 2020 年 5 月 9 日，量大，色黑，痛经，5 日净。带下色黄。

西医诊断：功能性消化不良。

中医诊断：呕吐。阳明腑实证。

治法：利湿消肿，峻下热结，祛瘀止痛。

处方：疏凿饮子合大承气汤加减。茯苓皮 15g，大腹皮 15g，陈皮 15g，木瓜 9g，槟榔 15g，厚朴 12g，玄明粉 8g（冲服），大黄 8g（后下），枳壳 4g，鸡冠花 15g，臭椿皮 15g，蒲公英 12g，卷柏 12g，赤芍 9g，大血藤 15g。7 剂，日 1 剂，水煎煮，每日巳时、未时、申时温服。嘱忌食生冷。

后随访，患者诉服药后肠鸣阵作，随即便下黑色粪球数枚，味极臭秽，每日可解 2 次；服药三四日后大便逐渐不成型，每日 2~3 次；服药 4 日后食欲渐复，未出现呕吐，眼睑浮肿有所好转，手足仍有汗出，手颤未减，晚餐后倍感疲乏困倦，夜间醒来频率减少。

按语：本案患者常年经、带异常及便秘，乃是气血湿邪瘀滞，日久郁而化热所致。此次因发怒使肝气更加郁滞，胃肠传导失司，腑气不通而上逆，故见食后呕吐。热与燥粪结于肠腑，又见手足濈然汗出，故辨证为阳明腑实证。又因胞宫内有异物置入，致气血瘀滞，故可见月经后期、色黑、有血块及痛经。月经量大不外乎气虚不能固摄及内热迫血妄行，该患者早年胞宫受损，调护不当，肾气受损，也可因气滞血瘀化生内热所致。气虚、血热所致经血量大尚可排出，但也提示体内有更多难以排出的离经之血，久之必加重血瘀，此为出血致瘀的理论。但因其腑气不通 2 个月有余，食后即吐致水谷精微摄入不足，脾胃之气必定大大受损，其人上睑浮肿、神疲乏力、舌淡、边齿痕均是脾虚之候。患者常年月经量大，耗伤肝肾之阴，手足汗出更致筋脉失养，故见双手微微搐搦。可见，现患者已属虚实夹杂之证。此次患者以无法正常进食为主诉，故治疗应先治其标，但也切忌见呕便乱投姜、夏等止呕之药而反助其热。初诊以祛邪为主，以下法使停水、燥屎、瘀血从下窍而出。故选大承气汤峻下热结，肺与大肠相表里，肠道通畅，有助于肺气肃降，肺主一身之气，肺气降，有利于胃气降以缓解呕吐。以疏凿饮子泻下逐水，茯苓皮、陈皮、大腹皮、槟榔等，利水渗湿，通调周身水道，提壶揭盖，健脾而不补脾，助燥粪排出而不敛邪。公英、卷柏、鸡冠花、椿皮清热除湿，既清胃肠湿热，又除湿止带，兼顾止离经之血，防止加重血瘀；瘀血易化热，故加清热解毒、活血止痛的大血藤，清热凉血、祛瘀止痛的赤芍，同时也解决了肝风内动引起的手抖。历代医家均重视胃气，以此剂荡涤肠腑，清热除湿，邪祛八九之后方可缓缓疏其气血，复其胃气，再图补益肝肾之法。奈何患者家务公务繁忙，收效后便无暇再次就诊。

（林润立案）

第四节 肝胆系疾病

一、慢性乙型病毒性肝炎（胁痛）

邪伏少阳，肝郁脾虚证案

陈某，女，30岁，2020年6月9日初诊，芒种。

主诉：两胁疼痛伴乏力、厌食2周。

现病史：患者3年前因乏力、厌食、恶心等经检查发现乙肝病毒感染，予以治疗后好转（具体不详）。近日患者工作劳累后出现两胁疼痛、乏力、腹胀纳呆等症状，遂于某三甲医院住院治疗（具体不详），各症状均有所缓解。现出院1周，服用富马酸丙酚替诺福韦（25mg，每日1次），抗病毒治疗。刻下：两胁疼痛，右侧较甚，乏力倦怠，纳呆厌油，便溏，大便色黑，平素易生气、胸闷；本次月经2020年6月8日来潮，无血块，昨日小腹坠胀；面色无华，舌红稍瘦，苔白，脉沉弱。

既往史：子宫肌瘤。

西医诊断：慢性乙型病毒性肝炎。

中医诊断：胁痛。邪伏少阳，肝郁脾虚证。

治法：疏肝健脾，扶正祛邪。

处方：逍遥散加减。党参12g，白术12g，陈皮6g，川楝子9g，生黄芪12g，山药12g，柴胡7g，郁金6g，薄荷4g（后下），八百光9g，荷叶6g，白豆蔻3g（后下）。7剂，日1剂，浓煎，每日巳时、未时、申时温服。

嘱卧床休息，忌食油腻、发物，忌大补。

2020年6月16日（芒种）二诊：患者大便颜色逐渐正常，逐渐成形，面色好转，但颧部稍红，偶有头胀痛，稍乏力，舌边尖红苔白燥，脉数稍沉。

治法：疏肝行气，清热解毒。

处方：四逆散合凉膈散加减。柴胡6g，白芍9g，枳壳4g，生栀子4g，黄芩6g，白豆蔻4g（后下），蒲公英12g，川楝子9g，郁金6g，六一散12g，大黄6g（后下），白花蛇舌草12g，荷叶6g。7剂，日1剂，浓煎，每日巳时、未时、申时温服。

嘱忌晒太阳、游泳；忌油腻、芋头、糯米、发物、红色水果（榴莲、荔枝、樱桃），可以吃橙子、猕猴桃、燕窝。

2020年6月23日（夏至）三诊：头胀痛缓解，纳差腹胀，乏力嗜睡，舌淡红，苔白微腻，脉弱。自述此次就诊后需外出工作，无法再来复诊。

治法：理气化湿，疏肝养血。

处方：甘露消毒丹加减。柴胡6g，木香6g（后下），醋香附6g，茵陈12g，厚朴12g，白豆蔻4g（后下），佩兰9g，枳壳4g，白芍12g，夜交藤15g，苍术4g，薄荷4g（后下）。7剂，日1剂，水煎煮，每日巳时、未时、申时温服。

此后电话联系，患者已无胁痛、头痛，偶有腹胀，因工作繁忙，自觉疲乏，嘱予参苓白术丸健脾渗湿，注意作息饮食调复。

按语：患者素有子宫肌瘤、经前胸部胀满，此皆为肝气郁结所化。中医理论中认为慢性肝炎是邪热伏于少阳，长期与正气交争而成，一旦邪胜正负即可发病。此次患者因过度劳累，正衰邪胜，肝木乘土所致。方以党参、白术为君，加黄芪、陈皮、山药取法补中益气汤，意在健脾补气，扶正祛邪。肝炎病毒在中医可辨证为"热毒""虫毒"，故以川楝子疏肝泻热、行气杀虫；配伍郁金，增强疏肝泻热凉血之效；配伍柴胡、薄荷，取法逍遥散，共奏疏肝之效。再加八百光助党参补气，又能养阴，防止邪热久留于肝，耗伤阴液。患者便黑，为出血证，又伴便溏，故以荷叶收湿，凉血止血，既兼顾肝中热邪，又能生发清阳，切全方疏肝健脾之法。二诊时，患者经一周调养，精神尚可，面色好转，还现红色，说明正气渐复，少阳热邪外显，但或因夏暑助热，见头目胀痛之肝火上炎症状，故以清热解毒为主立法，意在彻除热邪。方以柴胡、川楝子疏肝，配伍白芍，既清透少阳伏邪，又固护肝阴制约肝火；郁金凉血活血，透营分热邪外出；加栀子、黄芩，取法龙胆泻肝汤，清泻肝火；配蒲公英、白花蛇舌草加强清热解毒之力，抗肝损伤；配滑石、大黄，使热邪从二便排出。三诊，患者肝火已清，但因外有暑湿之邪，内有脾虚失运，使湿邪内生阻碍中焦气机，故见纳差腹胀。古有吴又可创达原饮，槟榔、厚朴、草果除瘟疫之邪伏于膜原，今患者邪不及瘟疫，位不及膜原，故退而求之，将三药易为木香、厚朴、白豆蔻，配伍枳壳、茵陈、苍术、佩兰，芳香、渗利、苦燥三法同用，分解湿热之邪。随访得知诸症好转，但因工作繁忙未能复诊。

（林润立案）

二、肝硬化代偿期（积聚）

肝络失和，湿热中阻证案

吴某，女，42岁，2018年10月13日初诊，寒露。

主诉：发现肝功能异常3个月余。

现病史：3个月余前，患者体检发现肝功能指标异常，于某医院住院治疗，诊断为原发性胆汁性肝硬化、肾病综合征、高脂血症、肝囊肿，予保肝、利尿、降压等对症治疗后出院。今为求进一步治疗，求诊我处。刻下：神疲乏力，头晕，时有视物旋转，烦躁易怒，两胁闷痛，纳可，寐差，小便色黄，伴少量泡沫，大便调，舌体瘦小淡红，苔黄稍腻，脉细。血生化全套：谷草转氨酶48.7U/L，谷氨酰转肽酶939.1U/L，碱性磷酸酶151.6U/L，总胆固醇7.48mmol/L，甘油三酯2.23mmol/L。

西医诊断：肝硬化代偿期；肾病综合征。

中医诊断：积聚。肝络失和，湿热中阻证。

治法：养阴柔肝，清利湿热。

处方：一贯煎合茵陈蒿汤加减。生地黄15g，沙参15g，枸杞子15g，麦冬15g，当归6g，川楝子15g，茵陈15g，大黄6g（后下），栀子6g。水煎服，7剂，日1剂，水煎煮，早晚饭后内服。

2018年12月1日（小雪）二诊：患诉头晕、胁痛较前改善，仍觉乏力，晨起偶有面部浮肿，运动后消退，脘腹胀闷，尿色黄，舌暗红苔白根厚，脉细。血生化全套：谷草转氨酶37U/L，谷氨酰转肽酶682U/L，碱性磷酸酶140U/L。守上方去大黄、栀子，加猫须草15g，女贞子15g，白花蛇舌草15g，半枝莲15g。28剂。

2019年4月20日（谷雨）三诊：患诉服药后诸症缓解，其间自行重方服用，近日脘腹闷痛，大便干结，2日一行，尿色黄，舌暗红苔薄黄，脉弦细。血生化全套：谷草转氨酶42U/L，谷氨酰转肽酶477U/L，碱性磷酸酶120U/L。守10月13日方加虎杖15g，白花蛇舌草15g，赤芍15g，白芍15g，甘草3g。

续服28剂后，患者症状明显改善，肝功能异常指标较前下降。嘱患者坚持服药，定期门诊随访。

按语： 肝硬化属中医"积聚""臌胀"等范畴，本案患者以肝硬化、肝功能异常为主诉前来就诊，未见腹水等病症，当属"积聚"病。《难经·五十五难》云："积者，五脏所生；聚者，六腑所成。"患病以肝脏硬化损伤为主，应属于脏积。患者中年女性，平素思虑忧愁，性情急躁，肝气不舒，脏腑失和，脉络受阻，血行不畅，气滞血瘀，日久成积，故见肝硬化、肝囊肿；肝为藏血之脏，脏腑内伤，运化失常，故可见神疲乏力、头晕、血检异常；肝络布于两胁，气血不营则胁痛，正如经云"积者，阴气也，其始发有常处，其痛不离其部"；舌体淡红瘦小，苔黄稍腻，脉细，皆为肝络失和兼有湿热之象。阮师从其病变部位入手，患者因肝络病而有胁痛之症，诸脏腑失和皆源于肝，故治之以养阴柔肝疏肝、清热利湿通络，方予一贯煎合茵陈蒿汤加减。方中生地黄为君，滋阴养血，荣养肝络，兼清虚热。臣以当归、枸杞子，补血活血，盈肝络之血脉，补而不滞，有滋水涵木之用；沙参、麦冬滋补肺胃，有清金制木之意。佐以川楝子疏达肝络，清泻郁热，且制诸药滋腻碍胃；加用茵陈、大黄、栀子清利肝胆湿热，逐瘀通络。二诊，患者肝气得畅，肝络得舒，头晕、胁痛症状改善，肝功能指标较前下降，续守前方去大黄、栀子，加猫须草、女贞子、白花蛇舌草、半枝莲清热利湿，补益肝肾。三诊，患者诸症缓解，续予初诊方加虎杖、白花蛇舌草、赤芍、白芍活血通络。药后患者症状改善，检验指标下降，继续守法随症加减调治，以求长效。

（阮诗玮案，阮杏林整理）

三、肝内胆管结石（胆石症）

肝胆气郁，湿热蕴结证案

林某，男，33岁，2020年12月9日初诊，大雪。

主诉：发现肝内胆管结石1年余。

现病史：1年余前，患者体检查肝脏彩超：肝右叶可见强回声影，大小约7mm×5mm，肝右叶可见数个强回声斑排列成串，范围约4.5cm×0.5cm，考虑肝内胆管结石。因无肝区疼痛等特殊不适，未予重视治疗。2020年11月21日，复查彩超：右肝强回声斑

1.5cm×0.6cm（肝内胆管结石或钙化灶），右肝见一条状强回声，大小约 3.9cm×0.5cm。甲状腺彩超：双侧叶弥漫性改变，考虑桥本甲状腺炎，甲状腺右侧叶低回声结节。甲状腺功能：T4 13.210ng/dL，TPOAb 1907U/mL，甲状腺球蛋白抗体 188.70U/mL。刻下：双颊痤疮，咽痛，口苦口干，大便日 3～4 次，糊状，舌苔黄厚腻，脉滑；平素内敛，易生闷气。

西医诊断：肝内胆管结石。

中医诊断：胆石症。肝胆气郁，湿热蕴结证。

治法：疏肝利胆，清热利湿。

处方：四逆散合三金汤、消瘰丸加减。北柴胡 12g，赤芍 15g，桃仁 6g，黄芩 10g，生鸡内金 10g，金钱草 30g，海金沙 10g，玄参 12g，浙贝母 10g，郁金 10g，威灵仙 15g，夏枯草 15g，生牡蛎 30g（先煎），炙甘草 3g。10 剂，日 1 剂，水煎煮，早晚饭后内服。

2020 年 12 月 20 日（大雪）二诊：服上方后咽部不适改善，自觉火气减少，痤疮改善，大便同前，舌苔黄厚腻，脉滑稍数。上方去桃仁、炙甘草，加虎杖 10g，炙鳖甲 20g（先煎），生薏苡仁 30g。15 剂。

2020 年 12 月 31 日（冬至）三诊：服二诊方后，大便每天 1～2 次，成形，无特殊不适。守上方去生鸡内金，加枳壳 10g。14 剂。

2021 年 1 月 17 日（小寒）四诊：患者无特殊不适，舌淡红，苔微腻，脉稍滑。守上方去威灵仙，另加香附 10g。7 剂。

2021 年 1 月 31 日（大寒）五诊：患者无特殊不适，舌淡红，苔微腻，脉稍滑。昨日复查肝彩超：肝右叶可见点状强回声沿胆管走行方向排列成串；其一范围约 1.6cm×0.7cm，后伴声影。原有肝内胆管结石 3.9cm×0.5cm 已除。复查甲状腺功能：TSH 8.119mmol/L，抗甲状腺球蛋白抗体 78.9U/mL。甲状腺彩超：甲状腺体回声增粗不均，甲状腺双侧叶小结节（TI-RADS：2 类）。血脂已达正常范围。拟方如下：当归 10g，白芍 15g，牡丹皮 10g，北柴胡 12g，茯苓 12g，玄参 12g，夏枯草 15g，浙贝母 15g，枳壳 10g，金钱草 25g，佛手 10g，王不留行 10g，鸡内金 10g，广陈皮 10g。10 剂。

按语：本案患者缘于饮食不节，情志不调，郁而不发，忿恚不解，加之嗜烟好酒，久之而成肝胆气郁、湿热内蕴之体。《黄帝内经》云"肝足厥阴之脉……挟胃，属肝，络胆……上贯膈，布胁肋，循喉咙之后，上入颃颡"，又云"东风生于春，病在肝，俞在颈项"。患者素体肝郁湿热，循肝脉上扰颈项，故而发为瘿部结节。肝气郁滞，与胆腑相表里，胆汁输布失常，上溢口窍而见口苦；肝体不舒，木气过旺，乘克脾土，脾失健运，酿生痰湿，湿郁化热，肝胆之气夹湿热上扰，故咽痛、面部痤疮。经云："伤于湿者，下先受之。"脾为枢机，清阳不升，湿浊下流，则见大便糊状，频次多。湿热日久，胶结不解，煎熬成石，且肝脉布胁肋，故见肝内胆管结石；舌脉均为肝胆气郁、湿热内蕴之证。故遣方用药首选四逆散合三金汤、消瘰丸加减。方中柴胡为君，疏达气郁，升举清阳而走气；郁金理气活血，亦可疏肝解郁以走血。二药相伍，同走肝胆经脉，前者入气，后者入血，相辅相成。辅以三金（生鸡内金、金钱草、海金沙），清热祛湿，化石排石，给邪气以出路。湿热久羁，暗耗营血，肝体阴而用阳，体阴不足则阳用偏亢，加之久病由气入血，血行瘀滞，津液输布障碍，痰瘀互结，循肝脉结于颈项，故予桃仁、赤芍活血化瘀，消瘰丸滋阴化痰，活血散结。夏枯草加强平肝散结之功。威灵仙原为消除骨鲠而设，今巧妙用之，亦可消除甲状腺结节、胆管结石，实为异病同治之理。炙甘草调和诸药。全方共奏疏肝解郁、清热祛湿、活血化痰、软坚散结之效。二诊，患者热象较前消退，然舌象仍厚腻，恐"炉烟虽熄，灰中有火"，谨防死灰复燃，故加强祛邪力度。加虎杖增强清热祛湿之功；鳖甲软坚散结；薏苡仁甘凉利湿，又有宣痹散结之效。三诊、四诊时，湿热邪气有退散之趋向，吴鞠通云"其性氤氲黏腻，非若寒邪之一汗即解，温热之一凉即退，故难速已"，故仍守方巩固，去鸡内金、威灵仙，加枳壳、香附以恢复肝胆气机升降为要。五诊时，诸症消除，复查肝脏彩超可见较大结石（3.9cm×0.5cm）已除，甲状腺球蛋白抗体数值下降，可见疗效满意，然胆内还留有一小结石，当遵循扶正祛邪的原则，肝脾同治，土木共调，方拟逍遥散合消瘰丸加减，善后调理。

纵观此案，本病属中医学"胁痛""黄疸"等范畴，缘饮食失节、情志失调、不慎感邪等因素诱发，发为本病。该病病性属本虚标实，病位主要在肝、胆，与脾密切相关。病理因素以"气滞、痰湿、湿热、瘀血"为主。《灵枢·本输》云："胆者，中精之府。"《脉诀》云："肝之余气溢入于胆，聚而成精。"肝气疏泄有度，胆腑通降有序，则胆汁下循入肠，助脾胃消化，脾胃运化有常，清者升发，浊者排泄。若肝失疏泄，脾胃运化失常，胆汁不畅，聚于胆内，郁而化热，湿热内生，煎熬为石。如此再分虚实，实者可因肝气郁滞，血行不畅，久而成石；虚者可因肝阴不足，肝体失柔，肝体阴而用阳，体阴不足则阳用虚馁，胆汁输布失常，久而亦成石。相关研究发现，不同证型，结石出现的部位亦不同：气郁型胆石症以胆囊结石居多，湿热型则以胆总管结石居多，热毒炽盛型以多部位同时发生结石居多。以上分析，可资参佐。

（王建挺案，杨运劼整理）

四、肝功能异常（虚劳）

肝胆湿热，正虚毒恋证案

吕某，女，33 岁，2021 年 6 月 16 日初诊，芒种。

主诉：体检发现肝功异常 2 天。

现病史：患者 2 天前至厦门市第三医院体检，查血生化：总蛋白 87.8g/L，谷草转氨酶 101.6U/L，谷丙转氨酶 149U/L，谷氨酰转肽酶 92.5U/L，尿酸 455.5μmol/L。全腹 CT 平扫：肠管结构较紊乱，双附件区低密度影，余未见异常。乙肝两对半：HBcAb(＋)，余阴性。甲、丙、戊肝抗体未见异常。诊断为肝功能异常，未予系统诊治。今为进一步治疗，求诊我处。刻下：易疲乏，以四肢为主，晨起口苦，近期因工作原因熬夜，舌质红，苔厚腻微黄，脉象因远程视频无法获及。

西医诊断：肝功能异常。

中医诊断：虚劳。肝胆湿热，正虚毒恋证。

治法：清利湿热，扶正解毒。

处方：四逆散加减。北柴胡 10g，白芍 15g，枳壳 10g，茵陈 15g，五味子 15g，大青叶 12g，田基黄 15g，垂盆草 15g，赤小豆 15g，丹参 15g，茯苓 15g，生甘草 3g。10 剂，日 1 剂，水煎煮，早晚饭后内服。

配合口服甘草酸二胺肠溶胶囊，150mg，每日 3 次；联苯双酯，2 片，每日 3 次。嘱其按时作息，避免熬夜、过度疲劳，清淡饮食。

2021 年 6 月 26 日（夏至）二诊：患诉服前药后四肢乏力改善，无口苦，舌质红，苔微黄腻。处方：北柴胡 10g，白芍 15g，枳壳 10g，茵陈 15g，五味子 10g，连翘 15g，黄芪 20g，灵芝 10g，田基黄 15g，垂盆草 15g，薏苡仁 20g，丹参 15g，茯苓 15g，生甘草 5g。10 剂。停甘草酸二胺肠溶胶囊，继续服用联苯双酯。

2021 年 7 月 10 日（小暑）三诊：患者未诉特殊不适，1 日前停药。复查肝功：谷草转氨酶 17.6U/L，谷丙转氨酶 11.2U/L，谷氨酰转肽酶 37U/L。HBV-DNA 正常。嘱停用中西医药，避免熬夜和劳累。

按语：本案患者缘于工作压力，起居失调，思虑过度，暗耗营血。《黄帝内经》云："人卧血归于肝，肝受血而能视。"若因熬夜，阳不入阴，阴愈亏耗，阳愈虚亢，则阴阳不能各行其道，致寤寐失常。肝藏血，血虚则肝体失荣，无以濡养肝气，气属阳，阳亢则肝气疏泄失职，胆汁不得循行常道，上溢于口窍则见口苦。该案属"正虚邪恋"之患，单纯补虚则易敛邪，单纯祛邪则易伤正，且肝体阴而用阳，故当以恢复肝之生理特性为要。首诊以四逆散恢复肝主疏泄之能，即"肝欲散，急食辛以散之"。配合补益酸敛之品，如五味子、白芍等，再加以祛邪之物，如田基黄、垂盆草、大青叶等。现代药理研究显示其均有降转氨酶、保护肝功能的功效。二诊后，邪势渐退而正虚本象已露，故加以健脾补气之黄芪，滋养元气之灵芝，乃因"见肝之病，知肝传脾，当先实脾"之经旨，脾旺则肝木不得轻侮之，先安未受邪之地。

纵观本案，看似无证可辨，实则"独处藏奸"，医者当谨察阴阳所在而调之，以平为期，切勿囿于专病专方之"怪圈"，犯"虚虚实实"之戒。案中方药均禀肝之生理特性，"补用酸，助用焦苦，益用甘味之药调之"，终而邪祛而正自安，复查肝功降至正常，以佐证奇效。

（王建挺案，杨运劼整理）

第五节　肾及泌尿系疾病

一、水肿

1. 肾气亏虚证案

张某，女，68 岁，2021 年 5 月 30 日初诊，小满。

主诉：水肿 10 余天。

现病史：患者 10 余天前无明显诱因出现双下肢浮肿，无胸闷、心悸，无肉眼血尿、尿频、尿急、尿痛等不适，今来诊。刻下：双下肢浮肿，按之凹陷，腰酸，双手指关节肿痛，口中和，大便调，小便黄，头晕，纳可，寐安，舌淡苔薄白，脉弦。

西医诊断：水肿待查。

中医诊断：水肿病。肾气亏虚证。

治法：温肾助阳，化气行水。

处方：济生肾气丸合五苓散加减。熟地黄 30g，山药 10g，山茱萸 10g，泽泻 10g，茯苓 15g，牡丹皮 10g，桂枝 5g，黑顺片 3g（先煎），牛膝 12g，车前子 15g（布包），猪苓 15g，白术 15g，生龙骨 30g（先煎），生牡蛎 30g（先煎），天麻 12g，菊花 15g。7 剂，日 1 剂，水煎煮，早晚空腹温服。

2021 年 6 月 6 日（芒种）二诊：水肿已消，余症明显改善，嘱患者完善各项检查排除西医疾病，再进 7 剂巩固疗效。

按语： 该案患者已近七旬，年高体亏，肾气不足，自是常理。今发为水肿，此乃肾虚而膀胱失于气化所致。观诸症，肾虚不能主水，水气不化故见水肿；精血不足，筋脉失养，故腰酸、关节肿痛；水寒木冻，肝气不疏，故见头晕、脉弦之象。仲师"虚劳腰痛，少腹拘急，小便不利者，八味肾气丸主之"为后世指明肾虚水肿之主方。故本案选肾气丸合五苓散化裁，以肾气丸补益肾气，合五苓散增益膀胱气化之功，佐入牛膝、车前子利尿消肿，生龙骨、生牡蛎、天麻、菊花平肝木之动而除晕眩。再诊，水肿消退，症状缓解，遂嘱随诊。

（许勇镇案）

2. 脾肾阳虚，水饮积聚证案

常某，女，37 岁，2020 年 9 月 11 日初诊，白露。

主诉：四肢肿胀、颜面水肿 2 个月。

现病史：患者近 2 个月无明显诱因出现双手肿胀，下肢凹陷性水肿伴胀痛，颜面部轻度水肿，伴身重，腰重下坠感，腰部冷痛明显，口不渴，纳寐可，尿频，尿量少，大便正常，舌质淡暗，苔白，脉沉滑。

西医诊断：水肿待查。

中医诊断：水肿。脾肾阳虚，水饮积聚证。

治疗：温补脾肾，利水消积。

方药：肾着汤合六味地黄汤加减。干姜 10g，炙甘草 10g，茯苓 30g，白术 20g，生地黄 30g，生山药 30g，泽泻 15g，牡丹皮 6g，狗脊 20g，生杜仲 15g，桑寄生 15g，怀牛膝 15g，冬瓜皮 30g，丹参 30g。7 剂，日 1 剂，水煎煮，早晚饭后内服。

2020 年 9 月 18 日（白露）二诊：双手肿胀好转，腰酸重冷痛好转，颜面无水肿，仍有双下肢凹性水肿，无胀痛，舌质淡苔白，脉沉滑。辅助检查：β₂ 微球蛋白略高，性激素、催乳素轻度降低，余正常。上方加猪苓 10g，车前子（布包）30g，加强利水功效。7 剂。

2020 年 9 月 25 日（秋分）三诊：水肿消失，双手及下肢无肿胀，口干口渴，饮水解渴，纳可，寐安，小便次数减少，每次尿量增多，大便正常，舌质淡，苔白水滑，脉沉细。守上方 14 剂。

后随诊，2 周后诸症消失。

按语： 肾主水，脾主湿，脾肾阳虚，则水湿积聚。患者平素饮食不规律，久则损伤脾

闽山中医验案精选

胃，"诸湿肿满，皆属于脾"，脾为制水之脏，脾虚则水无所制而泛滥，肾为主水之脏，肾虚则水无所主而妄行，水湿外淫肌肤、内渍脏腑故出现水肿。又因"脾为生痰之源，肾为生痰之本"，痰水同源，积聚周身，治疗宜健脾利水、温肾壮腰、补土制水，使水湿积聚得以消散。患者水肿，伴身重、腰重下坠感，腰部冷痛明显，因而选方以肾着汤为基础方温肾健脾利水，合六味地黄汤加减补肾利水。

（任文英案）

3. 脾肾阳虚，风湿困表证案

陈某，女，51 岁，2021 年 5 月 30 日初诊，小满。

主诉：反复全身浮肿 3 年，加重半年。

现病史：患者 3 年前无明显诱因出现双下肢浮肿，由下至上，逐渐发展至全身，于外院查示无异常，予利尿剂对症处理，症状好转，但停药后浮肿反复发作。近半年来，症状加重，发时则遍身浮肿，腰膝酸软，伴肢体麻木僵硬、汗多。今求诊于我处。刻下：颜面及遍身浮肿，双下肢重度浮肿，腰膝酸软，乏力，晨起双上肢麻木僵硬，自汗，活动后汗多，口干，欲饮温，纳寐可，小便少，浓茶色，大便糊状，1~2 日一行，舌淡胖，边齿痕，苔薄白，脉沉。末次月经 2021 年 5 月 20 日，色暗红，量少，无血块，无腹痛。

西医诊断：水肿待查。

中医诊断：水肿病。脾肾阳虚，风湿困表证。

治法：温阳化气，利水消肿。

处方：五苓散合防己黄芪汤加减。茯苓 15g，泽泻 10g，白术 15g，猪苓 15g，桂枝 10g，防己 12g，黄芪 15g，甘草 3g，车前子 15g（布包），滑石 12g，牛膝 15g，薏苡仁 30g，当归 6g，通草 6g。7 剂，日 1 剂，水煎煮，早晚饭后内服。嘱体检复查。

2021 年 6 月 6 日（芒种）二诊：颜面浮肿较前减轻，但肢体仍肿，尿量增多，浓茶色，腰酸改善，肢体僵硬稍好，纳佳，寐可，大便糊状，日 1 次，舌淡胖，苔薄白，脉沉弦。患诉求快速消肿，结合病证，守方调整用药。处方：茯苓 30g，泽泻 15g，白术 15g，猪苓 15g，桂枝 10g，防己 15g，黄芪 30g，甘草 6g，车前子 15g，滑石 15g，牛膝 15g，薏苡仁 30g，大黄 6g（后下），芒硝 9g（冲服），枳实 12g，番泻叶 6g（后下）。7 剂，煎服法同上。建议体检。

2021 年 6 月 16 日（芒种）三诊：水肿消去大半，双下肢仍中度浮肿，但自觉轻松，皮质松软，肢体僵硬好转，夜间口干，小便茶色，大便稀溏，每日 3~4 次，舌淡胖，苔薄白，脉沉弦。体重指数 26。生化全套：低密度脂蛋白 4.38mmol/L，总胆固醇 6.85mmol/L。尿常规：尿隐血（++），尿白细胞（+），细菌计数 5201.20 个 /μL。彩超：左乳腺结节，右甲状腺结节。肺部 CT：肺部结节。守前方去芒硝、枳实、番泻叶，加小蓟 15g，生地黄 15g，当归 10g，竹叶 12g，六月雪 30g。10 剂。

2021 年 9 月 5 日（处暑）四诊：患诉三诊药后水肿尽去，故未来复诊，今下肢又见浮肿，口干，饮少，尿少色赤，大便 2~3 日一行，质糊，纳寐可，经水色暗量少，舌淡红苔薄白，脉弦。治以当归芍药散合增液承气汤加减。处方：当归 10g，赤芍 15g，白术 12g，泽泻 12g，川芎 10g，玄参 15g，生地黄 15g，麦冬 15g，大黄 9g，芒硝 6g（冲服），枳实 9g，黄芪 30g，玉竹 15g，石斛 15g。5 剂。

2021 年 9 月 11 日（白露）五诊：浮肿已消，口干缓解，尿色仍赤，大便每日 1 次，舌脉同前。故去玄参、芒硝，加小蓟 15g，车前子 15g（布包），通草 6g。10 剂。

药后诸症缓解，浮肿消，尿色黄，肢体舒畅，无麻木僵硬。

按语： 本案患者水肿日久，肿势由下至上，后遍身浮肿，下肢尤甚，故可知病本在里，结合诸症考量，缘因脾肾两虚，土不制水，肾失气化，土水两失，代谢停滞，水液泛滥；加之患者为水上工作从业者，久处湿地，风湿侵袭，为外因也。因此，患者为内病阳虚，外感风湿，内外相引，故发为肿。纵观诸症，肾虚不能主水，阳虚失于气化，津液停聚，化为水湿，故见水肿；腰为肾之府，腰府空虚，筋骨不荣，故见腰膝酸软；脾主四肢，脾气不运，不能散精，四肢失养，阳气不煦，故见肢体僵硬麻木；气虚则自汗，劳累加重；津液不布，故见口干、小便短少；湿聚而郁热，下焦久停，或有湿热，可见溺赤。结合舌脉，本病证机应为脾肾阳虚、风湿困表，故治以温阳化气、利水消肿之法，方予五苓散合防己黄芪汤。方中二苓甘淡渗湿，以通膀胱；泽泻涌泄以利水道；白术健脾益土制水；桂枝通阳以助气化；防己走表祛风除湿；黄芪益气，固摄汗孔；车前子、滑石、牛膝利水；薏苡仁化湿除痹；当归甘温养血；通草利水通淋；少佐甘草调和诸药。并嘱体检，以排除器质性疾病。二诊，患者浮肿改善，但为求速效，故加大前方用量，并加大黄、芒硝、枳实、番泻叶以泻下逐水。三诊，患者来告浮肿大为改善，并附体检报告，尿常规异常，应有泌尿系感染，下焦湿热，故去芒硝、枳实、番泻叶，加小蓟、生地黄、当归、竹叶、六月雪，取小蓟饮子清热通淋之义。后久未再访，再诊时，告知三诊后水肿已消，而今下肢又见浮肿，故特求诊。症见下肢稍肿，口干，尿赤，经水量少色暗，故治以滋阴活血利水之法，予当归芍药散合增液承气汤加减。五诊，患者浮肿已消，但尿色赤，守前方稍事加减，功以清热利尿通淋，再进数剂，以获全效。

（余永鑫案）

二、特发性水肿（水肿）

1. 脾肾不足证案

李某，女，48 岁，2019 年 11 月 6 日初诊，霜降。

主诉：反复水肿 6 年，加剧 1 个月。

现病史：患者于 6 年前无明显诱因出现颜面及双下肢水肿，伴尿频，当时无尿中泡沫增多，无腰痛，无尿急、尿痛及肉眼血尿，无活动后气促，无恶心呕吐，未进一步检查及治疗，浮肿时轻时重，此后反复出现颜面及双下肢水肿。1 个月前，患者无明显诱因双下肢水肿加重，无发热及尿量明显减少，饮食正常，大便正常，体重较前增加 2kg。刻下：双下肢轻度凹陷性水肿，纳可，寐差，大便调，尿量未记录，舌淡苔薄白，脉沉细。尿常规：上皮细胞 625 个 /μL，上皮细胞 11.3 个 /HP，细菌 1794 个 /HP。急诊生化：镁 0.74mmol/L，渗透压 274.2mOSM/L，尿酸 359.9μmol/L。性激素、甲状腺激素检查均未见异常。

西医诊断：特发性水肿。

中医诊断：水肿病。脾肾不足证。

治法：利水消肿，温阳化气。

处方：五皮饮加减。茯苓皮 15g，泽泻 15g，厚朴 9g，车前子 15g（布包），桂枝 6g，白芍 9g，川牛膝 15g，砂仁 3g（后下），茯神 15g，大腹皮 15g，陈皮 6g，炒薏苡仁 30g。7剂，日 1 剂，水煎煮，早晚餐后内服。

西药：氢氯噻嗪片，12.5mg，每日 1 次，口服。嘱低盐饮食。

2021 年 9 月 27 日（秋分）二诊：患者服药后水肿较前明显减轻，纳可，寐佳，偶有口渴心烦，舌淡红苔薄白，脉沉细。复查尿常规未见异常，予停用氢氯噻嗪片。处方：茯苓皮 15g，泽泻 15g，大腹皮 15g，厚朴 15g，车前子 15g（布包），泽兰 9g，桂枝 6g，白芍 9g，陈皮 6g，玉米须 15g，猪苓 10g，麦冬 15g。7 剂。

后电话随访，诸症悉除。

按语： 本案属于中医"水肿"范畴。患者年事已高，脏腑渐虚，肺、脾、肾之气不足，膀胱气化不利，水湿代谢障碍，水液积聚，故见水肿。急则治其标，见水肿之症当以利水消肿为先，方用五皮饮加减，以利水消肿、温阳化气。大腹皮、茯苓皮、陈皮增强其利水渗湿之力。茯苓、薏苡仁、车前子、泽泻甘淡之品，利尿通淋。桂枝温阳化气以助利水，解表散邪以祛表邪，白芍和桂枝同用，调和营卫。诸药相伍，甘淡渗利为主，佐以通调营卫，使水湿之邪从小便而去。二诊，患者出现口渴心烦，考虑为利水伤阴，方以猪苓汤加减，清热利水养阴，又恐阿胶过为滋腻，以麦冬代之。

水肿的治疗应分阴阳。阳水主要治以发汗、利小便、宣肺健脾，水势壅盛则可酌情暂行攻逐，总以祛邪为主；阴水则主要治以温阳益气、健脾、益肾、补心，兼利小便，酌情化瘀，总以扶正助气化为治。五皮饮常用于各种原因引起的水肿，但以急性肾炎水肿、妊娠水肿、经期水肿以及腹水等较为多用，临床辨证选用常可获效。另五加皮易为陈皮者，以健脾扶正助气化是也，现临床更常用。

（丘余良案，黄婉婷整理）

2. 血虚肝郁，肝脾不调证案

丁某，女，27 岁，2021 年 1 月 30 日初诊，小寒。

主诉：反复双下肢水肿 2 年，加重伴小便短少 1 个月。

现病史：双下肢中度浮肿，按之凹陷，尿量减少，伴疲乏无力，夜寐口干，喜热饮，口苦，饮食尚可，大便每日 1 次，质软成形，舌淡红苔薄白，脉沉细。发病以来，患者体重增重 10kg，平素情志不畅，水肿每于月经前加重，甚则步履艰难。查肾功能、尿检皆无异常。

西医诊断：特发性水肿。

中医诊断：水肿。血虚肝郁，肝脾不调证。

治法：健脾养血，活血利水。

处方：当归芍药散加减。当归 6g，赤芍 18g，白芍 18g，泽泻 20g，茯苓 15g，白术 12g，川芎 12g，柴胡 6g，香附 15g，川牛膝 10g，车前子 15g（布包），天花粉 15g，益母草 20g。7 剂，日 1 剂，水煎煮，早晚饭后 30 分钟温服。

药后复诊，症状悉减，双下肢轻度浮肿，小便量增多，月事时下。嘱其守方续服，前后调治半年，患者体重减轻 5kg，疗效满意。

按语： 患者来诊时，症见双下肢浮肿，尿短少，当属中医"水肿"范畴。因兼见疲乏无力，口干，脉沉细，应辨为"脾水"。患者久病水肿，中土为湿邪所困，脾胃馁弱，气血不化，肝血不濡故苦急；湿邪碍于气化，则肝木不疏。综观其症，其病机当属血虚肝郁、肝脾不调。

《黄帝内经》云"诸湿肿满，皆属于脾"，又"中气不足，则溲便为之变"。病家来诊时，见双下肢浮肿、小便不利，此乃脾虚不能制水，三焦水湿壅盛，泛溢四肢肌表；脾为湿困，难着胃土之精，四肢无所禀，故见疲乏无力；脾虚则不能为胃行其津液，故津液输布不利，无以上承，而见口干；土虚则肝木喜犯，故患者常见郁郁不欢。何以脉沉而细？仲师言，"寸口脉沉而迟，沉则为水""脉得诸沉，当责有水"。脉细者，血分不足也，可见此病病在血分也。仲师云"血不利则为水"，因病者久病脾胃内伤，中气亏弱，中焦既虚，则气血化生无源，而致血分虚弱，血少则阴亏火生，脉道不利，气化失职，水液内停。脾虚则病水，水病气化不复，又可殃及血分，血分不利，脉道不遂又致水停，终使病情迁延反复，缠绵难愈。时医不明其中之理，常处以利水之品，则使血分愈弱，水气愈盛。因此，本病治在血分，法当健脾养血、活血利水，处以《金匮要略》当归芍药散进行加减。当归芍药散原治"妇人怀娠，腹中疞痛""妇人腹中诸疾痛"。此方水血并治，本着"谨守病机，异病同治"的原则，故选用本方。方中当归、白芍、川芎三味养血活血，调肝化瘀，既可养血以柔肝体，又可畅瘀滞之血以达肝用，使肝之疏泄、调达有功，活血降浊，祛瘀生新。白术、茯苓崇土健脾，运化水湿，泽泻淡渗利水，三药合用标本兼顾，既可益气健脾以固其本，使水谷精微得化，清浊得分以绝水湿痰浊生成之源，又可使已成之痰湿得以消散。全方三血三水相济并用，共奏调和肝脾、畅通血脉、活血化瘀、化痰祛湿之效。在此基础上，加入赤芍以加强活血祛瘀之效，合用柴胡、香附以疏肝利水，益母草、车前子增强利水渗湿之效。诸药合用，共奏健脾益气、养血活血利水之功。复诊时，症状好转，双下肢浮肿大为消退，守方继服，病情稳定。

（周楚案）

三、蛋白尿（尿浊）

脾肾不固证案

陈某，女，68 岁，2021 年 4 月 10 日初诊，清明。

主诉： 尿中泡沫增多 3 个月。

现病史： 患者于 3 个月前，无明显诱因出现尿中泡沫增多，当时无尿频、尿急、尿痛及肉眼血尿，无腰痛，无活动后气促，无恶心呕吐，无颜面及双下肢水肿，尿量无明显变化。刻下：尿中泡沫增多，纳少，易腹胀，尿频、尿急，无尿痛，大便正常，尿量未记录，舌淡红，边有齿痕，苔薄白，脉沉。2021 年 4 月 2 日自身抗体检查（ANA+dsDNA+ENA）：

闽山中医验案精选

ANA（荧光 1：100）核颗粒 + 胞浆颗粒型阳性，余正常。抗心磷脂抗体三项：阴性。免疫固定电泳检测：阴性。轻链 KAPPA 定量 + 轻链 LAMBDA 定量：LAM 轻链 2.64g/L，KAP 轻链 4.19g/L。2021 年 4 月 3 日 24 小时尿蛋白定量：0.696g/24h。2021 年 4 月 4 日尿培养菌落计数 + 常规药敏定性试验：三种混合菌生长。2021 年 4 月 8 日 ANCA/ 抗 GBM 五项：阴性。尿常规未见异常。

既往史：糜烂性胃炎病史。

西医诊断：蛋白尿；慢性肾功能不全；糜烂性胃炎。

中医诊断：尿浊病。脾肾不固证。

治法：滋肾健脾，益气固精。

处方：六味地黄丸合二至丸加减。山茱萸 12g，茯苓 15g，牡丹皮 12g，熟地黄 15g，山药 15g，桑椹 15g，芡实 15g（捣碎），金樱子肉 9g，酒黄精 15g，女贞子 9g，墨旱莲 15g，苍术 12g，黄芪 20g。7 剂，日 1 剂，水煎煮，早晚餐后内服。

中成药：金水宝胶囊，3 粒，每日 3 次。嘱优质低蛋白饮食。

2021 年 4 月 20 日（谷雨）二诊：患者服药后尿中泡沫减少，尿频、尿急症状稍减轻，纳少，易腹胀，右肩关节疼痛，活动受限，舌淡红边有齿痕，苔薄白，脉沉。复查尿常规未见异常。处方：山茱萸 12g，茯苓 15g，牡丹皮 12g，熟地黄 15g，山药 15g，桑椹 15g，芡实 15g（捣碎），金樱子肉 9g，酒黄精 15g，女贞子 9g，墨旱莲 15g，苍术 12g，黄芪 20g，鱼腥草 15g。7 剂。

中成药处方如下：金水宝胶囊，3 粒，每日 3 次。

2021 年 4 月 29 日（谷雨）三诊：患者服药后右肩关节疼痛减轻，尿中无泡沫，尿频、尿急症状缓解，纳少，易腹胀，时感腹痛，舌淡红边有齿痕，苔薄白，脉沉。复查尿常规未见异常，肾脏损伤检查未见异常。处方：山茱萸 12g，茯苓 15g，牡丹皮 12g，熟地黄 15g，山药 15g，芡实 15g（捣碎），金樱子肉 9g，酒黄精 15g，女贞子 9g，墨旱莲 15g，苍术 12g，黄芪 20g，鱼腥草 15g，砂仁 3g（后下），紫苏梗 10g。7 剂。

中成药：金水宝胶囊，3 粒，每日 3 次。

西药：奥美拉唑肠溶胶囊，20mg，每日 1 次。

2021 年 5 月 11 日（立夏）四诊：患者服药后已无尿频、尿急症状，腹胀、腹痛症状减轻，纳可，口干，舌红苔薄白，脉沉。处方：山茱萸 12g，茯苓 15g，牡丹皮 12g，熟地黄 15g，山药 15g，芡实 15g（捣碎），金樱子肉 9g，女贞子 9g，墨旱莲 15g，苍术 12g，黄芪 20g，鱼腥草 15g，砂仁 3g（后下），紫苏梗 10g，木香 3g（后下），炒黄芩 6g。7 剂。

中成药：金水宝胶囊，3 粒，每日 3 次。

后电话随访，诸症悉除。

按语：患者初诊时尿中泡沫增多，尿频、尿急，属中医学"尿浊"范畴。患者年近七旬，脏腑渐衰，脾肾不固。肾虚则固摄无权，故精微下泄；脾胃为气血生化之源，脾气主升，脾气升发则能运化升清，精微得以布散，若脾胃亏虚，精微不布，故致尿浊。脾肾不固证治疗当滋肾健脾，然患者年老，肾精、肾气不足，治疗又当以滋肾为主。六味地黄丸、二至丸皆为补肾填精之常用方药，故予六味地黄丸合二至丸加减滋养脏腑、补肾涩精。方中金樱子、山茱萸涩精固精；黄芪补中益气，健脾升提；苍术苦温，能入脾胃，燥湿健脾；芡实、山药补脾，以治精微下泄。佐以金水宝胶囊补益肺肾，秘精益气。二诊，患者尿中泡沫减少，证实原方有效。患者二诊时右肩关节疼痛，考虑外感湿热之邪痹阻关节经络，予加鱼腥草清热解毒。三诊时，患者尿中已无泡沫，肾脏损伤检查、尿常规检查无异常。患者纳少，易腹胀，时感腹痛，因脾湿更胜，脾阳不布，处方中苍术辛香且主行散，为温运脾阳之要药，另加苏梗、砂仁温运脾阳。四诊时，患者出现口干，考虑行气药物辛燥，予炒黄芩泻火解毒，加木香行气止痛。如此，治疗全程脾肾同调，诸症皆平。

（丘余良案，陈慧娴整理）

四、慢性肾炎综合征（血尿）

脾肾不固，阴虚内热证案

郑某，女，67岁，2020年7月23日初诊，大暑。

主诉：反复镜下血尿2年。

现病史：患者于2年前体检时查尿常规示尿隐血（+++），尿红细胞350个/HP，无明显泡沫尿，无肉眼血尿，无尿频、尿急、尿痛，无颜面及双下肢浮肿，无恶心、呕吐及尿量减少，无发热恶寒，今为求进一步治疗，求诊于我处。自发病来，患者神清，纳可，二便正常，体重无明显改变。刻下：乏力，偶伴有腰酸，口干，五心烦热，纳可，夜寐欠安，大便正常，舌淡红，苔薄白，脉滑。

既往史：2型糖尿病病史10余年，平素服用二甲双胍片（0.5g，每日2次）、格列齐特缓释片（60mg，每日1次），糖化血红蛋白控制在6%左右。高血压病病史3年，血压最高达160/100mmHg，平素服用美托洛尔缓释片（47.5mg，每日1次）、左旋氨氯地平片（2.5mg，每日1次），血压控制在130/80mmHg左右。

西医诊断：隐匿性肾炎；慢性肾炎综合征；2型糖尿病；高血压病2级。

中医诊断：血尿。脾肾不固，阴虚内热证。

治法：健脾益肾，养阴清热。

处方：一贯煎加减。生地黄10g，茯苓12g，枸杞子15g，北沙参15g，牡丹皮15g，石斛10g，麦冬15g，北柴胡12g，茯神15g，首乌藤10g，合欢皮15g，叶下珠10g。5剂，日1剂，水煎煮，早晚餐后内服。

2020年8月22日（处暑）二诊：患者诉腰酸乏力减轻，夜寐改善，但小便色黄，大便调，舌淡红，苔薄白，脉沉细。守上方加淡竹叶10g，瓜蒌15g。5剂。

2020年10月20日（寒露）三诊：患者诉心烦郁闷，偶有腹胀，二便调，舌淡红，苔薄黄，脉滑数。守上方去石斛、淡竹叶、瓜蒌，加淡豆豉6g，栀子3g，砂仁6g（后下），木香6g（后下）。5剂。

2020年12月19日（大雪）四诊：复查尿常规：尿蛋白阴性，隐血（+++），尿红细胞230个/HP。余无特殊不适，舌淡红，苔薄白，脉滑。中药守上方加仙鹤草15g，白茅根15g。5剂。

2021年3月18日（惊蛰）五诊：患者诉近来有排尿不适感、排尿灼热感，时有筋脉挛急，无尿频、尿急、尿痛，舌淡红，苔薄白，脉滑数。处方：八正散加减。萹蓄 15g、瞿麦 15g、茯苓 15g、泽泻 12g、薏苡仁 15g、炒栀子 6g（捣碎）、车前草 15g、厚朴 10g、枳实 10g、鱼腥草 15g、白芍 15g、甘草片 6g、茯神 15g、淡竹叶 10g。30 剂。

2021 年 8 月 17 日（立秋）六诊：患者排尿灼热感已除，近日压力较大，烦闷不适，喜叹息，纳可，寐差，舌淡红，苔薄白，脉弦滑。复查尿常规：隐血（+），红细胞 4.6 个 / HP。中药守上方去栀子、车前草，加北柴胡 12g、麸炒枳壳 9g。5 剂。

后门诊随访，守此法随症坚持调治，尿隐血转阴。

按语：本案以反复镜下血尿为主诉，诊断为慢性肾炎综合征，属中医"血尿"范畴。血尿产生是因为气、血、火。本案患者因嗜食肥甘厚味，耗伤脾胃之气，故方以健脾益肾、养阴清热为法。生地黄、枸杞子滋补肝肾，麦冬、北沙参滋养阴气，涵养肺肾之阴，四药合用通补一身之阴；柴胡、牡丹皮、合欢皮疏肝解郁安神；茯苓、茯神合用健脾祛湿安神；叶下珠清热利尿。诸药合用，标本兼治，扶正祛邪。二诊，正值长夏之季，患者小便色黄，予淡竹叶清心利尿。三诊，患者出现心烦郁闷，偶有腹胀，为气滞之征，虽有心烦，观其舌苔未见热象，考虑为郁而化热，予栀子豉汤清热除烦、宣发郁热，砂仁、木香醒脾理气。四诊，患者复查血尿未见明显改善，加白茅根、仙鹤草清热凉血、收敛止血。五诊，患者出现排尿灼热感。萹蓄、瞿麦、车前子三者均为清热利水通淋之常用品；山栀子清泄三焦，通利水道，增强清热利水通淋之功；茯苓、泽泻、薏苡仁健脾祛湿；厚朴、枳实理气通淋；白芍、甘草柔肝缓急，解痉止痛。六诊，患者服药后排尿不适感已除，平素思虑过度，积郁成疾，故予北柴胡、枳壳宽胸理气解郁。

以往所谓尿血，一般均指肉眼血尿而言，但随着检测手段的进步，出血量微小、肉眼不易观察到而仅在显微镜下才能发现红细胞的"镜下血尿"，也应包括在尿血之中。血尿为肾系疾病常见症状之一，是多种急、慢性肾脏疾病主要的临床表现，以 IgA 肾病尤为多见。西医学目前鲜有特效药物，而传统医学对肾性血尿的治疗积累了宝贵经验，认为其基本病机为本虚标实，以脾肾亏虚为本，以气、血、火、毒为标，治疗上应辨清虚实论治，结合脏腑辨证，以达扶正祛邪，标本同治的目的。

（丘余良案，黄婉婷整理）

五、慢性肾小球肾炎（虚劳）

1. 脾肾亏虚，脉络瘀阻证案

李某，男，55 岁，2020 年 11 月 26 日初诊，小雪。

主诉：发现尿检异常半年余。

现病史：患者半年前体检查尿常规，结果显示尿蛋白（+++），隐血（+++），多处诊治半年余未见改善。刻下：面色青黑，眠差，困倦乏力，小便可，大便可，舌紫暗，苔白腻，脉沉弱，两尺脉尤其沉涩。实验室检查：尿蛋白（+++），隐血（+++），尿蛋白定量 1569mg/24h。

既往史：2 型糖尿病病史 3 年，服西药治疗。

西医诊断：慢性肾炎；2 型糖尿病。

中医诊断：虚劳。脾肾亏虚，脉络瘀阻证。

治法：健脾补肾，活血化瘀。

处方：参芪地黄汤合血府逐瘀汤加减。党参 20g，黄芪 50g，熟地黄 40g，山药 20g，山茱萸 15g，泽泻 15g，茯苓 20g，牡丹皮 15g，当归 15g，桃仁 10g，赤芍 15g，红花 6g，川芎 15g，川牛膝 15g，桔梗 10g，桂枝 15g，黑顺片 10g（先煎 30 分钟）。12 剂，日 1 剂，水煎煮，早晚餐后内服。嘱禁食生冷、辛辣、肥甘厚腻，增加锻炼，避免劳累，增加睡眠时间，禁熬夜。

2020 年 12 月 10 日（大雪）二诊：患诉服药后困倦乏力减轻，纳寐可，小便可，大便 1 天 3 次，舌淡苔白腻，脉如初诊。原方加仙鹤草 50g。12 剂。

后根据舌脉加减，党参加至 30g，黄芪加至 60g，服中药 4 个月有余，自觉全身轻松，复查尿蛋白定量 214mg/24h。

2021 年 5 月 27 日（小满）复诊：患者尿蛋白定量 121mg/24h，尿潜血（+++），舌红苔干燥。处方：知柏地黄汤合五草汤。党参 20g，黄芪 50g，熟地黄 40g，山药 20g，山茱萸 15g，泽泻 15g，茯苓 20g，牡丹皮 15g，知母 30g，黄柏 30g，金钱草 30g，车前草 20g，鹿衔草 20g，仙鹤草 50g，豨莶草 20g，生姜 5 片，大枣 10 枚。12 剂。

后依此法加减，续服 3 个月余，患者自觉已无乏力困倦，体力恢复如常，复查尿蛋白定量小于 30mg/24h，潜血阴性，血糖控制较好，体重减少 20kg 左右。

按语：本案患者中年男性，平素应酬较多，嗜食肥甘厚味，活动较少，熬夜较多，脾失健运，肾失滋养，久之脾肾两虚，脾虚精微不能运化，血糖升高，肾虚精微不能闭藏，精微下注。前期，用温补脾肾之法，增加运化；后期，温药逐渐伤阴，改用知柏地黄汤合五草汤渗利瘀血，其病得愈。沉疴得愈，很大程度上得益于患者改掉了不良习惯，祛除了病因，加强了锻炼，自身气血才能逐渐充盛，脾肾运化功能才能逐渐恢复。由此可见，良好的习惯、规律的锻炼才是上品良药。后嘱患者戒除烟酒、生冷、辛辣、肥甘厚腻，规律锻炼，舒畅心情，预防复发。

（高亮案）

2. 脾肾不足证案

张某，女，31 岁，2020 年 3 月 19 日初诊，惊蛰。

主诉：乏力伴尿中泡沫增多 1 个月。

现病史：患者于 1 个月前无明显诱因出现乏力，汗多，活动后加剧，伴腰膝关节酸痛，尿中泡沫增多，无肉眼血尿，无尿频、尿急、尿痛，无颜面及下肢水肿，今为进一步治疗，求诊于我处。刻下：尿中泡沫增多，腰膝关节酸痛，乏力，汗多，纳差，寐欠安，二便调，舌淡红，苔薄白，脉沉细。尿常规：尿蛋白（+），隐血（+++），红细胞 563 个 /HP。

西医诊断：慢性肾炎。

中医诊断：虚劳。脾肾不足证。

治法：健脾益肾，收敛固摄。

处方：四君子汤合水陆二仙丹加减。党参 10g，茯苓 12g，白术 10g，甘草片 3g，牡丹皮 10g，鬼箭羽 10g，熟地黄 10g，山茱萸 10g，芡实 10g（捣碎），金樱子肉 10g，川牛膝 10g。28 剂，日 1 剂，水煎煮，早晚餐后内服。

2020 年 7 月 18 日（小暑）二诊：患者诉平素眼睑浮肿，乏力，腰酸较前改善，纳可，寐差，大便正常，尿中少许泡沫，舌淡红，苔薄白，脉沉。复查尿常规：尿蛋白（＋），隐血（＋＋），红细胞 223 个 /HP。血生化：血白蛋白 36.2g/L，血肌酐 81.2μmol/L，尿酸 472.1μmol/L。24h 尿蛋白定量 2.491g。中药守上方去熟地黄、甘草，加穿山龙 15g，土茯苓 15g。28 剂。

2021 年 3 月 23 日（春分）三诊：患者诉因近来事多冗杂，寐差，大便正常，尿中少许泡沫，舌淡红，苔薄白，脉沉弦。复查尿常规：尿蛋白（＋），隐血（＋＋）。24 小时尿蛋白定量：2.11g/24h。中药守上方去白术、车前草，加桂枝 6g，茯神 15g，合欢皮 6g。28 剂。

2021 年 6 月 19 日（芒种）四诊：患者近来精神可，寐佳，大便正常，尿中泡沫明显减少。舌淡红舌根苔稍腻，脉沉。复查尿蛋白微量，隐血（＋），24 小时尿蛋白定量 0.35g/24h。中药守上方去桂枝、茯神、合欢皮，加广藿香 9g（后下），佩兰 6g。28 剂。

后门诊随访，守此法随症坚持调治尿蛋白转阴，嘱其定期复查。

按语： 本案属于中医"虚劳"范畴。患者因过度劳累，耗伤正气，且形体瘦薄，责之肺脾肾亏虚，肺气不足，肌肤腠理失于固摄，汗液外泄，活动后耗气更甚，故见汗出加剧；脾气虚则无法濡养四肢筋脉，故见乏力；脾不统血，使血液不循常道，故见尿血；肾主骨生髓，肾虚则腰膝失养，故见腰膝酸软，不能固摄精微物质，故见蛋白尿。四诊合参，结合舌脉，此为脾肾不足之征，方以四君子汤合水陆二仙丹加减，治以健脾益肾、收敛固摄为法。脾为后天之本，气血生化之源，茯苓、党参、白术、甘草组成四君子汤益气健脾，鼓舞气血生长，增强正气。熟地黄、山茱萸、牡丹皮补泻并施，使得补而不滞。鬼箭羽具破血消肿之效，将其与补肾化瘀药配伍，具有提高免疫、改善肾功能之效。芡实、金樱子组成"水陆二仙丹"。芡实甘涩，能固肾涩精；金樱子酸涩，能固精缩尿。两药配伍，能使肾气得补，精关自固。二诊，患者乏力、腰酸较前改善，复查尿常规可见镜下血尿减少，但血尿酸较高，故去熟地黄、甘草防其滋腻碍脾，加降尿酸之经验用药土茯苓化浊降脂，加穿山龙以祛风除湿、舒筋通络。三诊，患者因思虑过度，心神不敛，予桂枝、茯神、合欢皮宁心安神解郁。四诊，患者就诊时正值夏天，喜食冷饮，恐伤其脾土，因舌苔稍腻，予藿香、佩兰芳香化湿、醒脾开胃。

虚劳涉及的内容很广，可以说是中医内科中范围最广的一个病证。《素问·通评虚实论》说"精气夺则虚"，禀赋薄弱、劳倦过度、饮食损伤、久病失治等多种原因均会导致虚劳，其共同点是久虚不复成劳。补益是治疗虚劳的基本原则，应根据病理属性的不同，分别采用益气、养血、滋阴、温阳的治法，并结合五脏病位的不同而选方用药，以加强治疗的针对性。对于虚中夹实及兼感外邪者，治疗当补中有泻，补泻兼施，防止因邪恋而进一步耗伤正气。

（丘余良案，黄婉婷整理）

六、慢性肾小球肾炎（尿浊）

肾虚湿热证案

司某，女，27岁，2020年12月9日初诊，大雪。

主诉：发现尿中泡沫增多1年。

现病史：患者1年前出现尿中泡沫增多，就诊于当地医院，查尿蛋白（+++），24小时尿蛋白定量1.0g/24h，拒绝行肾穿病理检查，经当地医院诊断为慢性肾小球肾炎，未坚持治疗。2天前，于我院复查尿蛋白（+++），尿隐血（+），红细胞数140个/μL，肾功能、泌尿系彩超均未见异常。刻下：尿中泡沫多，腰酸，周身乏力，口稍干，纳寐一般，大便日通，舌质偏红，苔薄微黄，脉细弦。

西医诊断：慢性肾炎。

中医诊断：尿浊。肾虚湿热证。

治法：益气养阴，清热利湿。

处方：参芪地黄汤合清心莲子饮加减。石莲子15g（捣碎），党参10g，地骨皮10g，北柴胡6g，茯苓15g，生黄芪20g，车前子15g（布包），白花蛇舌草15g，牛蒡子10g，麦冬10g，山药10g，生地黄10g，山茱萸10g，牡丹皮10g，泽泻10g。7剂，日1剂，水煎煮，早晚餐后内服。嘱防寒保暖，忌辛辣刺激及发物，避免肾毒性药物。

2020年12月16日（大雪）二诊：尿中泡沫较前减少，腰酸乏力减轻，纳寐可，口稍干，舌质偏红，苔薄白，脉弦细。中医守方继服7剂。

2020年12月23日（冬至）三诊：尿中泡沫增多，小便刺痛，胃脘时胀，纳少，寐一般，大便日通，舌红，苔黄厚微腻，脉弦细。查尿蛋白（+++），尿隐血（+++），红细胞数411个/μL，尿细菌1007.9个/μL。拟半夏泻心汤加减。处方：法半夏6g，黄连5g，黄芩8g，干姜3g，党参10g，草果5g，藿香6g（后下），土茯苓15g，姜厚朴8g，麦冬10g，白茅根15g。7剂。

2020年12月30日（冬至）四诊：尿中泡沫明显减少，小便顺畅，胃脘胀闷改善，纳少，寐一般，大便日通，舌红，苔薄黄弦细。查尿蛋白（+），尿隐血（+），红细胞数73个/μL。中药守方继服14剂。后门诊定期随诊。

按语：蛋白尿、血尿、水肿、高血压是慢性肾炎四大主症。该患者首诊时因蛋白尿来诊，同时伴有腰酸、乏力、口干、舌质偏红、苔薄微黄、脉细弦，临床表现以虚象为主。蛋白乃人体精微物质，脾虚精微不固，精微下注而成蛋白尿，如《黄帝内经》有云"中气不足，溲便为之变。"患者脾虚，气血生化乏源，无以濡养周身，故见乏力；脾虚后天之本不充，无以养先天，久至肾气亏虚，封藏失职，精微失守而下泄尿中，精微遗泻日久必会耗伤肾之阴阳，腰为肾之府，肾虚则腰痛；日久因虚致实，脾肾两虚，体内水液代谢失常，水湿内停，日久化热，湿热下注，损伤肾络而发为蛋白尿；口干，舌质偏红，苔薄微黄，脉细弦则提示有伤阴之象；久病正气亏损，无力推动血液，另加湿热之邪内阻，必有血瘀之征。因此，本病辨病当属中医"尿浊"范畴，脾肾两虚、湿热阻滞是本案患者重要病机，病位主要在脾、肾两脏，病性以虚为主、虚实夹杂。因此，治疗上从脾、肾两脏入手，补泻兼施，以参芪地黄汤合清心莲子饮加减。参芪地黄汤出自《沈氏尊生书》，是脾肾双补的方剂。清心莲子饮出自《太平惠民和剂局方》卷五，"小便白浊，或有沙膜，夜梦走泄，遗沥涩痛，便赤如血；或因酒色过度，上盛下虚，心火炎上，肺金受克，口舌干燥，渐成消渴，睡卧不安，四肢倦怠，男子五淋，妇人带下赤白，及病后气不收敛，阳浮于外，五心烦热"等，功擅清心利湿、益气养阴。两方加减合用补脾肾以治本，同时加清热解毒利湿、凉血活血之品以治其标。二诊时，患者诸症好转，故中药守方续服。三诊时，患者因尿路感染而致泡沫尿增多，同时伴有小便刺痛、胃脘胀、纳少、舌红苔黄厚微腻、脉弦细，以湿热中阻及湿热下注为主要表现，故本着急则治其标的原则，以辛开苦降、清热利湿为法，选用半夏泻心汤为基本方进行加减。半夏泻心汤为《伤寒论》五泻心汤之一，是辛开苦降法的代表方剂，尤其对脾胃系统疾病具有较高的应用价值，被后世医家尊为调和脾胃的祖方，《伤寒论》以此方治脾胃不和、升降失司之痞胀之证。缘脾喜燥恶湿，胃喜润恶燥，脾主升清，胃主降浊，脾湿则清阳不升，胃热则浊阴不降，湿热交阻，清浊不分，恰合本案之证。方中黄连、黄芩苦寒清热；半夏、干姜温脾除湿和胃；草果、藿香、厚朴理气化湿；土茯苓、白茅根清热利湿泄浊；党参益气健脾故本；麦冬养阴清热以防苦寒伤阴。诸药合用，清热除湿，使脾气得健，胃气因和，清升浊降，病情向好。四诊时，患者诸症好转，故守方续服。

（张荣东案）

七、慢性肾小球肾炎（水肿）

脾肾亏虚，湿热夹瘀证案

张某，男，82岁，2018年7月28日初诊，大暑。

主诉：反复双下肢浮肿1年余。

现病史：患者缘于1年余前无明显诱因出现双下肢凹陷性浮肿，伴颜面部浮肿，多次就诊于我院肾病科门诊，予以氢氯噻嗪片、螺内酯、肾炎康复片治疗，症状改善。今上述症状再次复发，复查（2018年6月30日）尿常规：隐血（++）；红细胞11.2个/μL，红细胞2个/HP。血生化全套：尿酸494.9μmol/L，肌酐92.37μmol/L，GFR 66.6mL/min。刻下：双下肢中度凹陷性浮肿，伴颜面浮肿，尿量减少，小便色深黄，大便偶见黏腻不爽，偶有口苦、口干，咽痛，纳寐尚可，舌暗红边有瘀斑，苔微黄腻，脉弦滑。

既往史：2型糖尿病病史20年，平素规律服药，血糖控制良好。

西医诊断：慢性肾炎；2型糖尿病。

中医诊断：水肿。脾肾亏虚，湿热夹瘀证。

治法：健脾益肾，清热祛湿，利水化瘀。

处方：李氏清暑益气汤合鸡苏散加减。党参15g，生黄芪15g，当归6g，麦冬15g，青皮6g，陈皮6g，白术10g，赤芍15g，白芍15g，泽泻12g，车前草15g，木瓜15g，茯苓15g，赤小豆15g，滑石12g（布包），甘草3g，薄荷6g（后下）。7剂，日1剂，水煎煮，早晚餐后内服。

2018年8月4日（大暑）二诊：患诉颜面浮肿消失，双下肢浮肿改善，尿量较前增加，大便质硬，纳寐可，舌暗红苔微黄腻，脉弦滑。守前方加杏仁 6g。再进 14 剂。

2018 年 8 月 25 日（处暑）三诊：患诉服上方后浮肿消退，自觉精神，小便舒畅，大便调，舌暗红苔薄黄，脉弦。复查（2018 年 8 月 18 日）尿常规：隐血（+），红细胞 5 个 /μL。血生化全套：尿酸 451.7μmol/L，肌酐 91.1μmol/L，GFR 68.4mL/min。续守前方再进 14 剂，巩固疗效。

按语： 患者年老体衰，脏腑日渐衰弱，脾肾亏虚，正值暑热之邪当道，暑热夹湿，脾肾受困，脾虚无以运化水湿，肾虚蒸腾气化失司，水液输布失常，泛溢肌肤而发为双下肢及颜面浮肿、尿量减少；湿热客于咽喉，故见咽痛；湿热日久阻滞气机，气血运行不畅，故瘀血内生，见舌暗红，边有瘀斑；大便偶见黏腻不爽，偶有口苦、口干，纳寐尚可，舌暗红边有瘀斑，苔微黄腻，脉弦滑均为湿热夹瘀之征象。针对本病邪正盛衰趋势，阮师以扶正祛邪为治法，选用李氏清暑益气汤合鸡苏散为主方。方中以黄芪、党参、当归、茯苓组合，补益中气；辅以白术、泽泻、木瓜、赤小豆健脾燥湿，淡渗利湿；车前草、赤芍、白芍同用以滋阴活血利水；青皮、陈皮合用以疏肝和胃，消痞除满；再加鸡苏散加强清暑利湿之功；佐加麦冬以防伤阴。诸药相合，共奏健脾益肾、清热祛湿、利水化瘀之用，收获良效。阮师于此案中取李氏清暑益气汤乃因其本虚标实，湿热之邪为患，当补其中气，祛其实邪。二诊来访，浮肿消去大半，尿量增加，可知药证相合，效不更方，守方加杏仁以降肺气而利大肠，兼以通调水道，续服 14 剂。三诊来告，诸症皆愈，精神舒畅，理化指标也有所下降，考虑处暑节气，继予原方调理，巩固疗效。

（阮诗玮案，阮杏林整理）

八、膜增生性肾小球肾炎（水肿）

脾肾气虚，水湿内蕴证案

张某，女，62 岁，2021 年 4 月 15 日初诊，清明。

主诉：双下肢浮肿 6 个月。

现病史：患者 6 个月前无明显诱因出现双下肢对称凹陷性浮肿，尿中泡沫增多，尿量减少，无肉眼血尿，于当地诊所就诊。查尿常规：隐血（++），蛋白（+++）。血常规：血红蛋白 94.1g/L。生化全套：白蛋白 29.2g/L，尿素氮 9.95mmol/L，肌酐 169.8μmol/L，尿酸 543.2μmol/L，总胆固醇 7.8mmol/L。24 小时尿蛋白定量：2971.1mg/24h。血清蛋白电泳发现疑似 M 蛋白条带。血清免疫固定电泳结果：疑似 IgG-κ 型。曾行肾穿检查，病理：符合膜增生性肾小球肾炎（MPGN），高度提示单克隆免疫球蛋白增生性肾小球肾炎（IgG3）。诊断为具有单克隆 IgG 沉积物的增生性肾小球肾炎（PGNMID），服用甲泼尼龙（40mg，每日 1 次），1 个月前减至 16mg，每日 1 次。刻下：双下肢中度凹陷性浮肿，泡沫尿，疲乏，易出汗，纳少，腰酸，大便 1～2 天 1 次，色黄质硬，夜寐尚安。24h 尿量约 900mL，体重 62kg。体格检查：血压 140/90mmHg，舌淡红，苔白腻，脉细滑，双下肢中度凹陷性浮肿。尿常规：尿蛋白（+++），隐血（++）。生化全套：白蛋白 32.9g/L，尿素氮 13.16mmol/L，肌酐 151.1μmol/L，尿酸 535.8μmol/L，总胆固醇 8.58mmol/L，甘油三酯 3.42mmol/L。血常规：

血红蛋白94.0g/L。尿微白蛋白+尿肌酐测：微白蛋白2820.00mg/L，微白蛋白/CREA_U（ACR）459.96mg/mmol。

既往史：高血压病病史半年，血压最高189/99mmHg，服用氨氯地平、代文、阿罗洛尔等药物控制血压，血压控制在140/80mmHg左右。

西医诊断：膜增生性肾小球肾类-具有单克隆IgG沉积物的增生性肾小球肾炎（PGNMID）。

中医诊断：水肿。脾肾气虚，水湿内蕴证。

治法：益气补肾健脾，利水化湿。

处方：茯苓皮15g，大腹皮15g，玉米须30g，防己10g，陈皮9g，砂仁3g（后下），生地黄15g，白术15g，猪苓15g，石莲子9g（捣碎），黄芪20g，火麻仁9g（捣碎），柏子仁9g，升麻9g。20剂，日1剂，水煎煮，早晚餐后内服。甲泼尼龙减至12mg，每日1次。

2021年5月17日（立夏）二诊：双下肢浮肿较前消退，仍有泡沫尿、疲乏、出汗、腰酸，感口干，排尿时感不畅，纳可，偶咳，大便1～2天1次，色黄质中，夜寐尚安，24h尿量1500～1700mL，体重60.3kg。体格检查：血压138/80mmHg，舌淡红苔薄黄，脉细，双下肢轻度凹陷性浮肿。查尿常规：尿蛋白（++），隐血（++）。生化全套：白蛋白34.8g/L，尿素氮15.87mmol/L，肌酐114.5μmol/L，尿酸475.8μmol/L，总胆固醇7.20mmol/L。ACR 242.46mg/mmol。血常规：血红蛋白84.0g/L。故去玉米须、防己、大腹皮；茯苓皮改为茯苓15g；加赤小豆9g，北柴胡9g，麦冬15g。20剂。甲泼尼龙减至8mg，每日1次。

2021年6月10日（芒种）三诊：双下肢浮肿进一步消退，疲乏、出汗改善，泡沫尿较前减轻，仍有口干、腰酸，时有咳嗽，无痰，偶有胸闷，纳可，大便1天1次，色黄质软，夜寐安，24h尿量1800～2000mL，体重59.0kg。舌淡红，苔薄黄，脉细，双下肢轻度凹陷性浮肿。查生化全套：白蛋白35.5g/L，肌酐110.1μmol/L。ACR 186.45mg/mmol。中药守上方，去柏子仁；加瓜蒌9g，桔梗9g。20剂。

2021年8月4日（大暑）四诊：患者20天前甲泼尼龙减至4mg，每日1次。刻下：双下肢无明显浮肿，泡沫尿减少，稍感疲乏、腰酸，夜尿2次，偶有口干、口苦，无咳，纳可，大便1天1次，色黄质软，夜寐安，尿量正常，体重58.0kg。舌淡红，苔薄黄，脉细。查生化全套：白蛋白40g/L，肌酐112.1μmol/L。ACR 139.14mg/mmol。中药守上方，去桔梗、猪苓、赤小豆；加山茱萸15g，车前草15g。20剂。

按语：本案患者初诊时已明确诊断为具有单克隆IgG沉积物的增生性肾小球肾炎（PGNMID），并口服激素治疗半年余，来时见双下肢中度凹陷性浮肿，伴泡沫尿，属中医"水肿"范畴。《黄帝内经》云："诸湿肿满，皆属于脾。"患者年逾六旬，脏腑功能减退，脾气亏虚，失于健运，脾主四肢，故水液泛溢于四肢，而见双下肢浮肿；脾气虚则不能散精于肺，肺失清润故不能通调水道、下输膀胱，水液不走常道，则尿量减少；久病伤肾，肾气虚衰，不能化气行水，无以泌别清浊，浊气留于内，故检查见肾功能异常；脾肾功能失常，脾不摄精，肾不藏精，则精关不固，精微外泄，故可见泡沫尿；脾气亏虚，气血生化不足，无以濡养全身，故疲乏、腰酸。本病患者起病缓慢，病程较长，以双下肢浮肿为主，兼有疲乏、汗出等虚证表现，故证属水肿之阴水，主要病位在脾肾，病机属脾肾气虚，水湿内蕴，治宜益肾健脾、利水消肿。方中茯苓皮、大腹皮、陈皮健脾化湿，行气利水；玉米须、防己利水消肿；白术、猪苓健脾化湿；砂仁理气行水；石莲子清心火，养脾阴，秘精微；黄芪、升麻益气升阳；生地黄、火麻仁、柏子仁滋阴，润肠通便。全方健脾与温肾两法并进，清利与补益同用，使水湿从小便而去，亦兼顾补益脾肾。二诊来时，患者双下肢浮肿较前消退，感口干，排尿不畅，偶咳，大便质中，尿量增加，余症同前，故在前方基础上去玉米须、防己、大腹皮，改茯苓皮为茯苓以减轻利水化湿之力，加赤小豆利水消肿，北柴胡疏利气机，麦冬滋阴生津继续治疗，并予激素减量。三诊时，双下肢浮肿进一步消退，疲乏、出汗改善，泡沫尿较前减轻，偶有胸闷，时有咳嗽，无痰，大便情况较前改善，尿量进一步增多，体重明显下降，考虑治疗效果尚佳，续前方加入瓜蒌宽胸散结，桔梗宣肺利咽等，并予激素减量。四诊时，患者激素已逐步减量至每日 1 片维持治疗，双下肢浮肿已消退，泡沫尿减少，大便、尿量均正常，肌酐、尿素氮、ACR 等指标均有明显好转，故守前方去桔梗、猪苓、赤小豆等药，加入山茱萸补肾，车前草利水渗湿稳固治疗，嘱其门诊密切随访。

本案 PGNMID 患者，服用激素后疗效欠佳，临床表现为水肿，结合患者症状以及舌脉，考虑其为虚实夹杂，治疗上务必兼顾虚实，切勿"见水治水"。

（赵爱萍案，官莹洁整理）

九、隐匿性肾炎（尿血）

气阴两虚证案

冯某，女，50 岁，2021 年 5 月 11 日初诊，立夏。

主诉：镜下血尿 4 年。

现病史：患者于 4 年前在体检时发现尿隐血（++），蛋白尿阴性，当时无尿频、尿急、尿痛及肉眼血尿，无尿中泡沫增多，无颜面及双下肢水肿，未进一步检查及治疗。不规律在门诊复查尿常规，尿隐血（+）～（+++），蛋白尿阴性。刻下：口渴喜饮，食油腻辛辣食物易"上火"，口腔溃疡，纳食正常，小便黄，大便正常，舌红苔薄黄，脉细数。查尿常规：隐血（+++），红细胞 12 个 /μL，红细胞 2.2 个 /HP，细菌 7282 个 /μL。尿红细胞畸形率检查：红细胞数（24～27）个 /HP，红细胞畸形率 90%。

西医诊断：隐匿性肾炎。

中医诊断：尿血。气阴两虚证。

治法：清热利湿，益气养阴。

处方：清心莲子饮加减。石莲子 15g（捣碎），黄芪 20g，党参 15g，地骨皮 12g，麦冬 15g，北柴胡 6g，黄芩 9g，车前子 15g（布包），土茯苓 15g，丹参 12g，茯苓 15g，白茅根 15g，仙鹤草 10g。14 剂，日 1 剂，水煎煮，早晚餐后内服。

2021 年 5 月 22 日（小满）二诊：复查尿常规：隐血（++），红细胞 33 个 /μL，红细胞 6 个 /HP。患者诉药后一般情况可，未见明显不适，仍较口渴，舌淡红，苔薄黄，脉细。复查尿常规示尿隐血情况基本同前，予加北沙参 15g 加强养阴作用。处方：石莲子 15g（捣碎），黄芪 20g，党参 15g，地骨皮 12g，麦冬 15g，北柴胡 6g，黄芩 9g，车前子 15g（布包），土茯苓 15g，丹参 12g，茯苓 15g，白茅根 15g，仙鹤草 10g，北沙参 15g。14 剂。

2021年6月5日（芒种）三诊：复查尿常规：隐血（+++），红细胞230.1个/μL，红细胞41.4个/HP。患者诉近日食"火锅"等油腻辛辣食物，出现口腔溃疡，小便色黄，舌红少苔，脉细数。嘱其注意控制饮食，禁食油腻辛辣等刺激之物。今日复查尿常规隐血较前加重，故予原方加牡丹皮15g加强清热凉血作用。处方：石莲子15g（捣碎），黄芪20g，党参15g，地骨皮12g，麦冬15g，北柴胡6g，黄芩9g，车前子15g（布包），土茯苓15g，丹参12g，茯苓15g，白茅根15g，仙鹤草10g，北沙参15g，牡丹皮15g。10剂。

2021年6月22日（夏至）四诊：复查尿常规：隐血（+），红细胞35.2个/μL，红细胞7.2个/HP。患者药后注意控制饮食，口腔溃疡已愈，口渴较前改善，舌淡红，苔薄白，脉滑细。处方：石莲子15g（捣碎），黄芪20g，党参15g，地骨皮12g，麦冬15g，北柴胡6g，黄芩9g，车前子15g（布包），土茯苓15g，丹参12g，茯苓15g，白茅根15g，仙鹤草10g，北沙参15g。14剂。

2021年7月8日（小暑）五诊：复查尿常规：隐血阴性。今日复查尿隐血阴性，效不更方，继续予上方治疗，14剂。

电话随访，尿隐血保持阴性，余未诉明显不适，嘱清淡饮食，谨防外感。

按语： 本案患者体检时发现尿中隐血阳性，无蛋白尿，西医可诊断为隐匿性肾炎，属中医学"尿血"范畴。口渴喜饮，小便黄，易口腔溃疡，舌红苔薄黄脉细数等为阴虚有热征象。故予清心莲子饮为主方加减，治以清热利湿、益气养阴。方中石莲子甘、微苦、平，清心火而下交于肾；地骨皮、黄芩清退虚热；黄芪、党参、麦冬、北沙参益气养阴，增强固摄之功；车前子、土茯苓清热利湿，益肾降浊，使邪有出路；白茅根、仙鹤草凉血止血，配合丹参防邪热迫血妄行，为治疗血尿之要药。诸药合用，共奏清热利湿、益气养阴之效。患者于治疗过程中因未注意控制饮食出现尿隐血加重，系辛辣油腻食物碍脾健运，失于固摄，且辛辣刺激之品易于化热，引动热邪迫血妄行，故而在此类疾病治疗过程中，亦当嘱咐患者控制饮食，防止病情加重。

清心莲子饮出自《太平惠民和剂局方》，原方主治气阴两虚、肺肾亏虚、湿热下注、遗精白浊等证，在肾脏疾病的治疗中应用广泛。本方贵在选用石莲子。该药益脾阴、秘精微、清心火、涤热毒，一物而兼四功。《本草便读》指出："石莲子即莲子之老于房内……皮黑如石，味甘涩而寒，可助脾胃，化湿热。"可见，石莲子可利湿补肾健脾，扶正祛邪兼顾，切合气阴两虚之病机，临床上无论血尿（尿血病）还是蛋白尿（尿浊病），只要辨证属气阴两虚者均可加减运用。

（丘余良案，李永志整理）

十、膜性肾病（水肿）

1.暑热气阴两伤证案

陈某，男，31岁，2019年7月27日初诊，大暑。
主诉：双下肢浮肿伴泡沫尿1个月余。
现病史：患者1个月余前无明显诱因出现双下肢浮肿，伴见泡沫尿，就诊于当地医院，查尿常规示尿蛋白（+++）。后转诊于某三甲医院就诊，查抗磷脂酶 A_2 受体抗体：滴度（1：10）阳性，滴度（1：32）阳性。诊断为膜性肾病。予以免疫抑制、补钙等治疗后，症状好转出院，此后症状反复。2019 年 7 月 25 日查尿常规：隐血（++），尿蛋白微量。刻下：双下肢轻度凹陷性浮肿，伴见泡沫尿，劳累后四肢酸软无力，大便质硬难排，纳可，寐差，不易入睡，口干口苦，舌尖红苔薄黄，脉弦细。

西医诊断：膜性肾病。

中医诊断：水肿。暑热气阴两伤证。

治法：清暑益气，养阴生津。

处方：王氏清暑益气汤加减。太子参 15g，黄连 6g，淡竹叶 6g，麦冬 15g，知母 6g，甘草 3g，荷叶 6g，石斛 15g，山药 15g，西瓜翠衣 60g，石莲子 15g（捣碎），大黄 5g（后下）。14 剂，日 1 剂，水煎煮，早晚餐后内服。

2019 年 8 月 10 日（立秋）二诊：患诉服前药后双下肢浮肿明显减退，久站久行后偶有浮肿，尿中仍有泡沫，口干口苦好转，纳寐可，大便质稍硬，每日 1 次，舌淡红苔薄黄，脉弦稍数。2019 年 8 月 8 日查尿常规：隐血（++），尿蛋白阴性。予原方加生地黄 15g，续服 14 剂。

2019 年 8 月 24 日（处暑）三诊：患诉服上方后已无浮肿，自觉精神，四肢有力，尿中仍有泡沫，等待些许可消失，无口干口苦，大便质软易排，每日 1 次，舌淡红，苔薄白，脉弦。予守前方再进 14 剂。

按语：患者素体阴虚，逢暑月之际发病，为暑邪所侵，暑热之邪伤津耗气，气不足则膀胱失于固摄，故见泡沫尿；气不足，无以推动水液之输布，泛溢肌肤故见双下肢浮肿；劳累后更伤之于气，气不足，津不生，肢体失于濡养，故见肢体酸软无力；大便质硬难排，寐差，不易入睡，口干口苦，舌尖红苔薄黄，脉弦细，均为暑热气阴两伤之证。阮师选用王氏清暑益气汤以清暑益气、养阴生津，药证相合，取得良效。方以太子参代西洋参，增强益气之用，尤擅补虚劳之不足，与西瓜翠衣共用为君，共奏益气生津、养阴清热之功效。臣以荷叶助西瓜翠衣清热解暑，石斛、麦冬助太子参益气生津。黄连苦寒清热泻火，乃增祛暑之功；知母苦寒质润，具泻火滋阴之妙；竹叶则清热除烦，均为佐药。山药代粳米，以补脏腑气之不足，与甘草共为佐使之用。针对相应症状，加用石莲子益气滋阴，为固摄之用；大黄后入，有通肠之功。二诊，患者诸症好转，然运动后偶有浮肿，尿中仍有泡沫，口干口苦，大便质稍硬，考虑气仍未复，阴为之伤，予加生地黄养阴清热，再进 14 剂。三诊来告，诸症皆去，浮肿已无，泡沫可消，考虑处暑节气，暑气仍在，予原方续服，巩固疗效。

（阮诗玮案，阮雅清整理）

2. 气阴两虚，湿热内蕴证案

苏某，男，60 岁，2020 年 7 月 20 日初诊，小暑。

主诉：反复双下肢浮肿 3 个月。

现病史：患者缘于 3 个月前无明显诱因出现双下肢浮肿，右下肢较甚伴疼痛，右踝背部皮肤红肿，久站及劳累后加重，休息可缓解，偶有活动后气喘、泡沫尿，无肉眼血尿，未诊疗。1 个月前就诊于我院，查：尿蛋白（+++），尿隐血（++），血白蛋白 26.9g/L，24h 尿蛋白定量 5.6g，总胆固醇 13.68mmol/L。行肾穿病理示膜性肾病，诊断为肾病综合征、膜性肾病，予甲泼尼龙片（40mg，每日 1 次），2020 年 7 月 3 日开始联合环磷酰胺等治疗，浮肿减轻，仍有泡沫尿。刻下：双下肢浮肿，泡沫尿，尿量稍减少（具体不详），口干，咽干，纳可，寐欠安，大便调。体格检查：血压 120/65mmHg，舌红有裂纹，苔薄黄，脉弦滑，双下肢轻度凹陷性浮肿。查生化全套：总蛋白 42.3g/L，白蛋白 25.8g/L，球蛋白 16.5g/L，肌酐 56.2μmol/L，尿酸 509.3μmol/L，总胆固醇 9.18mmol/L，甘油三酯 3.21mmol/L。24 小时尿蛋白定量：5.819g/24h。肾损伤检查：微白蛋白 1080.00mg/L，尿转铁蛋白 7.74mg/dL，尿免疫球蛋白 1.31mg/dL，NAG1 17.9U/L，NAG1/CREA_U 18.63U/gcr，微白蛋白 /CREA_U（ACR）244.34mg/mmol。

既往史：1 个月前因静脉曲张行手术治疗；15 天前发现血糖升高，予二甲双胍缓释片、拜糖平控制血糖，血糖控制尚可。

西医诊断：肾病综合征；膜性肾病。

中医诊断：水肿。气阴两虚，湿热内蕴证。

治法：益气养阴，清热利湿。

处方：清心莲子饮加减。石莲子 15g（捣碎），黄芪 20g，北柴胡 10g，麦冬 9g，五味子 9g，射干 9g，连翘 9g，山茱萸 15g，生地黄 15g，黄芩 9g，甘草 3g，茯苓 9g，首乌藤 9g。14 剂，日 1 剂，水煎煮，早晚餐后内服。

2020 年 9 月 3 日（处暑）二诊：患者诉服前药后自行续方。现咳嗽，咳痰，痰少色黄，不易咳出，口干，咽不干，偶感胸闷，双下肢浮肿消退，泡沫尿仍多，尿量增加，大便偏硬，1 日 1 次，纳可，寐安，舌红有裂纹，苔薄黄，脉弦滑。生化全套：总蛋白 53.1g/L，白蛋白 32.9g/L，ACR 305.81mg/mmol。尿常规：尿蛋白（+++），结晶 50.3 个 /μL。中药守上方去五味子、首乌藤、射干、连翘，加枇杷叶 9g，苦杏仁 9g（捣碎），薏苡仁 15g，桔梗 9g，瓜蒌 9g。7 剂。

2020 年 9 月 10 日（白露）三诊：患者咳嗽、咳痰较前减轻，双下肢无浮肿，泡沫尿较前减少，口干，无胸闷，大便调，纳可，寐安，舌红有裂纹，苔薄黄，脉弦细。中药守上方去苦杏仁、瓜蒌；加白芍 15g。20 剂。

2020 年 10 月 9 日（寒露）四诊：患者诉偶有咳嗽、咽干，稍疲乏，口干，泡沫尿减少，无浮肿，纳可，寐安，尿量正常，大便调，舌淡红有裂纹，苔薄白，脉弦细。辅助检查：ACR 46.60mg/mmol，白蛋白 38.0g/L。尿常规：尿蛋白（++），隐血（+），红细胞 15.0 个 /μL，红细胞 2.7 个 /HP。中药守上方去黄芩、薏苡仁；加金樱子肉 10g，芡实 10g（捣碎）。20 剂。

2020 年 11 月 18 日（立冬）五诊：患者无咳嗽、咳痰，口干，咽稍干，少许泡沫尿，无浮肿，纳可，寐安，大便调，舌淡红有裂纹，苔薄白，脉弦细。生化全套：白蛋白 37.8g/L，总胆固醇 6.41mmol/L。ACR 30.69mg/mmol。尿常规：尿蛋白（+）。中药守上方去枇杷叶、桔梗；加天花粉 15g。20 剂。

此后随访，患者泡沫尿持续减少，甲泼尼松减至 4mg，每日 1 次，口服维持。2021 年

4月8日复查24h尿蛋白定量0.141g。

按语： 本案患者诊断为膜性肾病，已行激素治疗1个月余。中医认为激素乃纯阳燥烈之品，患者年过六旬，素体正气亏虚，激素治疗势必进一步加重阴虚，阴虚日久则生内热，邪热与水湿相结，酿生湿热，而湿热郁久不解，易化热生毒。湿热浊毒阻滞，三焦气化不利，气道壅滞，碍阳气运行，肾元之气运行受阻，气化、温煦功能受到影响，气化不利，水湿内停泛于肌肤则出现水肿。《黄帝内经》云："肾者，主蛰，封藏之本。"人体之精血津液皆赖肾之封藏固摄，因少阴里虚，肾失封藏，故见精微从尿中而出，发为血尿、蛋白尿；精微漏下日久，不能化生阴血，阴液亏虚，坎水不济，离火则越，进而煎熬阴液，则见口干、咽干；结合其舌红有裂纹，苔薄黄，脉弦滑，当为阴血耗伤、湿遏热伏之征。本病病位主要在肾，病性属虚实夹杂，以虚为主，辨证属气阴亏虚、湿热内蕴证，治宜清热利湿、益气养阴。方予清心莲子饮加减。方中石莲子清上焦邪热而下交于肾，既可安神又能固摄精微；黄芪益气；麦冬、五味子、生地黄生津养阴；北柴胡疏散退热；黄芩清热利湿；射干、连翘清热解毒利咽；茯苓利水消肿；山茱萸涩精固脱、生津止渴；首乌藤养血安神；甘草调和诸药，等等。二诊时，患者浮肿减轻，仍有泡沫尿，舌脉同前，故总治法续前。但患者感受外邪，出现咳嗽、咳痰等症状，痰少色黄不易咳出，且口干、咽不干，寐安，为风热外袭、肺气失宣、痰热内蕴之证。故于前方基础上去五味子、首乌藤、射干、连翘；加枇杷叶、苦杏仁宣肺化痰止咳；薏苡仁清热利湿；偶有胸闷，考虑胸中气机不畅，加用桔梗、瓜蒌宽胸理气。三诊时，患者咳嗽、咳痰较前减轻，双下肢无浮肿，泡沫尿较前减少，口干，无胸闷，大便调，故去宣肺宽胸之苦杏仁、瓜蒌；脉由弦滑转为弦细，考虑阴虚较甚，故加白芍敛阴。四诊时，患者已无浮肿，泡沫尿减少，咳嗽、咽干均有好转，稍有疲乏及口干，舌淡红有裂纹，苔薄白，脉弦细，考虑湿热内蕴之征象较前好转，中药守上方去黄芩、薏苡仁以减轻利湿清热之效，加金樱子肉、芡实固肾涩精，减少尿蛋白漏出。五诊来访时，患者已无咳嗽咳痰、浮肿等症状，稍有口干、咽干，复查尿蛋白较前减少，结合其舌脉偏气阴两虚，中药守前方去枇杷叶、桔梗，加天花粉生津止渴，继续稳固治疗。

经中药口服及西医激素配合治疗，患者泡沫尿持续减少，末次复查尿蛋白已转阴，治疗效果显著。嘱患者慎起居，适寒温，节饮食，门诊随访。

（赵爱萍案，官莹洁整理）

3. 脾肾气阴两虚证案

褚某，男，64岁，2019年5月11日初诊，立夏。

主诉：尿中泡沫增多15年，四肢乏力2个月。

现病史：患者于15年前无明显诱因出现双下肢对称性凹陷性水肿，伴尿中泡沫增多，曾于温州市第一医院行肾活检穿刺，病理为膜性肾病Ⅱ期，诊断为肾病综合征、膜性肾病，予足量激素联合骁悉治疗好转后出院。此后蛋白尿增加，水肿加重，辗转浙江、上海多家医院，予中药、西药治疗，症状反复，尿中泡沫时多时少，尿蛋白波动于阴性~（++），24小时尿蛋白定量波动于（0.13~5.02g）/24h，期间多次检查肾功能及血肌酐未见明显异常。患者2个月前因症状加重行足量激素治疗，现尿蛋白减少，但四肢乏力，无法爬楼梯，遂要求停用激素，改为中药治疗，遂至我处就诊。刻下：四肢乏力，时有头晕，双足踝部轻度水肿，胃纳一般，口稍渴，尿中泡沫增多，睡眠正常，大便调，舌淡胖尖红，边有齿痕，中部干裂，脉细数，关尺尤甚。尿常规：尿蛋白（++），隐血（++）。

西医诊断：肾病综合征；膜性肾病Ⅱ期。

中医诊断：水肿病。脾肾气阴两虚证。

治法：补益脾肾，益气养阴。

处方：水陆二仙丹加减。黄芪30g，茯苓15g，生地黄12g，酒苁蓉10g，麸炒芡实15g，金樱子15g，山药15g，牛膝15g，枸杞子15g，鬼箭羽15g，砂仁6g（后下），当归6g，桑椹15g。10剂，日1剂，水煎煮，早晚餐后内服。

2019年5月21日（小满）二诊：复查尿常规：尿蛋白（+），隐血（++）。患者诉药后四肢乏力较前改善，足踝部水肿减轻，胃纳尚可，小便时仍见尿中泡沫增多，大便难解，舌淡红，苔白稍厚中有裂纹，脉弦滑。药后诸症皆有改善，效不更方，继续与前方加瓜蒌20g。15剂。

2019年6月7日（芒种）三诊：门诊复查尿：尿蛋白微量，隐血（+）。患者经中药调理后蛋白尿逐渐减少，治疗有效，此次复诊乏力症状进一步改善，双下肢未见明显水肿，舌红，苔白干稍厚中有裂纹，脉滑。效不更方，予前方稍做加减后继续治疗。处方：黄芪30g，茯苓15g，生地黄12g，酒苁蓉10g，麸炒芡实15g，金樱子15g，山药15g，牛膝15g，枸杞子15g，鬼箭羽15g，砂仁6g（后下），当归6g，桑椹15g，鱼腥草15g。30剂。

2019年7月8日（小暑）四诊：复查尿常规：尿蛋白阴性，隐血阴性。患者因住所与医院相隔甚远，来回不便，现患者复查尿蛋白转阴，病情稳定，嘱切记防护，谨防外感。予原方继续调理，巩固疗效。处方：黄芪30g，茯苓15g，生地黄12g，酒苁蓉10g，麸炒芡实15g，金樱子15g，山药15g，牛膝15g，枸杞子15g，鬼箭羽15g，砂仁6g（后下），当归6g，桑椹15g，瓜蒌20g，鱼腥草15g。30剂。

2019年8月9日（立秋）五诊：复查尿常规尿蛋白仍保持阴性，偶有入睡困难，余未诉明显不适。予上方茯苓改茯神15g，合欢皮10g。30剂。

此后患者规律门诊复诊，病情稳定，精神状态良好，仅服用中药治疗，尿蛋白始终保持阴性。

按语： 患者症见双下肢反复水肿，尿蛋白阳性，其病机总属脾肾虚弱。无法健运输布水液，故见水肿；脾虚失于固摄，肾虚导致五脏六腑之精失藏外泄，故见尿中蛋白阳性。患者老年男性，患病时间长，又经多方诊治，本阴气自半，又见水肿，必常用利水消肿药物治疗，故容易耗精散气。丘师认为激素为大热助阳之品，患者肾病综合征诊断明确，复发加重时常用足量激素等治疗，根据激素服用前后症状表现，足量激素治疗后出现四肢无力，结合患者舌淡胖边有齿痕中部干裂、脉细数，此为气阴两虚之象。遂以补益脾肾、益气养阴为法拟方。方中黄芪、茯苓、山药补气健脾利水；生地黄、酒苁蓉、枸杞子、桑椹补阴填精。上药合用，气阴双补。牛膝引诸药下行；瓜蒌、鬼箭羽益肾降浊；水陆二仙丹固肾摄精，防止精微物质渗漏而出。本案属辨病辨证辨体相结合，分析患者的疾病特点、既往用药情况，同时结合患者年龄以及临床症状，综合辨证为脾肾气阴两虚证，对症下药，患者长期积极配合，故而取得较好的临床疗效。

激素在中医学上可看作纯阳燥烈之品。激素纯阳燥烈为壮火，久服可因壮火食气，耗气伤阴，日久导致气阴两虚之证。本病早期以水肿为主，以脾肾阳虚证为多见，而中后期，或在应用激素及其他免疫抑制剂后，常表现为阴虚火旺、气阴两虚、肝肾阴虚、阴阳两虚及湿热壅盛等本虚标实之证。补益脾肾、益气养阴是肾病综合征激素使用后的常用治疗方法。此外，现代研究证明鬼箭羽在防治肾脏疾病方面具有独特优势，其善逐瘀利湿，临床常可辨病选用。因此，辨证与辨病相结合，或者结合西医学的相关药理研究进行辨证论治，或许收到更好的效果。

（丘余良案，李永志整理）

十一、膜性肾病（尿浊）

1. 气阴两虚证案

陈某，男，34 岁，2015 年 5 月 16 日初诊，立夏。

主诉：发现尿检异常 1 年。

现病史：患者缘于 1 年前体检时发现尿蛋白阳性，平素定期复查尿常规示尿蛋白波动于阴性～（++），未予重视。6 个月前复查尿常规示尿蛋白（+++），遂就诊于福建医科大学附属协和医院，行肾穿刺活检术，病理示弥漫膜性肾小球肾炎（Ⅱ期）、轻度肾小管萎缩及间质纤维化，经治疗后病情仍反复。今为求进一步治疗，就诊于我处。刻下：双肾区不适，易疲乏，稍有口干、口苦，纳寐可，溺中泡沫多，大便每日 1 次，质软成形，舌红苔黄厚，脉弦细。查尿常规：尿蛋白（++），隐血（++），红细胞 7.2 个 /μL。生化全套：尿素氮 2.04mmol/L，高密度脂蛋白 51.49mmol/L，低密度脂蛋白 3.16mmol/L。

西医诊断：膜性肾病。

中医诊断：尿浊。气阴两虚证。

治法：益气养阴，清热泄浊。

处方：清心莲子饮加减。石莲子 15g（捣碎），党参 15g，地骨皮 10g，柴胡 6g，茯苓 15g，生黄芪 15g，陈皮 6g，天冬 15g，车前草 15g，甘草 3g，楮实子 15g，鹿衔草 15g。14 剂，日 1 剂，水煎煮，早晚饭后分服。

2015 年 7 月 18 日（小暑）二诊：患诉服上药后精神较前好转，腰部不适亦较前减轻，故自行重方月余。现晨起小便泡沫仍多，稍有口干，纳寐可，二便调，舌淡红苔黄，脉弦。复查尿常规：尿蛋白（+），隐血（+）。故予原方加西瓜翠衣 100g，14 剂。

后门诊随诊，守方加减继续服用。其间，患者规律复查尿常规，尿蛋白波动于微量～（+），尿隐血波动于阴性～（++）。

2015 年 10 月 31 日（霜降）三诊：患诉夜寐多梦易醒，腰酸，纳可，二便调，舌红苔薄黄，脉细。复查尿常规：尿蛋白（++），隐血（+）。处方：生地黄 15g，山萸肉 15g，山药 15g，牡丹皮 10g，茯神 15g，车前草 15g，酸枣仁 10g，杜仲 15g，牛膝 15g，夜交藤 15g，茜草 15g，上巳菜 15g。14 剂。

后患者症状与上述大致相仿，以上方为基础稍加减，再进数十剂。

2016 年 4 月 9 日患者来诊时，告知多次尿常规检查已正常，此次因不慎感冒再发尿检异常，现主要症见鼻流清涕，腰酸，身困乏力，伴口腔溃疡、口渴喜饮，舌淡红苔白厚，脉弦。查尿常规：尿蛋白（++），隐血（+）。阮师方选翘荷汤加减治之，进药 7 剂后，感冒诸症皆愈。

后追踪病情，尿常规均正常，嘱其门诊随诊，并忌劳累、避风寒，以防复发。

按语：本例患者来诊时症见溺中泡沫多，尿检示尿蛋白及隐血阳性，当属中医学"尿浊"范畴。患者中年男性，体检发现尿检异常 1 年，未予重视及治疗，致病情迁延日久，积年累月，耗伤正气，机体抗病能力日益虚馁，故临床治疗此类病症多需较长时间。因病情复杂，病机纷芜，故治疗时应注意权衡正邪力量之悬殊，恰如《医宗必读》所云"初者，病邪初起，正气尚强，邪气尚浅，则任受攻"，因而初期正气尚实应以去邪为主，切勿过早妄投补益之剂，以免病邪留恋不去，祸不旋踵。阮师先投以清利之清心莲子饮加减，以益气阴而折阴火。清心莲子饮出自《太平惠民和剂局方》，可益气阴、清心火、交心肾、止淋浊，用于气阴两虚、心火妄动之遗精、尿浊效佳。方中石莲子清心火，养脾阴，又秘精微；黄芪、党参、天冬以益气阴；车前子、茯苓淡渗利水，使热邪从小便而解；柴胡、地骨皮疏散郁热以助清火；辅以楮实子、鹿衔草、陈皮加强理气、补虚、益脾肾之效。患者二诊时诉精神转佳，疲劳乏力较前好转，尿检结果亦较前改善。阮师考虑时值夏日之季，暑热之邪最易伤津，效不更方，以上方加西瓜翠衣 100g 清暑气、固护津液。患者再诊时，尿检结果仍有异常。阮师细思清利之品用之已逾数月，阴火式微，今不宜再事清利，徒伤津液，此时余邪尚存，正气见衰，邪正僵持，故治宜扶正为主，兼以祛邪，此即"末者，病魔经久，邪气侵凌，正气消残，则任受补"之意。阮师遂处予六味地黄汤加减以滋补肾阴、培固肾元。方中加用杜仲、牛膝补肝肾，强腰膝；酸枣仁、茯神、夜交藤宁心安神；茜草、上巳菜化瘀止血。患者守方进数十剂后诸症明显好转，且多次复查尿检正常，可知药已中的，后嘱患者门诊随访。

（阮诗玮案，阮雅清整理）

2. 气血亏虚证案

苏某，女，61 岁，2021 年 8 月 12 日初诊，立秋。

主诉：尿中泡沫 2 个月。

现病史：患者 2 个月前无明显诱因出现尿中泡沫，伴双下肢浮肿，遂至三明市第一医院就诊，查 24h 尿蛋白定量 2200mg，每天尿量 1000～1500mL，经完善相关检查诊断为膜性肾病。患者考虑到西医的副作用，转求中医治疗，遂来我院门诊。刻下：尿中泡沫，神疲，乏力，形体消瘦，小便量少，头晕，纳差，寐差，舌淡苔薄白，脉细无力。

既往史：慢性阻塞性肺疾病，现用舒利迭控制病情。

西医诊断：膜性肾病；慢性阻塞性肺疾病。

中医诊断：尿浊。气血亏虚证。

治法：补气养血，收敛固摄。

处方：归脾汤加减。党参 20g，黄芪 30g，茯苓 15g，白术 15g，远志 15g，当归 15g，木香 10g（后下），生姜 6g，酸枣仁 15g，山药 15g，山茱萸 15g，熟地黄 15g，石菖蒲 15g，焦山楂 15g，焦神曲 15g，焦麦芽 15g，芡实 15g，金樱子 15g，莲子 20g。7 剂，日 1 剂，水煎煮，早晚餐后内服。

2021 年 8 月 19 日（立秋）二诊：患者服后尿中泡沫减少，夜寐好转但是仍不安稳，余诸症改善，舌淡苔薄白，脉细。守上方加茯神 10g。7 剂。

2021 年 8 月 26 日（处暑）三诊：复查 24h 尿蛋白定量 620mg，无明显不适。守上方。21 剂。

按语：患者以"尿中泡沫 2 个月"为主诉，属中医"尿浊"范畴。患者老年女性，病后忧思过度，耗伤气血。脾为后天之本，肾为先天之本。肾精需要后天运化的水谷精微不断充养才能充盛。忧思伤脾，脾虚日久及肾，肾气亏虚，封藏失职，精微不固，故见尿浊；脾气虚则乏力；脾虚不运则纳差；气血生化乏源，则心神失养，清窍失养，见寐差、头晕、乏力、神疲等；舌淡，苔薄白，脉细无力为气血不足之征象。方中党参、黄芪、白术补气健脾，生姜温中健脾，当归、酸枣仁、熟地黄养血补心，石菖蒲、远志、莲子养心安神，山茱萸、芡实、山药酸甘收敛、固摄止浊，木香芳香醒脾，焦三仙消食健胃助运。全方共奏补气养血、收敛固摄之功。

（白发臣案）

十二、肾病综合征（水肿）

脾肾气虚证案

蓝某，女，81 岁，2021 年 3 月 30 日初诊，春分。

主诉：反复颜面部水肿 2 年。

现病史：患者于 2 年前无明显诱因出现颜面及眼睑水肿，逐渐扩展至全身，伴尿中泡沫增加，尿量无明显改变，无尿频、尿急、尿痛，无肉眼血尿，无发热、恶寒，无腹痛、腹泻，无颜面红斑、光过敏、反复口腔溃疡、肌痛、肌无力、眼干、口干、关节肿痛、皮肤紫癜、全身骨痛、皮肤僵硬，无胸闷、气喘、咳粉红色痰，曾就诊于当地诊所，未行检查及明确诊断，予中药汤剂治疗后（具体不详）上述症状未见好转，颜面及双下肢水肿逐渐加重，故今求诊于我科门诊。刻下：颜面及眼睑浮肿，双下肢重度凹陷性水肿，纳差，夜寐欠安，大便调，尿中泡沫增多，尿量未记录，舌淡红，苔薄白，脉沉。尿常规：尿蛋白（+++），隐血（+++）。生化全套：尿酸 478μmol/L，肌酐 75.2μmol/L，GFR 64.2mL/min，白蛋白 22.6g/L。24 小时尿蛋白定量：3.760g/24h。

西医诊断：肾病综合征。

中医诊断：水肿。脾肾气虚证。

治法：利水消肿，温阳化气。

处方：五苓散加减。大腹皮 15g，桂枝 6g，当归 3g，车前草 15g，川牛膝 15g，白芍 12g，黄芪 20g，茯苓皮 15g，牡丹皮 12g，玉米须 15g，泽泻 15g。颗粒药，28 剂，餐后冲服，每日 2 次。

西药：氢氯噻嗪，25mg，每日 1 次；肾炎康复片，5 片，每日 3 次。

2021 年 4 月 19 日（清明）二诊：患者颜面及双下肢水肿明显减轻，2 天前不慎外感后咽部疼痛不适，大便正常，尿量较前增多，少许泡沫，舌淡红，苔薄白，脉浮数。中药守上方去泽泻；加射干 9g，连翘 15g。颗粒药 7 剂。

2021 年 4 月 26 日（谷雨）三诊：患者咽喉肿痛已完全缓解，颜面及双下肢无水肿，大便正常，尿量较前增多，少许泡沫，舌淡红，苔薄白，脉浮数。尿常规：尿蛋白（++），隐血（+）。生化全套：尿酸 364μmol/L，肌酐 71.1μmol/L，eGFR 67.2mL/min，白蛋白 32.4g/L。中药守上方去射干、连翘；加芡实 15g，金樱子 15g。颗粒药 28 剂。

后门诊随访，守此法随症坚持调治半年，水肿已消。

按语： 本案属于中医"水肿"范畴。患者年逾八旬，脏腑渐衰，肺脾肾之气不足，膀胱气化不利，水湿代谢障碍，水液积聚，故见水肿。急则治其标，见水肿之症当以利水消肿为先，方用五苓散加减，治以利水消肿、温阳化气。玉米须、车前草、泽泻甘淡，直达肾与膀胱，利水渗湿；大腹皮、茯苓皮增强其利水渗湿之力；黄芪、白术益气健脾以运化水湿；桂枝温阳化气以助利水，解表散邪以祛表邪；牡丹皮、白芍养肝疏肝，气行助水行。诸药相伍，甘淡渗利为主，佐以温阳化气，使水湿之邪从小便而去。二诊水肿已减轻，肾之关为咽喉，外感风邪首犯肺卫，继而借助经络下入肾络，加连翘、射干清热解毒利咽，服用 7 剂后，诸症皆除，续予治疗。

肾合膀胱，开窍于二阴，膀胱的贮尿和排尿功能，全赖肾的固摄和气化功能。《笔花医镜》曰："膀胱者，州都之官，津液藏焉，气化则能出矣。然肾气足则化，肾气不足则不化。入气不化，则水归大肠而为泄泻。出气不化，则闭塞下焦而为癃肿。小便之利，膀胱主之，实肾气主之也。"外邪侵袭肺系，咽首当其冲，咽为肺之门户，然少阴肾经系咽喉、连舌本，若肾中虚火上炎，或大寒直犯肺肾，上闭窍隧，下闭肾气，导致咽喉不利，亦当注意从肾论治，临床不可不知。

（丘余良案，黄婉婷整理）

十三、糖尿病肾病（水肿）

1. 血虚水盛证案

林某，男，63 岁，2015 年 5 月 23 日初诊，小满。

主诉：反复双下肢浮肿 5 年。

现病史：患者缘于 5 年前无明显诱因反复出现双下肢浮肿，于当地医院就诊，诊断为糖尿病肾病，予降压、利尿等对症处理，浮肿消退后出院。出院后，患者反复浮肿，遍及全身。今为进一步治疗，来诊我处。刻下：面色苍白，眼睑浮肿如卧蚕，双下肢、腹部重度浮肿，平素口服利尿剂后尿量 1700～1800mL，含大量泡沫，大便每日 2 次，质稀，纳少，辗转难眠，盗汗，舌淡红苔光剥，脉沉细。复查血生化全套：肌酐 135μmol/L，尿素氮 12.2mmol/L，白蛋白 17.9g/L。血常规：血红蛋白 112g/L。

既往史：2 型糖尿病病史 13 年余，平素规律注射诺和锐 30R 控制血糖，未监测血糖；

高血压病病史 12 年余，未服降压药。

西医诊断：糖尿病肾病；2 型糖尿病；高血压病。

中医诊断：水肿。血虚水盛证。

治法：补血活血，行气利水。

处方：当归芍药散加减。当归 10g，赤芍 15g，白芍 15g，川芎 6g，茯苓 15g，白术 10g，泽泻 15g，车前草 15g，木瓜 15g，六月雪 15g，生黄芪 15g，陈皮 6g。7 剂，日 1 剂，水煎煮，早晚餐后内服。

2015 年 5 月 30 日（小满）二诊：遍身浮肿较前减轻，唯双下肢中度浮肿，胃脘胀闷，食欲下降，伴腰背部酸软，夜寐改善，时盗汗，口干，疲乏，大便成形，每日 1～2 次，小便每日 2100～2300mL，舌淡红少苔，脉细。原方加太子参 15g，麦冬 15g，五味子 3g，牛膝 15g，大腹皮 6g，生姜 3 片，大枣 3 枚。7 剂。

2015 年 6 月 13 日（芒种）三诊：诸症改善，现双下肢轻度浮肿，稍觉腹胀，纳尚可，小便每日 2000mL 左右，大便质软，每日 1 次，舌淡红少苔，脉细。予守上方加生黄芪至 60g，再进 14 剂。

随后数诊，在本方基础上加减，加黄芪至 100g。

2015 年 8 月 29 日（处暑）复诊：患者病情稳定，浮肿消退，自觉轻快。2015 年 8 月 20 日复查血生化全套：肌酐 88μmol/L，尿素氮 10.2mmol/L，白蛋白 25g/L。

按语：患者既往恣意嗜食，痰湿内生，日久湿郁生热，中焦戕害，发为消渴病。消渴日久病进，可出现水肿、尿浊等症，迁延及肾，恰如《景岳全书》云"下消者，下焦病也。小便黄赤，为淋为浊。如膏如脂……其病在肾"。中焦受害，其变有二。一者脾虚则气血生化乏源，血分不充，机体失于濡养，故面色苍白；气血亏虚，心神失养而辗转难寐；脾气虚馁，不能升清，谷气下流，精微下注则见泡沫尿。二者脾为后天之本，后天充养失司，久及肾阴，肾精亏竭，经云"阴虚则无气"，肾气化生不足，气化有异，肾关开阖不利，水道失于决渎，水湿泛滥而肿，加之脾气亏虚，水湿不运，患者周身严重浮肿，血水同病。患者利尿之品用之已久，阴火式微。"末者，病魔经久，邪气凌盛，正气消残，则任受补。"患者正气见衰，邪正僵持，故治以扶正，兼以祛邪，补血养阴利水并重兼以行气。川芎、当归、芍药补血之虚，活血生血；茯苓、白术健中；泽泻、六月雪、车前草利湿，使邪有出路；木瓜酸甘养阴，防利水太过伤阴。二诊，浮肿减轻，知药证相符，新发口干不适，胃脘胀闷，乃伤阴气滞征象。故原方加太子参、麦冬、五味子敛汗而滋肾水；大腹皮行无形之滞气，消除胃脘胀闷。三诊来诉，诸症好转，予加大黄芪用量，一为祛邪，二为生有形之血于无形之气。随后数诊，治则不改，坚持数月，终获良效。

（阮诗玮案，阮雅清整理）

2. 脾肾阳虚，外感风寒，水寒内停证案

姬某，女，60 岁，2015 年 9 月 7 日初诊，处暑。

主诉：反复发热 2 个月，全身浮肿 1 个月。

现病史：患者 2 个月前受凉后出现发热，遂就诊于通许县人民医院。查尿常规：蛋

白质（+），葡萄糖（+）。空腹血糖：6.8mmol/L。糖化血红蛋白：6.5%。血常规：白细胞 10.5×10^9/L，血红蛋白 105g/L。肝肾功能、血脂、凝血功能均正常，胸片未见异常。诊断为上呼吸道感染、糖尿病肾病。治疗上予左氧氟沙星、头孢、阿奇霉素等多种抗生素及双黄连、清开灵、血必净等多种清热解毒中成药，症状换届后出院。1月前，患者无明显诱因出现全身浮肿，双下肢较甚，CT：①胸腔积液；②腹腔积液。经对症治疗后，患者发热反复发作，浮肿进行性加重，为求中西医结合治疗就诊于我科。刻下：恶寒发热，最高温度39.5℃，面目稍浮肿，全腹、腰骶部至双膝以上皮肤黏膜增厚、变硬，重度指凹性水肿，按之凹陷不起，双下肢皮肤紧绷发亮，少量液体渗出，重度指凹性水肿，伴全身乏力，四肢冰冷，声音嘶哑，纳呆，寐欠佳，小便量少，大便干，舌质淡胖，苔白腻边有齿痕，舌下络脉粗，脉沉细。查尿常规：蛋白质（++），葡萄糖（+）。血常规：血红蛋白 95g/L，白细胞 3.2×10^9/L。生化全套：总蛋白 56g/L，白蛋白 25g/L。肝肾功能、血脂、凝血四项正常。彩超：全腹壁明显增厚并皮下广泛积液、积气。

既往史：2型糖尿病病史10余年，长期注射甘舒霖，血糖控制可。

西医诊断：糖尿病肾病。

中医诊断：水肿。脾肾阳虚，外感风寒，水寒内停证。

治法：温阳解表，化冰利水。

处方：麻黄附子细辛汤合真武汤加减。麻黄10g，细辛3g，淡附片12g（先煎），茯苓60g，白术40g，白芍15g，生姜30g，大枣10枚，干姜20g，炒山楂30g，火麻仁30g。3剂，水煎煮，每日3次，2日3剂。

2015年9月13日（白露）二诊：患者精神好转，未再发热，饮食增加，小便量增加，大便可，全腹、腰骶部至双膝以上皮肤黏膜增厚、变硬，重度指凹性水肿，按之凹陷不起，双下肢皮肤紧绷发亮，少量液体渗出，重度指凹性水肿，舌质淡胖，苔白腻边有齿痕，舌下络脉粗，脉沉细。患者皮肤黏膜增厚、变硬，水停则血停，故予大剂量真武汤温阳化冰，防己黄芪汤益气利水消肿，桂枝茯苓丸活血利水。处方：淡附片20g（先煎），茯苓60g，防己10g，白术40g，白芍15g，黄芪80g，桃仁10g，牡丹皮15g，桂枝10g，大枣10枚，干姜20g，炒山楂30g，火麻仁30g，生姜3片。6剂，煎服同前。

2015年9月20日（白露）三诊：患者精神明显好转，纳可，四肢温，乏力好转，全腹、腰骶部至双膝以上皮肤黏膜变松软，中度指凹性浮肿，双下肢水肿明显消退，轻度凹陷性浮肿，小便量多，大便1日2次，寐佳。守9月13日方，淡附片、桂枝、白芍均加至30g；黄芪减少至60g。14剂，日1剂，水煎煮，早晚空腹温服。

2015年10月3日（秋分）四诊：患者精神可，全腹、腰骶部至双膝以上皮肤黏膜正常，轻度指凹性浮肿，双下肢浮肿消退，纳可，小便量多，大便1日2次，寐佳。复查彩超：腹腔少量积液。尿常规：蛋白质（+）。血常规：血红蛋白 105g/L，白细胞 5.1×10^9/L。生化全套：总蛋白 65g/L，白蛋白 34g/L。肝肾功能、血脂、凝血四项正常。予附子理中丸及金匮肾气丸善后。

后患者出院，随访1个月未再复发。

按语：患者年过半百，平素阳虚体质，2个月前受凉后出现发热，在外院住院期间使用大量抗生素，其性多归于寒凉，还使用了多种清热解毒凉血的中成药制剂，以致阳气重伤，寒湿大盛，热邪为寒凉所迫，深伏于内，渐成冰冻之势，气机为之闭塞，阴阳之气不相顺接，阳气不能达于四末，而渐成真寒假热之证。冰伏为湿热证误治最重的一个阶段，其程度较寒凝更甚。此案患者全腹、腰骶部至双膝以上皮肤黏膜增厚、变硬，重度指凹性水肿，按之凹陷不起，我个人认为此属于"冰"之状态，属于冰伏证中最重的阶段，属凝固乳胶状态，无流动性，也是体内水液停聚所形成的病理产物，治疗上应先温阳化冰，再利水消肿。故重用淡附片温肾助阳，以化冰行水，兼暖脾土。《金匮要略》云："诸有水者，腰以下肿，当利小便；腰以上肿，当发汗乃愈。"故以麻黄附子细辛汤助阳解表，透散外达，给邪以出路，以防凝滞遏阻，邪聚不发；以真武汤温阳利水；水停则血停，以桂枝茯苓丸活血化瘀，防止血栓形成；防己黄芪汤益气化湿。方中麻黄辛温，发汗解表，以开泄皮毛，逐邪于外；细辛归肺、肾二经，芳香气浓，性善走窜，通彻表里，既能祛风散寒，助麻黄解表，又可鼓动肾中真阳之气，协助附子温里；重用茯苓利水渗湿，使水邪从小便去；白术健脾燥湿；干姜温中散寒，回阳通脉；生姜之温散，既助附子温阳散寒，又合茯苓、白术宣散水湿；白芍引药入阴并利水；炒山楂消食健胃，行气散瘀；火麻仁润肠通便；大枣补气养血；桂枝温阳通脉；桃仁活血散瘀通便；牡丹皮清热凉血，活血化瘀，并防诸药温燥太过，引诸药入阴分。诸药相配，使外感风寒之邪得以表散，在里之阳气得以维护，利小便以去水邪，邪去则正安。

（赵凯彬案）

十四、糖尿病肾病（消渴病肾病）

1.肝肾亏虚，湿浊内蕴证案

康某，男，46岁，2018年6月2日初诊，小满。

主诉：反复多尿、多饮、多食9年，泡沫尿1年。

现病史：患者9年前因饮食不节出现多尿，口干多饮，多食，未予重视，未经诊治。4年前上诉症状加重，遂就诊于当地医院，查空腹血糖示（17～18）mmol/L，诊断为2型糖尿病，予二甲双胍降糖治疗，规律服药治疗后空腹血糖控制（7～8）mmol/L。1年前，因尿中泡沫增多，血糖升高，就诊于当地医院。查尿常规：尿蛋白（++++）。生化全套：血肌酐118μmol/L，白蛋白33g/L。诊断为糖尿病肾病，予通脉降糖胶囊、西格列汀、胰岛素控制血糖，此后复查肾功能，血肌酐波动（118～142）μmol/L。刻下：口干多饮，多尿，消瘦，小便泡沫增多，纳寐可，大便调，舌淡苔薄白，脉弦滑。

既往史：2型糖尿病病史9年。脑梗死病史6年。

西医诊断：糖尿病肾病；2型糖尿病；脑梗死。

中医诊断：消渴。肝肾亏虚，湿浊内蕴证。

治法：补益肝肾，利湿泄浊。

处方：杞菊地黄汤加减。枸杞子15g，生地黄15g，山茱萸15g，山药15g，僵蚕10g，马齿苋15g，车前子15g（布包），生黄芪15g，茯苓15g，大黄6g（后下），六月雪15g。14剂，日1剂，水煎煮，早晚餐后内服。

2018 年 7 月 21 日（小暑）二诊：患诉服上药后诸症较前减轻，守上方再进十余剂。今复诊诉：四肢瘙痒，可见散在细小红色皮疹，伴灼热感，纳可，寐欠安，小便泡沫多，大便质软成形，每日 1～2 次，舌淡苔根厚腻，脉弦数。复查生化全套：血肌酐 120μmol/L，尿素氮 9mmol/L，白蛋白 32.7g/L。尿常规：尿蛋白（+++），隐血（+）。守上方加地肤子 15g。21 剂。

2018 年 8 月 11 日（立秋）三诊：患诉四肢瘙痒已好转，口干多饮较前改善，小便色黄，夜尿频多，大便质稀，每日 3～4 次，舌暗苔黄腻，脉弦滑。复查生化全套：血肌酐 137μmol/L，尿素氮 13.9mmol/L，白蛋白 35g/L。尿常规：尿蛋白（++），隐血（+）。守上方加佩兰 6g，藿香 6g（后下）。30 剂。

此后门诊随访症状基本改善，肾功能稳定。2018 年 11 月 17 日复查生化全套：肌酐 109μmol/L，尿素氮 9.4mmol/L。尿常规：尿蛋白（+）。

按语：本案患者平素饮食不节，"三多一少"症状典型，中医诊断为消渴病。《丹溪心法》曰："下消者，肾也，小便浊淋如膏之状，面黑而瘦"。患者消渴病多年，阴虚燥热内盛，耗气伤津，病久由上焦延及下焦，损伤肝肾气阴，下焦气化不利，失于开阖，精微失固，进一步耗极津液，而见饮一溲一、饮不解渴、尿浊等症。结合舌淡红，苔薄白，脉弦滑，故中医辨证为肝肾亏虚、湿浊内蕴，予杞菊地黄丸加减治疗。其中生地黄、山药、枸杞子、山茱萸滋补肝肾，配以生黄芪益气固摄，佐以茯苓、僵蚕、马齿苋、车前子、大黄、六月雪前后分消，利湿泄浊。二诊，口干多饮症状改善，但四肢多发红疹，考虑湿毒内蕴外发，故原方加地肤子利湿解毒。三诊，诸症改善，肾功能及尿常规指标亦较前改善，大便质稀，次数增多，考虑秋后湿邪未尽，人易感触，故予原方加藿香、佩兰芳香化湿，健运中焦以善后。

（阮诗玮案，阮雅清整理）

2.脾肾亏虚，气滞血瘀证案

谭某，女，67 岁，2020 年 12 月 24 日初诊，冬至。

主诉：发现蛋白尿 5 年。

现病史：5 年前，患者发现尿中泡沫增多，尿蛋白阳性，尿微量白蛋白大于 300mg/L，曾到北大医院就诊，诊断为糖尿病肾病，给予科素亚、百令胶囊等药物治疗。患者口服百令胶囊感觉恶心，遂自行停药。患者血糖控制一般，现空腹血糖 7mmol/L，餐后血糖 8.6mmol/L。刻下：无水肿，小便有泡沫，大便每天 3～4 次，饮食睡眠可，舌体小、细长，舌质红，苔薄，脉沉细。尿常规：尿蛋白（+），维生素 C（+），微量白蛋白 200mg/L。

既往史：2 型糖尿病病史 12 年，现口服二甲双胍、卡博平，血糖控制在 6～9mmol/L；并口服谷维素片、甲钴胺片、维生素 B_1 片、羟苯磺酸钙片；冠状动脉粥样硬化性心脏病病史 10 年，间断服用复方丹参滴丸；10 年前因胆结石在北大医院摘除胆囊；高脂血症病史 2 年。

西医诊断：糖尿病肾病；2 型糖尿病；冠心病；高血压病；高脂血症。

中医诊断：消渴病。脾肾亏虚，气滞血瘀证。

治疗：补中益气，养血活血。

处方：当归补血汤合补中益气汤、四物汤加减。生黄芪 30g，当归 10g，丹参 30g，牡丹皮 10g，赤芍 10g，川芎 10g，炙甘草 10g，生地黄 15g，柴胡 6g，升麻 6g。7 剂，日 1 剂，水煎煮，早晚餐后内服。

2020 年 12 月 31 日（冬至）二诊：患者感觉无特殊不适，舌体瘦，舌质红，苔薄，脉沉细。复查尿常规：尿蛋白（±），微量白蛋白 160mg/L。患者停用维生素 C 片，尿中无维生素 C。生黄芪加到 40g，加荆芥 15g，防风 15g，以加强补气祛风功效。14 剂。

2021 年 1 月 14 日（小寒）三诊：患者服二诊方后，症状明显好转，舌体瘦舌质红苔薄，脉沉细。查尿常规：尿蛋白（-），微量白蛋白 95mg/L。空腹血糖 7.2mmol/L。守上方加生黄芪到 50g。7 剂。

2021 年 1 月 21 日（大寒）四诊：患者服三诊方后，出现心慌、失眠，舌质红苔薄白脉数。查尿常规：尿蛋白（±），微量白蛋白 131mg/L，酮体（±）。上方生黄芪减为 30g；加酸枣仁 30g，麦冬 10g，桂枝 6g。7 剂。

2021 年 1 月 28 日（大寒）五诊：患者心慌，服用 3 天丹参滴丸（15 粒，每日 3 次），后症状明显缓解后停药。睡眠明显好转。尿常规：蛋白（-），微量白蛋白 43mg/L。患者 10 年前胆囊摘除，每日大便 4 次，便稀，服用中药后，大便不稀，现在每日大便 2 次；小便正常，无夜尿；舌体小，舌质红，苔薄中有裂纹，脉沉细。四诊方加党参 10g，加强健脾补气之功效。

按语：患者以蛋白尿为主要表现，既往有糖尿病、高血压、冠心病病史，身体瘦弱，舌体小，脉沉细而弱，胆囊摘除后，常有腹泻症状，为脾肾气血亏虚、中气不足的表现。脾气虚，不能运化水谷精微，水谷精微不循常道，溢出为蛋白尿。肾气亏虚，不能藏精，失于固摄，也出现蛋白尿。治疗以补气养血、升提中气为主，用当归补血汤补气养血。当归补血汤出自《内外伤辨惑论》，治疗气弱血虚证，具有补气生血、升阳长阴的功效。该方只有两味药物，生黄芪和当归按 5：1 配伍。生黄芪为补气药，温升之性较大，补中益气之中，善升举阳气，为治中气下陷主药，当归补血，两药合用，通过补气升阳、养血养阴，达到补气生血的功效。脾气亏虚，失于固摄是蛋白尿的产生病机之一，因此用当归补血汤补气温升脾阳，温阳固摄，减少或消除蛋白从尿中流失。合用补中益气汤，通过补其中气而升其阳气。方中黄芪配人参、甘草和白术补气健脾，升麻引胃气上升而复其本位，柴胡引少阳之气上升。生地黄、牡丹皮、赤芍、川芎活血化瘀，改善糖尿病肾病微癥瘕病变。二诊时，患者蛋白尿已减少。三诊，加大黄芪到 50g，由于患者虚不受补，黄芪量过大，导致患者出现心悸、失眠症状，蛋白尿反复加重。四诊，用酸枣仁养心安神，治疗心失所养的心悸、失眠、怔忡等症，可与麦冬、生地黄、远志等滋养心阴药同用。桂枝具有温通心阳、化气行水的作用，可治疗脉结代、心动悸。减少生黄芪剂量后，患者症状好转，复查尿微量白蛋白由 200mg/L 降到 43mg/L，蛋白定性转阴。因此，对于脾肾亏虚、中气不足、气滞血瘀的患者，通过补中益气，升提阳气，兼养血活血化瘀，以达到减少蛋白尿的目的。

（任文英案）

3. 气阴两虚夹湿证案

赖某，69岁，2021年1月30日初诊，大寒。

主诉：反复多尿18年，泡沫尿2年，加重3天。

现病史：患者18年前无明显诱因出现多尿，小便日5～6次，夜尿每日1～2次，无易饥多食、消瘦，就诊于当地医院多次测得空腹血糖大于7.0mmol/L，诊断为2型糖尿病，目前规律注射诺和锐30及口服阿卡波糖控制血糖，血糖控制尚好。2年前，尿中泡沫多，小便日5～6次，夜尿每日1次，伴轻微口干，日饮水量约2000mL，无尿频、尿急，无尿痛及肉眼血尿。今就诊我院查尿常规：尿糖阴性，尿蛋白（+++）。尿肾早期损伤指标：尿微量白蛋白2530mg/L。3天前，开始出现上述症状加重，小便日7～8次，夜尿每日2～3次，伴汗多。刻下：多尿，泡沫尿，轻微口干，纳寐尚可，大便每日2次，质软稍成形，舌淡胖少苔，脉细稍数。

西医诊断：糖尿病肾病Ⅳ期；2型糖尿病。

中医诊断：消渴尿浊。气阴两虚夹湿证。

治法：健脾化湿，益气养阴。

方药：自拟莲子清肾饮加减。石莲子15g（捣碎），太子参15g，黄芪15g，麦冬15g，生地黄15g，山药15g，丹参15g，枸杞子15g，茯苓15g，苍术6g，玄参15g，山茱萸10g，芡实15g，泽泻10g，川芎10g，薏苡仁24g。14剂，日1剂，水煎煮，早晚饭后温服。

2021年2月27日（雨水）二诊：服药后尿中泡沫减少，小便日5～6次，夜尿1次，口干改善明显，出汗较前改善，纳寐尚可，大便稍成形，舌淡胖少苔，脉濡细。2天前复查尿常规：尿糖阴性，尿蛋白（+++）。尿肾早期损伤指标：尿微量白蛋白2130mg/L，A/C 27.36mg/mmol。症状改善，继续守上方续进，14剂。

2021年3月26日（春分）三诊：服药后尿中泡沫明显减少，夜尿1次，无明显口干出汗，纳寐尚可，大便稍成形，舌淡胖少苔，脉濡细。复查尿常规：尿糖阴性，尿蛋白阴性。尿肾早期损伤指标：尿微量白蛋白388mg/L，A/C 21.92mg/mmol。患者症状改善，间断服用上方。

2021年8月10日（立秋）复诊：患者无不适，尿中泡沫少许，精神佳，纳寐尚可，舌淡红少苔。复查尿常规：尿糖阴性，尿蛋白阴性。尿肾早期损伤指标：尿微白蛋白314mg/L，A/C 17.62mg/mmol。

按语：患者以"反复多尿18年，泡沫尿2年，加重3天"为主诉，属中医学"消渴尿浊"范畴。患者老年，脾肾亏虚，失于固摄，精微物质不上承反而下泄，肾与膀胱相表里，膀胱失约，故见多尿、尿中泡沫；肾阴亏虚，津液不足，故见口干多饮；脾气亏虚，失于运化，水液输布失常，水停日久成湿，故见舌质淡胖；结合患者舌淡胖少苔，脉细稍数，辨证属气阴两虚夹湿证。予莲子清肾饮加减。方中石莲子、薏苡仁清热利湿以祛邪实，麦冬、生地黄、玄参滋阴增液，山药、芡实健脾固摄，太子参、黄芪扶正益气，茯苓、泽泻利湿健脾，枸杞子、山茱萸固肾，少佐丹参、川芎活血，苍术燥湿。此方调理脾肾，需久服方能显效，14剂为一疗程后复查症状与指标皆见好转，效不更方，间断服用，病情稳定。

（叶彬华案，沈思婷整理）

十五、药物性肾损伤（急性肾衰病）

湿热瘀阻证案

钟某，男，34 岁，2020 年 12 月 9 日初诊，大雪。

主诉：反复多关节痛 1 年，血肌酐高 1 天。

现病史：患者 1 年前开始出现右踝关节红肿疼痛，就诊于当地医院，查血尿酸 500μmol/L，考虑为痛风，予以止痛对症处理后，症状缓解。后症状逐渐累及右足趾关节、双膝关节等，每年发作 3～4 次，每发时，便自行服用止痛药处理，未规范就诊。此次 3 天前于野外垂钓受凉后再发右踝关节肿痛，自行服用双氯芬酸钠缓释胶囊（2 粒，每日 1 次），隔日再服 2 粒，疼痛缓解，但出现左肾区疼痛、乏力，遂就诊于我科门诊，查血肌酐 416μmol/L。刻下：左侧腰部酸痛、乏力，尿中泡沫较多，口干，纳寐可，二便调，舌红，苔黄腻，脉滑数有力。

西医诊断：药物性肾损伤；痛风。

中医诊断：急性肾衰病。湿热瘀阻证。

治法：清利活血，泄浊解毒。

处方：四妙散合桂枝茯苓丸。苍术 15g，黄柏 9g，薏苡仁 40g，牛膝 15g，土茯苓 40g，大黄 3g（后下），太子参 15g，赤芍 15g，桂枝 10g，桃仁 10g，牡丹皮 12g。6 剂，日 1 剂，水煎服，分早晚温服。

2020 年 12 月 15 日（大雪）二诊：连服 6 剂，已无乏力、腰酸不适，舌苔退尽，脉转缓和。复查肾功能：肌酐 159.2μmol/L。上方稍事进退，再进 7 剂。

1 周后复查肾功已正常。

按语：本案虽属肾衰，但绝非肾虚之症，结合腰酸、尿中泡沫、舌红苔黄腻、脉滑数有力，可知湿热蕴毒为患。因病为药毒所害，血中见毒素升高，若结合现代肾脏病理可见肾小管坏死、管型堵塞，由微观辨证，可视为急性瘀血。因此该案治当清利活血、泄浊解毒，故选用四妙散合桂枝茯苓丸化裁，收效满意。临床上药毒所害，不仅见于中草药，西药亦为害不浅，且有肾毒性之西药种类繁多，常为百姓所顾忌。临证开药之时，总有病家问及，此药有毒否？我答之，但凡治病之药，哪有无毒？病者笑而不语。如何规避药毒之患，笔者觉得对医者而言，用药需慎之又慎，病者则不可肆意服药，若有误服，及时就诊，不致愤事，以免演变为关格、尿毒之症。

（许勇镇案）

十六、急性肾功能不全（急性肾衰病）

湿热蕴毒证案

叶某，男，45 岁，2021 年 7 月 16 日初诊，小暑。

主诉：腹泻 3 天，血肌酐升高 1 天。

现病史：患者缘于 3 天前食用生鸡蛋、冰西瓜后出现排墨绿色稀水样便 10 余次，伴发热，自测体温达 38.7℃，无恶心、呕吐，无咳嗽、咳痰，无尿频、尿急等不适。2 天前就诊我处急诊，予蒙脱石散止泻，对乙酰氨基酚片退热等处理后，发热缓解，但腹泻症状仍未见好转。1 天前，因腹泻 10 余次，性质同前，再次求诊于我院门诊，予以收住院治疗。刻下：排稀水样便，色墨绿，日 10 余次，伴口干、口苦、恶心感，纳寐欠佳，少尿，舌红苔黄腻，脉象浮滑数。生化全套：尿素氮 13.2mmol/L，肌酐 286.80μmol/L，尿酸 683.8μmol/L，胱抑素 C 3.42μmol/L，钾 3.30mmol/L，钠 131mmol/L，氯 92mmol/L，磷 1.93mmol/L，二氧化碳 18.3mmol/L，淀粉酶 27.00U/L。大便隐血试验（OB）：阳性。血常规 +CRP：红细胞计数 6.18×10^9/L，血红蛋白 188g/L，红细胞压积 52.8%。

既往史：高血压病病史 9 个月余，未按时用药，平素血压波动在（128～140）/（80～90）mmHg。

西医诊断：急性肾功能不全；急性胃肠炎；高血压；电解质紊乱；代谢性酸中毒。

中医诊断：急性肾衰病。湿热蕴毒证。

治法：清热利湿，泄浊排毒。

处方：葛根芩连汤合黄芩汤加减。葛根 50g，黄芩 10g，黄连 10g，甘草 6g，白芍 15g，生姜 10g，大枣 10g，白茅根 30g，芦根 30g。3 剂，日 1.5 剂，水煎服，分早晚温服。

西医治疗：予以补液、抗感染、止泻等对症处理。

2021 年 7 月 19 日（小暑）二诊：诉昨日解黄色稀样便 2 次，已无口干、口苦、胃脘隐痛，纳寐可，尿量可，舌尖红苔白，脉如前。守方加砂仁 6g（后下）。3 剂，日 1 剂，水煎服，分早晚温服。

2021 年 7 月 20 日（小暑）三诊：大便日 1 行，余无特殊，舌脉如前，复查肾功已正常。

按语：急性肾衰竭属于危重症，临床上时有治疗不及时需要行血液透析或演变为慢性肾脏病者，实属可惜。目前对于该病的诊治，多采取中西医并用的手段。中医药的及时干预可有效缩短病程，纠正可逆因素，促进肾功能的恢复。临床使用中药治疗急性肾衰竭仍需以辨证论治为首要原则，不可拘泥于专病专方。本案患者伤于饮食不节，致湿热内盛，酿浊成毒，失治而泄下无度，耗伤气津，结合口干、口苦、恶心而下利，舌红苔黄腻，脉象浮滑数，考虑为少阳阳明合病，处方选用葛根芩连汤合黄芩汤加减。方中葛根甘辛而平，既能解表退热，又能生发脾胃清阳之气而止下利，为君药。臣以黄芩、黄连清热解毒，燥湿厚肠而止利。白芍养阴柔肝；生姜和胃止呕；白茅根、芦根既可清热利尿，又能生津以救阴液。使以大枣、甘草甘缓和中，协调诸药。诸药合用，共奏清热利湿、泄浊排毒之功。二诊，加用砂仁以增化湿和胃之力。三诊，腹泻已愈，复查指标均已正常。

（许勇镇案）

十七、慢性肾功能不全急性加重（慢性肾衰病）

两阳合病，湿瘀内阻证案

陈某，男，72 岁，2020 年 12 月 17 日初诊，大雪。

主诉：血肌酐升高 2 个月，发热 7 天。

现病史：患者缘于 2 个月前出现尿量减少，伴全身乏力，周身疼痛，食欲下降，遂就诊于我院门诊。查肾功能 + 电解质：二氧化碳 10.1mmol/L，钙 1.96mmol/L，磷 2.61mmol/L，肌酐 1664μmol/L，尿素 40.1mmol/L，尿酸 669.6μmol/L。泌尿系 CT：双肾多发结石伴双侧输尿管梗阻积水。遂收我科住院诊治，予行血液透析、调节钙磷代谢、改善酸中毒、控制感染等处理。住院期间，行经皮肾盂肾盏穿刺引流术，转泌尿外科行碎石术 3 次。术后复查肾功能：肌酐 218μmol/L。病情好转出院。7 天前，患者发热，体温最高达 37.7℃，伴尿频、尿急、尿痛，食欲下降，自行口服头孢克肟、柴黄颗粒后，体温降至正常。2 天前，因出现肉眼血尿，遂就诊我院门诊。2020 年 12 月 16 日查尿常规：浊度（++），蛋白质（++），白细胞（高倍视野）5917.9HPF，红细胞（高倍视野）1956.9HPF。生化全套：白蛋白 36g/L，球蛋白 44g/L，肌酐 606μmol/L，尿素 32.4mmol/L，尿酸 561.9μmol/L，钠 131mmol/L，二氧化碳 11.1mmol/L，钾 5.46mmol/L，磷 2.31mmol/L，葡萄糖 6.8mmol/L，TPSA 16.53ng/mL，FPSA 3.79ng/mL。泌尿系彩超：①右肾体积缩小，血流信号减少，请结合肾功检查；②右肾积水；③左侧输尿管上段扩张并左肾积水；④左肾囊性结构；⑤双肾强回声斑，结石（？）。予口服左氧氟沙星片、热淋清、维生素 B₁，症状稍缓解。为进一步诊治，由门诊拟慢性肾功能不全收入我科。刻下：尿频、尿急、尿痛，肉眼血尿，尿量可，发热，偶咳痰、质黏，左胁下隐痛，腰痛，口干口苦，纳寐差，大便量少，舌暗红，苔黄厚腻，脉象沉滑。

既往史：1994 年曾于外院行胆结石手术，术后恢复可；甲状腺功能亢进病史 15 年，平素不适时服用甲巯咪唑片；高血压病病史 10 余年，规律服用厄贝沙坦。

西医诊断：慢性肾功能不全急性加重；泌尿系感染；甲状腺功能亢进症；高血压。

中医诊断：慢性肾衰病。两阳合病，湿瘀内阻证。

治法：和解清利，泄浊解毒。

处方：大柴胡汤加减。柴胡 16g，黄芩 10g，姜半夏 10g，大枣 10g，白芍 15g，干姜 3g，炒枳实 12g，酒大黄 3g，车前草 20g，白茅根 30g，地榆 15g。3 剂，日 1 剂，水煎煮，早晚餐后内服。

西医治疗：予降压、抗感染、补充必需氨基酸、调节钙磷代谢、改善酸中毒等处理。请泌尿外科会诊考虑：目前无外科处理指征，若为肾功能进入终末期，可行透析治疗。

2020 年 12 月 21 日（冬至）二诊：已无发热，晨起心慌、手抖、汗出，呕吐非咖啡色胃内容物 2~3 次，量少，尿频、尿急、尿痛症状较前缓解，小便色清，左侧睾丸疼痛，胸闷，腹胀，口干口苦，乏力，纳寐差，大便量少，舌暗红苔黄厚腻，脉象沉滑。完善彩超提示附睾炎。考虑患者服上方症状缓解，故于前方基础上加减。处方：柴胡 15g，黄芩 10g，半夏 10g，赤芍 20g，生姜 10g，甘草 6g，枳实 15g，玄参 15g，酒大黄 5g，连翘 15g，蒲公英 15g，橘核 15g，乌药 10g，山楂 15g，陈皮 12g。3 剂。

2020 年 12 月 24 日（冬至）三诊：左侧睾丸疼痛稍缓解，尿频、尿急、尿痛、腰痛症状改善，小便色清，口干口苦，乏力，纳增，寐差，大便调，舌暗红，苔白厚腻，脉象沉滑。处方：柴胡 15g，白芍 20g，赤芍 20g，枳实 15g，甘草 6g，知母 9g，黄柏 6g，肉桂 3g（后下），连翘 15g，蒲公英 15g，川楝子 15g，橘核 15g，荔枝核 15g，山楂 15g，陈皮 12g。9 剂。

2021年1月3日（冬至）四诊：偶有尿频、尿急、尿痛、左侧睾丸疼痛，小便色清，腰痛改善，口干口苦，乏力，纳寐可，大便调，舌暗红苔白厚，脉象沉滑，复查肾功能，血肌酐303μmol/L，考虑病情好转出院。

以后门诊随访，改予以健脾补肾、泄浊解毒之剂缓缓图之，多次复查肾功血肌酐稳定在（160～170）μmol/L。

按语：临床上慢性肾功能不全急性加重的案例并不少见，若急性因素未及时纠正，极易进展至终末期肾病，需要长期行肾脏替代治疗，将给社会、家庭、个人带来沉重的经济负担和心理压力。本案属危重病例，当时外科会诊后考虑预后不佳，需要行血液透析治疗，但患者及家属对中医药抱有信心，故予以极力救治，除了西医治疗措施外，予以加用中药汤剂口服。该患者虽年高，但体质尚实，结合舌暗红，苔黄厚腻，脉象沉滑有力，考虑疾病以实邪为主，故当议用攻法。以口干、口苦、发热、小便不利、胁下痛，可知病在少阳；口干欲饮、舌苔黄厚腻、脉滑有力考虑阳明湿热。故治从两阳入手，法当和解清利、活血泄浊解毒，选方大柴胡汤化裁。二诊，患者已无发热，但增呕吐、睾丸疼痛等症，考虑方药见效，故守方继续加减。方以赤芍、甘草清热凉血、活血止痛；配伍橘核、乌药行气散结止痛以治睾丸疼痛；玄参、连翘、蒲公英清热解毒；半夏配伍生姜温中止呕、山楂健脾开胃，陈皮理气健脾以治恶心呕逆、食欲不振。三诊，诸症改善，邪热渐去，但仍有左侧睾丸疼痛，考虑气滞血瘀、湿浊蕴毒为患，故改用四逆散合通关丸化裁。以四逆散疏利气血，通关丸滋肾坚阴、通利水道，又增入连翘、蒲公英、川楝子、橘核、荔枝核、山楂、陈皮等清热解毒、行气活血之品。四诊，复查症状及指标均明显改善，病情好转出院。

（许勇镇案）

十八、慢性肾功能不全（虚劳）

气血亏虚，湿热互结证案

王某，女，26岁，2019年9月11日初诊，白露。

主诉：发现血压升高3年，血肌酐升高2个月。

现病史：3年前，患者出现头晕，测血压190/100mmHg，没有服用降压药，通过调整生活方式，血压波动在（140～180）/（80～100）mmHg。2019年7月16日查肾功能：血肌酐156μmol/L，血尿酸339μmol/L。因此到301医院就诊，诊断为高血压病、慢性肾功能不全，给予苯磺酸氨氯地平、氯沙坦钾片、金水宝胶囊、海昆肾喜胶囊、黄葵胶囊等治疗，血压降到100/83mmHg，为了进一步用中药治疗而来就诊。刻下：久坐后腰酸，乏力，口干，口渴，心慌，易紧张，小便有泡沫，大便偏干，睡眠可，舌胖暗苔薄黄，脉滑数。生化全套：血肌酐203.5μmol/L，尿素氮6.96mmol/L。尿常规：尿蛋白（++），隐血（+）。B超：双肾慢性实质性损害伴肾体积小（8.8cm×4.2cm×4.3cm，7.6cm×4.3cm×4.9cm）。

西医诊断：慢性肾功能不全；高血压病。

中医诊断：虚劳。气血亏虚，湿热互结证。

治法：补气养血，利湿清热。

处方：当归补血汤合猪苓汤加减。生黄芪 30g，当归 10g，川芎 10g，猪苓 30g，茯苓 30g，泽兰 15g，灵芝 20g，红景天 15g，太子参 20g，炒山栀 10g。14 剂，日 1 剂，水煎煮，早晚餐后服用。

2019 年 9 月 25 日（秋分）二诊：患者 1 周前外感，服感冒药后外感已愈。现腰酸、乏力好转，心慌、易紧张好转，仍有口干、口渴，小便有泡沫，小便黄，夜尿 0～2 次，大便偏干，排便不畅，睡眠可，舌质暗苔黄，脉弦滑。生化全套：血肌酐 146.6μmol/L，尿素氮 8.69mmol/L。尿常规：尿蛋白（++），隐血（+）。初诊方加生甘草 10g。14 剂。

2019 年 10 月 9 日（寒露）三诊：患者腰酸不明显，乏力明显好转，口干、口渴好转，无心慌，不易紧张，小便泡沫减少，怕冷，小便黄，夜尿 0～2 次，大便偏干，排便不畅，睡眠可，舌质暗苔黄，脉弦滑。查生化全套：血肌酐 138.3μmol/L，尿素氮 8.77mmol/L。尿常规：尿蛋白（−），隐血（−）。

按语：患者久坐后腰酸、乏力表明气血亏虚，给予生黄芪、当归、川芎、太子参补气养血活血。口干、口渴、小便有泡沫，表明体内有水湿留在下焦，津液不能上乘，故给予猪苓、茯苓、泽兰利水渗湿。灵芝、红景天补气活血。舌胖暗，苔薄黄，脉滑数，为有热，给予炒栀子清三焦热邪。复诊时，诸症好转，仍有气血亏虚，给予生甘草，患者症状明显好转。

（任文英案）

十九、慢性肾功能不全（肾衰病）

1. 脾肾不足证案

林某，男，60 岁，2021 年 4 月 29 日初诊，谷雨。

主诉：发现血肌酐升高 4 年。

现病史：患者 4 年前体检发现血肌酐升高，伴有血尿酸高，具体数值不详，当时无颜面及双下肢水肿，尿量无明显变化，未进一步诊治。1 个月前体检复查血肌酐 160μmol/L 左右，尿量无明显减少，无泡沫尿、血尿，无尿频、尿急、尿痛，无颜面及双下肢水肿。今为进一步治疗，求诊我处。刻下：纳可，夜寐一般，大便正常，尿量未记录，舌淡红苔白，脉沉。查生化全套：血肌酐 177μmol/L，血尿酸 532μmol/L。

既往史：12 年前因肾癌行右肾切除术，术后查肾功能正常，未行放化疗。高血压病病史 10 年，平时服用氨氯地平片（5mg，每日 1 次），血压控制良好。

西医诊断：慢性肾功能不全；高尿酸血症；右肾切除术后；高血压病。

中医诊断：虚劳。脾肾不足证。

治法：益气健脾，养阴补肾。

处方：生地黄 15g，六月雪 15g，党参 15g，泽泻 12g，土茯苓 20g，苍术 12g，当归 6g，牡丹皮 12g，砂仁 3g（后下），芡实 15g（捣碎），金樱子肉 15g，厚朴 9g。21 剂，日 1 剂，水煎煮，早晚餐后内服。

2021 年 5 月 20 日（立夏）二诊：患者诉近来稍乏力，视物模糊，舌脉同前。守上方加黄芪 30g，枸杞子 15g。14 剂。

2021 年 6 月 3 日（小满）三诊：患者诉乏力较前缓解，食欲不振，纳少，偶有腹泻，舌淡苔厚腻，脉沉弦。复查生化全套：血肌酐 151μmol/L，血尿酸 437μmol/L。上方去生地黄、枸杞子；加广藿香 12g（后下），紫苏梗 12g，干姜 3g，北柴胡 9g。28 剂。

2021 年 7 月 3 日（夏至）四诊：患者服药后诉食量较前增多，仍腹泻，舌淡苔白稍腻，脉沉弦。中药守上方去当归、牡丹皮；加白术 20g，茯神 15g，麸炒山药 15g，枳实 10g。14 剂。

2021 年 8 月 7 日（立秋）五诊：患者诉腰部酸痛，双下肢酸软，二便调，舌淡红苔薄白，脉沉。复查生化全套：血肌酐 127μmol/L，血尿酸 336μmol/L。上方去藿香、干姜；加川牛膝 15g，杜仲 10g。28 剂。

2021 年 9 月 23 日（秋分）六诊：患者诉颈部僵硬，活动不适，纳可，寐佳，二便调，舌淡红，苔白，脉沉。复查肾功能：血肌酐 87μmol/L，血尿酸 344μmol/L。中药守上方去陈皮、茯神；加葛根 20g，桂枝 6g。28 剂。

后电话随访，患者无特殊不适，诸症皆除。嘱患者定期复查肾功能。

按语：本案发现时已经血肌酐升高，诊断为慢性肾功能不全，属于中医"虚劳""水肿"范畴。患者当前处于代偿期，还未出现相应症状，应在早期积极干预，延缓肾功能进展。患者既往右肾切除，《黄帝内经》曰"形不足者补之以味"，故补以厚味之品，治以益气健脾、养阴补肾。生地黄滋补肾之真阴；六月雪、土茯苓、泽泻清热解毒化浊，清除血肌酐；党参、当归益气养血，鼓舞气血生长，增强人体免疫力，正所谓"正气存内，邪不可干"；苍术、砂仁、厚朴燥湿健脾，醒脾开胃；芡实、金樱子合用为水陆二仙丹，取其益肾滋阴、收敛固摄之功，两药配伍，能使肾气得补，精关自固。二诊时，见乏力、视物模糊，故加黄芪、枸杞子益气、滋养肝肾之阴。三诊，患者诉食欲不振，偶有腹泻，舌苔厚腻，此均为湿郁困脾之征。故加广藿香、紫苏梗芳香化湿，理气醒脾；干姜温暖脾土，温化脾湿；柴胡疏肝理气。四诊，患者仍腹泻，当归为润肠通便之品，故去之。"诸湿肿满，皆属于脾"，故加白术、茯神、麸炒山药、枳实益气健脾补肾。五诊，患者出现腰膝酸软，"腰为肾之府，肾主骨生髓"，故予牛膝、杜仲强膝健骨。六诊，患者出现颈部不适，故予葛根、桂枝舒筋活络，柔筋止痛。

患者因肾癌行右肾切除术，术后肾功能正常，但是未按时随访及复查，也未积极调养身体，故发现时已出现肾功能不全。肾衰病多以脾肾阴阳虚衰为本，浊邪内盛聚毒是其标。脾肾虚衰是病机的关键，贯穿疾病的始终。临床上，脾肾气（阳）虚渐至脾肾衰败是其中心环节。脾肾虚衰不在补肾，应以调脾为关键，先充养后天之本以助先天，循序渐进。标实者浊毒中阻，根据体质差异浊毒有寒化和热化的不同。本虚与标实只是因 CRF 程度不一而轻重不同。因此，健脾补肾、降逆化浊解毒为治疗 CRF 的主要治法，临证时应当辨清虚实标本主次而施治，此案在健脾滋肾的同时加六月雪、土茯苓之意正在于此。

（丘余良案，黄婉婷整理）

2. 湿热内蕴证案

王某，女，42岁，2021年5月15日初诊，立夏。

主诉：发现血肌酐升高3个月。

现病史：3个月前，患者体检时发现血肌酐升高（126μmol/L），伴有血尿酸升高（具体数值不详），尿量无明显变化，无颜面及双下肢水肿，无头晕、乏力，无恶心、呕吐，无胸闷、气喘、皮肤瘙痒等不适。今为求进一步复查及中医药治疗，遂就诊于我处门诊。刻下：小便色黄，尿量正常，无尿频、尿急等不适，饮食正常，夜寐一般，大便成形，日1行，自发病以来体重未见明显变化，舌质红，苔薄黄，脉滑。尿常规未见明显异常。肾功能：肌酐99μmol/L，eGFR 66.7mL/min，尿酸417μmol/L。

西医诊断：慢性肾功能不全；高尿酸血症。

中医诊断：肾衰病。湿热内蕴证。

治法：清热祛湿，行气降浊。

处方：土茯苓汤加减。土茯苓20g，威灵仙10g，绵萆薢10g，鱼腥草15g，生地黄12g，白芍15g，薏苡仁15g，姜厚朴9g，桂枝6g，牡丹皮15g，麸炒枳壳9g。颗粒药7剂，开水冲服，餐后内服，每日2次。

2021年5月22日（小满）二诊：患者诉药后小便量较前增多，颜色淡黄，舌淡红，苔薄白，脉滑。复查肾功能：血肌酐81.1μmol/L，eGFR 78.8mL/min，血尿酸362μmol/L。上方加山药15g补益脾肾精气。颗粒药10剂，开水冲服，餐后内服，每日2次。

2021年6月3日（小满）三诊：复查尿常规未见明显异常。肾功能：肌酐78.5μmol/L，GFR 76mL/min，尿酸342μmol/L。患者复查尿常规及肌酐未见明显异常，嘱患者控制饮食，少食高嘌呤食物如高汤、海鲜及动物内脏等，定期门诊复查肾功能，检测肾功能变化情况。

电话随访，血肌酐及血尿酸皆在正常水平，余无不适。

按语：本例患者因体检发现血肌酐升高，伴血尿酸升高，未见水肿、乏力、恶心呕吐等不适症状，再次复查亦见血肌酐升高，GFR下降，属中医"肾衰病"范畴。临床上诸多慢性肾脏病始发并未见明显临床症状，许多患者往往至肾功能终末期因毒素蓄积而见乏力、恶心呕吐、头晕头痛等症状方到医院就诊，往往已经错过最佳控制及治疗时机。本例患者除小便黄、尿酸升高外亦无明显不适体征，结合患者舌脉判断，可知患者体内湿热之邪偏盛，遂予土茯苓汤加减治疗。方中土茯苓、鱼腥草清利湿热，配合绵萆薢、薏苡仁加强清热利湿祛浊之功；生地黄、白芍清热养阴，牡丹皮清热凉血，厚朴枳壳行气消胀；威灵仙其性好走，通行十二经络，合桂枝率领诸药通逐周身湿热邪气。诸药合用，共奏清热祛湿、行气降浊之功。"邪去则正安。"患者经治疗后血肌酐降至正常，GFR较前恢复，尿酸降至正常，但仍应注意控制饮食，定期检测肾功能情况。

慢性肾衰竭是虚实夹杂之证，本虚以脾肾亏虚最为常见，而邪实则以湿热最为常见，所以治疗应从清热利湿、补脾益肾、扶正祛邪、攻补兼施等方面着手。同时，湿热之邪致病缠绵难愈，易耗气伤阴，日久而致瘀，易化为浊邪导致多种并发症。所以，治疗上在补脾益肾的同时应注意清利湿热，同时根据湿热之邪蕴结的部位不同进行详细的辨证论治，如此，方能效如桴鼓。

（丘余良案，李永志整理）

二十、慢性肾衰竭伴痛风（痹证）

脾肾亏虚，下焦湿热证案

潘某，女，46 岁，2016 年 11 月 6 日初诊，霜降。

主诉：右足大趾关节疼痛难忍 5 天。

现病史：患者 IgA 肾病 15 年，平素尿蛋白波动在（＋）～（＋＋），尿潜血波动在（＋）～（＋＋＋），严重时出现肉眼血尿，其间不规范治疗。2 年多前，血肌酐渐渐升高，随着病情变化血肌酐在（100～120）μmol/L。前段时间，因频繁吃海鲜出现足大趾关节疼痛难忍，伴全身疲惫无力，到某省级中医院就诊，查血肌酐 182μmol/L，血尿酸 685μmol/L。经予六味地黄汤加减治疗 1 周后，足大趾关节疼痛、全身疲惫无力无明显减轻，复查血肌酐 199μmol/L，血尿酸 663μmol/L。患者为进一步治疗遂求诊于我处。刻下：右足大趾关节疼痛难忍，寐差（自诉因关节痛以及心里对肌酐突然升高担忧导致失眠），焦虑，时心悸汗出，神疲乏力，食欲差，舌淡红有瘀斑，苔薄白腻，脉濡。

西医诊断：痛风；慢性肾衰竭。

中医诊断：痹症；虚劳。脾肾亏虚，下焦湿热证。

治法：健脾益气，培土制水，清热燥湿，排浊止痛。

处方：益肾降浊方合泄化浊瘀汤加减。萆薢 30g，土茯苓 30g，威灵仙 20g，车前子 15g（布包），白茅根 15g，薏苡仁 30g，苍术 15g，白术 15g，茯苓 15g，泽泻 15g，黄柏 9g，怀牛膝 9g，六月雪 15g，生黄芪 30g，党参 15g，赤芍 15g，地龙 15g，秦艽 9g，独活 9g，忍冬藤 15g，百合 30g。3 剂，日 1 剂，水煎煮，早晚饭后分服。

2016 年 11 月 8 日（立冬）二诊：患者足痛明显减轻，寐差、焦虑、时心悸汗出减轻不明显。因患者不放心，又复查了生化全套：血肌酐 178μmol/L，血尿酸 598μmol/L。效不更方，上方继服 6 剂。

2016 年 11 月 13 日（立冬）三诊：患者足痛已止，仍感寐差、时心悸汗出。稍减祛风除湿止痛之药，并加强养心安神。处方：萆薢 30g，土茯苓 30g，威灵仙 30g，泽泻 15g，车前子 15g（布包），薏苡仁 30g，苍术 15g，白术 15g，黄柏 9g，怀牛膝 9g，六月雪 15g，生黄芪 30g，党参 15g，麦冬 15g，五味子 5g，远志 9g，石菖蒲 15g，丹参 30g，夜交藤 30g，百合 50g。3 剂。

2016 年 11 月 16 日（立冬）四诊：患者寐安，无心悸，汗止，精神转佳。予稍减养心安神之药。处方：萆薢 30g，土茯苓 30g，威灵仙 30g，泽泻 15g，车前子 15g（布包），薏苡仁 30g，苍术 15g，白术 15g，黄柏 9g，怀牛膝 9g，六月雪 15g，生黄芪 30g，党参 15g，当归 9g，远志 9g，石菖蒲 15g，丹参 30g，百合 50g。6 剂。

2016 年 11 月 21 日（立冬）五诊：患者诉无明显不适。上方加益母草 15g，继服 6 剂。

2016 年 11 月 27 日（小雪）六诊：患者诉 2 天前因赴酒宴食用海鲜后，足趾微微作痛，因心中担心，遂又去复查了生化全套：血肌酐 147μmol/L，血尿酸 562μmol/L。患者在食用海鲜、足微痛的情况下，所查结果与上一次（11 月 8 日）比较，仍有一定程度的减轻，说明药已中病，慢性之病不能急，当缓缓图之。嘱其一定要注意忌口，适度多饮水。痛风复发，加减掉的祛风除湿止痛药。处方：萆薢 30g，土茯苓 30g，威灵仙 30g，泽泻 15g，车前子 15g（布包），薏苡仁 30g，苍术 15g，白术 15g，黄柏 9g，怀牛膝 9g，六月雪 15g，生黄芪 30g，党参 15g，当归 9g，秦艽 9g，独活 9g，忍冬藤 15g，百合 50g。7 剂。

2016 年 12 月 6 日（小雪）七诊：患者足不痛，诉无不适。上方百合减为 30g。7 剂。

2016 年 12 月 15 日（大雪）八诊：患者诉无不适。上方去秦艽、独活、忍冬藤；加白茅根 30g。7 剂。

2016 年 12 月 26 日（冬至）九诊：患者诉无不适，复查血肌酐 126μmol/L，血尿酸 281μmol/L，病情恢复比较理想。处方：萆薢 30g，土茯苓 30g，威灵仙 30g，泽泻 15g，车前子 15g（布包），薏苡仁 30g，苍术 10g，白术 15g，黄柏 9g，怀牛膝 9g，六月雪 15g，生黄芪 30g，党参 15g，当归 9g，丹参 30g，百合 30g，白茅根 30g。7 剂。

此后，患者按九诊方守方巩固治疗，间日服用 1 剂中药。随访 5 年无复发。

按语： 现代中医学者多认为慢性肾功能衰竭（CRF）为本虚标实之证。本虚者乃脾肾亏虚，标实则为水湿、湿浊、湿热、瘀血、痰浊及毒邪为主。但在中医临床实践中，由于受西医理论的影响，多数中医临床医生仍混淆了西医肾脏和中医"肾"藏象的概念，认为既然慢性肾功能衰竭是肾脏严重受损所致，而中医亦有"肾主水"之说，就应当以补肾为主，故多以六味或八味地黄丸加减。且因中医"脾制水"在西医中找不到理论根据，从而把中医治疗 CRF 的有效治法"培土制水法"束之高阁。《素问·至真要大论》说："诸湿肿满，皆属于脾。"吴崑在《医方考》中说："湿淫于内者，脾土虚弱不能制水而湿内生也。"《景岳全书·肿胀》指出，"盖水为至阴，故其本在肾……水唯畏土，故其制在脾"，又云"今脾虚则土不制水而反克"。中医认为，当津液无法正常运化而潴留时，就可以形成病理产物水、湿、痰、饮，其聚于身体局部则为痰、为饮，弥漫周身者则为水、为湿。因此，按照中医理论，这些潴留在体液内的代谢废物（即所谓的尿毒症毒素），就是"水湿"之邪，而尿毒症毒素引起全身各系统的损害和功能障碍、代谢障碍所表现出来的身体困重无力、纳少便溏等临床症状，按中医辨证属水湿困脾证。阮师在临床中发现慢性肾衰患者多有食少纳呆、倦怠乏力等脾虚症状，而补肾药多滋腻，常使食欲更差，造成药物和营养吸收率更低，进一步加重病情。所以，阮师根据中医"脾制水"和"后天养先天"的理论，创立了以培土制水为主要治则的"益肾降浊冲剂"。本案就是一个典型的"健脾"优于"补肾"例证。

"益肾降浊方"是吾导师阮诗玮治疗慢性肾功能衰竭的经验方，作为福建省人民医院治疗慢性肾功能衰竭的院内制剂已有 20 余年的历史，已治疗患者数万人次。全方由生黄芪、太子参、白术、茯苓、玉竹、当归、桑椹、桑寄生、怀牛膝、丹参、山楂、陈皮、大黄、六月雪、车前子等药组成。方中重用生黄芪、太子参、白术、茯苓健脾益气、培土制水为君药；以玉竹、当归益脾阴，以陈皮、山楂、丹参理脾运，以大黄、六月雪、车前子泄脾浊，共为臣药；选桑椹、桑寄生、怀牛膝、当归四味补肾而不滋腻之药，量小为佐使，与君药合用，以起到以"补后天以养先天"的作用。全方共奏健脾益气、培土制水、补脾益肾之功效。首诊中，因急则治标，故选益肾降浊冲剂中生黄芪、太子参、白术、茯苓健脾益气、培土制水为君药；以党参易太子参，因这段时间太子参价格飞涨，且个人认为党参比太子参补力更强；去掉玉竹、当归、桑椹、桑寄生等滋肾之品；因其湿浊主要为尿酸，须从小便而非从大便中排出故去大黄。

泄化浊瘀汤是国医大师朱良春20世纪90年代创制的治疗痛风的方剂。原方以土茯苓、草薢、威灵仙、秦艽、薏苡仁、泽泻祛湿排浊，赤芍、泽兰、土鳖虫活血化瘀。方中以土茯苓、威灵仙、草薢三味为主药，三药合用，有显著的排尿酸作用。本案患者因痛在足，证属下焦湿热，故加黄柏、苍术，合方中薏苡仁、怀牛膝成四妙散，并加忍冬藤以加强清热燥湿止痛之功。有一个治疗痛风的民间验方，就只用百合、车前子两味药。因百合含有秋水仙碱，有排尿酸之功，且患者有寐差、焦虑、时心悸汗出之症，故加百合以宁心安神定悸，此一举而两得也。故百合在首诊时即大剂量用之，并在三诊时加至50g。

（郑敏麟案）

二十一、慢性肾衰竭（眩晕）

气阴两虚，风阳上扰证案

黄某，男，31岁，2014年9月13日初诊，白露。

主诉：反复头晕、血肌酐升高1年。

现病史：患者1年前无明显诱因出现头晕，无头痛，无视物模糊、口眼歪斜、半身不遂等不适，伴颜面轻度浮肿，就诊于某市三甲医院，时测血压176/100mmHg，查肾功能示肌酐偏高（具体不详），诊断为高血压病、慢性肾衰竭，予降压（具体不详）及肾衰宁等药物治疗后，上述症状未见明显改善。后转诊某省三甲医院，相关检查及诊断不详，予金水宝胶囊、尿毒清颗粒等药物治疗后，症状稍改善。其后未经系统诊治。2014年8月31日查生化全套：肌酐150μmol/L，尿酸683μmol/L，胱抑素C 2.07μmol/L，丙氨酸转氨酶55U/L，谷氨酰转肽酶58U/L，胆固醇5.62mmol/L，甘油三酯2.75mmol/L，低密度脂蛋白3.44mmol/L，钾5.7mmol/L。尿常规：尿蛋白（+），隐血（+）。今为求进一步诊治来诊。刻下：头晕，颜面部轻度浮肿，乏力，夜尿2~3次，色淡黄，纳可，夜寐欠佳，大便调，无口苦、口干，舌红苔少色黄，脉沉迟。

既往史：高血压病病史6年，平素血压监测不详，未予规律降压治疗。否认其他疾病史，无食物药物过敏史。

西医诊断：慢性肾衰竭；高血压病。

中医诊断：眩晕。气阴两虚，风阳上扰证。

治法：平肝息风，佐以益气养阴。

处方：大麻钩饮加减。钩藤15g（后下），牛蒡子15g，天麻10g，杜仲15g，牛膝15g，桑寄生15g，生黄芪15g，桑椹15g，大黄6g（后下），六月雪15g，龙舌草15g，黄芩6g，决明子15g。14剂，日1剂，水煎煮，早晚饭后分服。

2014年9月27日（秋分）二诊：患诉服上方后，头晕较前好转，面部浮肿、乏力等症状有所改善。刻下：轻微头晕，纳寐尚可，二便调，舌淡红，苔薄白，脉沉弱。血压135/100mmHg。生化全套：肌酐143μmol/L，尿酸501μmol/L。尿常规：尿蛋白（++），隐血（+），红细胞20个/HP。守上方加土茯苓15g。14剂。

后于门诊随诊，守前方稍事加减继续服用。

2015年3月7日（惊蛰）复诊：患诉头晕、乏力明显改善，颜面部稍浮肿，尿中见少量泡沫，复查肌酐124.5μmol/L，较前有所下降，舌淡红苔薄白，脉沉弱，遂改用六味地黄汤加减治疗。处方：生地黄15g，山茱萸15g，山药15g，车前草15g，土茯苓15g，牡丹皮6g，钩藤15g（后下），生黄芪15g，牛膝15g，六月雪15g，桑寄生15g，大黄6g（后下）。14剂。辅以益肾降浊颗粒。

2015年5月16日（立夏）复诊：自行守方续进数十剂，偶感疲乏易困，症状已明显改善，纳寐可，二便调，舌淡红苔白厚，脉沉滑。血压133/100mmHg。2015年5月10日查生化全套：肌酐117.10μmol/L，尿酸388.0μmol/L，磷0.79mmol/L。四诊合参，予守前方去钩藤、牛膝、桑寄生；加知母6g，夏枯草20g，泽泻15g。14剂。

其后患者多次于门诊复诊，头晕未再作，肾功能稳定。

按语： 本案患者既往高血压病，未有控制，1年前突发晕眩伴见浮肿，就诊于外院检查示血压升高、肾功下降，诊为慢性肾病，转诊多家医院，接受中西医治疗，而病症反复，头晕不解。来我处时，症见头晕、浮肿、乏力、夜尿、寐差等，可知其脾肾两虚，内困水湿，肝木不疏，从阳化风。肾为元精之府，是先天之本，主司气化开阖。肾病者肾伤也，肾气亏虚致气化失司，机体代谢失调，湿浊瘀滞，检验指标见肌酐、尿素氮等升高；开阖无度，精微外泄，则见尿中蛋白、红细胞阳性。脾土为后天之本，与肾相关互补，主司运化，脾虚则失运化，水液疏通不利，停聚泛滥，发为水肿。今脾肾两虚，水不涵木，土难受承，肝木独亢，风阳自旋，上于颠顶，发为头晕，内不舍魂，故见寐差。舌红苔少色黄、脉沉迟为脾肾气阴两虚、湿浊中阻、风阳上扰之征。正如《素问·标本病传论》言："病发而有余，本而标之，先治其本，后治其标；病发而不足，标而本之，先治其标，后治其本。"本案病在不足，后发为标，故当先去其标。然病脉沉迟，复予清热平肝，乃缘舍脉从症。沉为病在里，有水也；迟为邪实内停，气血不畅所致，非寒也。故阮师予天麻钩藤饮化裁，取钩藤、天麻、牛蒡子、龙舌草、黄芩、决明子清热平肝以息风止眩，大黄、六月雪活血化湿以降浊毒，是以治其标；杜仲、牛膝、寄生、桑椹、生黄芪平补脾肾而不滋腻助湿亦是临床用药之妙。经治后患者症状改善，故效不更方，守方加用土茯苓，加强解毒化湿泄浊之功。后门诊随诊，至2015年3月7日再诊时，头晕、乏力等症状明显改善，舌苔渐长，色转白，考虑邪气已去大半，故改用六味地黄汤加减增强补益之力，后几经易方调整治疗，患者头晕已愈，肾功能亦趋稳定。

（阮诗玮案，阮雅清整理）

二十二、慢性肾衰竭（慢性肾衰病）

1. 肾虚湿瘀证案

陈某，男，63岁，2019年11月20日初诊，立冬。

主诉：发现尿泡沫增多20年，腰酸乏力间作5年。

现病史：患者20年前无明显诱因出现尿中泡沫增多，无其他明显伴随症状，当地医院诊断为慢性肾炎，未坚持治疗。2014年5月，患者自觉腰酸乏力，于当地医院检查发现肾功能不全，未坚持治疗。2019 年 11 月 13 日，患者因腰酸乏力再发于当地医院查泌尿系 B 超：左肾 92mm×38mm×37mm，右肾 93mm×38mm×37mm，双肾慢性肾损害改变。肾功能：尿素氮 28.7mmol/L，肌酐 786μmol/L，尿酸 521μmol/L。血常规：血红蛋白 108g/L。尿常规：尿蛋白（++）。刻下：腰酸乏力，时感头晕，面色少华，口不干，纳少，夜寐安，大便稍干，每日 1 次，小便尚可，舌淡红，苔薄白微腻，舌下络脉迂曲，脉细弦。

既往史：高血压病病史 5 年。

西医诊断：慢性肾衰竭（CKD 5 期）；肾性贫血；高血压病；高尿酸血症。

中医诊断：肾衰病。肾虚湿瘀证。

治法：健脾益肾，和络泄浊。

处方：续断 15g，槲寄生 15g，烫狗脊 15g，太子参 20g，生黄芪 30g，炒白术 10g，制苍术 10g，薏苡仁 30g，菟丝子 15g，制何首乌 15g，赤芍 15g，丹参 20g，川芎 10g，红花 10g，土茯苓 30g，积雪草 30g，六月雪 30g，制大黄 10g（后下），炒麦芽 20g，炒稻芽 20g。14 剂，每日 1 剂，水煎，早晚分服。嘱防寒保暖，忌辛辣刺激及发物，避免肾毒性药物。

西医治疗：嘱优质低蛋白、低盐、低嘌呤饮食，以控制血压、降尿酸、改善贫血、纠酸治疗。

2019 年 12 月 4 日（小雪）二诊：诉时感头晕，腰酸乏力减轻，纳食转佳，大便质软，每日 2 次，舌淡红，苔薄白，脉弦细。复查肾功能：尿素氮 22.7mmol/L，肌酐 769μmol/L，尿酸 501μmol/L。守方去炒麦芽、炒稻芽；加天麻 15g，钩藤 15g（后下）。14 剂。西医治疗同前。

2019 年 12 月 18 日（大雪）三诊：头晕改善，腰酸乏力不显，纳寐可，大便质软，每日 2 次，舌脉同前。复查肾功能示：尿素氮 20.7mmol/L，肌酐 469μmol/L，尿酸 401μmol/L。14 剂。西医治疗同前。

后门诊定期随诊。

按语：本案患者因先天禀赋不足，讳疾忌医而致肾元受损，罹患肾衰病。腰为肾之府，肾元不足，腰失荣养而腰酸乏力。肾主骨、生髓、通于脑，肾虚则脑髓失养而见头晕之症。肾为先天之本，内藏精气，以生其形；脾为后天之本，为气血生化之源，以养其形。先天生后天，后天养先天，二者生理上互资互助，病理上相互影响，肾病可及脾，脾病可及肾，脾病故见乏力、纳差、面色少华之症。

脾肾俱伤必然导致水湿内停，《素问·经脉别论》"饮入于胃，游溢精气，上输于脾。脾气散精，上归于肺，通调水道，下输膀胱。水精四布，五经并行"，说明了肺、脾、肾三脏在人体水液代谢中的重要作用。舌诊是判断患者有无水湿停滞的重要诊法之一，舌淡红，苔薄白微腻为水湿停滞的重要依据。

慢性肾脏病缠绵不解，脏腑虚损，气血郁滞成瘀，日久入络。《金匮要略·水气病脉证并治》有"血不利则为水"，《素问·调经论》有"孙络外溢，则经有留血"，因此瘀血是慢性肾脏病的重要病机之一，临床上可从患者的皮肤、舌质、舌下络脉进行判断，必要时可结合西医学凝血相关理化指标进行判断，此患者舌下络脉迂曲已提示患者有明显的血瘀之症。

故本病治当益肾健脾、和络泄浊。方中续断、槲寄生、烫狗脊、菟丝子、制何首乌、太子参、黄芪、炒白术益肾健脾，加炒麦芽、炒稻芽健脾助运以恢复胃纳，赤芍、丹参、川芎、红花和络祛瘀，制苍术、薏苡仁、土茯苓、积雪草、六月雪、制大黄化湿泄浊。二诊时，患者腰酸乏力改善，胃纳转佳，但头晕仍在，乃肝阳偏亢，故继续益肾健脾、和络泄浊，佐以平肝，遂守方去炒麦芽、炒稻芽，加夏枯草、天麻、钩藤以清热平肝。三诊时，患者诸症改善，复查肾功能明显好转，故守方续服善后。本案患者肾功能得到明显改善，延缓了进入终末期透析时间。

（张荣东案）

2. 脾肾不固，浊毒内蕴证案

王某，男，34岁，2021年2月9日初诊，立春。

主诉：维持性血透10年，乏力4个月。

现病史：患者尿毒症维持性血透10年，近4个月来血压偏低，透析前血压最高（92~93）/（60~70）mmHg，透析中收缩压（80~90）/（60~70）mmHg，伴头晕乏力，最低时收缩压60mmHg左右，常常因血压低而提前下机，难以完成血液透析治疗。西药予米多君等口服，但是血压仍偏低。刻下：偶有胸闷、短气、乏力，口干欲饮，多食易呕，偶有腹胀，夜寐欠安，大便每日2次，舌淡红，苔厚浊，左脉细。

西医诊断：慢性肾衰竭尿毒症期，维持性血液透析；低血压；睡眠障碍。

中医诊断：慢性肾衰病；虚劳。脾肾不固，浊毒内蕴证。

处方：四君子汤合瓜蒌薤白桂枝汤加减。黄芪60g，茯苓15g，瓜蒌15g，薤白15g，桂枝12g，豆蔻6g（后下），党参30g，苍术15g，干姜6g，茯神15g，白术15g，薏苡仁20g。14剂，日1剂，浓煎，早晚餐后内服。

西药继续予米多君升压，右佐匹克隆助眠。

2021年2月16日（立春）二诊：患者服药后乏力稍好转，透析中血压维持在90mmHg，胸闷、气喘缓解，寐差，不易入睡，舌淡红，苔厚浊，左脉弦细。中药守上方，去党参、干姜；加炒酸枣仁15g，炙甘草9g。21剂，浓煎。

2021年3月9日（惊蛰）三诊：患者乏力好转，能完成每周3次血液透析，多汗，寐差，纳少，大便不畅，舌淡红；苔厚浊，左脉细。中药守上方去薏苡仁；加五味子10g，麻黄根6g，厚朴15g。7剂，浓煎。

2021年3月23日（春分）四诊：患者出汗较前减少，但是皮肤瘙痒伴干燥，遇热及汗出时加重，舌淡红，苔厚浊，左脉细。中药守上方去炙甘草、五味子、麻黄根、厚朴；加白鲜皮15g。14剂，浓煎。

2021年4月6日（清明）五诊：患者皮肤瘙痒缓解，纳差，寐欠安，大便不畅，舌暗苔厚腻，左脉弦细。上方加柏子仁10g，远志6g。28剂，浓煎。

2021年6月8日（芒种）六诊：因暂停门诊原因，患者前往他处就诊2个月，未服用中药治疗，又出现乏力，透析中血压偏低，多次提前下机。刻下：咽中不适，晨起有黄痰、黏稠，口干欲饮，易腹胀，肠鸣矢气多，多食易呕，大便每日2次，初次成形，而后偏稀糊状，舌暗胖大，边有齿痕，苔黄腻，左脉细。治以益气温阳为主。处方：黄芪60g，茯苓

15g，瓜蒌 15g，薤白 15g，桂枝 12g，苍术 15g，茯神 15g，麸炒白术 15g，炒酸枣仁 15g，白鲜皮 15g，柏子仁 10g，远志 6g，合欢皮 15g，生地黄 15g。14 剂，浓煎。

2021 年 7 月 6 日（夏至）七诊：患者内瘘堵塞重建，病史同前，中药守上方。

后随访 3 个月，患者透析前血压在（90～100）/（60～70）mmHg，透析中血压在 90/60mmHg 左右，能完成每周 3 次的维持性血液透析。患者仍门诊坚持调治。

按语：尿毒症维持血透患者，属于中医"关格""虚劳"范畴，证属脾肾不固、浊毒内蕴证。患者长期血液透析，耗伤阳气，阳气不足，胸阳不振，可见胸闷、气喘；饮水量少，肾虚不能温运水液，津不上承于口，故口干；脾虚不能运化水液，胃不能受纳腐熟水谷，气血生化乏源，故见乏力、纳差；舌淡红，苔厚浊为脾肾不固、浊毒内蕴之征。

本病例运用大量黄芪补气，可以间接升高血压。方予四君子汤合瓜蒌薤白桂枝汤加减健脾补气、通阳泄浊、豁痰宣痹，以此振奋心阳。茯神、酸枣仁、远志养心安神，苍术、薏苡仁淡渗利湿祛浊，白鲜皮祛风止痒。合方则共奏振奋阳气、健脾化浊之效，效果极佳。二诊，患者阳气不足，不能濡养心神而见失眠，这是很多维持性血透患者的并发症，故予酸枣仁、炙甘草养心安神。三诊予麻黄根、五味子敛阴止汗，厚朴燥湿祛浊，化其厚腻苔。四诊，患者出现皮肤瘙痒，此乃毒素堆积、肌肤失养之故，予白鲜皮祛风除湿止痒。五诊，患者仍有睡眠障碍，予柏子仁、远志交通心肾，以助安神。后因暂停门诊，患者前往他处就诊出现不适，按原法治疗症状缓解，助患者完成血透。丘余良主任医师坚持"效不更方"的原则，有守有方，注重辨证论治，在辨主症的基础上再根据兼症加减药物，注重解决主要矛盾，以免出现见是症用是药导致方繁药杂，药效互相抵抗。

低血压是长期透析患者的严重并发症，也是临床上较为棘手的问题。西医学常常以血管活性药物升压及透析中调整透析液钠浓度等对症治疗为主，透析中高浓度葡萄糖或者生理盐水输注可能带来容量负担问题，部分患者因无法完成血液透析而改为腹膜透析治疗，给患者治疗带来困难。中医中药治疗透析患者低血压值得深入研究，本案以大剂量黄芪及中药辨证加减，获得一定疗效，可作为借鉴。

（丘余良案，黄婉婷整理）

二十三、慢性肾衰竭（水肿）

1. 脾肾亏虚，痰湿瘀阻证案

王某，女，70 岁，2020 年 9 月 4 日初诊，处暑。

主诉：血肌酐升高 23 年，双下肢水肿伴乏力 2 个月。

现病史：患者 23 年前因尿频、尿急就诊于北大医院，查血肌酐 125μmol/L（余具体不详），建议行肾穿刺明确诊断，患者拒绝，其后间断口服黄葵胶囊、金水宝胶囊及中药饮片治疗，肌酐波动在（125～244）μmol/L，尿常规示尿蛋白波动在（＋）～（+++），尿隐血波动在（±）～（+++）。近 2 个月，患者无诱因出现双下肢水肿，伴有下肢酸痛，乏力。刻下：双下肢轻度水肿，腰酸痛，全身乏力，纳差，小便量少，自觉尿中异味，无发热，无尿频、尿急，大便 2～4 日一行，色黄，便质可，面色较暗沉，舌质淡红苔腻，左脉沉滑，右脉沉细。生化全套：血肌酐 244.2μmol/L，尿素氮 14.73μmol/L，甘油三酯 3.7mmol/L。尿常规：白细胞（+++），隐血（±），尿蛋白（++）。

既往史：1997 年于广安门医院行甲状腺结节摘除术；高脂血症 10 余年；高血压病病史 10 余年，血压最高 150/100mmHg，现口服络活喜，血压控制可。

西医诊断：慢性肾功能衰竭（CKD 4 期）；高血压病；高脂血症。

中医诊断：水肿。脾肾亏虚，痰湿瘀阻证。

治法：补肾健脾，化瘀利水。

处方：温胆汤合当归补血汤加减。茯苓 30g，清半夏 10g，炙甘草 10g，枳实 15g，陈皮 15g，荆芥 15g，防风 15g，土茯苓 30g，三七粉 5g（冲服），黄芪 30g，当归 10g，僵蚕 20g，猪苓 10g，山茱萸 10g，山药 10g，丹参 30g，香橼 10g，佛手 10g，黄芩 15g，熟大黄 3g。7 剂，日 1 剂，水煎煮，早晚餐后分服。

2020 年 9 月 11 日（白露）二诊：患者诉自觉尿中异味明显好转，乏力和双下肢水肿好转，双下肢仍有酸痛，纳差，大便日 2 次，便质、色可，小便量较前增多，舌质淡红，苔白腻，脉沉滑。尿常规：蛋白（－），隐血（++）。9 月 4 日方加木瓜 10g。7 剂。

2020 年 9 月 18 日（白露）三诊：双下肢酸痛明显好转，饮食、乏力较前好转，较长时间行走后脚掌疼痛，大便日 2 次，便质、便色可，小便正常，舌质淡红，苔腻，脉沉细。复查肾功能：血肌酐 121μmol/L。9 月 11 日方加补骨脂 15g。7 剂。

按语：患者老年女性，慢性肾功能衰竭，伴有纳差、双下肢水肿及酸痛、大便不畅、小便异味。患者以双下肢水肿为主症，属中医"肾水"范畴。《诸病源候论》卷二十一曰："夫水肿病者，皆由荣卫否涩，肾脾虚弱所为。"患者平素脾胃功能较差，"诸湿肿满，皆属于脾"，脾为制水之脏，脾虚则水无所制而泛滥；肾为主水之脏，肾虚则水失所主而妄行，终至水湿外淫肌肤、内渍脏腑。肾脾虚弱故而出现水肿。脾阳实四肢，脾虚气血不濡四末，故见面色较暗。脾虚精微下陷，肾虚精微失藏而外泄，则见尿检异常。久病必瘀，水停致瘀。生理上血水同源，相依为用，病理上则相互影响，互为因果。水病可以及血，血病也可以及水。瘀水互阻，造成恶性循环，导致病情反复发作，缠绵难愈。舌淡红，苔腻，脉沉，均为脾肾亏虚、痰湿瘀阻之象。纵观脉症，其病位在脾、肾，病性属虚实夹杂，本虚为脾肾亏虚，标实为水湿痰瘀。患者病情较重，预后较差。

患者饮食下降、不思饮食，故用健脾利湿、化痰和胃法治疗。茯苓、清半夏、炙甘草、枳实、陈皮为温胆汤化裁，改善症状；香橼、佛手芳香化湿、开胃；山药、山茱萸、茯苓健脾补肾；黄芪、当归补气补血；荆芥、防风、土茯苓、丹参、三七疏风活血、清热解毒，改善肾功能；熟大黄改善大便；木瓜舒经活络，减轻双下肢酸痛；补骨脂可以补肾强骨，减轻脚掌疼痛。药后，诸症改善，尿蛋白转阴，血肌酐指标下降。

（任文英案）

2. 气血亏虚，毒瘀互结证案

王某，女，73 岁，2018 年 10 月 10 日初诊，寒露。

主诉：反复乏力 10 余年，血肌酐升高 1 年。

现病史：患者 10 年前体检时发现尿蛋白和隐血异常，未重视，未治疗。1 年前体检发现血肌酐 150μmol/L，尿素氮 10.75mmol/L，伴双下肢水肿，诊断为慢性肾功能衰竭，服用尿毒清颗粒、开同等药物，症状无明显好转，为进一步诊治来我院就诊。刻下：双下肢水肿，乏力，咳嗽，咳白痰，大便干，舌质淡红，苔黄腻，脉寸关浮弦，尺沉。

西医诊断：慢性肾功能衰竭。

中医诊断：水肿。气血亏虚，毒瘀互结证。

治法：益气补血，活血解毒。

处方：当归补血汤合小承气汤加减。生黄芪 40g，当归 20g，川芎 15g，丹参 30g，生大黄 15g，枳实 20g，肉苁蓉 30g，火麻仁 30g，冬瓜皮 30g，僵蚕 20g，土茯苓 30g，车前草 30g。颗粒药 14 剂，日 1 剂，早晚 1 包，水冲服。

2018 年 10 月 24 日（霜降）二诊：患者服药后大便不干，每日 1 次，乏力好转，双下肢水肿好转，尿量不多，舌质淡红，苔白腻，脉沉。上方加茯苓皮 15g，羌活 15g，加强祛风利水功效。颗粒药 14 剂。

2018 年 11 月 7 日（立冬）三诊：上药服用 2 周后，水肿消退明显，尿量增多。患者咳嗽，有白痰，故加桑叶 10g，橘红 10g。颗粒药 14 剂。

2018 年 11 月 21 日（立冬）四诊：患者咳嗽明显好转，大便通畅，减桑叶、橘红、茯苓皮、羌活，守 2018 年 10 月 10 日方继服。复查血肌酐 120μmol/L，尿素氮 8.16mmol/L。

后患者每月复诊 1 次，均在 2018 年 10 月 10 日方基础上对症加减。后复查，患者血肌酐降到 110μmol/L，尿素氮 6.16mmol/L。

按语：患者老年女性，素体脾肾亏虚，气血不足。气虚，血无力运行，出现气滞血瘀。脾肾亏虚日久生湿生痰，蓄积体内，气虚不能推动大肠，使毒素蓄积体内。本案为本虚标实之证，治疗以当归补血汤辅助正气。方中重用生黄芪补气养血，气足则血充。明代医家张介宾在《景岳全书》中提出："有形之血不能即生，无形之气所当急固。"肾病久病入络，用川芎、丹参、僵蚕活血化瘀通络。患者大便干，用生大黄、枳实、肉苁蓉、火麻仁通便排毒。水肿用冬瓜皮、车前草利水。土茯苓除湿解毒。诸药合用，通过补气血，通大便，利水活血除湿，使正气得充，毒素得排，病情好转。

（任文英案）

二十四、慢性肾衰竭（尿浊）

脾肾气虚夹瘀证案

胡某，男，70 岁，2020 年 12 月 31 日初诊，冬至。

主诉：发现血肌酐升高、尿蛋白阳性尿 10 年。

现病史：10 年前，患者体检时发现尿蛋白（+++），血肌酐升高（具体不详），就诊于空军总医院，诊断为慢性肾功能衰竭，一直口服黄葵胶囊、海昆肾喜胶囊，近年来长期用益母草泡水喝，症状无明显改善。刻下：口干，饮水量少，腹胀，大便不成形，1 日 2 次，小便泡沫多，小便清长，夜尿 2～3 次，纳寐一般，舌质淡红，苔薄，中有裂纹，脉沉滑。尿常规：尿蛋白（±），微量白蛋白200mg/L。生化全套：肌酐159μmol/L，尿素氮13.3mmol/L，尿酸575μmol/L，甘油三酯2.04mmol/L，低密度脂蛋白18.2mmol/L。血常规：血红蛋白137g/L。超声：颈动脉瓣膜增厚。

既往史：高血压病病史20年，否认糖尿病。

西医诊断：慢性功能衰竭；高血压病。

中医诊断：尿浊。脾肾气虚夹瘀证。

治法：补益脾肾，益气活血。

处方：六味地黄汤合补中益气汤、当归补血汤加减。生地黄15g，山药30g，山茱萸15g，茯苓15g，生黄芪30g，当归6g，党参10g，柴胡6g，升麻6g，炙甘草10g，僵蚕15g，干姜10g，丹参30g。7剂，日1剂，水煎服，早晚餐后服用。

2021年1月14日（小寒）二诊：大便仍不成形，1日2次，饮食睡眠可，身痒不固定，舌质红，中间有裂纹，脉弦滑。尿常规：蛋白（-），微量白蛋白129mg/L。上方加防风15g，荆芥15g。7剂。

2021年1月21日（大寒）三诊：大便不成形较前好转，饮食可，睡眠一般，入睡困难，容易醒，夜尿1～2次，尿中泡沫明显减少，舌红少苔，中间有裂纹，脉弦滑。尿常规：蛋白（-），微量白蛋白62mg/L。

按语：患者高龄，素体肾虚，故尿蛋白阳性、肌酐升高10余年。腹胀、大便不成形，为脾虚不固的表现，由于年老久病所致。小便清长，夜尿2～3次，为肾气虚的表现。舌质淡红中有裂纹，为气血亏虚、伤津耗液的表现。脉滑在《濒湖脉学》主病为元气衰、痰食、上为吐逆、下蓄血、女脉调胎。此外，久病入络。综合分析病机为脾肾气虚夹瘀。治疗用六味地黄丸补肾气，滋肾水，无水肿湿热，故未用泽泻和牡丹皮。补中益气汤升脾阳，因湿邪不明显，故去白术、陈皮。当归补血汤补气血，扶正气。加干姜温阳健脾；僵蚕、丹参活血化瘀，治疗有形的颈动脉斑块，及无形的肾纤维化，延缓肾病进展；防风、荆芥疏风治疗蛋白尿。诸药合用，扶正固本，患者蛋白尿明显减少。

（任文英案）

二十五、过敏性紫癜性肾炎（尿血）

阴虚火旺证案

翁某，男，16岁，2017年1月14日初诊，小寒。

主诉：发现镜下血尿2个月余。

现病史：患者缘于2个月余前于当地医院体检，查尿常规示：隐血（+）。肾功能：尿酸570.4μmol/L，尿素氮4.45mmol/L，肌酐61.7μmmol/L。于当地诊所服用中药治疗月余，复查尿隐血（+），红细胞15个/HP，未效。今为进一步治疗，就诊于我处。刻下：尿黄，无尿频、尿急、尿涩痛，胸口灼热感，夜间为甚，热时胸口见斑片状潮红，可自行消退，纳寐可，大便调，舌红苔薄黄，脉细。

既往史：过敏性紫癜性肾炎病史10余年，曾就诊于某省三甲医院，予以复方芦丁片、利巴韦林等治疗后，症状缓解，平素定期复查尿常规未见异常。

西医诊断：过敏性紫癜性肾炎。

中医诊断：尿血。阴虚火旺证。

治法：滋阴清热，凉血止血。

处方：紫茜宁血汤加减。紫草 15g，茜草 15g，生地黄 15g，赤芍 15g，白芍 15g，土茯苓 15g，盐肤木 15g，甘草 3g，升麻 6g，川牛膝 15g，地骨皮 10g，牡丹皮 10g，白茅根 15g。7 剂，日 1 剂，水煎煮，早晚饭后分服。

2017 年 2 月 4 日（立春）二诊：患诉上方进 7 剂后，复查尿常规未见异常，因门诊停诊自行停药。春节期间，饮食无制，进食辛辣炙煿之品后，复查尿常规：尿隐血（++），红细胞 22 个/HP。故再次来诊。刻下：夜间面赤，胸前仍有潮红灼热，口中和，小便时赤，大便调，纳寐可，偶有晚餐后多食易吐，吐后觉舒，舌尖红苔白，脉细数。守上方，14 剂。

2017 年 2 月 25 日（雨水）三诊：服上方后，胸前潮热、潮红明显好转，情绪激动或进食辛辣之品后觉后背及双腿皮肤作痒，纳寐可，二便调，舌尖红，苔薄黄，脉细数。复查尿常规未见异常。守上方加牡蛎 20g（先煎）。14 剂。嘱饮食清淡，注意卫生，避免接触过敏原。

后门诊随访，症状悉除，多次复查尿常规均未见异常。

按语： 本案患者既往有过敏性紫癜性肾炎病史 10 年，可知旧有痼邪深伏，而暗耗阴精，虽迁延岁月而未作，因于正气尚足，今正气有损，感触外邪，故而发病。患者来诊时，见小便色黄，胸口潮红、灼热感，夜间为甚，舌红可知热邪内郁胸府，不得透达；脉细为阴精耗伤之症。"阴虚则内热。""谷气不盛，上焦不行，下脘不通，胃气热，热气熏胸中，故内热。"故治疗予以自拟紫茜宁血汤加减。方用紫草、牡丹皮、生地黄、赤芍、白芍、茜草直达病所，养阴血，凉血分，活血化瘀以止血；因上焦不行，内热郁于胸中，故以升麻升发而通行上焦且解热毒；伍白茅根、地骨皮以彻肺中郁热；怀牛膝引血下行；佐土茯苓、盐肤木、甘草苦寒淡渗，导热从小便而出。诸药合用，上下焦畅通，顿挫中焦阳明热邪，使热邪减而阴液得复。患者服用 7 剂后，热邪尽去，后因饮食辛辣，再燃余火，予以守方再进 28 剂后，症状悉除。三诊来访，因患者年盛气热，多有余火，火势稍惹便起，遂加牡蛎潜阳，守方续进善后，嘱其门诊随诊。

（阮诗玮案，阮雅清整理）

二十六、过敏性紫癜性肾炎（紫斑）

1. 热入血络证案

魏某，男，26 岁，2017 年 6 月 20 日初诊，芒种。

主诉：反复皮肤紫癜，伴血尿、蛋白尿 2 年。

现病史：患者于 2015 年无明显诱因出现皮肤紫癜，在他处西医治疗后，症状反反复复，继之出现腰部酸痛。查尿常规：隐血（++），蛋白尿（++）。遂至福建中医药大学国医堂就诊，当时接诊的某专家予以补肾健脾、益气养阴的中药，治疗 3 个多月，未见疗效，皮肤紫癜愈多，渐次遍布全身。复查尿常规：隐血（+++），蛋白尿（+++）。故今日前来国医堂寻我诊治。刻下：全身布满紫红色斑疹，浮出皮肤表面，摸之碍手，腰酸痛，神疲乏力，眼睑和双下肢无明显浮肿，舌红苔薄黄，脉弦略数。

西医诊断：紫癜性肾病。

中医诊断：紫癜。热入血络证。

治法：凉血活血，透热转气。

处方：牛角化斑汤（自拟）。水牛角15g（先煎），生地黄15g，赤芍15g，牡丹皮15g，玄参15g，紫草10g，蝉蜕3g，薄荷6g（后下）。10剂，日1剂，水煎煮，早晚饭后分服。

患者断断续续服用上方1个月，全身紫红色斑疹渐渐转暗，消失，血尿、蛋白尿逐渐减少，后完全转阴。患者自认为病已治愈，遂自行中止治疗。

2018年7月20日（小暑）二诊：患者全身又出现零星紫红色斑疹，舌红苔薄黄，脉略数。复查尿常规：隐血（++），蛋白尿（+++）。守上方。10剂。

患者服上方10天后斑疹尽退。服药20天后复查尿常规：隐血（±），尿蛋白（++）。继续服用中药2周后，复查尿常规：隐血（±），尿蛋白（−）。

后继续巩固治疗，嘱患者不可骤然停药，以免病情无法得到有效治疗。

按语： 本病由于热毒壅盛，迫血妄行，灼伤络脉，血液外渗，故见周身布满紫红色斑疹；灼伤肾络，故见血尿、蛋白尿；舌红苔薄黄、脉弦数有力是血分热盛之征；热入血络，故见血尿和蛋白尿。患者虽有腰酸痛、神疲乏力等症，貌似虚证，其实是中医所说的"大实有羸状"。前医见患者腰酸痛、神疲乏力，予以补肾健脾、益气养阴中药，究其原因，可能是受到西医理论的影响，把西医的肾病等同于中医"肾"的病来治疗，而又因中医理论认为，"肾无实证"，所以导致许多中医师，一见西医的肾病，就用补肾的方药，而越补肾，湿热就越重，肾病也就越加重。

"慢性肾病即是肾虚。"这是长期形成的一种传统的观点，受这种观点的支配，治疗慢性肾病大多以补肾为主，六味、八味是常用之方，间有以本虚标实立论者，扶正固本仍是其主要治法。这种以慢性肾病为肾虚的观点显然是受了古代医家"肾主虚"的影响，把中医理论的肾同西医学的肾脏等同并论。古人所谓"肾主虚"是限定于肾主生殖发育而言，西医学的肾脏则是人体的泌尿器官，二者不可混为一谈。慢性肾病不是生殖方面的疾病，而是泌尿系统疾病，其病位在解剖上的肾脏实质，因此，不能套用古代中医肾主虚的理论指导探讨慢性肾病的治疗。事实上，西医排泄多余的水、盐和代谢废物的"肾"，如按中医脏腑理论的标准应该是个"受五脏浊气"的腑，而不是"藏精气"的脏。中医的"肾"应该是指西医学的生殖腺（即睾丸和卵巢），而非肾脏；中医"膀胱"在解剖学上对应的脏器应是整个泌尿系统（详见拙作《论中医"肾"藏象的宏观和微观实质》《论中医"膀胱"在解剖学上对应的脏器是整个泌尿系统》）。

治疗以自拟方牛角化斑汤。本方是在犀角地黄汤（水牛角、生地黄、赤芍、牡丹皮）的基础上加味而成。犀角地黄汤出自《小品方》录自《外台秘要》，原本就是治疗热伤血络、斑色紫黑、吐血、衄血、便血、尿血、舌红绛、脉数的代表方；在该方基础上加玄参、紫草以增强凉血止血；叶天士认为"入营尤可透热转气"，加蝉蜕、薄荷者，即叶天士"透热转气"之法也，翼已入血络之热能透出气分而解，从而使斑疹得消。

（郑敏麟案，王亚楠、黄浩龙整理）

2. 阴虚内热证案

张某，男，31 岁，2021 年 4 月 20 日初诊，谷雨。

主诉：皮疹伴腹痛、膝关节疼痛 1 个月。

现病史：1 个月前，患者于运动后出现腹痛、双侧膝关节疼痛，随后出现双下肢皮肤皮疹，色紫红，压之不褪色，无腰痛，无尿频、尿急、尿痛，无肉眼血尿。曾经在某医院住院治疗，诊断为紫癜性肾炎。住院时予甲泼尼龙（24mg，每日 1 次），口服及保胃等对症治疗，经过治疗，皮疹减少，腹痛、关节疼痛减轻。出院至今规律口服甲泼尼龙（24mg，每日 1 次）。现为进一步诊疗，就诊于我处。刻下：四肢皮肤散在分布紫红色皮疹，膝关节疼痛，腹痛，尿中泡沫多，无肉眼血尿，伴口苦，五心烦热，纳可，偶有腹痛，尿量正常，无黑便，舌红，苔薄黄，脉数。2021 年 3 月查尿常规：尿蛋白（+++），隐血（+++），尿红细胞 653 个 /HP。

既往史：乙型肝炎病史。

过敏史：对虾、蟑螂、狗毛、尘螨过敏。

西医诊断：过敏性紫癜性肾炎；混合型过敏性紫癜。

中医诊断：紫斑。阴虚内热证。

治法：滋阴清热，凉血止血。

处方：清心莲子饮加减。石莲子 15g（捣碎），黄芪 20g，党参 15g，地骨皮 12g，麦冬 12g，北柴胡 15g，黄芩 9g，土茯苓 15g，丹参 12g，茯苓 15g，紫草 9g，牡丹皮 15g，茯神 12g。7 剂，日 1 剂，水煎煮，早晚餐后内服。

2021 年 4 月 27 日（谷雨）二诊：患者无新增皮疹，关节疼痛、腹痛稍减轻，入睡难，尿色黄，尿中泡沫较前减少，自觉尿液灼热，舌红，苔薄黄，脉数。复查尿常规：尿胆红素（+），尿蛋白（+），隐血（++），红细胞 23.4 个 /μL，红细胞 4.2 个 /HP。中药守上方去紫草；加合欢皮 15g，叶下珠 15g。14 剂。

西药处方：甲泼尼龙片，20mg，每日 1 次（每周逐步撤减激素）；恩替卡韦分散片，0.50mg，每日 1 次；酸钙 D₃ 片，0.60g，每日 1 次，餐后口服。

2021 年 5 月 13 日（立夏）三诊：患者皮疹较前减少，膝关节酸痛、入睡难症状已改善，尿中无泡沫，纳可，无腹痛，舌红苔薄黄，脉数。复查尿常规：尿蛋白阴性，隐血（++），红细胞 27.7 个 /μL，镜下红细胞 5.0 个 /HP。中药守上方去叶下珠；加生地黄 15g。14 剂。

西药处方：甲泼尼龙片，16mg，每日 1 次，口服。

2021 年 6 月 5 日（芒种）四诊：患者皮疹较前减少，自觉轻微疲乏，寐时易醒，口干，膝关节酸痛症状减轻，无腹痛，舌淡红，苔薄黄，脉数。复查尿常规：隐血（++）。处方：石莲子 15g（捣碎），党参 15g，地骨皮 12g，麦冬 12g，北柴胡 15g，黄芩 9g，土茯苓 15g，丹参 12g，茯苓 15g，牡丹皮 15g，茯神 12g，合欢皮 15g，杜仲 10g，生地黄 15g，合欢皮 15g，黄芪 20g，淡竹叶 15g。10 剂。

西药处方：甲泼尼龙片，8mg，每日 1 次；恩替卡韦分散，0.5mg，每日 1 次，餐后口服。

2021年6月26日（夏至）五诊：患者皮疹较前减少，疲乏改善，寐尚可，口干缓解，舌淡红，苔薄黄，脉数。复查尿常规：尿胆红素（+），隐血（++），红细胞14.8个/μL，镜下红细胞2.7个/HP。中药继续予上方。7剂。激素已经停药，嘱患者门诊随诊。

2021年7月10日（小暑）六诊：患者四肢少量皮疹，疲乏感减轻，寐安，近日进食较多油炸食品后咽喉疼痛，舌红苔薄黄，脉数。复查尿常规：隐血（++）。处方：石莲子15g（捣碎），党参15g，地骨皮12g，麦冬12g，北柴胡15g，黄芩9g，土茯苓15g，丹参12g，茯苓15g，牡丹皮15g，茯神12g，合欢皮15g，杜仲10g，生地黄15g，淡竹叶15g，紫花地丁15g，菊花9g。14剂。

2021年7月24日（大暑）七诊：患者四肢少量皮疹，无其他不适，舌淡红苔薄黄，脉数。查尿常规：隐血（++），红细胞37.0个/μL，镜下红细胞6.7个/HP。处方：石莲子15g（捣碎），党参15g，地骨皮12g，麦冬12g，北柴胡15g，黄芩9g，土茯苓15g，丹参12g，茯苓15g，牡丹皮15g，茯神12g，合欢皮15g，杜仲10g，生地黄15g，淡竹叶15g，白茅根15g，仙鹤草10g。7剂，水煎煮，餐后内服，每日2次。

2021年8月14日（立秋）八诊：患者外出游玩后四肢皮疹增多，自觉口干，食欲减退，稍感头晕，尿色微红，舌红苔薄黄，脉浮数。复查尿常规：尿胆红素（+），尿酮体（+），尿蛋白（++），隐血（+++），红细胞1622.7个/μL，镜下红细胞292.1个/HP，白细胞27.9个/μL。处方：银翘散加减。连翘15g，荷叶9g，薄荷6g（后下），荆芥6g，砂仁3g（后下），炒黄芩6g，厚朴12g，薏苡仁20g，淡竹叶10g，枇杷叶12g，佩兰9g，广藿香12g（后下）。7剂。

2021年8月21日（立秋）九诊：患者四肢未再出现皮疹，口干、食欲减退、头晕症状减轻，尿色正常，舌淡红，苔薄黄，脉浮数。复查尿常规：隐血（+），红细胞21.4个/μL，镜下红细胞5.7个/HP。中药守上方加紫草9g，牡丹皮15g。7剂。

后电话随访，诸症悉除。嘱患者不适随诊。

按语： 患者初诊病见四肢散在分布紫红色皮疹，压之不褪色，膝关节疼痛，腹痛，属中医学"紫癜"范畴。《景岳全书·血证》指出："血本阴精不宜动也，而动则为病。血主营气，不宜损也，而损则为病。盖动者多由于火，火盛则逼血妄行。"患者运动时腠理疏松，外感风热之邪，加之先天阴虚，体质燥热，营血之中伏火受风热引动，两热相搏，灼伤皮肤血络，血溢脉外，故成紫癜；灼伤肾络，则出现尿中隐血；热扰肠胃，气血郁滞，故见腹痛；邪热阻滞经络，故见关节疼痛；热邪亢盛，伤及阴血，导致阴虚，故见五心烦热、口苦；热邪扰肾，肾脏封藏功能减退，故尿中出现泡沫、尿蛋白。方予清心莲子饮加减，凉血活血，益气养阴。石莲子清心火，交通心肾；麦冬、党参、黄芪、甘草益气养阴；牡丹皮、紫草等凉血活血。二诊时，患者火热之毒稍清，紫癜不再新增，但阴虚仍存，热扰心神，故难入睡；火热之邪下移小肠，故见小便色黄灼热、尿常规见镜下血尿。二诊方加用叶下珠利水清热，合欢皮和血宁心。三诊时，患者诸症状较前改善，考虑先前热邪伤阴，且加用激素，虽能缓解症状，但其亦有燥热伤阴之弊，故予生地黄滋阴补肾，杜仲益肾强筋骨。四诊时，予合欢皮和血宁心治疗寐时易醒；黄芪益气缓解疲劳；淡竹叶清热利水，引火下行，治疗口干。五诊时，诸症缓解，尿常规检查仍有隐血，故继续用四诊方药巩固疗效。六诊时，患者再次外感热邪，故用菊花、紫花地丁清热解毒。七诊时，外感症状已消，故停用菊花、紫花地丁；皮疹未完全消退，故予白茅根、仙鹤草凉血止血。八诊时，因外感风热，风热邪毒再次引动营血之伏热，造成络损血溢，致使紫癜加重，予银翘散加减，以祛风清热、养血安络；因天气炎热，外感暑湿之邪致头晕、纳少，故予广藿香、佩兰、薏苡仁、厚朴行气祛湿。九诊时，症状缓解，予紫草、牡丹皮凉血活血以消紫癜。患者八诊为急性起病，九诊皮疹症状已减轻，故电话随访获知患者症状皆除，嘱其不适随诊。

中医学认为风热毒邪为过敏性紫癜性肾炎致病之因，早期主因风热夹毒，潜伏于营血，湿热蕴结致瘀，久之脏真虚衰，内犯肾脏，肾失封藏，营精暗泄，发为"溺毒"，其病机与风、热、湿、毒、瘀、虚密切相关。治疗上早期以疏风清热、凉血解毒为主，方可用清瘟败毒饮或银翘散加减。目前，中医通过整体调节和辨证论治，可以显著改善患者的临床症状，减轻西药的不良反应，尤其在激素使用后，效果更显。激素在中医学上可看作"纯阳燥烈"之品，激素纯阳燥烈为壮火，久服因"壮火食气"，耗气伤阴，日久导致气阴两虚之证。清心莲子饮为肾科治疗气阴两虚病的常用方剂，临床上无论血尿（尿血病）还是蛋白尿（尿浊病），只要辨证属气阴两虚者均可加减运用。

（丘余良案，陈慧娴整理）

二十七、尿道综合征（淋证——气淋）

肝郁脾虚证案

林某，女，53岁，2021年6月3日初诊，小满。

主诉：尿频急，排尿时少腹部疼痛2周，加重3天。

现病史：患者2周前无明显诱因出现尿频、尿急，排尿时少腹部胀痛，自诉服用凉茶后可缓解。3天来尿频急加重，伴小腹胀闷不适，无腰痛、发热及腹痛，自服凉茶后未见缓解。今为求进一步诊治，遂至我处就诊。刻下：尿频，尿急，排尿时少腹部胀痛，排尿后可缓解；不耐寒热，食生冷瓜果后易致腹泻，食油腻煎炸食物易出现咽喉疼痛，伴尿频急症状加重，时有胸胁部胀闷不适，喜太息，自觉叹气后较舒畅；胃纳正常，夜间难入眠易醒，大便正常；舌淡暗体胖，边有齿痕，苔白厚，脉弦细。尿常规未见异常。

既往史：焦虑状态5年。

西医诊断：尿道综合征；焦虑状态。

中医诊断：淋证（气淋）。肝郁脾虚证。

治法：疏肝利胆，温脾健运。

处方：柴胡桂枝干姜汤合四逆散加减。桂枝6g，干姜3g，白芍12g，茯神15g，黄芩3g，紫苏梗12g，麸炒枳壳12g，北柴胡15g，川楝子6g，薤白12g，瓜蒌15g，厚朴9g，橘核3g，砂仁3g（后下）。5剂，水煎煮，早晚餐后内服。

2021年6月12日（芒种）二诊：服上药后上诉诸症均较前改善，尿频、尿急明显减轻，排尿时少腹部无明显胀痛，大便正常，舌淡暗，边有齿痕，苔白，脉弦。辨证准确，效不更方，原方加减后巩固疗效。守上方加益智仁3g。5剂。

后电话回访，诸症悉除。

按语： 本例患者以尿频、尿急、排尿时少腹部疼痛为主诉来诊，属中医"气淋"范畴。患者中老年女性，平素焦虑，门诊所述症状颇多，若根据患者所述症状处方开药，则易开出大而杂的处方，对于此类患者，应抓住其核心病机，辨证论治，方能取得较好疗效。患者少腹部胀痛、胸部胀闷不适、喜太息等诸症，总属气机不畅、肝气郁结，结合患者不耐寒热、尿频尿急等不适，与《伤寒论》第147条所述"胸胁满，微结，小便不利……往来寒热"症状颇为相合，故予柴胡桂枝干姜汤合四逆散加减，寒温并用，清胆热，温脾寒，疏通气机，方症对应，故而效如桴鼓。

《诸病源候论·淋病诸候》曰："气淋者，肾虚膀胱热，气胀所为也。"实则清利，虚则补益，是治疗淋证的基本原则。利气疏导是治疗气淋的关键。刘渡舟教授在解释"柴胡桂枝干姜汤"证时指出："小便不利之因，一则少阳枢机不利，影响气化；二则脾阳不足，津液转输不及所致。"此论切合本证之病机。因此，临床上要善于抓主症，有是症，用是方，异病同治。

（丘余良案，李永志整理）

二十八、急性尿路感染（淋证）

气滞血瘀，湿热内蕴证案

林某，女，33岁，2018年10月4日初诊，秋分。

主诉：尿频、尿急、尿痛3天。

现病史：患者3天前因进食辛辣后出现尿频、尿急、尿痛，因症状进一步加重，今来诊。刻下：尿频、尿急、尿痛，小便混浊，量少，伴腰腹部不适，胃脘痞闷，纳食减少，大便稀，日2～3行，口中干涩，舌淡暗苔黄，脉弦数。

西医诊断：急性尿路感染。

中医诊断：淋证。气滞血瘀，湿热内蕴证。

处方：芍药甘草汤合草薢分清饮加减。赤芍10g，白芍10g，甘草3g，草薢15g，乌药10g，通草3g，萹蓄15g，瞿麦15g，陈皮12g，砂仁6g（后下），牛膝15g，黄柏6g。2剂，日1剂，水煎煮，早晚饭后温服。

随访，诸症悉除。

按语： 临床上病淋证者多可见实热证，其中包括实火、湿热、热毒等，但不少虚弱、老年病者、慢性病者多属寒热错杂，虚实夹杂。该案即属虚实夹杂之证。中焦脾胃不足，故见腹满、便溏、纳少；而湿热蕴于下焦，故发为尿频、尿急、尿痛、小便混浊、量少、口干涩等症。对待此类疾患，徒清利则洞泄不止，徒温补则淋涩难通，故治当温清并用。方中芍药、甘草、乌药、陈皮、砂仁既理中焦痞闷，又通下焦气化；配伍黄柏、草薢、通草、萹蓄、瞿麦清利通淋、分清别浊，与温药互为制约；增牛膝既可补肝肾，又兼利尿通淋之功。

（许勇镇案）

二十九、急性肾盂肾炎（淋证）

气阴亏虚，湿热下注证案

周某，女，76岁，2020年12月18日初诊，大雪。

主诉：反复蛋白尿、血尿1年，伴排尿不适2周。

现病史：患者1年前体检发现尿常规有蛋白尿、血尿，到301医院就诊，诊断为慢性肾炎，给予黄葵胶囊口服，未规律服药；3个月前查尿微量白蛋白59.9mg/L；2周前劳累后，自觉周身不适，尿频、尿急、尿痛，自行购买并口服抗生素不缓解，到北京友谊医院就诊并住院治疗，查尿常规有蛋白、潜血和白细胞（指标不详），诊断为肾盂肾炎，用抗生素1周后，尿频、尿急、尿疼症状缓解后出院。刻下：仍感排尿不适，腰酸疼，颜面浮肿，乏力，舌质红苔腻，脉沉细。尿常规：白细胞（沉渣镜检）3个/μL。尿肾早期损伤指标：尿微量白蛋白/尿肌酐（ACR）126.3mg/g，尿微量白蛋白163.9mg/L，尿总蛋白定量0.51g/L，N乙酰β葡萄糖苷酶（NAG）27.6U/L，尿转铁蛋白6.55mg/L，β_2微球蛋白2.2mg/L。

既往史：高血压病病史5年；高脂血症5年。

西医诊断：急性肾盂肾炎；高血压病；高脂血症。

中医诊断：淋证。气阴亏虚，湿热下注证。

治法：益气养阴，利水通淋。

处方：导赤散合八正散加减。生地黄30g，通草15g，竹叶15g，生甘草15g，小蓟10g，萹蓄15g，瞿麦15g，败酱草30g，白术15g，车前子30g，冬瓜皮30g，生黄芪30g，当归10g。颗粒药7剂，日1剂，早晚饭后冲服1包。

2020年12月25日（冬至）二诊：患者用药后，大便通畅，夜尿频次由3~4次减为1~2次，仍乏力，左侧腰疼，舌质红苔腻，脉沉细。复查尿常规：白细胞（沉渣镜检）4个/μL。尿肾早期损伤指标：尿微量白蛋白/尿肌酐（ACR）141.8mg/g，尿微量白蛋白127.9mg/L，尿总蛋白定量0.25g/L，NAG 26.7U/L，尿转铁蛋白6.14mg/L，β_2微球蛋白1.1mg/L。守上方，加杜仲15g壮腰膝。另用芦根15g，竹叶10g，白茅根15g，代茶饮。

2021年1月15日（小寒）三诊：腰酸，有下坠感，平时怕冷，喝热水，小便茶色，大便1~2次，不干，舌质红苔腻，脉沉细。尿常规：尿胆原（+++），白细胞（沉渣镜检）16个/μL。尿肾早期损伤指标：尿微量白蛋白/尿肌酐（ACR）105.5mg/g，尿微量白蛋白26.9mg/L，尿总蛋白定量0.13g/L，NAG 6.6U/L，尿转铁蛋白0.93mg/L，β_2微球蛋白0.9mg/L。守2020年12月25日方，加荆芥15g，防风15g，滑石粉3g（布包），茵陈15g，一方面祛风利水，一方面清利湿热退黄。14剂。

2021年1月29日（大寒）四诊：服药后仍有左侧腰疼，尿色黄，睡眠困难，双眼睑轻度水肿，舌质淡红，苔白腻，脉沉滑。尿常规未见异常。尿肾早期损伤指标：尿微量白蛋白/尿肌酐（ACR）23mg/g，尿微量白蛋白9.2mg/L，尿总蛋白定量0.13g/L，NAG 8.4U/L，尿转铁蛋白0.3mg/L，β_2微球蛋白0.4mg/L。血常规：血小板计数353×10^9/L。生化全套：胆固醇7.63mmol/L，甘油三酯3.38mmol/L，低密度脂蛋白4.49mmol/L，载脂蛋白B 1.49g/L。中药守上方加夜交藤30g，滑石改为6g，对症治疗失眠，加强清热利尿通淋的功效。14剂。

按语： 患者既往有慢性肾炎病史，在劳累后出现尿路感染，用抗生素治疗 2 周后，复查尿常规中已没有大量白细胞，无明显尿频、尿急、尿痛症状，但患者仍感觉排尿不适感，表明病邪未尽。导赤散出自《小儿药证直诀》，是治疗心经热盛，或心热移于小肠的病症。症见心胸烦热，口渴生疮，或小便短赤涩刺疼。本患者尿不适感，之前疼痛明显，舌质红，为有心火热的表现。因此用导赤散清心养阴、利水通淋；用八正散利湿通淋；败酱草清热解毒；白术、车前子、冬瓜皮利水通淋；患者 76 岁，免疫力弱，用生黄芪、当归扶助正气。经过治疗后，患者尿白细胞减少，但仍有排尿不适和下坠感，尿微量白蛋白较高，表明患者存在肾损害。患者久病不愈，结合苔腻、尿黄，考虑有湿邪化热，故加入滑石、茵陈清热利湿退黄，加荆芥、防风疏风散邪，使风湿分消走泻，邪去则正安。经过治疗后，患者尿微量白蛋白明显减少，症状也明显改善。

（任文英案）

三十、慢性肾盂肾炎（淋证）

中气亏损，膀胱气化不利证案

何某，女，50 岁，2015 年 3 月 12 日初诊，惊蛰。

主诉： 反复尿频、尿急、尿痛 2 年，再发 5 天。

现病史： 2 年前患者被诊为慢性尿路感染，长期服用银花泌炎灵利尿通淋治疗。5 天前，因工作疲劳，再次出现尿频、尿急、尿痛，伴发热，体温高达 39.2℃，遂就诊于社区医院，查尿常规：白细胞（+++），隐血（+++），蛋白质（+++）。予以抗感染治疗后，症状稍改善，复查尿常规：白细胞（+）。后为进一步治疗就诊于我科。刻下：低热，少腹及会阴部坠胀，精神困惫，面色无华，神疲乏力，食少，心慌，舌淡苔白腻，脉细。

西医诊断： 慢性肾盂肾炎。

中医诊断： 淋证。中气亏损，膀胱气化不利证。

治法： 滋补脾肾，化气利水。

处方： 补中益气汤加减。黄芪 25g，炒白术 10g，党参 12g，升麻 10g，柴胡 10g，玉米须 30g，茯苓 10g，乌药 10g，蒲公英 15g，砂仁 5g（后下），青蒿 12g（后下），甘草 3g。5 剂，日 1 剂，水煎煮，早晚饭后温服。

2015 年 3 月 17 日（惊蛰）二诊：热退，时感尿道不适，乏力、纳差症状改善，查尿常规正常。守上方加川楝子 10g。7 剂。

2015 年 3 月 24 日（春分）三诊：上述症状基本消失。继服补中益气丸 2 瓶以巩固疗效。

按语： 本病属中医"淋证"范畴，多因膀胱湿热所致，常用清热利湿通淋法治疗，但患者乃中年女性，中气亏损，脾虚气陷，无力下洲都，不能摄纳，膀胱失约，故用补中益气汤加减。补中益气汤出自金元四大家之一李东垣的《脾胃论》，具有健脾益气、升阳举陷之功，用于治疗以脾虚下陷、中气不足为主症的疾病，临床上常用以治疗脾胃病。本案用之可补气升阳助气化，同时取其甘温除热，使低热得以解除。

（陈锋斌案）

三十一、尿路感染合并肾结石（淋证）

肝肾亏虚，湿热内盛证案

韩某，女，73岁，2021年6月3日初诊，小满。

主诉：反复尿频、尿急10余年。

现病史：患者10余年前曾患尿路感染，自服3天消炎药后，症状消失，后尿路感染反复发作，在工作紧张、情绪波动、喝水少及劳累后，均易发作，间断服用抗生素无效。刻下：左侧小腹疼痛，尿频，排尿有热感，分泌物多，平日内裤腥臭，夜里1点以后易醒，每天夜里2点大便，舌质红苔黄腻，脉滑数。尿常规：隐血（++），红细胞（2~5）个/HP，白细胞（+），白细胞（5~10）个/HP。

既往史：2型糖尿病12年；肾结石4年，3年前曾碎石，目前超声显示左侧肾结石，较大结石0.5cm；卵巢囊肿2年。

西医诊断：尿路感染；肾结石；2型糖尿病；卵巢囊肿。

中医诊断：淋证。肝肾亏虚，湿热内盛证。

治法：八正散合四金一草汤。金钱草30g，海金沙30g，鸡内金15g，郁金15g，车前子30g（布包），滑石粉10g（布包），甘草10g，萹蓄15g，瞿麦15g，败酱草30g，苍术15g，炒栀子6g，茜草15g，藕节10g，桂枝30g，白芍15g，生山药30g，薏苡仁15g。7剂，日1剂，水煎煮，早晚餐后分服。

2021年6月10日（芒种）二诊：患者服药第4剂时左小腹疼痛明显减轻，分泌物减少，尿道仍有热感，仍有尿频，口臭，仍然夜里1点以后易醒，每天夜里2点大便，舌质红，苔黄腻，脉数滑。复查尿常规：隐血（+），红细胞（1~3）个/HP，白细胞（−），白细胞（0~3）个/HP。守上方加白花蛇舌草30g，金樱子10g，芡实10g；滑石加到15g。7剂。

2021年6月24日（夏至）三诊：患者服药后小腹无疼痛，分泌物减少，尿频好转，仍有热感，因家中有事，出现脾气急、烦躁、眼睛肿、足底热的症状，仍然夜里2点大便，舌质红，苔黄腻，脉沉滑。复查尿常规：隐血（+），红细胞（2~3）个/HP，白细胞（−），白细胞（0~2）个/HP。考虑为肝郁气滞，肝火旺盛，兼有湿热。治疗以丹栀逍遥散加减。处方：当归10g，白芍30g，柴胡15g，茯苓30g，生白术15g，牡丹皮10g，炒栀子10g，茜草10g，海螵蛸10g，菊花15g，决明子15g，黄芩10g，炙甘草10g，车前草30g，生地黄15g，败酱草30g，密蒙花15g，大青叶15g，清半夏10g，厚朴10g，陈皮15g，滑石粉20g（布包）。7剂。

2021年7月1日（夏至）四诊：服药后患者尿频、尿热感明显好转，眼肿好转，无足底热感，大便3次，睡醒后大便，舌质红，苔白腻，脉沉滑。复查尿常规未见异常。守上方。14剂。

按语：患者反复尿路感染、肾结石，尿检有红细胞、白细胞。患者左侧小腹疼痛，与左肾结石有关。尿频、排尿有热感、分泌物多、舌质红、苔黄腻、脉滑数，为湿热下注的表现。因此，治疗选用四金一草汤治疗肾结石，八正散加减治疗下焦湿热。患者服药后腹痛减轻，红、白细胞减少。药后患者仍有尿热感、尿频，故加入白花蛇舌草清热解毒。患者久病年老，尿频考虑肾气亏虚，给予水陆二仙丹，予金樱子、芡实益肾固尿，服药后患者尿频好转。三诊时，患者因情绪异常，导致病情反复，出现眼肿、足底热等症状，考虑为肝火旺盛。肝开窍于目，肝火旺导致目肿；患者自觉足底热，表皮无变化，为肝火下移的表现。仔细考虑患者病症，患者有1点醒、晨起2点大便的症状，想到"厥阴病，欲解时，从丑至卯上"，患者此次情绪波动后，病情加重，因此从厥阴肝经治疗，故改用丹栀逍遥散加清肝明目及清利湿热的药物，去掉水陆二仙丹以免关门留寇。患者服药后，各种症状明显好转，尤其是眼肿、足底热及2点大便的症状明显减轻和消失。根据病机，从厥阴肝经治疗尿路感染，取得较好的疗效。

（任文英案）

三十二、泌尿系结石（淋证——石淋）

1. 湿热煎熬，炼液成石证案（双肾结石）

张某，女，35岁，2019年2月2日初诊，大寒。

主诉：体检发现双肾结石1个月。

现病史：1个月前，患者于我院体检查腹部超声提示双肾结石（左肾中盏6.2mm×4.5mm，右肾上盏5.2mm×2.0mm），平素偶有腰痛，口干，口苦，小便排出不畅，频急涩痛，尿色黄，大便干结，2日1行，平素经带正常，纳可，夜寐安，舌质红，苔黄厚腻，脉滑。

西医诊断：肾结石。

中医诊断：淋证（石淋）。湿热煎熬，炼液成石证。

治法：清热利湿，排石通淋。

处方：四金汤合石韦散加减。金钱草40g，海金沙15g，鸡内金12g，郁金10g，石韦10g，冬葵子10g，车前草20g，滑石15g（布包），怀牛膝10g，枳壳6g，王不留行10g，大黄5g（后下），白芍15g，炙甘草3g。7剂，日1剂，水煎煮，早晚饭后分服。

2019年2月9日（立春）二诊：患者诉服药后大便每日1次，便质仍干，口干、口苦缓解，仍偶有腰痛，舌质红，苔薄黄稍腻，脉滑。守上方加桃仁10g。14剂。

2019年2月23日（雨水）三诊：患者诉已排出绿豆大小的石头，大便正常，无腰痛，偶有口干，舌质淡红，苔薄黄。复查泌尿系彩超提示未见肾脏结石。嘱患者平时多饮水，注意饮食，每年定期复查泌尿系彩超。

按语：肾结石，属中医"石淋""腰痛"范畴。患者有平素口干、大便干结不解等表现，当属燥红质者。肾者主水，受五脏六腑之精而藏之。下焦积热，肾中水精久而煎熬，渐凝成石。腰为肾之府，砂石阻滞则腰痛。内热暗耗则口干而苦，小便色黄，大便秘结。其舌脉均为一派湿热火盛之象。故首诊拟四金汤合石韦散加减治疗。金钱草、海金沙清热利湿；郁金、鸡内金行气化积以助排石；石韦散出自《外台秘要》卷二十七引《古今录验》，故取石韦、王不留行、滑石、炙甘草、白芍、冬葵子清热利水排石；加怀牛膝补肝肾，引药下行；枳壳理气；大黄泻下通便。二诊，患者仍便秘，因现代药理研究显示桃仁有溶石作用，故加桃仁以加强通便、排石作用。治疗3周后，复查彩超未见肾结石，可佐证良效。

目前，西医学认为肾结石会引发腰痛、血尿等症状；此外，结石堵塞输尿管将会引起肾盂积水，滋生细菌，从而诱发尿路感染。因而，在治疗上，有药物治疗、体外冲击波碎石以及手术碎石取石三种主要的手段，一般需根据结石的大小和位置来决定具体的治疗方法。临床上，一般肾结石直径＜6mm的可以用中药治疗。采取中药内服排石，不仅可避免碎石术带来的痛苦，更能改善患者的生活质量及预后，不失为一种优选的治疗方案。

（王建挺案，杨运劼整理）

2. 湿热下注证案（右肾结石）

张某，男，38岁，2021年9月20日初诊，白露。

主诉：体检发现肾结石2天。

现病史：患者体检查泌尿系彩超示右肾结石6mm×5mm。刻下：口干，口苦，纳寐可，小便黄，大便正常，舌暗红苔黄腻，脉滑。

既往史：脂肪肝。

西医诊断：肾结石；脂肪肝。

中医诊断：淋证（石淋）。湿热下注证。

治法：清热利湿，活血排石。

方药：三金排石汤加减。金钱草20g，炒鸡内金10g，海金沙10g，王不留行10g，仙鹤草20g，石韦6g，瞿麦6g，乌药9g，冬葵子6g，桃仁9g，莪术15g。14剂，日1剂，早晚餐后服用。

2021年10月4日（秋分）二诊：患者口干、口苦缓解，无特殊不适，嘱其续服1个月。

2020年11月电话复诊，患者述复查泌尿系彩超未见结石。

按语： 本病属于中医学"石淋"范畴。患者平素饮食不节，多食肥甘厚味，损伤脾胃，脾胃亏虚，脾失健运，水液输布失常，日久生湿，湿浊内蕴，日久生热，湿热煎熬，尿液结成砂石。四诊合参，证属湿热下注。方中金钱草、海金沙清热利湿排石；鸡内金化坚消石，兼顾脾胃；王不留行、乌药活血通络；仙鹤草收敛止血；石韦、瞿麦利尿通淋，泄水而消瘀；冬葵子甘寒滑利，通淋排石；桃仁、莪术活血消石。

（白发臣案）

3. 湿热内蕴证案（左输尿管结石）

林某，女，33岁，2021年6月15日初诊，芒种。

主诉：右上腹闷痛伴排尿不畅1个月。

现病史：1个月前，患者无明显诱因突然出现右上腹闷痛不适，疼痛向下腹放射，伴排尿不适及呕吐，无头痛、发热及腹泻，曾在当地医院就诊，未明确诊断，予输液治疗，治疗后腹痛稍缓解，仍感小便余沥不尽，排尿不畅。今为求中药治疗，特来求诊。刻下：腰痛、腰酸伴腹胀，左侧为著，小便余沥不尽，排尿不畅，色黄偏褐，双膝酸软，舌质淡暗，苔薄黄腻，脉弦。查尿常规：尿隐血（++），红细胞225个/HP，白细胞46个/μL。血常规未见异常。全腹彩超：左肾小结晶，左肾中度积水，左输尿管下段结石（9mm×5mm）伴扩张。

西医诊断：泌尿系结石。

中医诊断：淋证（石淋）。湿热内蕴证。

治法：清热利湿，通淋排石。

处方：三金排石汤加减。金钱草 15g，炒鸡内金 9g，海金沙 12g，黄芪 20g，茯苓 15g，干鱼腥草 15g，车前草 15g，炙甘草 6g，麸炒枳壳 6g，白芍 15g，麸炒白术 15g，砂仁 6g，川牛膝 12g，滑石 6g，冬葵子 12g。颗粒药 7 剂，日 1 剂，早晚餐后冲服 1 包。嘱患者多饮水，勤排尿，后脚跟着地蹦跳以促进结石排出。

2021 年 6 月 22 日（夏至）二诊：药后腰酸痛而胀改善，仍小便余沥不尽，小便颜色转淡，仍感乏力，余症皆缓解。复查全腹彩超：左肾小结石，约 3mm。患者左侧输尿管结石已经排出，肾积水消退。效不更方，中药守上方。7 剂。

2021 年 7 月 1 日（夏至）三诊：药后偶有腰酸腰痛，疲乏纳差，余症皆除。守前方加桑寄生 12g，续断 12g。14 剂。

2021 年 7 月 15 日（小暑）四诊：患者无明显腰酸腰痛，二便通畅。再次复查泌尿系彩超未见明显异常。左肾小结石已经排出。守此法随症坚持调治 1 个月余。

按语：泌尿系结石相当于中医之"石淋""血淋"及"腰痛"等范畴。《诸病源候论·石淋候》指出："石淋者，淋而出石也。肾主水，水结则化为石，故肾客沙石。肾虚为热所乘，热则成淋。"患者久居东南湿热之地，平素偏食辛辣肥甘，化生湿热，湿性趋下，内蕴于下焦，又移热于膀胱，致水道不利，湿热相连，蒸灼津液，煎熬尿液，凝结为沙石，结于泌尿系统。湿热之邪兼夹沙石为患，气机不畅则痛，故腰酸而胀痛；肾主骨生髓，湿热之邪耗伤肾阴，膝骨失于滋养，且湿热之邪亦可耗伤气阴，故见双膝酸软乏力；肾虚失固，故小便余沥不尽；沙石伤及脉络，血不循经，随尿而排，兼有里热，故小便色黄偏褐。结合舌脉，四诊合参，此系湿热下注证。吾师治以清热利湿、通淋排石之法。方拟三金排石汤化裁。方中鸡内金，一可消食化积、健运脾胃；二配益肾之品，有固精缩尿止遗之功；三兼能清下焦、膀胱之湿热，而有通淋化石之功。金钱草增强清热利湿排石之效；黄芪乃补脾益气之良药，缓解疲劳；鱼腥草、车前草、滑石、冬葵子助三金通淋排石之力；茯苓、砂仁、枳壳健脾行气利水；白芍、炙甘草缓急止痛；川牛膝引水下行，补肝肾，强腰膝固本。全方扶正祛邪，标本兼顾，共奏健脾滋肾、清热利湿、通淋化石之效。

（丘余良案，黄婉婷整理）

三十三、泌尿系结石（腰痛）

湿热瘀阻证案

刘某，女，48 岁，2021 年 5 月 15 日初诊，立夏。

主诉：腰痛 4 天。

现病史：患者于 4 天前无明显诱因出现腰痛，伴腰酸，劳累后加剧，无腰部活动困难及四肢关节疼痛，无发热，无尿频、尿急、尿痛及肉眼血尿，无尿中泡沫增多，尿量无明显变化，发病以来，体重无明显变化。曾经在外院行彩超检查示肾错构瘤，现为进一步诊疗，就诊我处。刻下：腰痛，伴腰酸，劳累后加剧，夜间休息时明显，纳可，寐欠安，大便正常，尿量正常，舌红苔黄腻，脉弦。查尿常规：白细胞28.4个/μL，白细胞51个/HP。泌尿系彩超：①左肾积水；②左输尿管下段结石，大小约6mm×4mm。

西医诊断：泌尿系结石。

中医诊断：腰痛。湿热瘀阻证。

治法：清利湿热，排石止痛。

处方：三金汤合芍药甘草汤加减。海金沙15g，郁金9g，醋鸡内金15g，白芍15g，甘草6g，生地黄15g，石韦15g，山药15g，车前草15g，醋延胡索9g，川牛膝15g。颗粒药7剂，日1剂，早晚餐后开水冲服。嘱患者多饮水，饮水后适当原地跳动，跳时双腿绷直，足跟落地。

2021年5月22日（小满）二诊：患者夜间腰痛，夜寐不安，尿色微红，舌红苔黄腻，脉弦。复查泌尿系彩超：①左肾积水；②左输尿管下段近膀胱输尿管入口处结石，大小约6mm×4mm。考虑结石下移，已经接近膀胱入口，有排石可能。中药守上方加牡丹皮15g，茯神15g。颗粒药7剂。嘱患者多饮水，跳动如前法。

2021年05月29日（小满）三诊：患者服药后曾剧烈腰痛并出现血尿，后疼痛好转，尿色正常，但腰痛绵绵，舌淡苔白，脉沉。复查泌尿系彩超：双肾输尿管未见异常，膀胱未见结石。考虑患者剧烈疼痛为结石活动并下排，中药守上方加杜仲15g，颗粒药7剂。嘱患者平时适当多饮水，以防复发，不适随诊。

按语：患者初诊病见腰痛、腰酸，劳累后加剧，属中医学"腰痛"范畴。患者年近五十，平日工作繁忙，情绪不佳，肝气郁结，横逆犯脾，脾虚则无力运化，易致湿热积滞。湿热痹阻腰部经脉，故见腰部酸痛；湿热久蕴，熬尿成石，故发为结石；结石致使气血瘀滞，故夜间休息时腰部酸痛明显；舌红苔黄腻、脉弦为湿热瘀阻之征象。初诊时用四金汤加减清利湿热、排石止痛。方中海金沙、醋鸡内金清利湿热，消石化石；郁金解郁行瘀；川牛膝引药下行，增强清湿热、化结石之效果；白芍、甘草、车前草、石韦清热利尿，以利结石排出；醋延胡索活血行气止痛；生地黄滋阴清热；山药健脾助运，以助消解湿热之瘀。二诊，患者尿色微红，考虑结石松动，伤及脉络，络损血溢，故加牡丹皮清热凉血，茯神宁心安神利水，共同促进清热排石。三诊，据患者所诉，考虑结石已排出，实证已消。结石存在时尿液积滞，湿热伤肾，造成肾虚不固，现结石已去，予补肾强筋、滋养腰府。腰为肾之府，肾虚无力濡养腰部脉络，造成腰部绵绵而痛，予加杜仲补益肝肾，强筋骨。

腰痛一病，外感内伤均可引发。病机多为风寒湿热、气滞血瘀壅滞经络，或肾精亏损、筋脉失养。急性腰痛者尤当注意考虑"石淋"。《诸病源候论·石淋候》指出："肾主水，水结则化为石，故肾客沙石。"若因饮食肥甘厚腻，或素体湿热久蕴，熬尿成石，湿热之邪兼夹沙石为患，气机不畅则痛；腰者肾之府，久则湿热之邪耗伤肾阴，故而腰酸。临证时要分清标本缓急，分别选用散寒、除湿、清热、理气、化瘀、益精、补肾等法，权衡施治。

（丘余良案，陈慧娴整理）

三十四、肾静脉受压综合征（奔豚）

肝热脾虚证案

苏某，女，33岁，2020年11月2日初诊，霜降。

主诉：尿检异常2个月余，自觉气上冲胸2周。

现病史：缘于2个月余前，患者因右下腹部刺痛，无尿频、尿急、尿痛，无肉眼血尿、泡沫尿等不适，就诊于当地医院，尿检发现：尿蛋白（++），隐血（++）。当地医院予以中药口服，症状未见缓解。遂求诊于我院门诊，2020年8月28日查尿液分析+尿沉渣：隐血（+++），尿蛋白（+），白细胞（+），红细胞253.20个/μL，红细胞高倍镜计数45.6个/HPF。肾功能：肌酐58μmol/L，胱抑素C 0.55mg/L。泌尿系彩超：双肾膀胱未见明显异常声像。门诊予以中药口服治疗（具体不详），症状有所缓解，此后于当地医院复查尿常规仍提示有尿蛋白、尿隐血（具体不详）。2周前，患者感右下腹刺痛发作频繁，伴右胁肋部胀痛，自觉腹中有气上冲。因症状持续，今为求进一步诊治，遂来诊。查左肾静脉彩超：提示肾静脉受压综合征（胡桃夹综合征）可能。刻下：右下腹刺痛、灼热感，右胁肋部胀痛，痞闷不舒，自觉腹中有气上冲，偶感乏力、头晕，口干，易上火，纳减，寐差，大便干，每日1行，小便淡黄，舌暗红，苔黄厚，脉弦细数。

既往史：2020年9月于泉州国宇医院行腹腔镜下异位妊娠手术；双侧乳腺结节病史1个月余，时感右侧乳房胀痛。

西医诊断：肾静脉受压综合征可能。

中医诊断：奔豚病。肝热脾虚证。

治法：疏肝理脾，降逆止痛。

处方：奔豚汤加减。藤梨根15g，黄芩10g，半夏12g，生姜9g，甘草9g，葛根30g，当归10g，白芍10g，川芎12g，麸炒枳壳12g，牡蛎30g（先煎）。2剂，日1剂，水煎煮，早晚餐后温服。

2020年11月5日（霜降）二诊：患者诉右下腹刺痛、灼热感较前缓解，饭后稍感胁肋部胀痛、痞闷不舒，已无腹中气上冲，无口干、口苦，上述症状于进食后较明显，运动后可缓解。中药续以疏肝理脾、降逆止痛为法，佐以消食化滞。守方加陈皮12g理气健脾，炒谷芽、炒麦芽各20g消食和中、健脾开胃。3剂。

后门诊随访，气逆等症未再发。

按语："奔豚气"病名出自《金匮要略》，从仲景所出方证可知该病多发于枢机不利，或病于少阳之枢，抑或病于少阴之枢。该案病者以"右下腹刺痛、灼热感，右胁肋部胀痛，腹中有气上冲"为主要特征，故考虑奔豚气病。"奔豚，气上冲胸，腹痛，往来寒热者，奔豚汤主之"与该案较符，结合患者头晕、口干、乏力、大便干、脉弦细数等少阳血虚郁热见证，故考虑病在少阳枢机。脉证合参，治以疏利少阳、理脾和胃为法，选用奔豚汤加减。方中李根白皮缺药，故予以藤梨根、牡蛎联用起到清热解毒下气之功；黄芩清利少阳；葛根、枳壳升阳疏经；半夏、生姜、甘草降逆和胃；当归、川芎、白芍养血柔肝。

（许勇镇案）

三十五、奥尔波特综合征（尿浊）

脾肾亏虚证案

陈某，男，20岁，2021年3月6日初诊，惊蛰。

主诉：反复血尿、蛋白尿18年，伴听力下降11年。

现病史：患者18年前（1岁8个月时）腹泻后出现肉眼血尿，曾在当地医院诊断为肾炎；14年前尿检发现蛋白尿，尿蛋白波动于（+）～（+++）；11年前出现听力下降，于上海儿童医院住院，行肾活检穿刺病理示基底膜可见轻度弥漫性增厚，诊断为奥尔波特综合征（Alport综合征），予降蛋白等对症处理。此后患者蛋白尿症状反复，24小时蛋白定量波动于（0.34～1.97）g/24h，肾功能正常。今为求进一步综合治疗，遂至我处就诊。刻下：精神尚可，尿中泡沫增多，伴腰酸乏力，听力下降，胃纳一般，睡眠可，大便正常，舌淡红，苔白稍厚，脉细无力。查尿常规：尿蛋白（+++），隐血（+++），红细胞139.2个/μL。生化全套：白蛋白29.9g/L，尿酸476.5μmol/L，甘油三酯9.34mmol/L，高密度脂蛋白0.78mmol/L。

家族史：母亲及姐姐均诊断为奥尔波特综合征。

西医诊断：奥尔波特综合征。

中医诊断：尿浊。脾肾亏虚证。

治法：补肾固精，健运脾胃。

处方：水陆二仙丹合六味地黄丸加减。麸炒芡实15g，金樱子15g，茯苓10g，枸杞子10g，山茱萸10g，川牛膝10g，泽泻15g，牡丹皮15g，黄芪15g，山药15g，神曲15g，炒山楂15g，炒谷芽15g。14剂，日1剂，水煎煮，早晚餐后内服。

2021年3月21日（春分）二诊：患者服药后腰酸乏力较前改善，胃纳增加，听力无明显变化，余未诉明显异常，舌淡红苔白，脉细。复查尿常规：尿蛋白（+），隐血（+）。中药守上方去炒谷芽；加砂仁3g（后下）。14剂。

2021年4月5日（清明）三诊：复查尿常规：蛋白尿（-）。生化全套：白蛋白31.8g/L，尿酸482μmol/L，甘油三酯7.6mmol/L。患者蛋白尿转阴，生化全套示尿酸仍较高。守上方加土茯苓15g。14剂。

2021年4月20日（谷雨）四诊：复查尿常规：尿蛋白（-），隐血（-）。胃纳正常，久站劳累后方见腰酸腰痛，听力同前，未进一步下降，舌淡红，苔白稍厚，脉弦细。中药守上方。14剂。

后电话随访，蛋白尿保持阴性，体质较前改善。

按语：奥尔波特综合征表现为眼、耳、肾等器官受损，临床常见镜下或肉眼血尿，尿蛋白阳性，甚至可进展至肾功能损伤、感觉性听力下降等。根据发病特点，本病总属先天之本受损，且与后天脾胃功能不足密切相关。肾为先天之本，若先天受损，五脏六腑之精无以存贮，易导致后天脏腑功能衰弱。先天肾络受损，固摄不足，精血外流，故见血尿及蛋白尿。肾开窍于耳，肾脏虚弱，其精气无法充盈耳窍，故见感觉性听力下降。《审视瑶函》曰："真精者，乃先后二天元气所化之精汁，先起于肾，次施于胆，而后及乎神瞳也。凡此数者，一有所损，目病生矣。"故而本病应以培补肾元为本，兼顾兼症，标本同治，方能取得较好的疗效。本案以六味地黄丸合水陆二仙丹加减。方以枸杞子、黄芪、山药、山茱萸补益脾肾，精气同补；茯苓、泽泻、牡丹皮有地黄丸"三泻"之意，使补而不滞，邪有出路；患者胃纳较差，故酌情减去熟地黄以防滋腻；佐以焦三仙以健脾消食，促进脾胃运化功能，增强后天之本。水陆二仙丹出自《洪氏集验方》，金樱子、芡实均有补脾固肾之功。吾师认为，尿中出现蛋白尿、血尿，除药毒、实邪等损伤肾脏外，脾肾固摄失司致精微物质外漏亦是临床常见因素，在辨证基础上常配伍芡实、金樱子以加强健脾固肾摄精之效。诸药合用，共奏补肾固精、健运脾胃之功。患者经本方加减治疗后，蛋白尿转阴，胃纳正常，体质较前改善。

中医学认为，先天禀赋不足是本病发生的基本病机。肾所藏先天之精禀受于父母，是构成脏腑组织的原始生命物质。肾为先天之本，禀赋不足，肾元素虚，是遗传性肾病的根本原因；病久，先天无以濡养后天就会出现脾肾两虚证。在疾病发生、发展的过程中，由于致病因素及病理产物的影响，还会出现许多兼杂之证，在治疗过程中要采集四诊资料，辨证施治，以延缓病程的进展。水陆二仙丹具益肾滋阴、收敛固摄之功，临床上蛋白尿患者常可在辨证的基础上加用。此外，本病较为罕见，临床表现存在差异（如患者的血尿、蛋白尿、进行性肾损害、耳聋和眼部异常由于家系的差异其发生率和轻重程度有所不同），易被误诊或漏诊，临床上要注意详细询问病史加以鉴别。

（丘余良案，李永志整理）

第六节　气血津液系疾病

一、虚劳

阳虚寒凝证案

王某，男，54岁，2020年9月4日初诊，处暑。

主诉：易饥饿、易疲乏、汗多半年余。

现病史：患者半年余前无明显诱因出现餐后易饿，疲乏明显，伴有汗出，无心慌，无胸闷、心前区痛，偶有后背部肩胛间手掌大小怕冷，晨起明显，活动后好转，偶有双下肢胀痛，脚掌部明显，皮温正常。自诉近半年时间体重减轻5kg左右。夜尿2～3次，大便日1次，便质可，颜色正常，眠较差。舌质红苔白，脉沉细。甲状腺功能检查：抗甲状腺球蛋白抗体225U/L。餐后血糖7.8mmol/L，空腹血糖5mmol/L，糖化血红蛋白6%。

既往史：高血压病病史5年余，冠心病病史1年，高尿酸血症病史半年余。既往喜吹空调、喝冷饮。

西医诊断：高血压病；冠心病。

中医诊断：虚劳。阳虚寒凝证。

治法：温阳散寒。

处方：桂枝汤合四逆汤加减。桂枝 20g，白芍 20g，炙甘草 10g，大枣 10g，附子 10g（先煎），生龙骨 30g（先煎），生牡蛎 30g（先煎），刺五加 30g，酸枣仁 30g，葛根 20g，香附 15g，柴胡 15g，枳壳 20g，干姜 15g。7 剂，日 1 剂，水煎煮，早晚餐后内服。

2020 年 9 月 11 日（白露）二诊：饭后易饿，疲乏好转，晨起左下腹疼痛不适，下肢肿痛好转，舌质红苔白，左脉弦，右脉弦细。2020 年 9 月 4 日处方基础上加山药 30g，茯苓 50g，乌药 15g，浮小麦 50g。7 剂。

2020 年 9 月 18 日（白露）三诊：餐后易饿明显好转，汗多好转，晨起后背部隐痛不适，活动后好转，纳可，小便黄，大便正常，舌质淡红苔白，脉沉细。守上方，继服 2 周，诸症除。

按语： 本患者以饥饿、疲乏、汗多为主诉，经化验检查排除糖尿病、甲状腺功能亢进等疾病，追问病史，患者曾喜冷空调及冷饮，感受寒邪，损伤阳气。脾阳虚不运，故有饥饿感，但消瘦、疲乏。阳虚腠理不固则汗出。治疗以散寒解肌、温阳敛汗为原则，以桂枝汤为主方，解肌和营、散寒祛风。桂枝汤为太阳病表虚证所用方。五运六气中，太阳为寒水，本患者感受寒邪而发病，因汗多、体质虚，所以选择桂枝汤，而不用麻黄汤。方中可以见到桂枝汤类方，如桂枝加附子汤、桂枝加龙骨牡蛎汤、桂枝加葛根汤。桂枝加附子汤治疗过汗津液大伤，四肢微急，难以屈伸。本患者汗多，双下肢胀痛，脚掌部明显，故用之。桂枝加葛根汤适用于风寒客于太阳经，营卫不和，恶风汗出，项背强。本患者汗出，后背部肩胛间怕冷，故用之。桂枝加龙骨牡蛎汤为治疗虚劳的方，可见男子面色白、小便不利、少腹满等与本患者症状相近。患者长期吃冷饮，损伤脾胃，出现饥饿感，加入健脾散寒的山药、茯苓、乌药，患者饥饿感明显好转。本患者依据阳虚寒凝属太阳寒水，选用桂枝汤及其类方，疗效较显。

（任文英案）

二、不明原因发热（内伤发热）

气机逆乱，气营两燔证案

刘某，女，2 岁零 8 个月，2020 年 6 月 16 日初诊，芒种。

主诉：发热 1 天。

现病史：昨日上午患儿受黑猫惊吓，当时惊恐惨叫；昨日中午开始上半身发热，体温 38℃，持续至今，最高 40℃，自行服用退热药，稍有缓解；昨日晚饭时开始出现纳呆；今日大便 3 次，逐渐变稀，小便时大便失禁。刻下：情绪稳定，稍怕生，体温 38.1℃，舌红，苔白燥微黄，略有芒刺，脉象慌乱。患儿既往体健，平素喜食甜食。

西医诊断：不明原因发热。

中医诊断：内伤发热。气机逆乱，气营两燔证。

治法：清热养阴，镇惊安神。

处方：安神定志丸合清瘟败毒饮加减。生地黄 12g，玄参 6g，黄芩 4g，生石膏 6g（先煎），麦冬 9g，天冬 9g，煅龙骨 9g（先煎），煅牡蛎 9g（先煎），制远志 4g，知母 12g，酸枣仁 6g，大黄 5g（后下）。3 剂，当晚立即煎服 1 次，后每日巳时、未时、申时温服。

嘱饮食清淡，如粥、面片、肉酱等，忌食鸡、笋、芋头、香菇、南瓜、茄子等发物。

1 周后，其父前来就诊，诉当晚患儿服药后即就寝，睡时出汗后身热稍退，翌日晨起体温 37.5℃，排出黑色粪便，质溏，继续服药 1 日后，体温恢复正常，但胆小怕黑，情绪稍低落。

按语：《医学心悟》中有"子火""贼火"之论述，子火为"七情色欲，劳役耗神"所致，"可养而不可害"；贼火为"风、寒、暑、湿、燥、火及伤热饮食"所致，"可驱而不可留"。患者平素喜食甜食，舌质红，略有芒刺，可知其素体内热，又加惊恐导致气机逆乱，故热势外张，引起发热。火为阳邪，其性炎上，此患儿肝火亢旺，故上半身热甚。惊恐伤肾，恐则气下，故见泄泻、大便失禁。情志引动，是为"子火"，但此时正值夏至，也有贼火来犯，当以"攻补兼行之法，或滋水制火之法，往往取效"。小儿脾胃稚嫩，过用苦寒之品易致中阳虚损，邪气深伏，故以安神定志丸合清瘟败毒饮加减，清热与滋阴并行。生地黄、玄参清热凉营，能除营分邪热；更加麦冬、天冬助上药清热，同时固护阴液，防止邪热耗伤阴津，元阴元阳失固。方中去犀角、赤芍、牡丹皮等大寒凉血之品，并减石膏用量，以知母、黄芩清气分弥漫之热。其中黄芩又能清暑退热，配伍大黄，通因通用，将热邪顺大便排出，使邪有去路。煅龙牡镇惊安神，远志去痰开窍，补肾安神，三者调补心肾，加强安神之力，气机得通，则惊恐自安。又恐龙牡重镇，小儿过用易克伐生气，故加酸枣仁补养心肝之血，同时也有安神之效。

（林润立案）

三、肺炎（内伤发热）

阳虚发热证案

陈某，男，54 岁，2013 年 8 月 30 日初诊，处暑。

主诉：反复气喘 3 个月，加重伴发热 11 天。

现病史：患者 3 个月前，感冒后出现气喘、胸闷、咳嗽，少量黄痰，伴胸部憋闷感，自服药物（具体不详）症状无明显改善。11 天前，无诱因出现发热，多发于傍晚，持续时间不确定，体温最高至 39.8℃，发热前多有恶寒，偶有寒战，汗出后缓解，伴咳嗽、咳痰，痰少色白质黏，气喘、活动后明显，伴头痛、颈部活动不利、精神疲惫、四肢乏力等。就诊于我院前，曾查血常规、CRP、急诊生化、降钙素原、白介素 6、血培养、类风湿因子、抗链球菌溶血素 O、肥达反应未见明显异常。痰细菌培养鉴定 + 药敏：鲍曼不动杆菌培养阳性。血清铁蛋白：640.800ng/mL。肺部 CT：①双肺肺大泡。②左下肺炎。③冠状动脉硬化。骨穿及腰穿均提示感染可能性大。患者多次用吉浩退热，效果不显。前医予大青龙汤等发汗退热剂为主治疗，并静脉滴注舒普深、拜复乐抗感染治疗，体温仍居高不下。刻下：畏寒发热，体温高达 39.5℃，面色无华，四肢不温，多汗，食欲不振，大便偏稀，日行 3～4 次，小便量少，口干喜热饮，舌质淡苔白，脉细数。

西医诊断：肺炎。

中医诊断：内伤发热。阳虚发热证。

处方：四逆汤合小柴胡汤加减。附片 9g（先煎），甘草 12g，干姜 9g，北柴胡 18g，党参 20g，黄芩 10g，青蒿 15g（后下），姜半夏 12g，神曲 10g。4 剂，日 1 剂，水煎频服。

2013 年 9 月 3 日（处暑）二诊：未见效。再诊舌脉，仍是一派虚寒，绝无阳证可言，遂用纯阳之四逆汤加味。处方：附片 15g（先煎），甘草 20g，干姜 10g，党参 20g。3 剂，水煎频服。

2013 年 9 月 6 日（处暑）三诊：患者四肢渐渐转温，手足仍有汗出，但已不发凉，体温渐降，最高 37.5℃，效不更方。再服 3 剂，体温转正常。

按语： 本案患者前用发汗峻剂，再加用大量抗生素静脉滴注，致阳气大伤，虚阳浮越。《伤寒论》言"少阴病……里寒外热，手足厥逆，脉微欲绝，身反不恶寒……通脉四逆汤主之"，故凡遇阳虚症，无论肾炎、肝炎、肺炎、心肌炎、胃炎等，只要临床症状有阳虚之实据，即不考虑炎症，辄以四逆汤加味治疗，取得满意效果。服用本药以凉服为宜，以免出现格拒不纳。

（陈锋斌案）

四、汗证（手足心汗）

太阳阳明合病证案

徐某，女，25 岁，2021 年 9 月 14 日初诊，白露。

主诉：手足心汗出 1 个月。

现病史：患者 1 个月前开始出现手足心汗出，甚则伸手欲滴，故今来诊。刻下：双手湿润，手足心热，口干欲饮，自觉晨起眼睑浮肿，双目涩痛，目眵多，大便硬结，日 1 次，尿色黄，纳可，寐安，梦多，舌淡红，苔薄黄，脉滑。

西医诊断：汗证。

中医诊断：手足心汗。太阳阳明合病证。

治法：调和营卫，清解郁热。

处方：桂枝二越婢一汤加减。桂枝 10g，白芍 10g，生姜 3g，大枣 10g，甘草 10g，麻黄 10g，石膏 40g（先煎），桑叶 15g，杏仁 10g，煅龙骨 25g（先煎），煅牡蛎 25g（先煎），白术 15g，酒大黄 3g，浮小麦 15g。5 剂，日 1 剂，水煎服，早晚饭后内服。

2021 年 9 月 19 日（白露）二诊：汗出、手足心热等症状改善，口干欲饮，夜间甚，大便黏，成形，日 1 次，尿色淡黄，纳可，寐安，舌淡红，苔薄黄，脉滑。处方：桂枝 9g，白芍 9g，生姜 3g，大枣 9g，甘草 3g，麻黄 9g，石膏 40g（先煎），桑叶 30g，杏仁 9g，黄芩 10g，煅龙骨 25g（先煎），煅牡蛎 25g（先煎），白术 15g，浮小麦 15g。5 剂。

随访，诸症愈。

按语：《黄帝内经》云"阳加于阴谓之汗"，指出汗由阴津受阳气气化而来，阴阳失调则容易出现汗液代谢异常，而汗出异常又将损及阳气、津液，使虚者愈虚，邪实愈盛。"手足心汗"属于汗证的一种，因手足四肢为脾胃所主，故不论脾胃蕴热或脾胃亏虚，均可导致汗出异常。《伤寒论》第53条言"病常自汗出者，此为荣气和……宜桂枝汤"，指出太阳营卫不和、阴阳失调可致汗出异常，而第220条"二阳并病，太阳证罢，但发潮热，手足漐漐汗出，大便难而谵语者，下之则愈"，则指出太阳病转入阳明，因热入于里，迫津外出，亦可出现手足汗出。该案病者见晨起眼睑浮肿，时自汗出，考虑兼见表邪，而口干、便难、手足心热、苔黄、脉滑为热郁阳明征象，故选用桂枝二越婢一汤化裁。桑叶为止汗要药，以疏风泻热；伍酒大黄、杏仁轻泻阳明；加白术可利水又兼治汗之力；煅龙牡、浮小麦收涩敛汗。全方起到双解表里、散收并举、攻补兼施之用。再诊诸症缓解，因大便通畅，故去大黄，改用黄芩清肺热而止汗。三诊而收全效。

（许勇镇案）

五、汗证（自汗）

气虚不固，饮停肌表证案

刘某，女，71岁，2020年10月6日初诊，秋分。

主诉：汗多伴手脚麻木半年余。

现病史：患者自觉口干口苦，汗出恶风，动则尤甚，体倦乏力，周身酸楚，面色无华，体型稍肿，手脚麻木，腰酸，纳寐尚可，大便1～2天一行，舌淡苔薄白，脉细濡。

西医诊断：多汗症。

中医诊断：自汗。气虚不固，饮停肌表证。

治法：利水渗湿，固表止汗。

处方：疏凿饮子合牡蛎散加减。茯苓皮15g，大腹皮12g，陈皮6g，忍冬藤12g，槟榔9g，桑枝12g，黄柏6g，草豆蔻4g（后下），苍术4g，狗脊8g，生杜仲20g，生黄芪12g，浮小麦12g，桂枝6g，五味子9g，大黄8g（后下）。7剂，日1剂，水煎煮，每日巳时、未时、申时温服。

后随访，患者服药后自汗明显好转，但稍过时日便又复发，故嘱患者每逢换季可前来就诊。

按语：自汗病机虽繁，但其本质均是"伤阳"，或阳气的固摄作用降低，或阳气的推动作用加强。固摄作用是人体阳气的正常生理功能，自汗由阳气功能受损所致，故"伤阳"是自汗产生的根本病机。患者卫阳不足，无以抗御外邪，使风寒水湿从腠理侵入，停于肌表经络。亦可因阳气不足难以运化水液，日久使水湿停于肌表，即《金匮要略》所述之"溢饮"，出现体型浮肿、肢体麻木。阳气性升发布散，补气升阳法旨在升发清阳之气以和调五脏，充实腠理。茯苓皮、大腹皮、陈皮、槟榔，行气利水消肿；忍冬藤、桑枝祛风通络；黄柏坚肾，苦以燥湿；苍术健脾燥湿；草豆蔻燥湿调中；狗脊、杜仲滋补肝肾；桂枝加黄芪乃宗扶助卫阳之旨，用桂枝之辛温，温阳散表寒，黄芪以补气，固腠理之开合；浮小麦益气止汗；五味子生津敛汗；大黄利水消肿祛湿。服药后，患者自汗明显好转，但逢节气变换又见汗出，故嘱换季前复诊调理。

（林润立案）

2. 湿郁卫表证案

林某，男，58岁，2021年9月18日初诊，白露。

主诉：多汗6个月。

现病史：患者6个月前无明显诱因出现多汗，活动后加重，汗出如油，无色黄染衫，无夜间盗汗。曾经于他处就诊，未明确诊断，予中、西药治疗（具体不详）病情无好转。今为求进一步中医治疗，遂就诊于我处。患者平素易腹泻，每日2～3次，受凉及食油腻食物后加重，自发病以来，体重未见明显变化。刻下：多汗，活动后加重，汗出如油状，头部尤甚，微恶风寒，口渴喜饮，纳眠可，大便如上诉，小便黄，舌红苔厚腻，脉沉。

既往史：腰椎间盘突出症。

西医诊断：植物神经功能紊乱；腰椎间盘突出症。

中医诊断：自汗。湿郁卫表证。

治法：宣表化湿，调和营卫。

处方：藿朴夏苓汤合桂枝汤加减。广藿香12g（后下），厚朴12g，姜半夏12g，茯苓15g，北柴胡9g，大腹皮10g，紫苏叶6g，麸炒枳壳12g，麻黄根6g，滑石10g（布包），桂枝6g，白芍9g，炙甘草3g。7剂，水煎煮，早晚餐后内服。嘱清淡饮食。

2021年9月25日（秋分）二诊：患者诉服上方后多汗症状较前减轻，自觉身体较前轻松，大便偶可成型，仍易腹泻，小便量增多，舌红苔白厚，脉沉。患者汗多症状较前改善，身体自觉轻松，小便量增多，应是辨证准确，湿气渐去之征象。故予原方加麸炒白术10g。7剂。

2021年10月2日（秋分）三诊：患者复诊，诉汗出症状较前改善，未活动时已无明显汗出，汗水质清，头部仍甚，大便尚不成型，舌淡红，苔白偏厚，脉滑。效不更方，予原方加砂仁3g（后下），干姜3g，温脾健运。14剂。

2021年10月16日（寒露）四诊：患者诉汗多症状基本痊愈，现已无明显多汗表现，且经调理后大便可基本成形。患者诸症均有改善，予调整用药，着重健脾以祛湿。处方：厚朴12g，姜半夏12g，茯苓15g，北柴胡9g，大腹皮10g，麸炒枳壳12g，桂枝6g，白芍9g，甘草3g，麸炒白术10g，砂仁5g（后下），干姜3g，陈皮6g，白扁豆20g。10剂。

电话随访，多汗症消，大便成形，余未诉不适。

按语：本例患者症见多汗，活动后加重，且无夜间盗汗表现，属中医"自汗"范畴。患者多汗，头部尤甚，汗出如油状，同时患者受寒及食油腻食物后易腹泻，可知多汗症状与"湿"邪密切相关，正如《伤寒论·辨痉湿暍脉证》所云"湿家，其人但头汗出……小便不利，舌上如胎者"。患者多汗，活动后加重，伴微恶风寒，所谓"阳加于阴谓之汗"，营卫功能失调亦是自汗的重要病机之一。综合分析，患者平素脾胃运化功能较差，无法健运水湿，加之地处闽南，素盛湿热，夏秋之际，湿邪尤甚，内外交加，导致湿郁卫表，营卫失调，故予藿朴夏苓汤合桂枝汤加减，芳香宣表化湿，调和营卫，同时佐以一味滑石，清热利湿，使邪有出路，内外分消。二诊即见显效，患者自觉周身轻松，小便增多，此为邪有出路，湿气渐去之征象。然其本在于脾胃健运不足，且湿性黏腻难解，故而逐步加强脾运，缓缓图之。四诊之时，已为寒露节气，加之天气渐凉，患者多汗之证基本痊愈，故而调整用药，着重健脾，以治其本。

自汗为临床常见症。《济生方·诸汗门》运："人之气血，应乎阴阳，和则平，偏则病。阴虚阳必凑，故发热自汗；阳虚阴必乘，故发厥自汗。"该例患者脾胃素虚，素盛湿热，加之外受风邪，导致营卫不和，卫外失司，而致汗出。《医学正传·汗证》云："其自汗者，无时而濈濈然出，动则为甚，属阳虚，胃气之所司也……大抵自汗宜补阳调卫。"桂枝汤为和营卫、调阴阳的基础方。桂枝辛温，辛能散邪，温从阳而扶卫；芍药酸寒，酸能敛汗，寒走阴而益营。桂枝君芍药，是于发散中寓敛汗之意；芍药臣桂枝，是于固表中有微汗之道焉。学习经方，应着重体会先贤组方配伍特点。

（丘余良案，李永志整理）

六、汗证（盗汗）

1. 营卫失调，脾肾阳虚证案

林某，男，36岁，2019年11月16日初诊，立冬。

主诉：盗汗、腹泻3年。

现病史：患者3年来每晚汗出湿衣，醒后汗止，伴腹泻，每日4～5次，大便稀溏，喝酒或冷饮后即泄，四处就诊无效。刻下：盗汗、腹泻如前，夜寐差，纳可，小便正常，性功能减退，舌淡白苔厚腻，脉沉。

西医诊断：汗证。

中医诊断：盗汗。营卫不和，脾肾阳虚证。

治法：调和营卫，温脾补肾。

处方：桂枝汤、牡蛎散合四神丸加减。桂枝25g，白芍25g，炙甘草5g，生黄芪30g，煅牡蛎30g（先煎），煅龙骨30g（先煎），麻黄根15g，浮小麦30g，五味子10g，补骨脂10g，肉豆蔻10g，诃子10g，吴茱萸6g，白扁豆15g，泽泻10g。7剂，日1剂，水煎煮，早晚饭后内服。

患者服至第4剂时盗汗止，大便正常，因春节期间忌讳服药，遂自行停药，年后再进1周巩固疗效，多年盗汗、腹泻顽疾痊愈，性功能亦改善。

按语：本案患者宗筋弛缓，阳强不举，房事生活不容乐观，且3年来易腹泻、盗汗、寐差，此属脾肾阳虚，迟冷之质无疑。《金匮要略》有云："夫失精家，少腹弦急，阴头寒……为清谷，亡血，失精。"故治宜滋阴温阳为主，方拟桂枝汤、牡蛎散合四神丸加减。桂枝汤，柯韵伯评价道"外可解肌调营卫，内可化气和阴阳"，外调营卫即能止汗，内和阴阳即可止泻，是为对症方剂。合牡蛎散加强收敛止汗、固涩精微之功。"阳加于阴谓之汗。""夺汗者无血，夺血者无汗。"血汗本为同源，精血亦为同源。敛汗即为敛营阴，精气不得妄泄。再者以四神丸针对脾肾阳虚之体，是固护其根本。如此治疗，疗效颇显。

（王建挺案，杨运劼整理）

2. 阴虚火旺证案

李某，男，30岁，2021年7月7日初诊，小暑。

主诉：夜间出汗1周。

现病史：患者1周前因劳累后出现夜间出汗，未重视，出汗症状逐渐加重遂来就诊。刻下：出汗频频，稍感乏力，口干喜饮，纳寐可，小便色黄，大便日通，舌红苔薄黄，脉细数。

西医诊断：多汗症。

中医诊断：盗汗。阴虚火旺证。

治法：滋阴清热，固表止汗。

处方：当归六黄汤、玉屏风散合牡蛎散加减。当归8g，生地黄10g，熟地黄10g，黄芩6g，黄连3g，生黄芪15g，黄柏5g，煅牡蛎15g（先煎），煅龙骨15g（先煎），生白术10g，防风3g，浮小麦15g。7剂，日1剂，水煎煮，午晚饭后内服。

2021年7月12日（小暑）二诊：出汗大减，乏力减轻，口稍干，舌淡红苔薄白，脉细数。守原方3剂巩固治疗。

按语：汗证是由于阴阳失调，腠理不固，而致汗液外泄失常的一种常见病证。其中，不因外界环境因素的影响，而白昼时时汗出，动辄益甚者，称为自汗；寐中汗出，醒来自止者，称为盗汗，亦称为寝汗。患者而立之年，相火易动，可致虚火内生，热逼津液外泄或津液被扰，不能自藏而外泄则出现盗汗；阴津耗伤，虚火内扰则口干喜饮；气随津伤则感乏力；舌红苔薄黄，脉细数均为阴虚火旺之象。治当滋阴清热、固表止汗，方选当归六黄汤合玉屏风加减。当归六黄汤出自李东垣的《兰室秘藏》，为"治疗盗汗之圣药"。方中当归、生地黄、熟地黄入肝肾，养血滋阴，壮水制火，为本方的君药。黄芩、黄连、黄柏清心除烦，泻火以坚阴，为臣药。黄芪益气固表，加白术、防风与黄芪组成玉屏风散固表止汗。煅牡蛎、煅龙骨起收敛固涩之功。诸药合用，育阴清热，标本相顾。二诊，患者盗汗明显减轻，效不更方，守方续服。

（张荣东案）

3. 阴虚火旺，湿热中阻证案

患者，男，52岁，2021年2月24日初诊，雨水。

主诉：入睡困难5年，伴夜间汗出1周。

现病史：患者5年前始出现夜间入睡困难，时辗转反侧数小时难入眠，伴夜寐不安。1周前出现汗出异常，夜间汗出更衣数次，遂来求诊。刻下：夜间汗出，汗出湿衣，夜寐不安，口干口苦，小便黄，大便黏腻不爽，舌红苔黄腻，关脉滑尺部沉。

西医诊断：多汗症；失眠。

中医诊断：盗汗。阴虚火旺，湿热中阻证。

治法：滋阴泻火利湿，益气固表止汗。

处方：当归六黄汤合牡蛎散加减。生地黄15g，黄芪30g，当归6g，黄芩10g，黄连6g，黄柏6g，牡蛎30g（先煎），浮小麦30g，麻黄根10g，夏枯草15g，法半夏12g，百合

30g，苏叶 12g。3 剂，日 1 剂，水煎煮，早晚饭后 30 分钟温服。

后随诊，服药 3 剂盗汗已除，后调治失眠月余，诸症亦消，病去无忧。

按语：盗汗之名可见于《金匮要略》，又称"寝汗"。本案患者素体肾阴不足，而心火偏亢，水不制火，蒸腾津液，迫使阴液失守而盗汗。阴虚阳亢，阳难入阴，阴阳失交，故见夜寐欠安；口干口苦、小便黄、大便黏腻不爽是湿热之征象。结合舌脉，四诊合参，本案属阴虚火旺、湿热中阻证，治以滋阴泻火利湿、益气固表止汗，方拟当归六黄汤合牡蛎散加减。

当归六黄汤出自《兰室秘藏》，原书指出本方为"治盗汗之圣药也"。方中黄芪最补脾气，又可固表止汗；当归补血兼润肠通便。二药合用，则补土培元、补气益血。去原方滋腻碍胃之熟地黄、甘寒之生地黄，配合苦寒之黄柏，泻其阴火。湿热中阻，取苦寒之黄芩、黄连直折。加《太平惠民和剂局方》之牡蛎散，牡蛎、浮小麦、麻黄根三药相合，固摄收敛。夏枯草、法半夏、百合、苏叶，四药相配，为国医大师王琦所创"交合安魂汤"，专为阳不入阴所致之不寐而设。诸药共用，使内外相和，泻火而滋阴，使邪去正复，盗汗自除，此亦正合《医学正传·汗证》"大抵自汗宜补阳调卫，盗汗宜补阴降火"之理。

（周楚案）

七、汗证（黄汗）

湿热内蕴，迫津外出证案

刘某，男，60 岁，2014 年 8 月 15 日初诊，立秋。

主诉：汗多 2 年。

现病史：2 年前患者开始汗多，汗出不分季节与昼夜，夏天更甚，每次吃饭，汗可顺着手臂流下，动则更甚，衣服几乎湿透，且以流黄汗为主，曾服民间单方多种未取效，十分苦恼。刻下：多汗，身重，口干口苦，胸胁烦满，伴目眩，寐不安，溲少，神疲乏力，大便溏薄，舌红苔黄腻，脉弦。平素嗜食猪蹄等肥甘之品。

既往史：有乙肝"小三阳"病史。

西医诊断：多汗症；乙肝小三阳。

中医诊断：黄汗。湿热内蕴，迫津外出证。

治法：清热化湿为主，佐以渗利。

处方：茵陈五苓散合甘露消毒丹加减。绵茵陈 15g，茯苓 15g，泽泻 15g，猪苓 10g，白术 10g，桂枝 5g，白蔻仁 6g，藿香 10g（后下），滑石 20g（布包），灯芯草 5g。4 剂，日 1 剂，水煎煮，早晚餐后内服。

2014 年 8 月 19 日（立秋）二诊：汗出减少，神疲乏力有所改善，精神转佳，纳食增加，但感胃部胀闷不适，呕酸水。上方加海螵蛸 20g（先煎）。4 剂。

2014 年 8 月 23 日（处暑）三诊：多汗明显改善，效不更方，继续服药半个月。病愈。

按语：汗乃津液所化，人体是以排泄汗液的方式来调节机体阴阳的。对于汗出的机理，根据《素问·阴阳别论》"阳加于阴谓之汗"的理论，汗出与阳气关系密切，阳气蒸腾气化津液而形成汗液，由汗孔排出体外。历代众医家多认为，阳虚自汗，阴虚盗汗，言汗证之病机常围于阴阳失调、腠理不固。

张介宾认为："自汗、盗汗亦各有阴阳之证，不得谓自汗必属阳虚，盗汗必属阴虚。"湿热内蕴是汗证不可忽视的重要病机之一，无论自汗、盗汗皆可因此而发。湿热的产生与脾胃关系尤为密切。因脾主运化，喜燥恶湿，江南地域气候湿热，尤其是炎热夏季，晴雨间作，天热地湿，湿热上蒸，人易受邪侵，湿热之邪由表入里，蕴结中焦，再加上此患者嗜好肥腻之品，故而内外湿热交蒸汗出，故投以茵陈五苓散合甘露消毒丹，使湿热分消则其汗自止。

（陈锋斌案）

八、痰饮

饮留心下证案

林某，男，52岁，2021年11月22日初诊，小雪。

主诉：后背发凉5天。

现病史：患者5天前外感后出现后背部发凉，巴掌大小，位置固定，余无不适，纳可，寐可，二便调，舌淡白苔薄白，脉弦滑。

中医诊断：痰饮。饮留心下证。

治法：健脾益气，温阳利水。

处方：苓桂术甘汤加减。黄芪15g，茯苓15g，桂枝15g，白术15g，炙甘草10g，防风10g，独活15g。5剂，日1剂，水煎煮，早晚饭后温服。

2021年11月27日（小雪）二诊：背部发凉较前改善，纳可，寐可，二便调，舌淡红，苔薄白，脉微弦。考虑表证已除，续守上方，去防风、独活。5剂。

随访，背凉已愈。

按语：本例患者因素体阳虚，感受寒邪，卫阳不御，寒邪内侵，脾阳亏虚，水饮内生，心阳不振，邪留心下所致，正如《金匮要略·痰饮咳嗽病脉证并治》所言"夫心下有留饮，其人背寒冷如手大"。背部腧穴为人体脏腑经络气血输注之处，心之俞穴在背部，寒饮注其俞，阳气不得展布，无法温煦机体，故背部发凉。《金匮要略·痰饮咳嗽病脉证并治》指出"病痰饮者，当以温药和之"，"心下有痰饮，胸胁支满，目眩，苓桂术甘汤主之"。故本案用苓桂术甘汤加减，健脾益气、温阳利水。方中茯苓、白术，健脾补中，渗湿化饮；桂枝、炙甘草，辛甘化阳，内壮心阳，温化寒阴，外固肌表，防邪内侵；另加黄芪补益肺脾，行气利水；此病起自外感，遂加防风、独活祛风解表，标本同治。二诊，效不更方，表证已除，故去防风、独活，继进5剂乃愈。

（林丽贞案）

九、抑郁状态（郁证）

1. 肝郁脾虚证案一

陈某，男，29 岁，2021 年 1 月 6 日初诊，小寒。

主诉：心烦、失眠 5 年，加重 2 个月。

现病史：患者缘于 5 年前因工作压力导致思虑过多出现失眠，甚则整晚不寐，伴焦虑、心烦不安，无恶心、呕吐，无畏冷、发热，无呕血、黑便，无腹痛，就诊于省中医院内科门诊，给予镇静安神药对症治疗（具体药物不详），症状可减轻。2 个月前，患者感上述症状加重，遂来我院心理科就诊，诊断为抑郁状态，给予口服氯硝西泮片 1 片，每晚睡前 1 次，并辅助心理治疗，后自觉症状可缓解，且每夜可睡眠 3～4 个小时。近日来，自诉服用上药后无效，为进一步治疗入住我科。刻下：心烦，失眠，每晚能入睡 3～4 个小时，大、小便正常，舌淡红，苔白腻，脉弦细。

既往史：既往 2012 年曾行精索静脉曲张手术；1 年前因心慌曾在我院心内科就诊，行心脏冠脉 CT 示左前降支近段心肌桥，未予治疗。

西医诊断：抑郁状态。

中医诊断：肝郁证。肝郁脾虚证。

治法：疏肝解郁，益气健脾。

处方：逍遥散加减。当归 15g，白芍 15g，柴胡 6g，茯苓 15g，生白术 15g，川芎 10g，香附 9g，牡蛎 30g（先煎），陈皮 15g，太子参 15g，郁金 12g，甘草 6g，紫苏叶 15g，百合 15g，夜交藤 15g，酸枣仁 30g，五味子 15g，远志 15g，柏子仁 15g。5 剂，日 1 剂，水煎煮，早晚餐后内服。

并针刺治疗（百会、安眠、内关、太冲、足三里）以调节情志助眠。

2021 年 1 月 20 日（大寒）二诊：患者失眠症状明显改善，昨晚能入睡 6～7 小时，无心烦，大小便正常。继服中草药，加强疏肝解郁、重镇安神的治疗作用。在原方基础上，百合改为 30g，柴胡改为 12g；加煅龙骨 30g（先煎），牡丹皮 15g，夏枯草 15g，佛手 10g，石决明 15g（先煎）。7 剂。针刺治疗同上。

2021 年 1 月 26 日（大寒）三诊：患者无诉不适症状，饮食、睡眠可，大小便正常。续予上方 7 剂。针刺治疗同上。

按语：郁证病名首见于《医学正传》，后世逐渐把情志之郁作为郁证的主要内容。本案郁证乃因思虑过度，情志抑郁，肝气郁结，脾不得运，气机不畅，郁而化火，上扰心神，而见心烦、失眠。故中药汤剂以疏肝健脾、宁心安神为主。针灸取百会、安眠宁心安神，内关、足三里以调中气，太冲泻肝火。在临床治疗中，还必须结合心理治疗，在充分倾听患者病痛感受后，分析其致病外因，确定其致病内因，启发患者找出心理症结，指出本病性质是功能性的，具有可治愈性，使患者能移情易性，克服心理障碍，从而提高疗效。

（刘晓娟案）

2. 肝郁脾虚证案二

方某，女，67岁，2021年5月12日初诊，立夏。

主诉：情志不舒1个月。

现病史：1个月前，患者出现心情低落，闷闷不乐，易受惊吓，易出汗，未经诊治，今求诊于我科。刻下：心情低落，闷闷不乐，喜叹气，易受惊吓，易出汗，纳寐差，大便溏，小便正常，舌淡，边有齿痕，苔薄白，脉弦滑。

西医诊断：抑郁状态。

中医诊断：郁证。肝郁脾虚证。

治法：疏肝健脾，理气安神。

处方：四逆散合四君子汤加减。北柴胡6g，白芍15g，枳壳10g，党参15g，白术15g，茯苓15g，制陈皮10g，太子参15g，麦冬15g，百合15g，浮小麦30g，生龙骨24g（先煎），甘草3g。7剂，日1剂，水煎煮，早晚饭后温服。

2021年5月27日（小满）二诊：服药后心情较前舒畅，仍易受惊吓，出汗较前减少，纳寐较前明显改善，大便已不溏，舌淡，边有齿痕，苔薄白，脉偏弦。守上方加玉竹10g，郁金10g，山药15g。7剂。

后随诊，症状明显改善。

按语： 患者因心情抑郁日久，肝气郁结，情志不舒，故自觉心情低落，闷闷不乐，喜叹气；年老脏腑功能减退，脾不健运，气血不足，心胆失养，气虚不摄，故见易受惊吓，易出汗，纳寐差，大便溏。舌淡，边有齿痕，苔薄白，脉弦滑亦为肝郁脾虚之象。证属肝郁脾虚证，治疗上予调和肝脾、疏肝理气。四逆散疏肝郁，四君子汤益气健脾，太子参益气养阴，加用制陈皮行气调畅气机，浮小麦止汗益心气，麦冬、百合滋阴补心，龙骨安神定志，甘草调和诸药。二诊，患者服药后心情较前舒畅，仍易受惊吓，出汗较前减少，纳寐较前明显改善，大便已不溏，故守上方加郁金舒畅情志，加玉竹滋阴养心，加山药健脾涩精。

（叶彬华案，余唯溶整理）

十、免疫性血小板减少性紫癜（紫斑）

脾不摄血证案

苏某，女，17岁，2019年5月6日初诊，立夏。

主诉：小腿瘀点7年，加重3个月。

现病史：患者2013年（11岁）时，因"小腿紫癜瘀点1年"在福建医科大学附属协和医院血液科诊断为免疫性血小板减少性紫癜，予丙种球蛋白短期静脉滴注，并配激素长期口服治疗，症状得到控制，但停药即复发，病情一直反复。患者曾于2017年2月26日、2019年2月12日和2019年4月1日3次按福建医科大学附属协和医院方案住院治疗，病情好转后出院。患者长期服用激素，出现非常明显的副作用，如形体肥胖、满月脸、皮肤花纹开裂以及幻觉等精神症状。2019年5月4日，患者于尤溪县总医院查血小板25×10^9/L，家属考虑再三，决定放弃服用激素，改用纯中药治疗，遂求诊于我处。刻下：小腿紫癜、瘀点数量多且密集，纳少，恶油腻，寐稍可，神疲乏力，恶风，偶有头晕，大便稀，日1次，舌淡红，苔白腻，脉沉细而弱。

西医诊断：免疫性血小板减少性紫癜。

中医诊断：紫斑。脾不摄血证。

治法：补气健脾生血。

处方：归脾汤加减。生黄芪60g，当归10g，党参15g，炒白术15g，茯神15g，远志10g，酸枣仁10g，木香10g（后下），炙甘草5g。7剂，日1剂，水煎煮，早晚饭前1小时空腹分服。

2019年6月9日（芒种）二诊：上方服用1个月余，患者神疲乏力稍有改善，但血小板数值却一直无明显好转，波动于（21～26）×10^9/L。因其病为慢性疾病，见效慢，予前方14剂续服。

2019年6月30（夏至）三诊：上方服用21天，症状改善不明显，2019年6月29日于尤溪县总医院查血小板19×10^9/L，为服药后最低值。细问病情，症状与前无异，面白无华，小腿紫癜、瘀点数量多且密集，纳少，恶油腻，寐可，神疲乏力，恶风，偶有头晕，大便溏，舌淡红，苔白腻，脉沉细而弱。四诊合参，脾气虚不能摄血无疑，但细细望舌诊脉，舌淡红中有些许不易觉察的瘀斑，脉沉细而弱略涩。考虑患者年龄虽小，但病已7年，久病及络，络脉受阻，气血不行，虽有大剂量健脾补气生血之药亦无法到达病所，此即中医所谓"瘀血不去，新血不生"也，故改治法为补气生血、化瘀通络，以求去瘀生新，予上方加入活血化瘀通络药。

处方：桃红四物汤合补血汤加减。生黄芪60g，当归10g，桃仁15g，红花10g，熟地黄15g，赤芍15g，川芎10g，当归10g，地龙15g，蜈蚣1条，炙甘草5g。日1剂，30剂，煎服法同前。

2019年7月29日（大暑）四诊：小腿紫癜基本消失，纳可，恶风、神乏症状明显好转，血小板从当时的最低值19×10^9/L稳步上升。7月28日复查血小板52×10^9/L。效不更方，守前方去蜈蚣，加全蝎5g，续服。

2019年8月8日（立秋）五诊：8月8日复查血小板值降至34×10^9/L，小腿又出现了少量紫癜。细问病史，患者在复查之前感冒发烧了几天，考虑到可能是感冒诱发的体内炎症影响了免疫系统，导致血小板降低。现感冒已愈，上方续服。

2020年1月19日（小寒）六诊：自2019年8月8日至2020年1月19日，患者一直坚持治疗，血小板数目稳步上升，病情未再有反复，紫癜亦未再发作。现患者身体恢复良好，且免疫力、体力和精神均得到一定的提高，复查血小板数为131×10^9/L，已恢复正常。

按语：免疫性血小板减少性紫癜（ITP），是免疫介导的血小板过度破坏所致的出血性疾病，以广泛皮肤黏膜及内脏出血、血小板减少、骨髓巨核细胞发育成熟障碍、血小板生存时间缩短及血小板膜糖蛋白特异性自身抗体出现为特征。西医治疗本病多采用糖皮质激素、脾切除、免疫抑制剂等方法。近年来，也有学者试用小剂量利妥昔单抗治疗本病。然而，上述各种治疗方法虽然起效快、显效著，但远期疗效多不佳，副作用多。如本案患者，久用激素，但激素疗效不佳后，西医医生就对其束手无策了。

脾为后天之本，主统血，可以统摄、控制血液在脉中正常运行而不溢出脉外。脾气统摄血液实际是气固摄的作用，是脾运正常、气生有源、气足而固用的表现。气足则能摄血，故脾统血与气摄血是统一的。脾气健旺，固摄作用健全，血液则循脉运行而不溢出脉外。若脾气虚弱，运化无力，气生无源，气衰而固摄功能减退，血液则失去统摄而导致出血。

根据望、闻、问、切四诊合参，本病的诊断是明确的，属于非常典型的脾不摄血证，故初诊时以补气健脾生血为法，予归脾汤加减进行治疗。患者服药 1 个月余，虽自觉神疲乏力稍有改善，但血小板数值却一直无明显好转，波动在（21～26）×10^9/L。后仔细审查，患者虽症状与前无异但细辨其舌脉，舌淡红中有些许不易觉察的瘀斑，脉沉细而弱中带着一丝涩意，是有瘀象。中医有云"久病及络"，又云"瘀血不去，新血不生"，患者年龄虽小，但病已 7 年，久病及络，络脉受阻，气血不行，故虽有大剂量健脾补气生血之药亦无法到达病所，遂在益气补血药中加入大队活血化瘀通络药。患者服用上方后小腿紫癜基本消失，纳可，恶风神乏症状明显好转，血小板逐渐上升，最后恢复正常。

（郑敏麟案，王亚楠、黄浩龙整理）

十一、骨髓纤维化（虚劳）

气血两虚，痰瘀阻络证案

史某，女，67 岁，2009 年 4 月 9 日初诊，清明。

主诉：疲劳、食欲减退半年。

现病史：半年前患者因家庭变故，日夜悲伤，持续 1 个月后，逐渐出现疲劳、纳呆，进行性加重，伴逐渐消瘦，就诊于福建医科大学附属协和医院，发现贫血严重，骨髓穿刺活检确诊为骨髓纤维化，给予骨化三醇口服及间断输血治疗。初期，患者每 2 个月输血 1 次，之后每个月输血 1 次，再后来每 2 周输血 1 次，仍不能维持，病情持续加重，因其丈夫长期在我处就诊，为住院治疗，求诊于我处，平车入院。患者病重，血红蛋白最低至 40g/L，不能进食，容易呕吐，疲乏虚弱不能下床，发热，体温 38℃，入院后每周输红细胞悬液 1 次，每次 400mL，并予肠外营养支持、抗生素治疗，中药给予六君子汤治疗，但效果差，病情每况愈下，血红蛋白在 50g/L 左右，体温在 38℃左右。住院治疗 2 周余后，家属决定放弃治疗，自动出院。出院时，因是老患者，遂建议患者回家服用中药，以减轻痛苦。刻下：贫血外观，疲乏少神，面色萎黄，四肢浮肿，有时发热，纳呆，多寐，二便少，肝脾肿大，舌淡白，边有齿痕，苔白，脉细数。

西医诊断：骨髓纤维化。

中医诊断：虚劳。气血两虚，痰瘀阻络证。

治法：补中益气，化瘀通络。

处方：补中益气汤加减。生黄芪 12g，白术 9g，陈皮 6g，升麻 6g，柴胡 6g，党参 12g，炙甘草 3g，当归 9g，炒谷芽 15g。14 剂，带药出院，水煎煮，日 1 剂，早晚饭后内服。外购中成药鳖甲煎丸，按说明书口服。

2009 年 6 月 16 日（芒种）二诊：患者儿媳代诊，出乎意料，患者健在，述出院后口服汤药及鳖甲煎丸，1周后发热消失，胃口好转，随即未再口服汤药（不喜欢汤药味道），继续口服鳖甲煎丸，病情逐渐好转，现已能下地活动，一餐可进食水饺15个。至今未再输血，但也未再复查血常规。遂嘱其继续服用鳖甲煎丸，就近医院复查血常规。

2009年7月23日（大暑）三诊：患者已可以步行就诊，疲劳感不明显，纳食可，寐尚可，二便调。诉鳖甲煎丸引起皮肤瘙痒，双下肢小腿严重，需用小刀挠刮以减轻，余无特殊不适。复查血红蛋白90g/L。患者拒绝汤药治疗，嘱其坚持服用鳖甲煎丸，特别要调畅情志。

按语： 患者中西医诊断明确，自动出院之时，已是中气下陷，病入膏肓，考虑"五脏俱虚从中治"，故使用补中益气汤，补益中气，升阳举陷。出院后，患者不但胃口改善，长期发热也得到控制，正合李东垣《脾胃论》中"元气久耗，阴火内生"之论，甘温可除大热。鳖甲煎丸，出自《金匮要略》，治疗疟久、胁下疟母，符合患者肝脾肿大、反复发热的病情特点。此外，鳖甲煎丸扶正祛邪、散结通络、疏肝解郁的功效也和患者病情颇为吻合，故能有如此神效。鳖甲煎丸内有多种虫药，患者皮肤瘙痒可能由此而起，也可理解为药物中病起效的一种表现。此患者为本人行医近20年疗效最为神奇的一例，中医药的功效可见一斑。治疗过程中，患者曾因不能耐受瘙痒而停药，病情立即复发加重，劝说后患者再次服药，病情可再次控制。该患者共服用鳖甲煎丸6年，2015年因多种原因，坚决拒绝继续服用鳖甲煎丸，后病情复发，于同年去世于河南老家。

（李大治案）

十二、2型糖尿病（消渴）

脾肾阳虚证案

芦某，男，33岁，2019年8月3日初诊，大暑。

主诉：血糖升高1个月。

现病史：患者为卡车司机，经常熬夜开车，三餐不规律，且多食生冷。1个月前，患者出现乏力口渴，多次检测空腹血糖波动于（7.1～8.6）mmol/L，诊断为2型糖尿病。患者不愿接受西药治疗，今经介绍，就诊于我处。刻下：面色萎黄，困倦乏力，盛夏手足不暖，小便多，大便稀，舌淡白，苔白腻水滑，脉沉细弱。

西医诊断：2型糖尿病。

中医诊断：消渴。脾肾阳虚证。

治法：健脾补肾，温阳化气。

处方：桂枝去芍药汤合麻黄附子细辛汤加减。炮附子15g（先煎），麻黄10g，桂枝15g，炙甘草10g，干姜15g，茯苓40g，泽泻20g，白术20g，制川乌10g（先煎），杏仁10g，红参10g，生姜9片，大枣5枚。7剂，日1剂，水煎煮，早晚饭后温服。嘱患者戒除烟酒、生冷、辛辣、肥甘厚腻，减少米、面等碳水化合物及油脂摄入，多吃蔬菜、瘦肉，增加锻炼，舒畅心情。

2019年8月12日（立秋）二诊：患诉服药后乏力略有减轻，舌苔白腻水滑如故，大便稀，小便数，脉沉细弱。空腹血糖 7.3mmol/L。证候未变，药量不足，故予原方干姜加至 20g；加猪苓 15g。14 剂。

此后以此思路加减变化调理 3 个月有余，其间患者数次问及能不能治愈，多久能痊愈，心理压力极大，多次想放弃治疗，余只能耐心解答：只有先把体内虚寒祛除，身体阳气逐渐恢复，才有痊愈的可能，如果放弃中药治疗，只能一直服用降糖药物。后患者听劝告，调理 5 个月，空腹血糖渐渐恢复至 6mmol/L 以下，但仍有波动；后坚持服药 7 个月，血糖正常且平稳，体重减少 15kg，舌苔恢复正常。

半年后，患者又来复诊，自诉血糖未再升高，脉象略沉弱，以前法继续调理 1 个月余，血糖渐趋平稳。嘱其仍需减少米面等碳水摄入，多吃蔬菜、瘦肉、增加锻炼。

按语： 本案患者年轻男性，本是体质壮实之人，却因长期熬夜，阳不能入阴得到滋养，又加长期饮冷水，三餐不固定，脾阳受损，久之伤及肾阳，水谷精微不能及时得到运化，在体内堆积，引发消渴，治以温阳化气，病因去，身体机能逐渐恢复生机，血糖才有可能恢复正常。消渴病，多见证型为阴虚火旺，此患者却是一派阳虚，临证时需以患者确切症状辨证分析，不妄自揣测，不迷信经验，才能准确辨证。此患者最后能恢复健康，最重要的因素是病程短、病邪未深，正气未极度亏损，且患者病后能改掉不良习惯，配合锻炼，才能逐渐治愈。血糖正常后，仍嘱咐患者减少米面等碳水摄入，多吃蔬菜、瘦肉、蛋白，增加锻炼，舒畅心情，预防复发。

（高亮案）

十三、2 型糖尿病（消渴呃逆）

气阴两虚，胃气上逆证案

王某，女，69 岁，2021 年 4 月 21 日初诊，谷雨。

主诉：反复口干多饮 9 年余，伴呃逆 1 周。

现病史：9 年余前，患者出现口干、多饮，结合相关检查诊断为 2 型糖尿病，现口服格列齐特缓释片、伏格列波糖、沙格列汀控制血糖，血糖控制尚可。近 1 周来，不明原因反复出现呃逆，稍反酸，无胃胀，无胃痛，无恶心，无呕吐。刻下：口干，喜少量饮水，呃逆，呃声短促，稍反酸，视物模糊，双下肢麻木，乏力纳少，寐尚可，小便调，大便稍干结，舌红苔少薄黄，脉细。

西医诊断：2 型糖尿病。

中医诊断：消渴；呃逆。气阴两虚，胃气上逆证。

治法：益气养阴，和胃降逆。

处方：益胃汤加减。北沙参 15g，麦冬 15g，玉竹 10g，百合 15g，白芍 15g，旋覆花 3g（布包），代赭石 24g（先煎），黄芪 30g，苍术 6g，制陈皮 6g，甘草片 3g。7 剂，日 1 剂，水煎煮，早晚饭后温服。

后随访，服药后患者呃逆症状消失。

按语： 呃逆是指胃气上逆动膈，以气逆上冲，喉间呃呃连声，声短而频，令人不能自止为主要临床表现的病证。消渴病久，百病丛生，该患者消渴日久，耗伤津液，正气虚损。患者年老脾胃虚弱，脾主运化，属于阴脏，喜燥恶湿，其性主升，胃主受纳，属于阳腑，喜润恶燥，其性主降，升降相因，燥湿相济，气虚则升清降浊的功能失常，阴虚则无以布散，以致胃失和降，膈间气机不利而出现呃逆。因此，在治疗上，在和降胃气之时健运脾气，以复脾胃之升降。方中用沙参、麦冬、玉竹、百合养阴益胃，加用白芍敛阴，用旋覆花、赭石和胃降逆，重用黄芪补脾益气，加少量苍术、陈皮健脾并防养阴药过于滋腻。

（叶彬华案，胡光华整理）

十四、2型糖尿病（消渴便秘）

燥热伤津证案

柯某，女，65岁，2021年7月26日初诊，大暑。

主诉：反复口干多饮1年余，伴大便秘结1周。

现病史：患者1年余前出现口干多饮，于外院就诊，查空腹血糖大于7mmol/L，糖化血红蛋白6.6%，诊断为2型糖尿病，予间断口服中药汤剂控制血糖，配合饮食、运动治疗，血糖控制尚可。近1周，因进食较多煎炸食品大便秘结，求诊于我处。刻下：口干，多饮，便干，质硬，2～3日1行，纳少，寐尚可，形体偏瘦，舌红，舌中有裂纹，苔薄黄，脉弦细。快测随机血糖（早餐后3小时）7.8mmol/L。

西医诊断：2型糖尿病。

中医诊断：消渴合并便秘。燥热伤津证。

治法：清热养阴生津。

方药：自拟清肺润肠方。桑叶6g，玄参10g，麦冬10g，百合10g，桔梗10g，苦杏仁6g，火麻仁15g，决明子15g，瓜蒌30g，麸炒枳壳10g，白芍15g，甘草片3g。10剂，日1剂，水煎煮，早晚餐后内服。

2021年8月2日（大暑）二诊：患者服药后口干、多饮、便干明显缓解，大便日1次，查早餐后2小时血糖7.3mmol/L。效不更方，予原方案继续服用3剂。

按语：患者形体偏瘦合并消渴，为阴虚燥热之体，肺胃阴津不足，故见口干多饮，食纳减少；肺与大肠相表里，肺阴亏虚，燥热内生影响肠道，阴液不足肠道失润，故出现肠道干涩，排便困难；舌红，苔薄黄，舌中有裂纹，脉弦细为阴虚燥热之象。《灵枢·本输》云："肺合大肠，大肠者，传导之腑。"《灵枢·经脉》提出，手太阴肺经属肺、络大肠，手阳明大肠经属大肠、络肺，肺与大肠一脏一腑，表里相关。生理上，肺主气，司呼吸，肺通过宣发肃降功能影响全身气机的升降出入；大便通畅，依靠肺气的肃降功能来推动肠腑的传化，即"肺上窍开于鼻，下施于魄门"。肺又主行水，通过肺气的宣发肃降运动推动和调节全身水液的输布与排泄，下润大肠，过湿则泻，过燥则结，即水升舟行，水枯舟停。大肠者，传导之官，唐宗海在《医经精义·脏腑之官》中云："大肠之所以能传导者，以其为肺之腑。肺气下达，故能传导。"此外，大肠通过"传化物而不藏"使六腑通畅，利于肺气更好地行使宣发肃降、通调水道之功。根据病机，确立治法为养阴润燥，加清肺热之药以泻肠腑之热。方中桑叶、杏仁、桔梗入肺经，清肺热，宣降肺气，调达气机；玄参、麦冬、百合滋肺阴，清肺热；瓜蒌、火麻仁、决明子清热润肠通便；枳壳理气。全方养阴生津清肺热，补其津液，"增水行舟"，使"水道溢而舟自行"，同时通过养阴清肺，上消症状改善，血糖也较前下降。

（叶彬华案，胡光华整理）

十五、2型糖尿病（消渴水肿）

脾虚痰湿证案

郑某，男，79岁，2021年5月19日初诊，立夏。

主诉：反复口干8年，双下肢水肿4天。

现病史：患者8年前出现口干，于外院就诊发现血糖升高，诊断为2型糖尿病，目前予阿卡波糖、磷酸西格列汀、那格列奈控制血糖。4天前，患者双下肢水肿，呈凹陷性，伴口干口苦，小便量少、色黄，纳尚可，寐欠安，大便尚调，舌红苔白腻，脉弦滑。尿微白蛋白：阴性。肝功、肾功、心功能正常。

既往史：高血压病及高脂血症病史，长期药物治疗，血脂、血压控制尚好。

西医诊断：2型糖尿病；高血压病；高脂血症。

中医诊断：消渴水肿。脾虚痰湿证。

治法：益气健脾，化痰祛湿。

处方：黄芪30g，茯苓30g，制陈皮10g，薏苡仁24g，白术15g，石菖蒲10g，远志10g，姜半夏10g，丹参15g，车前子15g（布包），甘草3g。14剂，日1剂，水煎煮，早晚餐后内服。

2021年6月7日（芒种）二诊：诉服上方后，双下肢水肿较前明显好转。继续原方案巩固。14剂。

按语：患者消渴病久，年近八十，病属本虚标实，脾虚为本，痰湿为标，病位在脾。脾虚津液输布失职，水湿潴留，泛滥肌肤而致水肿；津液停于下肢，无以上输于头面五官，见口干；无以送至二阴，滞久化热，故出现小便量少、色黄；脾虚生痰，痰饮内盛，脾土壅遏，反侮肝木，肝疏泄失常，故出现口苦。结合舌红，苔白腻，脉弦滑，本案属脾虚痰湿证。《本经疏证》言："黄芪，直入中土而行三焦，故能内补中气，中行营气，下行卫气。"《本草正义》曰："黄芪，补益中土，温养脾胃，凡中气不振，脾土虚弱，清气下陷者最宜。"张锡纯《医学衷中参西录》中提到："小便不利而肿胀者，可用之以利小便。"气能行津，故选用大剂量黄芪，补气之时能推动津液输布与排泄，加强利水消肿之效，为君药。茯苓、陈皮、薏苡仁、白术健脾祛湿；半夏、石菖蒲、远志豁痰化湿；车前子利尿通淋使水湿从下而出，助黄芪利水消肿；因消渴病久，气阴亏虚，阴津亏耗，津血同源，津液输布失常，血行不畅致瘀，故加用丹参活血化瘀。

（叶彬华案，江茗佳整理）

十六、2型糖尿病（痹证）

脾虚肝郁，气滞血瘀证案

于某，女，66岁，2021年1月21日初诊，大寒。

主诉：双下肢肿胀6个月。

现病史：6个月前，患者去美国看望儿子，由于美国疫情严重，患者在家里不能外出，为缓解烦闷，每日倒立，日久胃酸反流导致罹患反流性食管炎，只能吃稀汤粥食，但为求饱腹，便大量喝糖水和粥，又因糖尿病，不规律服药，身体逐渐消瘦，出现双下肢肿胀、麻木，同时出现视物不清，遂求医治疗，测空腹血糖20mmol/L，服用二甲双胍、利格列汀、甲钴胺片，血糖下降，但双下肢肿胀麻木症状没有改善。3周前回国，先治疗反流性食管炎，然后查下肢血管超声示下肢血管堵塞，继续用降血糖和营养神经药物，下肢症状无改善。

刻下：双下肢肿胀麻木感，走路腿软，坐下后再站起来，感觉双下肢无力，便秘，4天没有大便，舌质红，舌根苔白腻，左脉弦细肝脉弱，右脉脾脉沉。血压126/72mmHg，双下肢静脉曲张，未见指凹性水肿。

既往史：甲状腺功能减退病史5年，现口服左甲状腺素片。高脂血症、高尿酸血症病史。抑郁，现每日口服米氮平。腰椎间盘突出病史。

西医诊断：2型糖尿病；甲状腺功能减退；反流性食管炎；抑郁；腰椎间盘突出。

中医诊断：痹证。脾虚肝郁，气滞血瘀证。

治法：益气活血，疏肝健脾。

处方：血府逐瘀汤、当归补血汤合四君子汤加减。生黄芪30g，当归10g，生地黄30g，桃仁10g，红花10g，赤芍10g，枳壳10g，炙甘草6g，党参10g，丹参30g，柴胡10g，川牛膝10g，茯苓15g，炒白术10g，川芎10g。7剂，日1剂，水煎煮，早晚餐后内服。

2021年1月28日（大寒）二诊：患者服药后，最大的改善是大便明显好转，每天大便1次。患者双下肢仍感肿胀、麻木、发软，但从大腿根部已经下移到膝盖处，仍有肌无力、腰酸，舌质红，舌根苔白腻，脉弦细。查空腹血糖5mmol/L左右，餐后血糖6mmol/L。守上方加生杜仲20g，加强壮腰膝的功效；加川牛膝至15g，茯苓至30g，炒白术至15g，加强健脾功效。7剂。

2021年2月4日（立春）三诊：服二诊方后，下肢病变明显好转，大腿和膝盖都没有肿胀麻木和疼痛症状，偶有小腿轻微疼痛，小腿皮肤正常、肌无力明显好转，原右眼眶黑症状消失，大便正常，舌质红苔白，脉弦细。续予上方加减7剂。

按语：患者由于血糖控制不好，导致糖尿病血管神经病变，异国疫情致肝气不舒，心情抑郁，脾胃受损。当归补血汤，补气生血，用于劳倦内伤、气弱血虚、阳浮外越、肌热面赤、烦渴欲饮、脉洪大而虚。本患者便秘，加大当归剂量。血府逐瘀汤具有活血祛瘀、行气止痛的功效。方由桃红四物汤合四逆散加桔梗、牛膝组成，治疗"胸中血府血瘀"，可疏解肝经之郁。本方活血化瘀而不伤血，疏肝解郁而不耗气，加丹参一味，增强活血之效。党参、白术、茯苓、炙甘草，四君子汤益气健脾。诸药合用，共起补气活血、疏肝健脾功效。

（任文英案）

第七节　中医内科杂病

一、发热待查（温病）

暑湿内蕴证案

陈某，男，9岁，2017年7月29日初诊，大暑。

主诉：反复发热2周。

现病史：患者缘于2周前无明显诱因出现高热（自测体温39.1℃），伴恶寒、汗出、咽痛等不适，遂至当地诊所予阿奇霉素抗感染及口服中药等治疗（具体不详），后体温波动于37.5～37.8℃。既往肌酐波动于250μmol/L左右，自发热以来，肌酐不断升高。2017年7月26日查生化全套：尿酸638μmol/L，尿素氮16.67mmol/L，肌酐274μmol/L，胱抑素C 9.89mg/L。血常规：红细胞3.13×10^{12}/L，血红蛋白92g/L。故今日来诊。刻下：时有低热，精神稍倦，纳可，寐时流涎，小便清，大便质软尚成形，口干，咽红，扁桃体无肿大，舌红，苔黄根厚，脉濡数。查肾功能：肌酐353μmol/L。

既往史：右肾发育不良病史4年余，曾于外院查T-CT：①右肾萎缩，考虑先天性发育不良。②左肾代偿性增大，左尿路不完全性梗阻伴左肾积水。③右肾GFR明显降低。既往肾穿病理结果：IgA肾病。否认药物、食物过敏史。

西医诊断：发热待查；IgA肾病。

中医诊断：温病。暑湿内蕴证。

治法：清暑利湿，益气生津。

处方：三加减正气散加减。藿香6g（后下），厚朴6g，陈皮6g，茯苓12g，桂枝6g，通草3g，知母6g，甘草3g，滑石12g（布包），党参12g，六月雪10g，西瓜翠衣30g，石斛12g。7剂，日1剂，水煎煮，早晚饭后分服。

2017年8月5日（大暑）二诊：药后病情平稳，体温稳定于37℃，无特殊不适，纳佳，寐安，二便调，舌淡红，苔黄根厚，脉弦。2017年8月4日查生化全套：尿酸684μmol/L，尿素氮30.85mmol/L，肌酐242μmol/L，胱抑素C 5.52mg/L。原方茯苓改土茯苓12g；加车前草10g。21剂。

后致电随访，药后患儿体温已恢复正常，肌酐、尿酸水平较前下降。

按语：患儿先天肾气不足，罹患痼疾数载，而正气有损，又因小儿脏腑娇嫩，形气未充，今不慎感暑湿之邪，而致内忧外患，新邪不解，痼疾加重。暑湿之邪黏腻重浊，侵犯肺卫，则致卫表不和，正邪交争，故见发热；小儿"脾常不足"，加之暑湿之邪困阻脾阳，脾虚无以收摄津液故见寐时流涎；小儿为纯阳之体，暑湿之邪困阻中焦易郁而化热，故见口干、舌红、苔黄根厚、脉濡数。今治当以急去其邪，兼顾正气。《温病条辨》有言："秽湿着里，舌黄脘闷，气机不宣，久则酿热，三加减正气散主之。"恰与此案大致相符，故阮师临证予三加减正气散化裁处之。此方系吴鞠通根据《太平惠民和剂局方》藿香正气散化裁而来。鞠通曾言："一以升降为主，一以急宣经隧为主。此则舌黄之故，预知其内已伏热。"湿中已酿热，故采取分解湿热之法，湿去则热孤，诸症自解。方中藿香、厚朴、陈皮、茯苓芳香化浊，健脾运湿。滑石辛淡性凉，归胃、膀胱经，善清湿中之热，助膀胱气化，气化则湿热俱化，且佐以通草清热利湿。正如吴鞠通所言"肺主一身之气，气化则湿亦化"，"杏仁、滑石、通草，先宣肺气，由肺而达膀胱以利湿"。桂枝调和营卫、温经通阳；由于小儿"稚阴未长"，湿热之邪易伤阴津，故予知母、石斛滋阴清热、益胃生津；党参养阴润肺和胃，顾护正气；患儿发病时逢盛夏，故予六月雪、西瓜翠衣清暑益气、固护阴液。全方共奏调畅气机、芳香化湿清热之效。1 周后复诊，患儿发热已退，纳寐转佳，实验室指标下降，知药已中的。效不更方，观其舌脉，表邪已去但湿热未尽，故续予原方改茯苓为土茯苓，加车前草以增清热利湿之效。经治后，患者病症悉除，肾功能指标亦明显改善。

（阮诗玮案，阮杏林整理）

二、腰椎间盘突出（腰痛）

1. 督虚骨弱血瘀证案

林某，男，48 岁，2018 年 6 月 24 日初诊，夏至。

主诉：反复腰痛 2 年余，加剧并向下肢放射 3 个月。

现病史：2 年余前，患者开始反复腰部疼痛，腰部用力则痛剧，加剧并向下肢放射。3 个月前，患者在厦门某解放军医院就诊，予推拿治疗，症状反而加剧，腰痛及下肢放射痛严重，影响生活起居，遂到福建省康复医院住院治疗，行 MRI：①腰椎退行性病变。②L5—S1 椎间盘突出（左侧型），伴左侧隐窝变窄。予理疗、针灸、中西药治疗，症状亦无明显减轻，后经其朋友介绍求诊于我处。刻下：腰部疼痛，下肢放射痛，舌暗红，苔薄白，脉沉弦。

西医诊断：腰椎间盘突出症。

中医诊断：腰痛。督虚骨弱血瘀证。

治法：强脊通督，活血通络。

处方：强脊通督汤（自拟）。鹿角霜 15g（先煎），续断 15g，杜仲 15g，川牛膝 15g，生黄芪 30g，土鳖虫 10g，当归 10g，川芎 10g，赤芍 15g，桃仁 15g，红花 10g，炙甘草 5g。7 剂，日 1 剂，水煎煮，早晚餐后内服。

针灸：强脊通督针法。取腰部的督脉穴位，采用缠龙通督法（自创），得气后接电针仪，留针 30～60 分钟，隔日 1 次。

2018 年 7 月 1 日（夏至）二诊：经 1 周治疗后，患者腰痛及下肢放射痛消失，因为单位工作事务堆积，需要急于返家，故予患者 1 周中药服用调理，并详细告知患者腰椎间盘突出的日常保养和锻炼的要点。

2018 年 7 月 9 日（小暑）三诊：患者诉一切良好，诸症无复发。又予针灸治疗 1 次，并予中药 7 剂带回服用。

按语： 腰椎间盘突出症，针灸医生多从膀胱经取穴，疗效多欠佳。究其原因，腰椎间盘突出症病在督脉，而非膀胱经也。其病不在膀胱经，而治膀胱经，其疗效如何，可想而知。我治腰椎间盘突出症多年，疗效多佳，针灸、中药结合，强脊通督汤（自拟）配合我自创的缠龙通督针灸法，一般1周左右疼痛症状可明显减轻，2～3周症状即得到缓解。

鹿角霜为鹿科动物梅花鹿或马鹿等的角熬制鹿角胶后剩余的骨渣，性味咸、温，归肝、肾经，能补肾强督，擅治腰脊酸痛等症。《本草便读》曰："鹿角霜，性味功用与鹿茸相近，但少壮衰老不同，然总不外乎血肉有情之品，能温补督脉，添精益血。"《圣惠方》曰：鹿角霜方"治五种腰痛，夜多小便，膀胱宿冷：鹿角霜，细研如面，每日空腹时以温酒调下二钱，晚食前再服"。土鳖虫，咸、寒，归肝经，虫类通络，擅长逐瘀、通络、理伤，能破瘀血，续筋骨，治筋骨折伤。强脊通督汤以鹿角霜和土鳖虫相伍为君药，强脊通督，活血通络，续筋理伤专治腰椎间盘突出。续断、杜仲、川牛膝为一组臣药，助鹿角霜强脊壮督；当归、川芎、赤芍、桃仁、红花为另一组臣药，助土鳖虫活血逐瘀通络，续筋理伤通督。生黄芪为佐，大补元气，元气盛则督脉强，元气旺则行血有力，既能助鹿角霜强脊壮督，又能助土鳖虫活血逐瘀通督，一药而有二妙用，此一石二鸟、一箭双雕也。炙甘草为使，调和诸药。缠龙通督法（自创）是我多年深入研究中医督脉的解剖结构和腰椎间盘突出症的病理机制自创的专门治疗腰椎间盘突出症的方法。缠龙通督法结合通督强脊汤治疗腰椎间盘突出症，精准恰当，故效如桴鼓。

（郑敏麟案，王亚楠、黄浩龙整理）

2. 寒湿内阻证案

陈某，女，49岁，2020年8月26日初诊，处暑。

主诉：间断腰痛伴左下肢不适6年，加重3天。

现病史：患者缘于6年前无明显诱因出现间断腰部疼痛，伴左下肢疼痛，疼痛为牵扯样，遂就诊于我院骨科门诊，行腰椎CT示腰椎间盘突出、椎管狭窄，予减压消肿、活血止痛等药物对症治疗（具体不详），后症状明显缓解。此后，患者每当腰痛发作，自行在养生馆按摩、推拿治疗，症状可减轻。4个月前，患者劳累后感腰痛，遂来我科住院治疗，给予针灸、干扰电及中草药保守治疗，自觉症状好转后出院。3天前，患者感上述症状加重，今为求进一步治疗，遂来我科住院就诊。发病以来，患者神清，精神尚可，睡眠一般，饮食一般，大小便正常。刻下：腰部疼痛，向左下肢放射，上下楼梯时双膝关节疼痛，跟骨疼痛，睡眠尚可，饮食一般，大小便正常，舌淡苔白腻，脉沉细。

既往史：2个月前出现上下楼梯时双膝关节疼痛不适，行双膝X线提示双膝退行性改变，曾间断口服盐酸氨基葡萄糖胶囊（2粒，每日3次）、钙尔奇D（1片，每日1次）等治疗，症状时轻时重。

西医诊断：腰椎间盘突出症；双侧膝关节骨性关节病。

中医诊断：腰痛。寒湿内阻证。

治法：活血通络，散寒止痛，补益肾精。

处方：肾着汤加减。桂枝12g，独活15g，茯苓15g，白术15g，秦艽12g，当归15g，川芎 15g，桑寄生 15g，红花 10g，桑枝 15g，牛膝 15g，络石藤 15g，丝瓜络 15g，生地黄 15g，白芍 15g，细辛 3g，威灵仙 15g，甘草 6g，生薏苡仁 15g。5 剂，日 1 剂，水煎煮，早晚餐后内服。

针灸穴位（腰夹脊、环跳、委中、三阴交、太溪）促进患肢功能恢复。

2020 年 8 月 29 日（处暑）二诊：患者感腰部疼痛稍减轻，时有向左下肢放射，上下楼梯时双膝关节疼痛，左足跟骨疼痛，睡眠尚可，饮食一般，大小便调。查体：双肺呼吸音清，未闻及干湿啰音，心率 60 次 / 分，律齐，各瓣膜听诊区未闻及杂音，腹平软，无压痛及反跳痛，肝脾肋下未触及，墨菲征（−），S3 ～ S4、S4 ～ S5 椎体压痛（±），双下肢无水肿，神经系统检查未见明显异常。继续针灸治疗，在原处方上取腰阳关、悬钟、秩边以疏通经络、强健腰膝。中草药在原方基础上加三棱 10g，莪术 10g，透骨草 15g，伸筋草 15g，活血通络。

2020 年 9 月 2 日（处暑）三诊：患者腰部疼痛较前明显减轻，无左下肢放射痛，上下楼梯时双膝关节疼痛明显减轻，左足跟骨偶感疼痛，睡眠尚可，饮食佳，大小便调。查体：双肺呼吸音清，未闻及干湿啰音，心率 74 次 / 分，律齐，各瓣膜听诊区未闻及杂音，腹平软，无压痛及反跳痛，肝脾肋下未触及，墨菲征（−），S3 ～ S4、S4 ～ S5 椎体压痛（−），双下肢无水肿，神经系统检查未见明显异常。继续针刺上述穴位，并配合艾灸膈俞、三焦俞、肾俞、气海俞、足三里、三阴交、涌泉以缓解腰痛。

出院后继续门诊巩固治疗 3 天，症状消失。随访 3 个月，无不适症状。

按语：《素问·脉要精微论》载"腰者，肾之府，转摇不能，肾将惫矣"，首先提出了肾与腰部疾病的密切关系。《素问·脉要精微论》根据经络循行，阐述了足三阴、足三阳以及奇经八脉为病所出现的腰痛病症，并介绍了相应的针灸治疗方法。中医认为，腰痛的发生主要与感受外邪、跌仆损伤和劳欲过度等因素有关，包括腰部软组织损伤、腰肌风湿、腰椎病变和部分内脏病变，与肾、膀胱经、督脉的关系密切。本病病机是腰部经络不通，气血痹阻，肾精亏虚，腰部失于濡养、温煦。腰为肾之府，位于膀胱经。肾俞为肾的背腧穴，属足太阳膀胱经；委中为足太阳膀胱经之合穴；腰夹脊穴属近部取穴；腰阳关是督脉之穴位，可壮阳、祛寒湿；治腰必治臀，故取环跳穴以疏通气血，达到通则不痛；悬钟、秩边、三阴交、太溪相配，以达滋补肾精、通络止痛的功效。诸穴合用，以达通经止痛之效。针灸治疗腰痛，能起到立竿见影之功效，是保守治疗腰痛的首选方法之一。

（刘晓娟案）

三、坐骨神经痛（腰痛）

湿热下注，瘀热互结证案

林某，女，70 岁，2021 年 4 月 1 日初诊，春分。

主诉：右侧腰腿疼痛 1 个月余，加重 1 天。

现病史：1 个月余前，患者无明显诱因出现右侧腰痛，自贴止痛膏药未效，疼痛向右下肢延伸，就诊于福州市第一医院，诊断为腰椎间盘膨出、坐骨神经痛，口服止痛消炎药有所缓解，但停药后疼痛复作。昨天疼痛加重，行走困难，故来诊。刻下：右侧腰腿疼痛难忍，行走困难，拄拐而行，疼痛由腰部沿下肢外侧向下到踝部疼痛，纳寐可，二便正常，舌质红，苔黄厚稍腻，脉滑。

西医诊断：坐骨神经痛；腰椎间盘膨出。

中医诊断：腰痛；痹证。湿热下注，瘀热互结证。

治法：清热燥湿，活血散结，通络止痛。

处方：四妙散合四妙勇安汤加味。当归 10g，玄参 30g，金银花 15g，甘草 10g，黄柏 10g，苍术 9g，薏苡仁 30g，怀牛膝 15g，生地黄 30g，赤芍 15g，淡竹叶 6g，连翘 15g，伸筋草 15g，白芍 15g。3 剂，日 1 剂，水煎煮，早晚餐后内服。

2021 年 4 月 6 日（清明）二诊：症状较前改善，跛行，腰部已不疼，但酸胀，下肢外侧仍有疼痛，余同前。处方：黄柏 10g，苍术 10g，薏苡仁 30g，牛膝 15g，玄参 30g，金银花 15g，甘草 10g，莪术 9g，赤芍 30g，连翘 15g，伸筋草 15g，威灵仙 10g，海桐皮 15g，络石藤 10g。3 剂。

2021 年 4 月 9 日（清明）三诊：腰部偶有酸胀，下肢外侧时有窜痛，已恢复正常步态，余同前。予独活寄生汤加减。处方：姜半夏 10g，川续断 10g，党参 10g，秦艽 15g，独活 10g，桑寄生 10g，威灵仙 10g，生石膏 30g（先煎），杜仲 10g，黄芩 10g，茯苓 9g，厚朴 9g，薏苡仁 30g，海桐皮 10g，杏仁 6g，藿香 10g（后下）。3 剂。

2021 年 4 月 12 日（清明）四诊：诉偶有轻微酸痛。处方：苍术 10g，玄参 30g，木瓜 15g，蒲公英 15g，怀牛膝 15g，薏苡仁 30g，金银花 15g，海桐皮 15g，络石藤 10g，莪术 9g，连翘 15g，赤芍 30g，甘草 10g，威灵仙 10g。3 剂。

2021 年 4 月 16 日（清明）五诊：诉偶有轻微酸痛，予四妙散合独活寄生汤加减。处方：黄柏 10g，薏苡仁 30g，苍术 10g，没药 6g，党参 10g，独活 10g，怀牛膝 15g，桑寄生 10g，杜仲 10g，川续断 10g，威灵仙 10g，赤芍 30g，甘草 6g，茯苓 10g，乳香 6g，海桐皮 10g。3 剂。

后路遇患者，患者诉安好，未再痛。

按语：本案属中医"痹证"，发于春季，肝木升发，体内气机被郁，则易致气郁化火，且我省地处东南，地气以湿为主，湿热互结，下注于腰腿，致腰腿疼痛。本病初起证属湿热下注，故治疗宜清热利湿、消肿止痛。一诊用四妙散合四妙勇安加减。二诊时，疼痛减轻，但仍有腰部酸胀，下肢窜痛，故加入通络止痛之品，如海风藤、络石藤、威灵仙等。三诊未见明显好转，考虑一是热重于湿，二是肝肾亏虚，改用独活寄生汤加减，在补肝肾、强筋骨的同时，用石膏、黄芩清肺胃之热，姜半夏、藿香、厚朴、杏仁开宣肺气，化中焦之湿。四诊余有酸痛，湿热仍在，故仍以清热解毒、祛风利湿为主。五诊因患者年事已高，素体肝肾亏虚，湿热之邪虽祛却未尽，正虚邪恋，出现酸胀疼痛不适，故以四妙散合独活寄生汤加减，在祛风湿的同时，加强补肝肾之力；久病入络，在清热化湿，兼补养肝肾之中，加入活血止痛之莪术、乳香、没药等以收功。

（张丽霞案）

四、肌肉痉挛（痉病）

阴虚燥热，阴液不足证案

桂某，男，64岁，2017年12月6日初诊，小雪。

主诉：（透析过程中）肌肉痉挛疼痛1个月。

现病史：患者血液透析1年余，每周透析3次，每次透析4小时。患者每次透析到3小时就会出现肌肉痉挛疼痛，以四肢明显，时有背部肌肉痉挛疼痛，发作时血压高，伴睡眠差，舌质红少苔，脉弦细。查血钙正常。体重稳定。

既往史：2型糖尿病病史10余年，血糖控制一般。

西医诊断：肌肉痉挛；2型糖尿病。

中医诊断：痉病。阴虚燥热，阴液不足证。

治则：养阴补气，解肌和营。

处方：芍药甘草汤加味。白芍30g，生甘草10g，桂枝10g，党参10g，生黄芪15g，生地黄15g，天花粉15g，夜交藤30g。7剂，日1剂，水煎煮，早晚餐后内服。

服药后，患者透析过程中肌肉痉挛疼痛的频率明显减少，程度也明显减轻。

按语： 患者透析过程中大量排出体内的水分，可因体内津液不足，筋脉失养而出现肌肉痉挛疼痛。患者舌质红少苔、脉弦细均为阴血不足的表现。芍药甘草汤可治疗津液受损、阴血不足、筋脉失濡所致的病证。芍药养血敛阴，柔肝止痛。甘草健脾益气，缓急止痛。二药酸甘化阴，调和肝脾，柔筋止痛。桂枝调和营卫，温经通络。生黄芪、生地黄、天花粉益气养阴。夜交藤入心肝经，既能补血养阴而养心安神，又能养血祛风、通络止痛，治疗肌肉痉挛引起的疼痛。

（任文英案）

五、老年性震颤（颤证）

水不涵木，肝阳化风证案

郑某，女，87岁，2018年7月12日初诊，小暑。

主诉：肢体不自主摇晃、抽动半年，加重1个月。

现病史：患者诉半年前出现肢体不由自主摇晃、抽动，1个月前因病情加重赴福建医科大学第一附属医院神经内科就诊，排除帕金森病可能，医生予以营养神经西药治疗10余天不效，转求中医，经某省级医院中医科专家治疗半个月，病益甚，现经人介绍求诊于余处。刻下：患者形体瘦弱，神疲乏力，需要双手搀扶才能勉强行走，身体不由自主地大幅度摇晃、抽动，舌质淡红，苔薄白，脉弦细。

西医诊断：老年性震颤。

中医诊断：颤证。水不涵木，肝阳化风证。

治法：滋水涵木，金水相生，佐金平木。

处方：天麻钩藤饮加减。天麻粉 5g（冲服），钩藤 30g（后下），地龙 30g，白芍 30g，石决明 20g（先煎），鳖甲 9g（先煎），牡丹皮 20g，生地黄 15g，玄参 15g，麦冬 9g，沙参 15g。3 剂，日 1 剂，水煎煮，早晚饭后内服。

2018 年 7 月 15 日（小暑）二诊：患者诉肢体不由自主摇晃、抽动之症状已完全消失，精神明显好转，肢体也比初诊时有力气，单手搀扶就能行走。患者诉第 1 次服药 1 个小时后，肢体摇晃、抽动明显减轻，第 2 次服药后，不由自主地摇晃、抽动之症状就已基本消失，人渐感有力。调整处方如下：天麻粉 5g（冲服），钩藤 30g（后下），地龙 30g，白芍 30g，知母 15g，黄柏 9g，牡丹皮 20g，生地黄 30g，玄参 30g，天冬 9g，麦冬 9g，沙参 15g。4 剂。

2018 年 7 月 19 日（小暑）三诊：诉无肢体不由自主摇晃、抽动，精神佳，肢体也比二诊时更有力气，不搀扶也勉强稍能行走。效不更方，续服 5 剂巩固疗效。

按语：本案患者年老体虚，或肝气郁结，郁久化火而亢逆，或操劳过度，耗伤肝肾之阴，以致阴虚阳亢，水不涵木，浮阳不潜，继而阴不制阳，肝之阳气升动无制，便亢而化风，肝风内动，则见肢体不由自主抽动。

初诊方中，重用生地黄、白芍、玄参为君药，滋肾水以涵养肝木，柔肝养肝。天麻、钩藤、地龙、石决明、鳖甲共为一组臣药，平肝、镇肝息风、止痉；麦冬、沙参为另一组臣药，滋养肺阴，金水相生，肺金得养，则肾水得生，此乃佐金平木之法也。牡丹皮善于凉肝而助息肝风，为佐使。二诊时，患者肢体不由自主地摇晃、抽动之症状已完全消失，肝风动摇之势已止，故去掉石决明、鳖甲等重镇息风之品，加入知母、黄柏、天冬，是为增强滋肾养肝之功。三诊时，病情基本稳定，故效不更方，继续滋水涵木以固根本。

中医用药，药量是不传之秘，直接决定疗效，本案能达到"一剂知，二剂已"的良好疗效，除了辨证准确、组方合理外，关键的几味中药用量都达了 30g，药重力宏也是个关键因素。

（郑敏麟案，王亚楠、黄浩龙整理）

六、帕金森综合征（颤证）

肝肾亏虚，痰瘀互结证案

林某，女，79 岁，2014 年 3 月 15 日初诊，惊蛰。

主诉：进行性右上肢震颤 1 年，加剧 1 周。

现病史：1 年前，患者无明显诱因出现右侧肢体静止性震颤，持物不稳，行动稍迟缓，行走步伐小，遂就诊于我院神经内科门诊，诊断为帕金森综合征。查血常规：白细胞 3.27×10^9/L。肝功能：谷丙转氨酶 61U/L，谷草转氨酶 67U/L，谷氨酰转肽酶 284U/L。故未予以帕金森药物治疗。患者上述症状逐渐加重，1 周前，患者右侧肢体静止性震颤较前明显加剧，行动迟缓，行走步伐小，起动困难，遂就诊于我科。便秘，舌质淡暗，苔浊，脉弦细。

既往史：慢性胃炎病史。

西医诊断：帕金森综合征；慢性肾炎。

中医诊断：颤证。肝肾亏虚，痰瘀互结证。

治法：补益肝肾，化痰祛瘀。

处方：骨碎补15g，续断15g，淫羊藿15g，白术10g，茯苓15g，党参15g，川芎6g，当归15g，赤芍20g，白芍20g，鸡血藤15g，决明子30g，炙甘草3g。7剂，日1剂，水煎煮，早晚饭后内服。

2014年3月22日（惊蛰）二诊：患者精神疲倦，右侧肢体静止性震颤。予上方加用息风及虫类药。上方加僵蚕10g，地龙12g。14剂。

2014年4月5日（清明）三诊：静止性震颤有所改善，大便已排。中药守上方去决明子，续服。

后患者坚持服上药1个月，静止性震颤好转。

按语： 本病属中医学"颤证""震颤""颤振"等范畴。《素问·至真要大论》曰："诸风掉眩，皆属于肝。"中医对本病有较为深刻的认识，认为其病在筋脉，与肝、肾、脾等脏关系密切，多因年老体虚等原因导致气血阴精亏虚，不能濡养筋脉，或痰浊瘀血壅阻经脉，气血运行不畅，筋脉失养而致。其基本病机为肝肾亏虚、筋脉失养，其病理性质总属本虚标实。本为气血阴阳亏虚，其中以阴津精血亏虚为主；标为风火痰瘀为患。本案辨为肝肾亏虚，痰瘀互结。因病久入络，所以加用息风通络的虫类药，以加强通络之功。

（陈锋斌案）

七、横纹肌溶解（肌痹）

脾胃气虚，湿浊内困证案

李某，男，23岁，2020年11月23日初诊，小雪。

主诉：全身肌肉酸痛3天，肉眼血尿1天。

现病史：3天前，患者因心中苦闷，做深蹲运动100余次后，出现全身肌肉酸痛，以双下肢为甚，疼痛进行性加重。1天前，出现肉眼血尿，色如酱油，伴全身酸痛不能缓解，自行服用西药止痛不见好转。门诊查心肌酶谱：肌酸激酶77806U/L，谷丙转氨酶219U/L。考虑横纹肌溶解，收住院治疗。刻下：全身酸痛，活动不利，满面倦容，口干，乏力，汗湿两鬓，纳寐差，大便数日未解，舌质红，苔黄腻剥脱，脉弦而滑。

西医诊断：横纹肌溶解。

中医诊断：肌痹。脾胃气虚，湿浊内困证。

治法：补益元气，理脾和胃，除湿升阳。

处方：东垣清暑益气汤加减。黄芪30g，太子参15g，麦冬20g，五味子12g，黄柏9g，葛根20g，薏苡仁50g，牛膝20g，海桐皮15g，白芍30g，甘草10g，白茅根15g，车前草15g，麦芽15g。9剂。嘱其卧床休息，补充水分。

后患者反馈，服上方2剂后小便转清，再进2剂疼痛尽失，共进9剂，诸症痊愈。后以该方再进7剂调理巩固，指标均恢复正常，疾病告愈。

闽山中医验案精选

按语：闽山学派阮诗玮先生素尚东垣之术，临证常用东垣方治肾脏疾病，获效明显，大凡清暑益气汤、升阳益胃汤、升阳除湿汤、补中益气汤等，皆为传世名方。本案亦学东垣法。《内外伤辨惑论》言："饮食失节，寒温不适，则脾胃乃伤；喜怒忧恐，劳役过度，而损耗元气。"该病家奋力锻炼，劳役四肢，耗损元气，脾胃内伤自是明理，故治当补益元气、理脾和胃、除湿升阳。余记起先前所治食用小龙虾致病者八九例，发病多症状相似，数投该方收效快捷明显，只不过运动所致证是劳役伤脾，龙虾所致证是饮食伤胃，病因有别，但其理无二。脾胃虚实互传，皆可治以东垣法。

（许勇镇案）

八、横纹肌溶解（痿证）

脾虚湿瘀证案

陶某，男，50岁，南京人，2019年7月2日初诊，夏至。

主诉：四肢疼痛、乏力，伴排酱油色尿3周。

现病史：3周前，患者因长跑出现四肢疼痛、乏力，伴排酱油色尿，就诊于当地诊所，予对症治疗后病情未改善。刻下：四肢酸楚、疼痛，体倦乏力，尿如酱油色，食少，夜寐尚可，大便日行1次，舌淡红，苔薄黄微腻，脉弦细。查心肌酶谱：肌酸激酶11978U/L，CK同工酶354U/L，血肌红蛋白7786ng/mL。肾功能：肌酐32.2mmol/L，尿素氮5.6mmol/L。肝功能：谷草转氨酶1413U/L，谷丙转氨酶659U/L。尿常规：尿蛋白（+++），红细胞计数19.9个/μL。

西医诊断：横纹肌溶解。

中医诊断：痿证。脾虚湿瘀证。

治法：益气健脾，通络利湿。

处方：补中益气汤、黄芪桂枝五物汤合四妙散加减。生黄芪30g，山药15g，茯苓15g，炒白术15g，炙甘草6g，当归12g，北柴胡6g，赤芍15g，白芍15g，桂枝6g，怀牛膝15g，粉葛根20g，薏苡仁15g，苍术6g，黄柏10g。7剂，日1剂，水煎煮，早晚餐后内服。西医治以积极抗氧化治疗。

2019年7月10日（小暑）二诊：尿色转清，四肢酸楚疼痛较前改善，体倦乏力同前，食少，夜寐尚可，大便日行1次，舌淡红，苔薄黄微腻，脉弦细。查心肌酶谱：肌酸激酶6483U/L，CK同工酶263U/L，血肌红蛋白4673ng/mL。肝功能：谷草转氨酶657U/L，谷丙转氨酶324U/L。尿常规：尿蛋白（++），红细胞计数19.9个/μL。效不更方，续上方7剂。

2019年7月18日（小暑）三诊：尿色清，四肢酸楚疼痛不显，体倦乏力好转，纳食转佳，夜寐尚可，大便日行1次，舌淡红，苔薄白，脉弦细。复查心肌酶谱：肌酸激酶457U/L，CK同工酶67U/L，血肌红蛋白586ng/mL。肝功能：谷草转氨酶66U/L，谷丙转氨酶48U/L。尿常规：尿蛋白（-），红细胞计数8.7个/μL。

后嘱患者坚持口服参苓白术丸1个月余。

按语：横纹肌溶解症依据临床症状可归属中医学"痹病""尿血""癃闭""关格""痿

证"等范畴。在病因学上，本病有内因、外因，也有不内外因的作用。六淫之湿邪最易伤脾，七情伤脾，饮食所伤、劳倦失度均可损伤脾胃，导致脾胃虚损，运化失常。一方面脾胃受损，水谷失于运化，气血化生不足，肌肉失于濡养，肢体肌肉功能失职，可见肢体倦怠、乏力、肌肉痿弱不用；肌肉失于荣养，不荣则痛，见肢体疼痛。这一过程主要与西医学的肌肉有氧代谢供能系统、磷酸原供能系统、糖酵解供能系统、能源物质的改变相关。另一方面，脾之运化水湿、升清降浊功能失常，水液失于布散，聚于体内，久则脾病及肾，影响肾之开阖，临床可见电解质紊乱、少尿，甚至急性肾功能衰竭。这一过程相当于肌红蛋白释放入血，经过肾脏的滤过，肌红蛋白堵塞肾小管引起急性肾损伤。脾气虚衰，血液失于统摄，溢于脉外，见浓茶色或酱油色尿。这一过程相当于肌红蛋白释放入血，经过肾脏的滤过，使血、尿肌红蛋白浓度升高。"血为气之母，气为血之帅。"气虚则血液运行无力，气虚血瘀，不通则痛，可见肌肉疼痛，严重则可导致 DIC 的发生。这一过程相当于肌体内肌酸激酶、肌酸激酶同工酶、乳酸脱氢酶等物质蓄积导致的肌痛，更多侧重于"湿浊""瘀血"等病理产物的堆积。因此，横纹肌溶解典型三联征之肌痛、肌无力、酱油色尿或浓茶色尿，及急性肾功能衰竭、电解质紊乱、DIC 等严重并发症的病理机制与中医脾之运化、脾主升、脾主统血的功能密切相关，其中脾气亏虚为根本，病理因素为湿浊、瘀血，因此脾虚湿瘀为其基本病机。治疗上当以益气健脾为主，佐以利湿祛浊、和络止痛。方中重用生黄芪，与山药、茯苓、炒白术、炙甘草益气健脾，少佐柴胡、粉葛根共奏升阳益气之功；黄柏、薏苡仁、苍术清热利湿；当归、赤白芍养血和血；桂枝、怀牛膝通经和络；芍药与甘草合用疏经和络止痛。全方共奏益气健脾、利湿祛浊、通络止痛之功。因药证合拍，故收良效。

（张荣东案）

九、双下肢无力待查（足痿）

元阳衰微证案

林某，男，70岁，1997年6月初诊，芒种。

主诉：突发双下肢痿软无力，无法站立1天。

现病史：2天前，患者因单侧臀部出现一个鸽蛋大小的疖肿，遂至长乐市（现福州市长乐区）中医院中医外科一名甘姓医生处就诊，予五味消毒饮5剂中药治疗。患者刚服完第1剂，疖肿消失得无影无踪，但双下肢突然痿软无力，无法站立，遂收入院外科病房。外科认为病属内科，故当天下午即转入内科病房，收于我所管之床位。刻下：消瘦，面色萎黄，昏昏欲睡，神疲乏力，声低音怯，四肢逆冷，体温36℃，但患者诉无畏寒，自主活动，但双下肢痿软无力，无法站立和行走，舌质偏淡有瘀斑，苔薄白腻，脉细而结，双尺沉取无力。查体：心律至数不齐，心尖区闻及海鸥音，双下肢肌力、肌张力正常。血常规：中性粒细胞偏高。

既往史：既往有心脏扩大、二尖瓣狭窄伴关闭不全、心衰史。

西医诊断：双下肢无力原因待查；心力衰竭。

中医诊断：足痿。元阳衰微证。

治法：回阳救逆。

处方：四逆汤。炮附子20g（先煎），红参15g，干姜15g。2剂，浓煎频服。

二诊：2天后，患者体温恢复正常，神疲乏力减，精神转佳，但双下肢仍痿软无力，无法站立。考虑患者虽然阳气已复，但仍然气虚血弱，可能是足痿的病机，故予十全大补汤加减继续大补气血，以期气血得充，经脉得养，足痿得复。处方：炮附子9g（先煎），肉桂粉3g（冲服），红参9g，生黄芪30g，白术15g，熟地黄15g，当归15g，川芎9g，白芍15g，炙甘草5g。7剂，日1剂，水煎煮，早晚餐后内服。

三诊：患诉饭量有所增加，精神气力均有所增强，但双下肢仍痿软无力，无法站立。继续守方，加补肝肾、强腰膝法。处方：炮附子9g（先煎），肉桂粉3g（冲服），红参9g，生黄芪30g，白术15g，熟地黄15g，当归15g，川芎9g，杜仲15g，续断15g，桑寄生15g，怀牛膝15g。7剂。

四诊：前面三诊，患者共服药16剂。诉饭量有所增加，精神气力、气色均有所好转，但双下肢痿软无力仍无任何恢复，依旧无法站立。细细思考，如果足痿是因气虚血弱、阳明宗筋不养，在治疗中随着气血的恢复，下肢气力应逐渐恢复，不应该如此没有半点动静。当日值夜班，余闲时重温《方剂学》，正好翻到"四妙散"一方，顿悟：患者足痿发作前，曾有臀部疖肿，服五味消毒饮后疖肿突然消失而双下肢突然痿软无力，无法站立，按经验，单纯服中药治疗鸽蛋大小的疖肿，要想肿块完全消散要1周左右，岂有1剂而愈的道理，故五味消毒饮并非真的治疗好了患者臀部疖肿，而是患者素体阳虚，服用了苦寒之剂后更伤了中阳，导致湿热邪毒内陷于下肢，此乃湿热下注之四妙散的主治。故第二天早上，予该患者四妙散。处方：苍术30g，黄柏10g，薏苡仁50g，牛膝15g。3剂，日1剂，水煎煮，早晚餐后内服。

五诊：患者服完第1剂就能自己站在床边用夜壶小便。3剂吃完，患者已能在病房走廊上由家属陪同散步。效不更方，复予四妙散5剂。患者服药后行走如常，出院。

1年以后，患者妻子有一次找我就诊。据描述1周前，患者虽然双下肢还能动，但突然无力，无法下床，除了没有臀部疖肿的前驱症状以外，情况同前，求问之前药方，欲重方治疗。我建议面诊，但患者家属表示患者行动不便，并述原方疗效非常好，只要重方便可。仔细问诊后处方予四妙散合四妙勇安汤。处方：苍术30g，薏苡仁50g，黄柏10g，牛膝15g，金银花10g，玄参10g，当归30g，甘草15g。3剂。嘱第1剂中药不要一次服完，先吃其中的1/3，1个小时后如无不适，再服其中的1/3，后再隔1个小时服剩下的1/3。如有不适马上停服后剂，并即时联系我。如无有不适，后面几煎可按正常服法顿服。

3天后，患者妻子欣喜相告，患者基本能下床活动了，复予上方5剂巩固疗效。

按语： 这个案例发生在我刚从大学毕业，在长乐市中医院工作不久后在临床上遇到的1例非常有意思的病例。当时作为初学者的我，用中药取得了非常好的疗效。至今20多年过去了，我对此事还有非常深刻的记忆。首诊时，患者症见脉微细、但欲寐，证属少阴，故以四逆汤回阳救逆，力挽狂澜于既倒，而使濒临衰亡之阳得复。二诊、三诊时，因四逆汤太过刚烈，不可久服，阳既得复，不可再用，故改用十全大补汤加减大补气血以缓缓图之，以期阳明经脉气血得充，宗筋得养，足痿得复。四诊、五诊时，阳明之气血渐渐充盈，宗筋得养，而足痿不随着气血的逐渐恢复而减轻，故考虑病当不在阳明之虚。细思病情发展之经过，臀部之疖肿为湿毒之邪，因素体阳虚，而前医误用苦寒之剂损伤中阳，致湿热邪毒内陷于下肢，此乃湿热下注之足痿明也，四妙散主之。1 年之后，因患者没在眼前，谈不上什么诊疗思路，主要是通过询问一些简单的症状，排除一下严重心衰导致行动不能和中风偏瘫的可能，以四妙散治疗湿热下注之足痿，合四妙勇安汤加强四妙散祛下焦湿热之功。考虑到患者素体阳虚，故处方中苍术、当归用 30g，薏苡仁 50g，甘草用 15g，用量大的目的是为了固护正气；而黄柏、金银花、玄参只用 10g，是为了防药苦寒伤阳。

（郑敏麟案，王亚楠、黄浩龙整理）

十、干燥综合征（燥痹）

1. 脾肾阳虚，寒湿阻滞证案

郝某，女，46 岁，2021 年 2 月 9 日初诊，立春。

主诉：口干、双髋酸痛不适伴大便稀溏 1 个月余。

现病史：1 个月余前，患者无明显诱因出现口干、双髋关节酸痛不适，就诊于外院，完善相关检查，诊断为干燥综合征，予羟氯喹、来氟米特、强的松等对症治疗。治疗 1 个月来，口干稍有缓解，大便日 2～3 次，便质稀溏，体疲乏力，今为进一步治疗，求诊于我处。刻下：口干，饮不解渴，大便日 2～3 次，便质稀溏，双髋关节酸痛，体疲乏力，偶有反酸、烧心感，纳一般，寐可，舌质晦淡，苔白稍厚，脉弦细。

西医诊断：干燥综合征。

中医诊断：燥痹。脾肾阳虚，寒湿阻滞证。

治法：温阳散寒，祛湿止痛。

处方：附子汤加减。茯苓 20g，炒白术 10g，炒白芍 10g，制附子 15g（先煎），炙甘草 10g，党参 10g，干姜 10g，川牛膝 20g，海螵蛸 10g，鸡血藤 15g，仙鹤草 30g，大枣 20g。12 剂，日 1 剂，水煎煮，早晚饭后内服。

2021 年 2 月 23 日（雨水）二诊：患者诉服前药后上述症状明显改善，口干改善，纳可，大便如常，髋部酸痛减轻，但劳累时伴膝盖疼痛，经间期少量出血，舌质晦红，苔白，脉弦细。故予原方去鸡血藤；加吴茱萸 10g，巴戟天 10g，生姜 3 片。12 剂。

2021 年 3 月 8 日（惊蛰）三诊：患者诉服前药后口干明显好转，大便如常，劳累后仍觉髋部、膝盖酸痛不适，纳可寐安，小便调，舌质晦红，苔薄白，脉弦细。故续予上方去吴茱萸；加怀牛膝 15g，木瓜 30g，桂枝 10g。7 剂。

按语：本案患者主诉口干，并非因阴虚津亏，更非因火热毒盛，乃因脾阳虚，湿难运化，肾阳虚，水不化气而致水湿内停。肾中阳气虚衰，寒水内停，则大便稀溏；阳失温煦，水湿中阻，津液无力蒸腾上润于舌窍，故口干频频；肾主骨生髓，脾肾阳虚，寒湿阻滞，则骨骼、关节失于濡养，故髋部酸痛不适；体疲乏力乃阳不养神之候；中虚则气逆，故偶见反酸、烧心感；舌苔脉象更证其阳虚之甚。故以附子汤为主方加减。方中附子为君药，性热，温肾助阳以化气行水，兼暖脾土，以温运水湿。臣以茯苓利水渗湿，使水邪从小便去；

白术健脾燥湿；白芍养阴和营以通血痹，缓急止痛。佐以人参、大枣补益脾气；干姜温健脾阳，助附子温阳散寒之功；海螵蛸抑酸止逆；川牛膝、鸡血藤、仙鹤草养血活血。诸药合用，共奏温养、通利关节之功，以解关节酸痛。二诊时，口干减，大便如常，可知药已中的，但劳累时仍见髋、膝酸痛，并见经间期出血，故在原方基础上去活血之鸡血藤，加吴茱萸、生姜温里散寒、壮脾胃阳气，巴戟天补肾助阳、固冲任。三诊时，仍劳累后骨节疼痛，余症减，寒象渐减，故去温热之吴茱萸，加用怀牛膝、木瓜、桂枝强筋骨，通经脉，止痹痛。

（邱明山案，黄小凤整理）

2. 肝郁脾虚证案

饶某，女，52岁，2021年5月19日初诊，立夏。

主诉：反复口干、眼干、关节麻木1年余。

现病史：1年余前，患者无明显诱因出现双侧近端指间关节疼痛、麻木，夜间及晨起时明显，伴晨僵，活动后可缓解，伴有口干、眼干，就诊于某医院查抗SSA抗体阳性、抗核抗体阳性，眼科会诊后诊断为干眼症，予白芍总苷、依托考昔治疗，病情好转后出院。后因病情反复，并出现远端指间关节麻木，遂就诊于我院，入院完善相关检查并行唇腺活检术后明确诊断为干燥综合征，经抗炎、调节免疫、调节骨代谢等治疗病情好转后出院。出院后，患者规律服药，但仍有口干、眼干，今为进一步治疗，求诊于我处。刻下：口干，眼干，口苦，但头汗出，心烦，易惊悸，平素畏冷易腹泻，偶有关节麻木，纳食可，寐欠安，小便正常，大便溏，舌暗红，苔薄黄，脉弦。

既往史：2型糖尿病病史5年余，平素规律服用吡格列酮（5mg，每日2次）、维格列汀（5mg，每日2次），自诉血糖控制可；3年前曾行甲状腺瘤切除术，术后甲状腺瘤复发，目前口服甲巯咪唑治疗；4年曾行全子宫+双侧附件切除术。

西医诊断：干燥综合征；2型糖尿病；甲状腺多发结节。

中医诊断：燥痹。肝郁脾虚证。

治法：疏肝解郁，健脾养阴。

处方：柴胡桂枝干姜汤加减。柴胡12g，桂枝16g，干姜10g，黄芩10g，牡蛎20g（先煎），炙甘草10g，天花粉10g，茯苓20g，五味子10g，苍术10g。10剂，日1剂，水煎煮，早晚饭后内服。

2021年6月1日（小满）二诊：患者诉服药后口干、眼干稍缓解，偶有关节麻木，畏冷，肘膝关节冷痛，纳寐尚可，二便正常，舌暗红，苔薄黄，脉弦细。故予原方加补骨脂15g，巴戟天15g，淫羊藿10g。10剂。

2021年6月16日（芒种）三诊：患者诉服药后上症明显缓解，偶有腹胀，纳可，寐欠安，易醒，舌暗红，苔薄白，脉弦细。故予上方加牡蛎至30g（先煎）；加鸡内金6g。14剂。

按语：本案患者症见口干、口苦、但头汗出、心烦惊悸等肝胆郁热之征，又有腹泻、便溏的脾胃虚寒表现。刘渡舟在《伤寒论通俗讲话》中也指出：枢机不利，少阳肝胆火胜，见口干苦、胸胁满、心烦等症。《伤寒论》太阴病提纲"太阴之为病，腹满而吐，食不下，自利益甚，时腹自痛，若下之，必胸下结硬"，突出了下利为重。患者肝气不足，失于疏泄，肝经郁热而化火，气火上扰则口苦、咽干；肝胆火盛，扰及心神，故见心烦、惊悸；热迫汗出，胆火循经上扰，见头汗出；邪在少阳，气机郁滞，气不达条，故脉弦；脾阳不足，温煦失职，故见腹泻、便溏；口干、眼干可知其阴液亏虚，失于滋润。结合患者舌脉象的表现，可知其为肝胆有热、脾胃有寒的胆热脾寒证。初诊，纵观其症，以口干、眼干、口苦、但头汗出、心烦为主症，治以疏肝清热、温补脾阳，方选柴胡桂枝干姜汤加减。方中柴胡、黄芩配伍和解少阳；桂枝、干姜温阳健脾；天花粉善以清热生津；牡蛎既可镇惊安神，又可散结开郁；配伍茯苓健脾祛湿，苍术健脾燥湿兼能明目；五味子生津敛汗。二诊时，患者口干、眼干较前缓解，未再诉头汗出、心烦等不适，可知药已中的。患者诉平素畏冷，肘膝关节冷痛，可知其肾阳不足，不能温煦肌肤，故畏寒怕冷，加补骨脂、巴戟天、淫羊藿以补肾阳、强筋骨。三诊，上症均明显缓解，故予上方稍事加减继续服用。

（邱明山案，韦园园整理）

3. 阴虚风燥证案

张某，女，43岁，2020年6月19日初诊，芒种。

主诉：反复关节疼痛2年，加重5个月。

现病史：患者加拿大华人，2年前在加拿大诊断为干燥综合征，一直口服羟氯喹治疗，现口服羟氯喹，200mg，每日1次。今年1月由于疫情滞留北京，来北京后感觉全身关节疼痛，口干，眼干，舌质红苔白，脉沉细。查类风湿因子（－），抗链O（－）。

既往史：甲状腺癌切除术后5年，术后出现甲状腺功能减退，现口服左甲状腺素片，150mg，每日1次。

西医诊断：干燥综合征；甲状腺功能减退。

中医诊断：燥痹。阴虚风燥证。

治法：养阴润燥，祛风止痛。

处方：桂枝加葛根汤加减。桂枝12g，白芍20g，生姜12g，大枣10g，炙甘草10g，葛根20g，威灵仙15g，骨碎补12g，细辛6g，川牛膝15g，桑枝12g，乳香6g，没药6g，红参10g。颗粒药14剂，日1剂，早晚饭后冲服1包。

另：麦冬10g，金银花6g，葛根6g，乌梅15g。代茶饮7剂。

2020年6月26日（夏至）二诊：患者关节疼痛明显好转，口干、眼干减轻，舌质红苔白，脉沉细。守上方。14剂。

随访，诸症明显减轻。

按语：干燥综合征是一个主要累及外分泌腺体的慢性炎症性自身免疫病，又名自身免疫性外分泌腺体上皮细胞炎或自身免疫性外分泌病。干燥综合征属于中医"虚劳""痹证""周痹""燥痹""燥证"等范畴，病机多为阴津亏虚、燥热瘀血，一般治疗主要以益气、滋阴、润燥、化瘀为主。本患者以阴血亏虚为本。风邪侵袭，血瘀阻滞，导致筋脉关节不通则痛；清窍失养则干燥。治疗以桂枝加葛根汤为主方。其中桂枝汤解肌祛风，调和营卫，滋养营阴；葛根滋养筋脉，滋养津液；加威灵仙、骨碎补、细辛、川牛膝、桑枝祛风湿止痛；乳香、没药活血行气止痛；红参补气行血。诸药合用，使阴筋得养，气血得通，风燥得除，取得了较好的疗效。

（任文英案）

十一、骨质疏松（痹证）

痰瘀互结证案

董某，女，58岁，2021年7月14日初诊，小暑。

主诉：反复四肢末端麻木3年余。

现病史：3年余前，患者绝经后出现腰痛，伴四肢末端麻木感，无放射痛，劳累时加重，余无不适，就诊外院查骨密度示轻度骨质疏松，予口服骨化三醇、碳酸钙补钙治疗。刻下：四肢末端麻木感，无放射痛，纳寐尚可，大、小便正常，舌暗红，苔薄黄，脉滑。

西医诊断：骨质疏松。

中医诊断：痹证。痰瘀互结证。

治法：清热化痰，化瘀通络。

处方：荷叶6g，山楂6g，决明子6g，菊花6g，制陈皮6g，盐肤木15g，土茯苓15g，丹参15g，桑枝15g，百合10g，甘草3g。7剂，日1剂，水煎煮，早晚饭后温服。

2021年7月19日（小暑）二诊：服药后四肢末端麻木较前好转，补诉近期自觉疲乏、口渴，舌暗红，苔薄黄，脉偏滑。守上方加葛根15g，白芍15g，黄芪30g。10剂。

2021年8月3日（大暑）三诊：四肢末端麻木明显改善。守上方再予巩固。7剂。

按语：患者平素嗜食肥甘厚味，久而损伤脾胃，脾失健运，湿浊内蕴，积而成痰，久病化瘀，痰瘀互结，阻滞经脉，故见四肢末端麻木感；舌暗红，苔薄黄，脉滑亦为痰瘀互结之象。四诊合参，患者证属痰瘀互结证。治疗上，予制陈皮燥湿健脾；荷叶、山楂化脂降浊；决明子、菊花、盐肤木清火解毒；土茯苓除湿；丹参活血化瘀；桑枝祛风湿；百合滋阴，防辛燥伤阴；甘草调和诸药。二诊时，诉服药后四肢末端麻木较前好转，近期自觉疲乏、口渴，故效不更方，守上方加葛根、白芍滋阴解渴，黄芪益气健脾。

（叶彬华案，余唯溶整理）

十二、痛风（痹证）

1.湿热痹阻证案

陈某，男，43岁，2020年10月15日初诊，寒露。

主诉：发作性膝关节肿痛3年余，再发半个月。

现病史：3年余前，患者无明显诱因出现右膝关节剧烈疼痛，皮肤红肿，于当地医院就诊，查血尿酸486μmol/L，诊断为痛风，予非布司他口服治疗后症状好转。此后右膝关节肿痛反复发作，每年发作1~2次，不规律口服非布司他降尿酸。今年以来，患者自觉发作次数增多，疼痛难忍，遂至邱师处求医问药。刻下：右膝关节肿痛，活动受限，无口苦，大便偏干，小便黄，舌暗红，苔稍黄腻，脉弦细。辅助检查：血尿酸 492μmol/L。

西医诊断：痛风性关节炎。

中医诊断：痛痹。湿热痹阻证。

治法：清热利湿，通经活络。

处方：四妙散加减。苍术 10g，黄柏 6g，薏苡仁 50g，牛膝 20g，萆薢 15g，土茯苓 15g，炮姜 5g，炙甘草 5g，夏天无 2g（冲服），泽兰 15g。7 剂，日 1 剂，水煎服，早晚饭后内服。

2020 年 10 月 22 日（寒露）二诊：患者诉药后关节肿痛缓解，大便日 2～3 次，小便调，舌淡晦，脉细弱。予五苓散合防己黄芪汤加减。处方：茯苓 20g，炒白术 10g，桂枝 10g，泽泻 25g，猪苓 10g，夏天无 2g（冲服），黄芪 15g，防己 10g，萆薢 10g，炙甘草 5g，苍术 10g，川牛膝 15g。7 剂。

2020 年 11 月 5 日（霜降）三诊：患者诉关节肿痛已减轻大半，大便稍溏。复查血尿酸 356μmol/L。续予上方 7 剂。

按语：患者平素饮酒应酬，饮食不节，嗜食肥甘厚味，痰湿、湿热内生，流注肌肉关节，阻塞经络气血，发为本病。湿热凝滞关节，为肿为痛；热邪煎灼津液，津液不足而见大便偏干；湿热之邪下注，下焦受热而见小便黄；湿热痰浊之邪胶结，积毒为害，毒邪随血液运行全身，故见尿酸升高。湿热日久，阳气受损，津气也伤，故该患者属本虚标实之证。现患者关节肿痛明显，急则治其标，故一诊以清热利湿、通经活络为法，以四妙散加减。方中苍术苦温而能燥湿；黄柏苦寒，入下焦而祛湿热毒邪；牛膝活血化瘀通络，且能补肝肾、强筋骨；薏苡仁淡渗利湿，且能舒筋除痹；萆薢泄湿浊、利关节、止痛，与土茯苓相配伍，清热泄浊，解毒止痛，为国医大师朱良春治疗痛风性关节炎之常用药对；泽兰活血利水；加炮姜固护脾胃，调整全方寒热偏性，防此方渗泄通利太过；炙甘草补益脾气，又可调和诸药。二诊之时，患者药后关节疼痛较前缓解，观其热邪已去，其本乃虚，中病即止，不可过用祛邪之品。故改用五苓散温阳化气、利水渗湿，标本兼治；加防己黄芪汤祛风除湿，益气固表，兼可利水，祛邪而不伤正。如此药后尿酸正常，病告初愈。

（邱明山案，林姝枫整理）

2. 湿热蕴结证案

王某，男，44 岁，2021 年 6 月 22 日初诊，夏至。

主诉：反复左踝关节肿痛 8 年余，加剧 2 天。

现病史：患者 8 年余前体检时发现尿酸升高，未予重视。6 年前于饮酒后出现左侧足踝关节红、肿、热、痛，活动后加重，休息可缓解，自发病以来未规律服用降尿酸药物。近 1 个月，患者应酬较多，2 天前饮酒后再次出现左足踝关节红肿疼痛，疼痛程度较前剧烈，伴活动不利，行走困难，休息后无明显缓解，自服双氯芬酸钠止痛，后就诊于社区医院查肾功能示：尿酸 619μmol/L，确诊为痛风性关节炎。现为规范治疗，求诊于我处。刻下：左足踝关节红肿疼痛，活动不利，晨起口干，口气较重，易腹胀，纳一般，寐可，大便不成形，日 2～3 次，小便量少，大便调，舌暗红，边有齿痕，苔黄厚，脉弦。

西医诊断：痛风性关节炎。

中医诊断：痹证。湿热蕴结证。

治法：清热利湿，舒筋止痛。

处方：四妙丸加减。苍术 16g，黄柏 6g，薏苡仁 50g，川牛膝 30g，土茯苓 30g，萆薢 15g，干姜 5g，炙甘草 5g，泽泻 20g，泽兰 15g，桃仁 10g，炒麦芽 15g。7 剂，日 1 剂，水煎服，早晚饭后内服。

2021 年 6 月 29 日（夏至）二诊：患者诉服药后口气重、口干缓解，仍关节疼痛肿胀，易腹胀，小便色黄量少，大便稀溏，日 2～3 次，舌红苔黄，边有齿痕，脉弦滑。故予上方减土茯苓为 15g；加延胡索 15g，豨莶草 15g，夏天无 2g（冲服）。7 剂。

2021 年 7 月 6 日（夏至）三诊：患者诉服药后口气重、口干、胃脘胀闷缓解，关节肿痛改善但活动欠利，小便色黄量少，排便时偶见出血点滴而下，舌红，边有齿痕，苔黄，脉弦滑。上方基础上去黄柏；加秦艽 15g，槐花 10g。7 剂。

按语： 叶天士在《临证指南医案》曾指出："从来痹症，每以风寒湿三气杂感主治。召恙之不同，由乎暑暍外加之湿热，水谷内蕴之湿热。外来之邪，着于经络，内受之邪，着于腑络。"本案患者久居南方湿热之地，且嗜食肥甘酒醴，此时正处暑季，患者外受湿热暑气，加之素体湿盛内热蕴于脾胃，使湿热交阻，气血瘀滞经脉关节，而出现关节肌肉红肿灼痛，屈伸不利。患者口气较重，晨起口干，胃脘胀闷均为中焦湿热之象。湿热下注于膀胱，故而小便量少色黄。舌脉俱符湿热蕴结之征象。故急则治标，当以清热利湿、舒筋止痛，方予四妙丸加减。方中加萆薢、土茯苓利尿通淋，使热湿之邪从下而出；麦芽消食化滞，合干姜温中守阳；泽泻清利下焦膀胱经、肾经之湿热；泽兰、桃仁共奏利水消肿活血化瘀之功。诸药合用，清热解毒，通络止痛，兼以健脾。二诊时，患者口干等症俱已缓解，上方清热利湿之效已现，关节疼痛缓解不明显，故在原方之上加强止痛之力，加用延胡索、豨莶草、夏天无，祛除风湿，强健筋骨，清热解毒。三诊时，患者诉口气重、口干、胃脘胀闷等症已明显好转，偶仍觉关节活动不利，故改苦寒之黄柏为秦艽，清热利湿与舒筋活络并重，加槐花以凉血止血。

（邱明山案，林苑整理）

3. 阳虚湿滞夹瘀热证案

黄某，男，65 岁，2021 年 5 月 20 日初诊，立夏。

主诉：反复双膝关节疼痛 10 年，再发加重 3 天。

现病史：10 年前，患者无明显诱因出现双膝关节红肿、疼痛，就诊于当地医院，诊断为痛风，予秋水仙碱、非布司他等对症治疗后，症状缓解，后自行停药。患者平素嗜酒，痛风反复发作，10 年来不规律服药（不详）。3 天前，无明显诱因出现双膝关节红、肿、热、痛，今为求进一步诊治，就诊于我处。刻下：双膝关节红、肿、热、痛，口干，纳眠差，胃脘时时隐痛，畏凉食，大便干结，3 日 1 次，舌晦暗，苔薄黄，脉弦滑。

既往史：2 型糖尿病病史 3 年，目前口服二甲双胍（50mg，每日 3 次），平素规律服药，空腹血糖控制在（5.3~6.7）mmol/L。

西医诊断：痛风性关节炎；慢性胃炎；2型糖尿病。

中医诊断：痹证。阳虚湿滞夹瘀热证。

治法：温阳祛湿，活血通络，佐清郁热。

处方：四妙散合桂枝茯苓丸加减。薏苡仁50g，川牛膝30g，苍术16g，桂枝16g，桃仁12g，赤芍15g，牡丹皮10g，炮姜10g，附子15g（先煎），萆薢15g，炙甘草10g，蒲黄10g（布包），延胡索15g。7剂，日1剂，水煎服，早晚饭后内服。

2021年5月27日（小满）二诊：患者诉服药后关节痛较前改善，无口干，舌淡红，苔薄黄，脉弦滑。予上方改炮姜为15g，附子为20g（先煎），炙甘草为15g；加白芍15g。7剂。

2021年6月7日（芒种）三诊：上症减，纳眠可，大便调，1日1次，舌淡红，苔薄白，脉弦滑。查肝肾功：尿酸275.5μmol/L。血常规：白细胞$10.4×10^9$/L，淋巴细胞百分比8.1%，中性粒细胞百分比83.9%。予上方改炮姜为20g，萆薢为10g；加当归6g，黄芪15g。14剂。

2021年7月29日（大暑）四诊：关节痛明显改善，无口干，纳眠可，大便调，舌淡红，苔薄白，脉弦滑。上方加肉桂6g（后下）。7剂。

按语：本案患者年过六旬，脾肾阳虚，脾阳虚不能运化水液，水湿内停。患者平素嗜酒。《本草衍义补遗》里形容酒为"湿中发热近于相火"，为湿热之最。《温热论》又说"又有酒客，里湿素盛，外邪入里，与之相持"，郁久化热，湿热交蒸，痹阻筋脉，久之气血运行不畅，瘀血内停，发为痛风。舌晦暗，苔薄黄即是湿热内蕴之征。本案属本虚标实，以湿热为标，脾肾阳虚为本。治以急则治其标，清热化湿、祛瘀通络，方选四妙散合桂枝茯苓丸加减。方中苍术燥湿健脾，薏苡仁健脾渗湿，薏苡仁与苍术配伍可使脾健，湿邪得化；牛膝逐瘀通经，祛风除湿，补肝肾，强筋骨，萆薢利湿除痹，和牛膝配伍可利湿降浊、通利关节；桂枝温通经脉，配合附子温阳宣痹、温经散寒；桃仁、赤芍、蒲黄活血化瘀；牡丹皮散瘀消肿，兼散郁热；炮姜长于走中焦，振奋脾阳，温中止痛；延胡索活血化瘀、理气止痛；再加甘草调和诸药。诸药相伍，标本兼顾。二诊，关节红肿已改善，故炮姜、附子温性药可加量以温脾肾两阳，又恐耗伤筋脉津液，故加白芍以柔筋缓急止痛，诸药合用，共奏温阳宣痹、柔筋止痛之效。三诊，湿热以除大半，以"治其本"为原则，故加用黄芪、当归健脾行气，以复脾阳，以滋先天。四诊，"本虚"明显，继续原方加肉桂以补命门之火，暖脾运化。

（邱明山案，郑好整理）

4. 湿热痹阻，络脉不通证案

陈某，男，32岁，2017年11月11日初诊，立冬。

主诉：发现血尿酸升高3年，双下肢关节疼痛1年。

现病史：患者3年前于体检时发现血尿酸升高，自诉高于500μmol/L（具体不详），无四肢关节疼痛等不适，未予重视。1年前，因双踝关节肿痛，就诊于福州市第二医院，诊断为高尿酸血症，予以止痛、碱化尿液等对症处理后疼痛缓解（具体方案不详）。出院后，服用碳酸氢钠片、非布司他等药物，症状有所好转，但双踝关节肿痛仍有反复发作，呈渐行性加重。2017 年 10 月 6 日查肾功能：尿酸 491μmol/L，肌酐 85μmol/L，尿素氮 4.9mmol/L。泌尿系彩超：①双肾强回声（小结石？左肾下盏 3.5mm，右肾中盏 3.7mm）。②前列腺稍增大。③双肾内血管、双侧输尿管、膀胱未见明显异常声像。4 天前，无明显诱因再次出现双下肢关节疼痛，主要分布于右膝关节、双侧足背关节，未予以重视。今因疼痛加重，遂就诊于我院门诊。刻下：右膝关节及双侧足背处红肿热痛，足背疼痛常于劳累后加重，神疲乏力，大便日 1 次，质软，小便泡沫多，纳可寐安，舌红苔黄腻，脉沉。

西医诊断：痛风；双肾结石。

中医诊断：痹证。湿热痹阻，络脉不通证。

治法：清热利湿排石，活血通络止痛。

处方：四金汤加减。金钱草 15g，海金沙 15g，鸡内金 6g，郁金 15g，车前草 15g，土茯苓 15g，威灵仙 6g，牛膝 15g，秦艽 15g，生地黄 30g，防风 10g，豨莶草 15g。14 剂，日 1 剂，水煎服，早晚饭后内服。

2017 年 12 月 2 日（小雪）二诊：患诉药后病情平顺，右膝关节疼痛等症状较前减轻，但左侧大腿根部刺痛，时有腹胀、嗳气，晨起咽中有痰，量少色黄，大便日行 1～2 次，质软，矢气多，小便色黄，时有泡沫，舌淡红，苔薄白，脉沉。2017 年 11 月 26 日复查泌尿系彩超：未见明显异常，未见结石影。守方加赤芍 10g，白芍 15g，甘草 3g。14 剂。

2017 年 12 月 16 日（大雪）三诊：患诉双下肢关节疼痛已愈，无腹胀、嗳气等不适。续服上方 14 剂。服用中药期间嘱患者继续配合使用非布司他治疗。

后随诊，患者血尿酸已降至正常范围，遂嘱其清淡饮食，忌食啤酒、海鲜、动物内脏等食物，门诊随访。

按语：痛风是一组嘌呤代谢紊乱所致的疾病，其临床特点为高尿酸血症及由此而引起的痛风性关节炎、关节畸形、慢性间质性肾炎和尿酸性肾结石形成等。本病可归属于中医"痹证""痛风"范畴。痛风病首载于《格致余论》。朱丹溪在其著作中指出"彼痛风者，大率因血受热，已自沸腾，其后或涉水，或立湿地，或偏取凉，或卧当地，寒凉外搏，热血得寒，污浊凝涩，所以作痛，夜则痛甚，行于阴也"。由此可知，痛风一病缘于自身血分受热，而起病则与外邪诱发密切相关。血热之体外加寒凉，寒热相搏，污浊凝涩，脉络不通，故而猝然发作。其痛所以夜剧，是行于阴之故。

常言闽地地气多湿热，故民患痹病者不在少数。本案患者舌红、苔黄腻，可知湿热已有内著，而发病时值立冬，恐寒气所侵亦是发病之由；加之其人恣食肥甘厚腻，脾运失健，湿热内生，风湿热邪滞留肢体经脉、肌肉、关节，闭阻不通，不通则痛，故发为右膝关节、双侧足背处红肿热痛；因湿热浸淫日长，病久而伤肝肾之本，故见劳累后加重；以病在下焦，故脉沉也。阮师以四金汤加减治之。方中金钱草、海金砂、鸡内金、郁金并称"四金"。金钱草、海金砂甘寒，清热利尿以通淋，鸡内金化坚善磨以消石，郁金行气活血以开郁，四药合用可利湿排石，使邪有出路。配伍车前草、土茯苓清热除湿可降浊邪。因久病肝肾不足，故方中重用生地黄滋阴清热而除痹；牛膝补益肝肾，活血利湿，能通利关节；佐以威灵仙、秦艽、防风、豨莶草祛风除湿，通络止痛。诸药同用，攻补兼施，标本同治，使湿热得清，痹痛能止，共奏清热利湿排石、活血通络止痛之功。复诊，患者泌尿系彩超示双肾结石已消失，因患诉大腿根部疼痛，故予守方合入芍药甘草汤活血散瘀、缓急止痛。后复诊，诸症悉除，遂嘱其注重饮食调摄，预防复发，门诊随访。

（阮诗玮案，阮雅清整理）

5. 湿聚热蒸，蕴于经络证案

刘某，男，35 岁，2019 年 7 月 15 日初诊，小暑。

主诉：反复左足趾关节红肿疼痛 1 年余，加重 2 天。

现病史：患者因经常应酬，嗜食肥甘，饮酒无度，1 年余前开始出现左足第一跖趾关节红肿疼痛，自诉查血尿酸大于 600μmol/L，诊断为痛风，当地诊所予西药治疗后缓解。后病情仍时有反复，1～2 个月发作 1 次，患者不间断、不规律诊治（具体不详），饮食未严格控制。1 个月前，患者开始规律服用非布司他（20mg，每日 1 次）以降尿酸。2 天前，患者上述症状再发，程度较前加重，伴关节局部红肿热痛，行走不利。现为求进一步诊治，遂由家属搀扶来我处就诊。刻下：左足大拇趾关节红肿热痛，左踝关节疼痛，口干苦，大便黏滞，小便正常，纳一般，夜寐欠安，其人形体肥胖，舌质红，苔厚腻稍黄，脉弦。血常规+CRP：白细胞 1.1×10^9mmol/L，C 反应蛋白 89mmol/L。肾功能：血尿酸 542μmol/L。

西医诊断：痛风。

中医诊断：痹证。湿聚热蒸，蕴于经络证。

治法：祛湿清热，宣痹止痛。

处方：宣痹汤合二妙散加减。汉防己 10g，秦艽 10g，赤小豆 20g，滑石 20g（布包），连翘 20g，栀子 10g，薏苡仁 25g，法半夏 10g，蚕沙 20g（布包），姜黄 6g，海桐皮 10g，土茯苓 20g，黄柏 6g，苍术 10g，盐肤木 15g，忍冬藤 20g。7 剂，日 1 剂，水煎服，早晚餐后内服。

西药：依托考昔，60mg，每日 1 次，餐后服用；非布司他，20mg，每日 1 次。嘱痛止即停依托考昔，余续服。

2019 年 7 月 23 日（大暑）二诊：服上药 3 天，左足大拇趾关节红肿热消、痛止，左踝关节无疼痛，停用依托考昔。目前左足无不适，仍有口干苦，大便黏滞，小便正常，纳一般，夜寐欠安，舌质红，苔厚腻稍黄，脉滑。复查血常规+C 反应蛋白：白细胞 6.5×10^9mmol/L，C 反应蛋白 12mmol/L。肾功能：血尿酸 485μmol/L。中药守上方去姜黄、海桐皮。14 剂。嘱戒酒、低嘌呤饮食。非布司他同前续服。

2019 年 8 月 5 日（大暑）三诊：左足无红肿热痛，口干，无口苦，二便正常，夜寐安，舌质红，苔薄白。查肾功能：血尿酸 416μmol/L。上方 14 剂续服。非布司他同前续服。患者属于湿热体质，故嘱其戒酒、低嘌呤饮食，适当服用薏苡仁、冬瓜、赤小豆清热祛湿食疗调理，并多饮水，每日 2000～2500mL，运动减重。

后门诊随诊，定期复查血尿酸。患者配合良好，随访 3 个月痛风未再发，血尿酸水平波动于（290～385）μmol/L，减重 8kg 左右。

按语：痛风为当今现代社会的常见病、多发病，属代谢性风湿病。该病急性发作时严重影响患者的生活质量，如不规范诊治，久而可并发肾脏病变，严重者可出现关节破坏、肾功能损害等。该病属中医学"痹证"范畴。本案患者因恣食肥甘厚味，啖腥食膻，以酒为浆，以妄为常，致气血运行不畅，酿生痰湿，瘀浊内阻，痰瘀互结，痹阻关节，不通则痛，故见左足踝关节疼痛。病家形体丰腴，辨体当属"腻滞质"，且长期饮酒，湿热又内蕴其中，故见大便黏滞、口苦。又因恣食膏粱厚味之品，肥者令人内热，甘者令人中满，故其气上溢，转为消渴，故见口干。因而治疗上，本案运用"辨体（湿热体质）-辨病（痛风）-辨证（湿聚热蒸，蕴于经络）"相结合的方式论治此病，配合西药治疗，调整生活方式，加强宣教，医患双方相配合，常有良效。首诊予宣痹汤加减。该方出自《温病条辨·卷二》："湿聚热蒸，蕴于经络，寒战热炽，骨骱烦疼，舌色灰滞，面目痿黄，病名湿痹，宣痹汤主之……痛甚加片子姜黄、海桐皮者，所以宣络而止痛也。"该方辛苦通阳，清热除湿，而其宣痹通络之功，则较泛泛治湿之剂为甚。方中防己清经络之湿，连翘清气分之湿热，赤豆清血分之湿热，滑石利窍而清热中之湿，山栀子肃肺而泻湿中之热，薏苡仁淡渗而主湿痹，半夏辛平而主寒热，蚕沙化浊道中清气，姜黄、海桐皮通络而止痛；加秦艽祛风湿，清湿热，止痹痛，合二妙散清热利湿，功在分消走泄；加忍冬藤清热解毒通络；盐肤木清热祛湿泄浊。妙在土茯苓一药，味甘气平，燥土泻湿，壮骨强筋，针对瘀浊痹阻之痛风患者，极有殊效。二诊疼痛止，去姜黄、海桐皮，续服。三诊，诸症除，嘱调整生活方式，并用食疗调体防病。另外，急性期配合西药控制症状，缓解期服用西药控制血尿酸也很重要。此案患者配合好，效果明显，然临床不能配合诊治者甚多。痛风反复发作，可产生诸多不良后果，应当引以为戒。

（王建挺案，杨运劼整理）

6. 肾虚湿瘀证案

冯某，男，58岁，2021年6月11日初诊，芒种。

主诉：尿酸高20年，腰及关节痛3年，加重1周。

现病史：患者20年前体检时发现血尿酸升高（430μmol/L），间断口服碳酸氢钠及饮食控制，血尿酸波动在（400～450）μmol/L，无关节疼痛等症状。3年前，患者出现间断性腰痛，关节疼痛，并发现肾结石，未系统治疗。1周前，患者腰痛及关节疼痛加重，复查血尿酸为580μmol/L。刻下：口干，口苦，不怕冷，怕热，头汗出，夜尿3～4次，大便略干，舌质暗红苔厚，脉沉。肾脏超声：肾囊肿伴囊壁钙化，右肾多发钙化，前列腺稍大。生化全套：谷草转氨酶44mmol/L。

既往史：慢性胃炎；冠心病；脂肪肝。别嘌呤醇过敏。

西医诊断：痛风。

中医诊断：痹证。肾虚湿瘀证。

治疗：补肾活血，清热化湿。

方药：六味地黄汤合当归补血汤加减。生地黄30g，枸杞子15g，山茱萸15g，茯苓15g，牡丹皮10g，赤芍10g，生山药30g，川芎10g，生黄芪30g，当归10g，鸡内金10g，火麻仁20g，金钱草30g，海金沙15g，车前草30g。14剂，日1剂，水煎煮，早晚餐后内服。

2021年7月9日（小暑）二诊：口苦好转，仍怕热，头汗出，夜尿1~2次，大便不干，舌质暗红，苔厚，脉沉。因患者头汗出，调整处方。加入茵陈15g、炒栀子10g、熟大黄6g；减去金钱草、海金沙、车前草。7剂。

2021年7月16日（小暑）三诊：患者口干、口苦明显好转，头汗减少，夜尿1~2次。上方加海风藤15g。7剂。

按语： 患者高尿酸血症多年，腰酸痛，夜尿3~4次，考虑患者久病伤肾，给予补肾壮腰益气的六味地黄汤加减及当归补血汤扶正治疗。患者舌质暗红，结合冠心病等病史，久病入络，给予活血化瘀治疗，用赤芍、川芎、鸡内金活血化瘀。加火麻仁润肠通便。口干、口苦、不怕冷、怕热、头汗出、大便略干、苔厚，为湿热内盛的表现。但头汗出，见于太阳病及阳明病。"太阳病，关节疼痛而烦，脉沉而细者，此名湿痹。一云中湿。湿痹之候，其人小便不利，大便反快，但当利其小便。湿家之为病，一身尽疼，发热，身色如似熏黄。湿家，其人但头汗出，背强，欲得被覆向火。若下之早则哕。胸满，小便不利，舌上如胎者，以丹田有热，胸中有寒，渴欲得水，而不能饮，口燥烦也。"本患者关节疼痛，脉沉，为湿痹的表现。只是大便干，而不是大便快，表明湿热已入阳明。"阳明病，发热汗出者，此为热越，不能发黄也；但头汗出，身无汗，剂颈而还，小便不利，渴引水浆者，此为瘀热在里，身必发黄，茵陈蒿汤主之。"因此，二诊加用茵陈蒿汤治疗。患者服药后无头汗，疼痛减轻，肝功指标降低，诸症好转。

（任文英案）

7.风湿痹阻，热伤血络证案

患者，男，27岁，2021年2月7日初诊，立春。

主诉：踝关节疼痛1个月。

现病史：1个月前，患者因进食大量海鲜出现左内踝关节红肿疼痛，就诊于福建省立医院，查血尿酸564μmol/L，诊为痛风，予非布司他、双氯芬酸钠治疗，疼痛缓解。1天前，患者饮酒后出现左踝关节红肿疼痛难忍，步行受限，彻夜难寐，自行服用非布司他、双氯芬酸钠未见明显缓解，遂前来求诊。刻下：左内踝关节红肿，灼热疼痛，轻度凹陷性水肿，口渴，饮不解渴，口苦，舌红苔黄腻，脉弦滑。查血尿酸685μmol/L。

西医诊断：痛风。

中医诊断：痹证。风湿痹阻，热伤血络证。

治法：祛风除湿，凉血止痛。

处方：白虎加桂枝汤合四妙散加减。石膏30g（先煎），知母10g，生甘草10g，桂枝9g，苍术10g，黄柏10g，薏苡仁30g，川牛膝10g，百合30g，白芍30g，土茯苓30g，忍冬藤20g，姜黄15g，萆薢15g，威灵仙10g。3剂，日1剂，水煎煮，早晚餐后内服。

2021年2月10日（立春）二诊：患诉药后当晚左踝灼热疼痛大减，夜寐得安。予上方减石膏至15g。7剂。

后门诊随诊，守上方加减，前后调治1个月余，患者左踝关节肿痛等症状皆消失，复查血尿酸405μmol/L，病已告愈。

按语： 痛风是由于嘌呤代谢紊乱及尿酸生成增多或尿酸排泄减少所引起的一组疾病，主要表现为高尿酸血症、特征性反复发作的急性关节炎、尿酸钠盐形成的痛风石沉积、痛风性慢性关节炎和关节畸形。急性痛风性关节炎是痛风最常见的首发症状，典型发作一般起病急骤，有时呈爆发性，多于午夜因足痛惊醒，其疼痛性质为刀割、咬噬样，关节及周围组织红、肿、热、痛，初次发作以第一跖趾关节最常见，属于中医"历节"范畴。中医学对痛风认识颇为久远，《金匮要略》就记载了历节病"疼痛如掣""脚肿如脱""历节疼，不可屈伸"的症状，以及好发于身体肥胖之"盛人"等特点，这些均与痛风性关节炎颇为相似。

《素问·太阴阳明论》曰："伤于湿者，下先受之。"患者平素过食海鲜等膏粱厚味，脾胃运化失常，以致湿热内蕴，流注关节，阻滞经络，气血不通，不通则痛，湿性趋下，易袭阴位，故出现左内踝关节红肿热痛；湿热伤津，故见口渴、口苦。结合舌脉之象，辨证应属风湿热毒内蕴、经络气血痹阻之证。治以祛风清热利湿、活络通经止痛，方用白虎加桂枝汤和四妙散加减。《金匮要略·疟病脉证并治》曰："温疟者，其脉如平，身无寒但热，骨节疼烦，时呕，白虎加桂枝汤主之。"白虎加桂枝汤，具有清热生津、解表和营之效。方中用石膏清热泻火，缓解痹证之红肿热痛。张锡纯谓生石膏"凉而能散，有透表解肌之力"。知母清热泻火、生津润燥。因湿热久蕴，易耗气伤阴，故加入百合，滋阴清热，生津润肺。更加桂枝，其性温，味辛甘，辛能解肌祛风通络，甘能和能缓，温能佐制石膏之寒，避免苦寒伤及脾胃。湿热之邪虽盛于下，但其始从脾胃而起，故用四妙散独入阳明，祛湿热而利筋骨。土茯苓、威灵仙、萆薢除湿解毒、通利关节，此三药相配为国医大师朱良春治疗痛风之有效经验药组。重用白芍缓急止痛，活血散瘀；忍冬藤清热解毒，祛风通络；姜黄清热解毒，利水消肿，尤善治疗下肢疼痛。三者共用，发挥清热解毒、祛风除湿、通络止痛之功效。二诊，患者症状较前明显缓解，效不更方，虑石膏久服伤胃，故减量。守方前后调治1个月余，诸症皆平，尿酸恢复正常，疾病告愈，嘱患者注意饮食调摄，避免复发。

（周楚案）

十三、三叉神经痛（面痛）

1. 肝肾阴虚证案

张某，女，65岁，2020年4月21日初诊，谷雨。

主诉：右侧颜面部疼痛3年，加重5天。

现病史：患者3年前无明显诱因出现右侧颜面部疼痛，呈针扎样疼痛，洗脸、刷牙、咀嚼或心情波动时加重，每天发作数次，难以忍受，在郑州某医院诊断为三叉神经痛，长期服用奥卡西平、加巴喷丁胶囊，开始有效，现效果欠佳。5天前，疼痛加重，呈持续性针扎样疼痛，服用止痛药物效果欠佳，遂就诊于我院，刻下：右侧颜面部疼痛难忍，皱眉咬牙，张口掩目，精神紧张，心情烦躁，寐欠佳，二便调，舌红少苔，舌下络脉粗，脉细弱。

西医诊断：三叉神经痛。

中医诊断：面痛。肝肾阴虚证。

治法：益肾养肝，活血止痛。

处方：杞菊地黄丸合芍药甘草汤加减。白芍 30g，炙甘草 10g，菊花 15g，枸杞子 15g，茯苓 12g，泽泻 12g，牡丹皮 12g，山茱萸 15g，熟地黄 30g，山药 15g，全蝎 6g，土鳖虫 6g，荆芥 15g，生姜 15g，大枣 15g。10 剂，日 1 剂，水煎煮，早晚饭后温服。熬药时嘱患者站旁边，以药的蒸汽熏颜面部疼痛处。

2020 年 5 月 2 日（谷雨）二诊：患者诉开始几天没有效果，1 周后疼痛次数已大大减少。上方加天麻 15g，川芎 15g。7 剂。

2020 年 5 月 10 日（立夏）三诊：疼痛基本缓解，停用西药止痛药物。嘱按二诊方药，配 7 剂打成粉，继续服用以善后。

随访半年，未见复发。

按语：三叉神经痛是指三叉神经支配区域内以阵发性剧烈疼痛为主症的疾病，多数为单侧性，少数为双侧性，每次可发数秒钟，常因咀嚼或洗脸等面部刺激而发作，每日可发作数十次至数百次，痛如电击样、烤灼样、刀割样、针刺样，剧时可出现面部肌肉痉挛。三叉神经痛属于中医"面痛""头痛"范畴。中医认为其与风关系紧密，有内外之分、虚实之别。外有风寒、风火、风痰为病；内为肝胆风火相煽、胃火炽热上炎、阴虚阳亢化风之因。本案为内风无疑，为阴虚阳亢、肝胆风火上扰而致，是为肾阴亏虚、水不涵木，治当滋其肾阴，平其肝阳，缓急止痛。方中熟地黄补血，滋肾阴；枸杞子滋补肝肾精血；辅以山药益脾肾之阴；山茱萸酸温，益肝肾精血；佐以茯苓淡渗脾湿；牡丹皮清泻肝火；泽泻泻肾中湿浊；菊花清肝火；芍药及甘草缓急止痛；荆芥祛风散邪；久病入络，加用全蝎、土鳖虫虫类药物活血止痛。诸药合用，滋补与清泄兼顾，扶正与祛邪同治，共奏滋肾养肝、活血通络之效。配合药物熏蒸，可达到活血通络、祛风止痛之效果。

（赵凯彬案）

2. 寒凝血瘀证案

高某，男，65 岁，2021 年 6 月 25 日初诊，夏至。

主诉：反复右侧面痛 20 余年。

现病史：患者三叉神经痛病史 20 余年，平素服用卡马西平等药物，近 2 年服用止痛药物后症状无明显缓解，发作时呈难以忍受的剧烈性疼痛，说话、洗脸、刷牙，或受寒，甚至走路都会导致阵发性的剧烈疼痛，疼痛历时数秒或数分钟，疼痛呈周期性发作。刻下：右面部疼痛，呈针刺性疼痛，面部紧束感，遇冷加重，发作次数及持续时间较前明显增多，寐欠佳，二便调，舌苔白腻，舌下络脉粗，脉弦紧。

西医诊断：三叉神经痛。

中医诊断：面痛。寒凝血瘀证。

治法：祛风散寒，活血通络。

处方：麻黄汤合当归四逆汤加减。麻黄 15g，炒苦杏仁 12g，桂枝 15g，白芍 15g，炙甘草 10g，当归 15g，细辛 8g，通草 4g，川芎 30g，土鳖虫 6g，鸡血藤 30，生地黄 12g，白芷 15g，荆芥 20g，生姜 15g，大枣 10 枚。7 剂，日 1 剂，水煎煮，早晚饭后温服。熬药时嘱患者站旁边，以药的蒸汽熏颜面部疼痛处。

2021年7月4日（夏至）二诊：患者诉服用中药及面部熏蒸3天后，疼痛开始减轻，熏蒸过程中出很多汗，出汗后疼痛明显减轻，故自行停用西药。现疼痛基本缓解。守上方继续治疗。7剂。

2021年7月11日（小暑）三诊：患者症状缓解，停用所有药物。

后随访3个月，未见复发。

按语：患者三叉神经痛病史20余年，平素体寒，寒主收引凝滞，不通则痛，故疼痛遇寒加重。方中麻黄汤祛风散寒止痛，给邪以出路。当归四逆汤中当归养血活血；桂枝、芍药调和营卫；细辛用8g温经散寒止痛，用量较大，止痛效果好；通草通血脉；更以大枣、甘草益中气，助营血。加川芎行气止痛；鸡血藤活血通络；白芷散寒除湿止痛；患者病久加土鳖虫通络止痛；在大量温热药物中加用小量苦寒的生地黄养阴生津，引阳入阴。诸药配伍，祛风散寒，养血通脉，活血止痛。患者服药14剂，疼痛缓解，随访3个月未复发，可见中医辨证准确，确实能达到很好的疗效。

（赵凯彬案）

十四、颈椎病（项痹）

1. 营卫不和，气虚络瘀证案

吴某，男，38岁，2019年11月6日初诊，霜降。

主诉：颈部酸疼、僵硬不适10天。

现病史：10天前，患者出现颈部酸痛不适，颈部僵硬，伴有头痛，头痛以头顶及枕部为主，怕风，偶有少量出汗，偶有头晕，经推拿、拔罐等理疗后症状无缓解，舌淡红，苔薄白，脉稍弦。

既往史：高血压病病史，规律服用降压药，目前血压130/75mmHg。既往反复颈部不适数年，考虑有颈椎病，未做检查。

西医诊断：颈椎病；高血压病。

中医诊断：项痹。营卫不和，气虚络瘀证。

治法：调和营卫，补气通络。

处方：桂枝加葛根汤合补气通络方加减。桂枝15g，白芍15g，生姜3片，大枣5枚，炙甘草3g，葛根25g，生黄芪20g，生牡蛎25g（先煎），桃仁10g，川芎10g，薏苡仁25g，天麻10g，全蝎6g。5剂，日1剂，水煎煮，早晚饭后内服。

患者服用5剂后，颈部不适和头痛等诸症愈。嘱避风寒，常做颈椎操，注意日常不良习惯，防止复发。

按语：《伤寒论》曰："太阳病，项背强几几，反汗出恶风者，桂枝加葛根汤主之。"膀胱足太阳之经，交巅下项，抵腰络肾，为一身之藩篱，故为六经之首。若为风寒所中，首犯太阳，卫阳不固，营阴泄漏，营卫失和，故见颈项不适、头痛汗出，即"太阳病，发热，汗出，恶风，脉缓者，名为中风"，故拟桂枝加葛根汤解肌达表、升津舒经。葛根之妙，一则生津滋润，升举阳气，以补津液之虚，又疗头晕之疾；二则防邪由太阳内传阳明，先安未受邪之地。然又虑其病程日久，恐有伤及正气之虞。《血证论·阴阳水火气血论》明训："运血者，即是气。"故病患亦有潜瘀之象。患者辨体属倦㿠之质，拟合师承导师张喜奎教授之补气通络方加减。该方为吾师治疗颈椎病的经验方。方由生黄芪、薏苡仁、板蓝根、桃仁、生牡蛎组成。方中黄芪为补气要药，气行血畅，瘀滞自除；牡蛎软坚散结，兼能化痰；桃仁活血化瘀；薏苡仁，《神农本草经》云其"味甘微寒，主筋急拘挛，不可屈伸，风湿痹"；该患者无热象，故去板蓝根。方中加入血中气药川芎；久病入络，加虫类药全蝎祛风通络止痛；并加天麻一味，息风、平肝而止眩。全方共奏调和营卫、补气通络之功，临床疗效显著。

（王建挺案，杨运劼整理）

2. 痰瘀阻络证案

杨某，女，51 岁，2019 年 7 月 31 日初诊，大暑。

主诉：颈部僵硬不适 1 周余，加重 3 天。

现病史：患者 1 周前无明显诱因出现颈项部僵硬不适，无头晕、头痛，无双上肢麻木，无恶心、呕吐，无视物旋转，无耳鸣、耳聋，无肩部不适，无心悸、胸闷，休息后症状可缓解。3 天前，上述症状加重，今为求中西医结合治疗来我科住院。刻下：间断颈项部不适，无恶心，无呕吐，饮食、睡眠一般，大、小便正常，舌淡暗，苔白腻，脉弦滑。

既往史：过敏性鼻炎病史 3 年，偶有流清涕，自服药物可缓解（具体不详）。

西医诊断：颈椎病；过敏性鼻炎。

中医诊断：项痹。痰瘀阻络证。

治法：化痰祛瘀，舒经通络。

处方：采用针灸治疗。治疗以通经活络为大法，以局部阿是穴和手、足三阳经穴为主，取穴为（颈夹脊、天柱、风池、曲池、外关）。

2019 年 8 月 3 日（大暑）二诊：患者诉颈部僵硬不适较前好转，精神饮食睡眠可，二便正常，舌苔偏腻，脉滑。在原处方上加内关、足三里以健脾化痰。

2019 年 8 月 6 日（大暑）三诊：患者颈部僵硬不适等症状明显减轻，精神饮食睡眠可，二便正常，苔腻明显好转。继续针刺上述穴位，改善疼痛症状。

2019 年 8 月 9 日（立秋）四诊：患者无诉颈部僵硬不适，偶感乏力，精神饮食睡眠可，二便正常。以补益肝肾为主，配肝俞、肾俞，其余固守原法。

患者继续治疗 1 周后症状消失，随访至今无不适。

按语：本病的发生主要与正虚劳损、感受外邪有关。正气虚弱，气血不足，筋脉失养，故不荣则痛；长期伏案，劳损过度，伤及筋脉，项部气血瘀滞，或感受风寒湿等外邪，经络痹阻，气血不通，故不通则痛。

病位在颈项部，涉及督脉、足太阳膀胱经、手太阳和手阳明经经脉及其经筋。治以舒筋骨、通经络，取局部穴位及手、足太阳经穴为主。主穴为颈夹脊、天柱、风池、曲池、外关、阿是穴。颈夹脊、阿是穴、天柱、风池为局部选穴，可疏调颈部气血，舒筋骨，通

闽山中医验案精选

经络；外关通于阳维脉，具有解表祛风、活络之痛之效；曲池穴降逆通络。选取以上穴位的目的在于通经活络，调畅气血，缓解颈部疼痛。针灸治疗本病与促进局部微循环、改善椎动脉供血、协调椎间盘周围的肌肉和韧带的运动、调节神经功能有关，尤其对颈型、神经根型、椎动脉型有较好的效果，对其他类型的颈椎病也有一定的改善作用，宜配合牵引、按摩、外敷治疗。长期伏案或低头工作者要注意颈部保健，工作1小时后要活动颈部，或自我按摩局部，放松颈部肌肉，平时应注意正确的睡眠姿势，枕头高低要适中，同时注意颈部保暖，避免风寒之邪侵袭。

（刘晓娟案）

十五、骨关节炎（痹证——骨痹）

1. 肝肾亏虚，阳气不足证案

陈某，女，56岁，2021年1月20日初诊，大寒。

主诉：反复颈、腰、双膝关节疼痛4年，加重半个月。

现病史：患者4年前无明显诱因出现颈部、腰部、双膝关节疼痛，伴关节活动不利、晨僵，活动后可缓解，夜间、遇冷时及阴雨天气疼痛加剧，未诊治。1年余前，疼痛加剧，遂于外院检查。左膝关节MRI：左膝胫骨髁间突退行性假囊，左膝关节半月板变性（Ⅰ～Ⅱ级），关节腔及周围滑囊少量积液。颈椎MRI平扫：颈椎退变，C5～C6、C6～C7、C7～T1椎间盘突出，所示胸1、2椎体内骨岛可能性大。遂多次就诊于我院门诊及当地诊所行针灸、玻璃酸钠关节注射等治疗，但疼痛仍反复。半月前，患者泡温泉后出现颈、腰、双膝关节疼痛加剧，休息后缓解，遂来求诊。刻下：颈部、腰、双膝关节疼痛，双膝关节肿胀，活动不利，偶有干咳，口干喜饮，纳可寐安，小便急、量少，大便日行1次，质稍溏，舌质淡晦，苔薄白，脉细数。

既往史：自诉平素血压正常，寐差时则出现血压偏高，血压最高162/100mmhg，余无特殊。

西医诊断：膝骨关节炎；颈椎病。

中医诊断：骨痹病。肝肾亏虚，阳气不足证。

治法：柔筋通络，散寒止痛。

处方：芍药甘草附子汤加减。炒白芍20g，炙甘草15g，制附子15g（先煎），木瓜30g，泽兰15g，川牛膝30g，炮姜5g，盐杜仲15g，延胡索15g，徐长卿15g，夏天无2g（冲服），炒白术16g，茯苓20g，桂枝16g。7剂，日1剂，水煎煮，早晚饭后温服。

2021年1月29日（大寒）二诊：患者诉关节酸痛较前缓解，天气变化及遇冷时较剧，双膝关节稍肿胀，活动不利，口干症状较前好转，纳可，寐欠安，小便急、量少症状较前改善，大便呈糊状，每日1次。予前方制附子加量至30g；改炮姜5g为干姜10g。7剂。

此后患者多次复诊，关节疼痛明显缓解，二便调，予上方加减继续服用。

按语：膝骨关节炎，属中医"骨痹"范畴，以中老年人多见，与年龄有较大关系，可出现关节疼痛、肿胀、活动受限等症状，休息后可缓解，活动后加重，这些症状是与炎性关节痛的一个较大不同点。本案患者为中年患者，且病程较长，久病必正气损伤而表现为虚实夹杂的证候，可伴见气血亏虚、肝肾不足的证候。肾主骨，肝主筋，"膝为筋之府"，肝肾亏虚则筋骨不充，故发为关节疼痛，活动不利。患者病久阳气常不足，风、寒、湿等外邪易侵入损伤机体，阻滞气血运行，留滞于关节则出现关节肿胀、疼痛，以阴雨天气及遇冷时明显。今其人，半月余前又前往泡温泉，汗出受风，患处受寒，阳气虚损不能温煦肌肤、鼓动血脉，故而脉细。脾阳虚衰，不能温煦机体，则大便稀溏。阳气不固，阴液亦必然耗伤，故口干喜饮、小便量少。舌淡晦、苔薄白亦是阳虚之证。故当予温阳敛阴，补益肝肾，缓急止痛。方予芍药甘草附子汤温经散寒、柔筋通络、缓急止痛。方中芍药可柔肝、缓急止痛；甘草安中解毒、调和诸药、缓急止痛；附子温经散寒、通痹止痛；加桂枝温经通络，助附子温阳之效；川牛膝补益肝肾，兼能活血化瘀、利水通淋；杜仲补益肝肾，兼能祛风湿、强筋骨；木瓜化湿和胃，舒筋活络；泽兰活血化瘀、利水消肿；延胡索活血行气止痛；夏天无活血通络、行气止痛；徐长卿祛风止痛；白术、茯苓、炮姜温阳补气、健脾化湿。诸药合用共奏补益肝肾、温阳敛阴、缓急止痛之功。二诊时，患者关节疼痛缓解，仍以天气变化及遇冷时明显，口干、尿量少症状缓解，可知药已中的，但阳气仍虚，继续于原方基础上附子加量，改炮姜为干姜，增强温中散寒之功效。

（邱明山案，蔡婕整理）

2. 湿热内蕴，复感风热证案

施某，女，70岁，2020年6月11日初诊，芒种。

主诉：肩背疼痛2年余，近日加重。

现病史：患者肩背疼痛2年余，近2日无明显诱因出现颧部红肿。患者居住在海边，年轻时从事各种海上作业，曾被桅杆砸中背部，近2年来，肩背部疼痛加重，甚至夜间疼醒。X线检查：肩背部骨质退行性改变。刻下：肩背疼痛，便干，食欲良好，舌红，苔白厚燥，脉数。

既往史：高血压病病史6年，现口服降压药治疗，血压控制平稳。双肾结石病史10余年。

西医诊断：骨关节炎；高血压病；双肾结石。

中医诊断：痹证。湿热内蕴，复感风热证。

治法：疏风清热，通络止痛。

处方：宣痹汤合蠲痹汤加减。六一散12g，冬桑枝15g，忍冬藤12g，豨莶草15g，秦艽6g，络石藤12g，海风藤12g，伸筋草12g，桂枝6g，黄连4g，生石膏12g（先煎），知母12g，威灵仙12g，大黄6g（后下）。7剂，水煎，每日巳时，未时，申时温服。嘱每日煎后将药渣敷于背部疼痛处20分钟。

患者服药后症状稍有缓解，配合洛索洛芬钠贴剂或各类筋骨贴膏后疼痛有所缓解，可以耐受。

按语：患者长期疼痛，属中医"痹证"范畴，近2日又现面部红肿，为湿热内蕴复感风热之邪。此方以六一散为君，佐以石膏、知母，意在清其气分之热；滑石又能利尿，兼顾了肾结石；桑枝、豨莶草、威灵仙、秦艽、伸筋草及各种藤类药疏通经络，祛风湿，除痹痛；在全方总体属阴的情况下，稍佐桂枝，以温通血脉，加强通络止痛之效。痹症总分寒痹、热痹。北方气候严寒，风寒湿邪多从肌表侵袭，而发为寒痹，以羌活胜湿汤、独活寄生汤等均收效良好。南方地气湿热，风湿之邪入里后多易化热，用药切忌大队温燥之品耗伤阴血使邪陷更深。患者筋脉痹阻日久，恐其筋骨已互相粘连，单纯内服起效较慢，故配合外用膏药以药力渗至病所，内外相合，能更快收效。

（林润立案）

十六、强直性脊柱炎（脊痹）

肝经实热夹瘀证案

李某，女，40岁，2019年2月20日初诊，雨水。

主诉：反复腰背部疼痛2年，伴左髋疼痛3个月。

现病史：患者反复腰背部疼痛2年，夜间及晨起时疼痛明显，活动后可缓解，未重视，未诊治。3个月前，出现腰背部及左髋疼痛明显，经外院针灸、理疗等治疗后未见好转。查血沉102mm/h，C反应蛋白79.00mg/L。骶髂关节MRI：右侧骶髂、左髋关节骨髓水肿。考虑诊断为强直性脊柱炎（AS）。予口服塞来昔布、来氟米特以控制病情，疼痛仍反复。今为进一步治疗，求诊于我处。刻下：下腰部疼痛，呈刺痛感，活动后可缓解，左髋关节酸痛，双下肢拘紧不利，伴活动受限，口干、口苦，纳寐差，二便如常，舌暗红，苔白，脉弦涩。查体：腹肌濡软，脐下轻压痛，脊柱生理曲度正常，全脊柱无侧弯畸形，脊旁肌肉无压痛，枕墙距3cm，胸郭活动度4cm，弯腰指地距10cm，双侧直腿抬高试验（-），右侧"4"字试验（+），左侧"4"字试验（-），左侧髋关节外展外旋、内收内旋时疼痛，右侧髋关节查体未见异常体征。

西医诊断：强直性脊柱炎。

中医诊断：脊痹病。肝经实热夹瘀证。

治法：疏肝健脾，化瘀通络。

处方：小柴胡汤合桂枝茯苓丸加减。柴胡12g，黄芩10g，姜半夏10g，党参10g，桂枝16g，茯苓20g，桃仁10g，赤芍15g，牡丹皮6g，炙甘草10g，葛根20g，威灵仙15g，延胡索15g，徐长卿15g，大枣10g，生姜15g。7剂，日1剂，水煎煮，早晚饭后内服。

西药：塞来昔布，0.2g，每日2次；来氟米特，10mg，每晚睡前1次。口服治疗。

2019年2月27日（雨水）二诊：患者服药后腰背部及髋关节疼痛减轻。上方续服14剂。

因患者工作变动，未再规律门诊就诊，中药方剂以此方为基础加减治疗，髋关节活动已无明显不适。后电话随访，患者4周后复查血沉、C反应蛋白等炎症指标已在正常范围，具体数值未见报告。

按语：AS与诸经关系密切，其病变部位在腰骶脊背，为督脉所在之处；病理基础为附着点炎，属"筋"之范畴，筋为肝之所主，故其治疗多从肝肾论之。此案患者以骶髂、髋关节疼痛为主，其为肝经循行之部位。《灵枢·经脉》"胆足少阳之脉……是主骨所生病者……

胸、胁、肋、髀、膝外至胫、绝骨、外踝前及诸节皆痛"指出少阳主骨，伴口干、口苦、纳差等症，结合舌脉特点，本案可从少阳论之，从肝论治，考虑肝经实热证，且久病夹瘀，使用小柴胡汤合桂枝茯苓丸，以清肝热、健脾气、舒经络，兼化瘀活血、止痹痛。

（邱明山案，郭婷婷整理）

十七、回纹型关节炎（痹证）

肝郁脾虚证案

王某，女，37岁，2021年5月12日初诊，立夏。

主诉：双手关节肿痛5年，再发加重3个月。

现病史：患者5年前无明显诱因出现双手指间关节、掌指关节肿胀疼痛，以右手为甚，活动后稍减轻，就诊于某院，诊断为水肿（脾虚湿滞证），予刮痧、子午流注开穴法、拔罐、针刺等对症治疗，症状时有反复，后出现晨僵、怕风，多次就诊于某院，症状仍时有反复。2019年11月20日，患者因受凉后上述症状加重，伴颈项不适、咽中滞涩感，再次就诊某院。门诊查甲功五项：FT$_4$ 6.23pmol/L，TSH > 49.10μU/mL，An-TG 356.4U/mL，An-Tpo 124.5U/mL。血常规、C反应蛋白、血沉、促甲状腺素受体抗体未见异常，诊断为甲状腺功能减退症、水肿、梅核气，予口服优甲乐（50μg，每日1次）、中药汤剂等对症治疗，复查甲功正常。3月前，患者再次受凉后病情加重，今为求进一步诊治，求诊于我处。刻下：双手指间关节、掌指关节红肿热痛，伴麻木感，足底疼，易感疲惫，口苦，痛经、色暗，有血块，大便溏，纳眠差，舌淡红，苔薄白，脉弦滑。查体：双手指间关节红肿，皮温高，压痛（+），活动度尚可；双手掌指关节红肿，皮温高，压痛（+），活动度尚可。余关节未见明显红肿、压痛，无活动受限。

西医诊断：回纹型关节炎；甲状腺功能减退。

中医诊断：痹证。肝郁脾虚证。

治法：疏肝健脾，温阳散寒。

处方：柴胡桂枝干姜汤加减。柴胡12g，桂枝16g，干姜10g，黄芩10g，牡蛎20g(先煎)，炙甘草10g，薏苡仁50g，制附子15g（先煎），苍术10g，延胡索15g，徐长卿15g。7剂，日1剂，水煎服，早晚饭后温服。

2021年5月26日（小满）二诊：患者诉双手肿痛、足底痛较之前缓解，口微苦，大便溏。复查抗ANA > 500AU/mL，抗dsDNA-IgG > 300U/mL。血常规、甲功三项、抗CCP、体液免疫、C反应蛋白、ASO、RF未见明显异常。患者平素畏寒怕冷。故予原方加肉桂6g（后下），改干姜为15g，制附子为20g（先煎），苍术为16g，加强温阳散寒之功。7剂。

2021年7月26日（大暑）三诊：患诉服药后双手肿痛、肢麻明显改善，足底未诉疼痛，畏寒怕冷减轻，易感疲惫改善，痛经，带下量多，色白，口苦，大便质软成形，日1次。故予原方加鸡血藤30g，红花15g，桃仁10g，酒大黄3g，白花蛇舌草10g。7剂。

按语：《伤寒论》第147条曰："伤寒五六日，已发汗而复下之，胸胁满微结，小便不利，渴而不呕，但头汗出，往来寒热，心烦者，此为未解也，柴胡桂枝干姜汤主之。"本案患者

闽山中医验案精选

多关节红肿热痛、口苦、寐差、心烦为上热，大便溏、月经有血块为下寒，故辨六经属厥阴病，治以疏肝健脾、温阳散寒。方选用柴胡桂枝干姜汤加减；加用薏苡仁健脾渗湿；附子温阳除痹，配合桂枝，温经脉之阳，祛关节之寒；《药品化义》认为"苍术，味辛主散，性温而燥，燥可去湿，专入脾胃，主治风寒湿痹"，苍术和薏苡仁搭配，健脾行气，燥湿渗湿；延胡索和徐长卿二者配伍，活血安神止痛。诸药合用，共奏疏肝健脾、温阳活血、通络止痛之功。二诊，症减，柴胡桂枝干姜汤证属上热下寒的厥阴病，下寒为主，上热由下寒所致，干姜是方中要药，故增干姜、附子、肉桂量加强全方温中祛寒的功效。三诊，诸症皆减，寒湿已除大半，此时祛瘀生新，故加红花、桃仁等活血化瘀之药以兼顾痛经旧患。

（邱明山案，郑好整理）

十八、风湿性关节炎（历节）

风寒湿痹阻，兼化热伤阴证案

郑某，女，65岁，2021年5月15日初诊，立夏。

主诉：全身疼痛2天。

现病史：患者常年于超市冷气间工作，自觉无汗，全身闭塞不舒，轻碰即疼痛如鞭，唯恐他人触及己肤，入夏恐吹电扇，裹被入睡。2天前，无明显诱因出现全身疼痛伴双下肢浮肿，遂求诊于我处。刻下：关节疼痛，痛久不解，手指痛剧，两手握拳不能握紧，伸屈不灵，双下肢浮肿，口燥咽干，头眩身重，心烦无汗，胃纳可，梦多，夜寐差，不得卧，无咳嗽咳痰，无胸闷气喘，二便调，舌红苔黄，脉浮而细弱。

西医诊断：风湿性关节炎。

中医诊断：历节。风寒湿痹阻，兼化热伤阴证。

治法：祛风除湿，温经散寒，兼以养阴清热。

处方：桂枝芍药知母汤加减。泽泻15g，生白术15g，制附子9g（先煎），山药15g，茯苓30g，防风10g，桂枝9g，生白芍15g，知母9g，细辛3g，炙鸡内金10g，干姜6g，生姜皮3g，炒黄芩9g，大枣10g，郁金10g。7剂，日1剂，水煎煮，早晚饭后分服。

2021年5月22日（小满）二诊：患诉服前药后疼痛肿胀减轻十之三四，双下肢浮肿较前减退，口燥咽干、头眩身重有所缓解，腰部自觉疼痛，纳寐一般，仍有心烦无汗，二便调，舌红苔黄，脉细。药已中病，内附顽邪由少阴经渐驱外经，无须更方，方药稍做调整，日服量稍增加。原方去泽泻、山药、桂枝、知母、炙鸡内金、生姜皮；加炒薏苡仁15g，杏仁9g，麻黄9g，炙甘草6g，醋延胡索6g，川牛膝15g；重用制附子15g（先煎），生白芍30g。7剂。

2021年5月29日（小满）三诊：患诉服前药后疼痛肿胀减轻十之五六，手指较前疼痛减轻，伸屈较前灵活，腰部疼痛明显缓解，胃纳可，夜寐近来觉差，二便调，舌红苔黄，脉细。故在祛风除湿、温经散寒基础上，养心阴、益肝血、宁心神。原方去炒薏苡仁、醋延胡索、郁金；加陈皮9g，猪苓15g，炒酸枣仁30g。7剂。

2021年6月5日（芒种）四诊：患诉服前药后疼痛肿胀已减去十之八九，手指疼痛、伸屈不灵、腰部疼痛症状明显好转，纳寐佳，二便调，舌红苔黄，脉细。方药对证，疗效明显，内附顽邪由少阴经渐至少阳经。故仍予前方，再服7剂。

2021年6月12日（芒种）五诊：患诉疼痛肿胀症状完全消失，他人触碰已不觉鞭疼，可吹风扇入睡，纳寐亦佳，面色及手足部皮色好转，伴汗出，自觉舒畅，二便调，口苦，胁肋胀满，舌微红，苔薄白，脉细。故对症调整方中解表药物剂量，治以和解少阳、驱邪外出，予小柴胡汤加减收尾。处方：姜半夏9g，炒黄芩9g，北柴胡12g，生姜皮3g，大枣10g，醋延胡索10g，艾叶10g，益母草5g，煅瓦楞子10g（先煎）。7剂。

按语： 本案患者素感寒湿，正虚邪实。《金匮要略》曰："少阴脉浮而弱，弱则血不足，浮则为风，风血相搏，即疼痛如掣。"少阴脉候心、肾。少阴脉弱为心肾阴血不足，阴血先虚，风寒湿乘虚而入，侵及血脉，正邪相互搏结，经脉痹阻，不通则痛，致使关节掣痛，难以屈伸。心烦、口燥咽干、梦多、夜寐差、不得卧、舌红苔黄，脉浮而细弱，皆符合少阴病证候。此为邪藏阴经，六经辨证治疗应沿少阴经至少阳经、阳明经、太阳经驱邪外出。初诊，纵观其症，全身疼痛伴双下肢浮肿，痛久不解，乃风寒湿流注于筋脉关节，气血通行不畅所致；痛久不解，邪气传经入里，正气日衰，邪气日盛，湿无出路，渐次化热伤阴，流注下肢，则两脚肿胀，关节疼痛，麻木不仁；气血通行不畅，故手指痛剧，两手握拳不能握紧，伸屈不灵；风与湿邪上犯，清阳不升，故头眩；因湿邪重着，故感身重；内有郁热，故口燥咽干、心烦无汗；热扰心神，故梦多、夜寐差、不得卧。此是风寒湿痹阻，继而化热伤阴，扰及心神，舌脉象亦是蕴热之征。《金匮要略》曰"诸肢节疼痛，身体魁羸，脚肿如脱，头眩短气，温温欲吐，桂枝芍药知母汤主之"，故治以祛风除湿、温经散寒为主，兼以养阴清热。方予桂枝芍药知母汤，加用泽泻、茯苓利水渗湿、除风湿结节；细辛祛寒邪；山药益气养阴、补脾肾；炙鸡内金消水谷、入脾去烦热；炒黄芩清解上焦热；郁金活血止痛、行气解郁、清心凉血；大枣补脾益气、养血安神；干姜温中散寒；生姜皮行水消肿、和脾胃。全方合用有通阳行痹、散风化湿之效。二诊时，患诉疼痛肿胀减轻，可知药已中的，但其人腰部自觉疼痛，纳寐一般，心烦无汗，可知药用有偏热之虞。故在原方基础上去泽泻，以及辛温之生姜皮、炙鸡内金、山药、桂枝、知母，用性味更温和之炒薏苡仁、炙甘草替代；用解表发汗效用更强之麻黄替代桂枝，按经典所记载杏仁与麻黄1：1剂量，二药配伍，一宣一降，以防麻黄发汗太过；加醋延胡索入肝经、化瘀理气；川牛膝活血祛瘀、祛风利湿，以治腰痛；重用附子补火助阳、散寒止痛；生白芍治眩晕、敛阴止痛。三诊，疼痛肿胀、屈曲不利、口燥咽干、头眩身重、心烦大减，但有寐差而见脉数，故重加炒酸枣仁养心阴、益肝血、宁心神。再诊时，诸症状大有好转，纳寐佳，二便调，予上方继续服用，促内邪随经出表。后诊，患者出现口苦、胁肋胀满、舌微红苔薄白、脉细等少阳经证候，提示邪气外驱，故予小柴胡汤加减收尾，治以和解少阳，去甘草、人参，加醋延胡索入肝经、化瘀理气，艾叶散寒止痛，益母草活血调经，煅瓦楞子化瘀止痛，共奏温经养血止痛之效。

（陈红星案）

十九、类风湿关节炎（顽痹）

1. 寒湿痹证案

曾某，女，58岁，2021年5月11日初诊，立夏。

主诉：反复多关节疼痛8年余。

现病史：患者缘于8年余前无明显诱因出现双侧第三近端指间关节肿胀疼痛，未诊治，后出现双侧肘关节屈伸不利，左肩遇冷则刺痛，双膝疼痛，活动受限，住院查类风湿因子374U/mL，抗CCP、血沉、C反应蛋白均升高，诊断为类风湿关节炎，予甲氨蝶呤、柳氮磺吡啶、羟氯喹治疗，病情好转后出院。出院后，上症时有反复，现规律服用甲氨喋呤、雷公藤治疗。近期因天气变化，关节痛反复，为求进一步诊治，遂求诊于我处。刻下：双手僵滞，晨起明显，活动后可缓解，足趾麻木，腕关节、膝关节酸痛，活动稍受限，纳寐可，大便稀溏，日1～2次，小便正常，舌淡晦，苔白，脉沉弦。查体：体型微胖，双腕关节压痛（+），皮色、皮温正常，活动稍受限；双膝关节压痛（+），皮色、皮温正常，活动稍受限。余关节无明显压痛、活动受限。

既往史：高血压病病史7年，平素规律服用氨氯地平，血压控制尚可。乙肝小三阳病史10年，先后服用拉夫米定、恩替卡韦抗病毒治疗。2006年因子宫肌瘤行子宫切除术。

西医诊断：类风湿关节炎；高血压病；慢性乙型肝炎。

中医诊断：顽痹。寒湿痹证。

治法：温经散寒，除湿通络。

处方：桂枝附子汤加减。桂枝30g，制附子30g（先煎），制川乌20g（先煎），细辛5g，肉桂6g（后下），炮姜10g，干姜20g，牛膝30g，泽泻15g，薏苡仁50g，茯苓40g，炒白术20g，炙甘草20g。7剂，日1剂，水煎煮，早晚饭后内服。

2021年5月18日（立夏）二诊：药后上症减，双手晨起僵滞，多关节痛减轻，足趾微麻，大便偏溏，小便正常，舌淡晦，苔白，脉沉弦。续予原方7剂。

2021年5月25日（小满）三诊：患者诉服前药后，双手僵滞、足趾麻木改善，膝关节、腕关节疼痛明显减轻。予原方减桂枝为20g，去细辛，7剂。

按语：患者老年女性，感受风寒湿之邪，痹阻经络，故以关节、筋骨、肌肉疼痛为主症。《类证治裁·痹证》云："诸痹，良由营卫先虚，腠理不密，风寒湿乘虚内袭，正气为邪气所阻，不能宣行，因而留滞，气血凝滞，久而成痹。"《素问·痹论》："风寒湿三气杂至，合而为痹也。其风气胜者为行痹，寒气胜者为痛痹，湿气胜者为着痹也。"寒性凝滞，故寒可以导致气血运行不畅，气滞血瘀，经脉痹阻不通，不通则痛，故疼痛为该证的典型症状。寒为阴邪，寒性疼痛得温则减，遇寒加重。寒主收引，故该患者不仅有明显的关节疼痛，还常常伴有肢体僵硬、麻木等症状，尤其在阴雨天气表现明显。故治宜散寒除湿、温经通络，方选桂枝附子汤加减。桂枝温通经脉，助化气，以温为长，重在温阳，其芳香温通可透达血脉；制附子补火助阳，散寒止痛，以热为主，重在壮阳。两药皆为阳中之阳，相须为用，既温阳又壮阳，既温经又散寒，其温通之力可达脏腑、经络、四肢、百骸，故也被归为治疗痹症的要药。加辛热之川乌，温补肾阳，温通经脉，利关节，止疼痛；细辛温经散寒通络；肉桂补火助阳，增散寒止痛、温通经脉的功效；牛膝补肾，强腰膝；干姜、炮姜温中散寒；茯苓、薏苡仁、白术健脾除湿；大量炙甘草不仅可以调和诸药，缓解桂、附、乌之温燥，还可解附、乌之毒；患者体型微胖，加泽泻以化浊降脂，同时可减少水钠潴留。方中重用大量温燥之品，可达温经散寒、除湿通络而止痹痛之功。二诊时，患者未见燥热之象，反诉服上药后口干、烦燥等不适改善，故仍予原方。三诊，患者服前药后双手僵滞、足趾麻木改善，膝关节、腕关节疼痛明显减轻，可知药已中的，故予上方稍事加减继续服用。

（邱明山案，韦园园整理）

2. 寒湿阻络证案

林某，女，34岁，2021年4月29日初诊，谷雨。

主诉：反复多关节肿痛4年，加重半个月。

现病史：患者4年前无明显诱因出现双手近端指间关节、掌指关节、双膝关节肿胀、疼痛，伴晨僵，活动后可缓解，阴雨天气时疼痛明显，就诊于外院，完善相关检查检验，确诊为类风湿关节炎，予甲氨蝶呤、甲泼尼龙治疗后，因肝功能异常停用甲氨蝶呤，改为阿达木单抗治疗。近日，患者自行停用甲泼尼龙后即出现右膝关节痛剧，行走受限，故来求诊。刻下：晨起双手近端指间关节及掌指关节、右膝关节肿胀、疼痛，行走受限，双下肢酸痛、无力，无口干、口渴，纳寐尚可，二便调，舌暗红，苔黄，脉沉细。查体：满月面容，双手近端指间关节肿胀，压痛（＋），手指关节、腕关节活动不利，右膝关节肿胀，压痛（＋），皮色、皮温正常。

西医诊断：类风湿关节炎。

中医诊断：顽痹。寒湿阻络证。

治法：祛风除湿，温阳散寒，佐以清热。

处方：桂枝芍药知母汤加减。桂枝20g，白芍20g，知母16g，制附子20g（先煎），麻黄5g，防己10g，炙甘草10g，苍术16g，制川乌15g（先煎），薏苡仁50g，延胡索15g。7剂，日1剂，水煎煮，早晚饭后温服。

2021年5月6日（立夏）二诊：患者诉手指关节疼痛缓解，右膝关节仍酸痛，行走稍受限，下肢无力感缓解，纳寐尚可，小便调，大便稍溏，舌暗红，苔薄黄，脉沉细。予前方减制川乌为10g；加川牛膝30g，泽兰15g。7剂。

2021年5月13日（立夏）三诊：患者诉双手关节及右膝关节疼痛缓解，行走较前自如，口干欲饮水，喜温水，纳寐尚可，小便调，大便稍溏，舌暗红，苔薄黄，脉沉细。予二诊方改制附子为30g，改制川乌10g为20g；加当归10g，肉桂6g（后下）。7剂。

按语：《金匮要略·中风历节病脉证并治》曰："诸肢节疼痛，身体尪羸，脚肿如脱，头眩短气，温温欲吐，桂枝芍药知母汤主之。"本案患者因风寒湿邪侵入机体，邪留关节，痹阻阳气，气血不畅，故肢节肿大疼痛；流注下焦，故右膝关节肿痛剧，行走受限。本案病程较长，外邪化火伤阴，寒热互见，虚实夹杂，单用寒药恐湿凝不去，单用热药则热邪愈盛，伤阴更剧，而致气阴俱伤，阴液受损不能滋使恋邪不去，故治以桂枝芍药知母汤、祛风除湿、通阳散寒，佐以清热。方中桂枝、麻黄、防风、生姜发散风邪；附子、川乌温阳散寒；

白术祛湿；芍药、知母滋阴清热，以防燥药伤阴之偏；甘草调和诸药。二诊时，疼痛缓解，但右膝关节仍酸痛甚。牛膝性善下行，偏重治疗下肢关节肿痛，故加牛膝以治膝关节病症。患者因长期使用激素而出现满月面容，故加泽兰以利水消肿。患者舌苔薄黄，考虑有化热倾向，故酌情减用制川乌用量。三诊时，患者关节疼痛缓解，出现口干，但喜饮温水，大便溏，苔薄黄，但无尿短赤、心烦不寐之热象，故考虑苔薄黄为假象，实为阴寒内生，故加肉桂，加重乌、附用量，以加强温阳散寒止痛之效。

（邱明山案，蔡婕整理）

3. 气滞血瘀证案

苏某，女，51 岁，2019 年 7 月 3 日初诊，夏至。

主诉：反复多关节肿痛 3 年，加重 2 个月。

现病史：患者 3 年前无明显诱因出现多关节疼痛，就诊某院查类风湿因子 560U/L，抗环瓜氨酸肽抗体＞200U/L，血沉 65mm/h，C 反应蛋白 38.00mg/L，确诊为类风湿关节炎，长期口服甲氨喋呤、来氟米特等抗风湿药，配合中药治疗，关节疼痛反复发作。2 个月前关节疼痛加重，今为进一步治疗，求诊于我处。刻下：双侧腕关节、肘关节肿胀、疼痛，晨僵明显，左髋关节酸痛，伴胸闷、腹胀、纳呆，夜寐差，大便黏滞不畅，小便如常，舌暗红，苔薄白稍腻，脉弦偏滑。查体：双腕关节肿胀，压痛（＋），皮色、皮温正常；双肘关节肿胀，压痛（＋），皮色、皮温正常；左髋关节肿胀，压痛（＋），皮色、皮温正常；腹稍膨隆，腹肌稍紧张。

西医诊断：类风湿关节炎。

中医诊断：顽痹。气滞血瘀证。

治法：疏肝健脾，理气活血。

处方：小柴胡汤合桂枝茯苓丸加减。柴胡 16g，黄芩 10g，制半夏 10g，党参 10g，茯苓 15g，桂枝 10g，桃仁 12g，赤芍 15g，牡丹皮 6g，穿山龙 30g，怀牛膝 10g，木瓜 20g，大枣 10g，生姜 10g，炙甘草 5g。7 剂，日 1 剂，水煎煮，早晚饭后温服。同时服用西药抗风湿治疗。

2019 年 7 月 10 日（小暑）二诊：诉药后胸闷、纳呆减，诸关节痛亦明显减轻。刻下：目眵多，时口干，乏力，饮水少时尿有灼热感，舌淡紫苔白，脉弦细。上方加当归 10g，盐车前子 15g（布包）。7 剂。

2016 年 8 月 10 日（立秋）二诊：患者自行续服上方药物共 14 剂，诉关节肿胀不显，稍有疼痛，可正常活动，晨僵改善，复查血沉 15mm/h，C 反应蛋白 8.00mg/L。

按语：风湿病的中医治疗，以辨证论治为主。该患者天癸初绝，肝体失养，疏泄失常，气机不畅，气血津液输布失常，经络痹阻不通而痛。治宜疏肝健脾、理气活血为法。痹证者，多因素体虚弱，卫外不固，感受外邪，导致气化失常，津液运化失司，日久痰瘀凝结于血脉所致。叶天士在《临证指南医案》云："痹者，闭而不通之谓，正气为邪所阻，脏腑经络不能畅达，皆由气血亏损，腠理疏豁，风寒湿三气得以乘虚外袭，留滞于内，致湿痰浊血，留注凝涩而得之。"叶天士提出的"风寒湿热""痰瘀"及"正气不足"等致痹的观点为临床辨治痹病提供了理论依据。董西园亦在《医级·杂病》中提出"痹非三气，患在痰瘀"之病因，久病肝体失养，肝气疏泄失常，气机不畅，气血津液输布失常，经络痹阻不通而致诸症。小柴胡汤可通达三焦气机，疏肝理气通络，合桂枝茯苓丸化裁以活血化痰，达治痹之效。三诊，患者仍有疼痛及晨僵，故予当归以加强活血之功，加用车前子以利尿通淋、清肝明目，改善尿路不适及目眵症状。

（邱明山案，郭婷婷整理）

4. 寒湿痹阻，郁而化热证案

陈某，男，78岁，2020年11月1日初诊，霜降。

主诉：反复多关节疼痛3年，加重半个月。

现病史：患者3年前无明显诱因始出现双侧腕关节、掌指关节、指间关节疼痛，未诊治，后部分指间关节逐渐出现轻度"鹅颈样"改变。1年前，上症再发，疼痛剧烈，并出现双踝关节肿痛，双肩关节疼痛，双足麻木不适，有"套袜感"，曾就诊于当地某三甲医院，完善相关检查后（未见），诊断为类风湿关节炎、双肺间质性炎症，予云克、雷公藤片、泼尼松片、塞来昔布等治疗，症状好转后出院，出院后未规律服药。半个月前，因天气变化再发双侧腕关节、双手掌指关节疼痛，双膝关节肿胀疼痛，关节弹响，伴活动受限，肤温升高。今为进一步诊治，求诊于我科门诊。自此次发病以来，无发热、盗汗，无咳痰、咯血，无心慌、胸闷、气喘，无恶心、呕吐，无皮疹。刻下：双膝关节肿胀疼痛，以左侧为甚，皮温升高，伴活动受限，双侧肘、腕、掌指关节疼痛，遇寒尤甚，第四、五远端指间关节呈"鹅颈样"改变，口干，乏力，纳可，寐差，尿频，大便干结，日1行，舌暗红，苔薄黄，脉滑数。辅助检查：类风湿因子153U/mL，抗CCP抗体＞200U/mL，血沉77mm/h，C反应蛋白62mg/L。关节彩超：左膝滑膜炎，可见少量积液。

既往史：2019年因胃癌于外院行胃大部分切除术，术后恢复尚可。

西医诊断：类风湿关节炎；胃大部分切除术后。

中医诊断：顽痹。寒湿痹阻，郁而化热证。

治法：祛风除湿，通阳散寒，兼清里热。

处方：桂枝芍药知母汤化裁。桂枝10g，白芍15g，知母16g，麻黄3g，苍术15g，防己10g，制附子15g（先煎），炙甘草10g，川牛膝15g，生姜3片。7剂，日1剂，水煎煮，早晚饭后温服。

2020年11月8日（立冬）二诊：患者诉药后双膝关节红肿热痛较前缓解，双侧肘、腕、掌指关节疼痛减轻，纳差，寐尚可，二便调，舌淡暗，苔薄黄，脉弦。守方再续。7剂。

2020年11月15日（立冬）三诊：患者诉左膝关节仍肿胀疼痛，活动不利，皮温正常，余关节疼痛较前缓解，口干，畏冷，倦怠乏力，不思饮食，寐差，二便调。舌淡暗，苔薄白，脉沉缓。

治法：散寒除湿，健脾养血。

处方：薏苡仁汤化裁。薏苡仁50g，麸炒苍术16g，桂枝10g，麻黄3g，当归10g，白

闽山中医验案精选

苟 10g，炙甘草 8g，制附片 10g（先煎），独活 10g，茯苓 10g，泽兰 10g，夏天无 4g（冲服）。7 剂。

2020 年 11 月 22 日（小雪）四诊：患者诉诸关节疼痛较前缓解，左膝关节肿胀减轻，可稍行走活动，纳一般，梦多易醒，小便调，大便质稀不成形，一日 2～3 行，舌淡暗，苔薄白，脉沉。守上方去夏天无、白芍；改制附子为 15g（先煎）；加干姜 6g，延胡索 15g，夜交藤 15g。7 剂。

2020 年 11 月 29 日（小雪）五诊：患者诉诸关节疼痛较前缓解，左膝关节无明显肿胀，可行走活动，纳一般，寐可，二便调，舌淡暗，苔薄白，脉沉。守上方再续。7 剂。

随诊，诸症悉除，行走如常，病情稳定。

按语：患者以"反复多关节疼痛 3 年，加重半个月"为主症，属中医"顽痹"范畴。患者年过七旬，加之久病耗伤阳气，致正气不足于内，后因天气转凉，不慎外感寒湿之邪，营卫气血失和，正如《素问·举痛论》所云"经脉流行不止，环周不休，寒气入经而稽迟，泣而不行，客于脉外则血少，客于脉中则气不通，故卒然而痛"，故见全身多处关节疼痛；湿浊痹阻，酿生痰湿而化郁热，且久病入络，瘀血内生，湿热、痰瘀胶结于骨节，故患者临床表现为局部红热肿胀，活动不利；舌脉象亦是寒湿瘀阻，内有郁热之征。故急则治标，当以祛风除湿、通阳散寒兼清里热为法，方拟桂枝芍药知母汤加减。方中桂枝、芍药、甘草取桂枝汤治伤寒表虚之意以调和营卫，治疗证内因；防风用于散一身之风邪，附子用于散一身之寒邪，苍术用于散一身之湿邪，此三药合用，散全身之风寒湿邪，为治痹证外因之效；麻黄、甘草取麻黄汤治伤寒表实之意，以散寒解表、通经开痹、止痛；另外，芍药与知母配伍有清热养阴之功，兼顾表里；祛邪之时亦不忘扶正，生姜、白术、甘草均可培土以祛湿邪；辅以川牛膝逐瘀通经，通利关节。全方配伍组合，温清并用，邪正兼顾，营卫同调，阴阳皆助。二诊时，药后症减，可知药已见效，可予续方。三诊时，四诊合参，可知患者郁热渐减，但左膝关节仍肿胀疼痛、畏冷、倦怠乏力、不思饮食，加之气候日渐寒凉，虑其寒湿之势较前更盛，今易方用薏苡仁汤化裁。本方君以薏苡仁健脾祛湿。臣以附子、苍术以助薏苡仁除湿；茯苓利水渗湿，健脾宁心；麻黄与桂枝以达祛风解表之功。佐以当归、白芍养血通络，缓急止痛；泽兰、夏天无活血祛瘀；独活祛风除湿。使以炙甘草调和诸药。诸药合用，共奏散寒除湿、养血通络之功。四诊时，诸症渐缓，故去夏天无、白芍，增附子、干姜以壮通阳散寒宣痹之力，再入延胡索、夜交藤以养心安神。后诊，诸症悉平，故于上方稍事加减继续服用。

（邱明山案，陈坤钰整理）

5. 阳虚湿滞证案

吴某，男，54 岁，2020 年 6 月 23 日初诊，夏至。

主诉：反复多关节肿痛 1 年。

现病史：患者 1 年前无明显诱因始出现右手拇指、无名指掌指近端指间关节肿痛，无关节变形，遂就诊外院，查血沉 65mm/h，类风湿因子 65U/mL，C 反应蛋白 32.4mg/L，抗

CCP＞500U/mL，诊断为类风湿关节炎，予甲氨喋呤、柳氮磺吡啶及对症止痛治疗后关节疼痛好转。患者自行停药半年余，其间关节疼痛仍反复发作，未诊治，逐渐累及至腕、肘、膝等关节，呈对称性，并逐渐出现指间关节疼痛、僵滞，无皮肤黏膜破损、红斑、光过敏，无明显脱发，无尿频、尿急、尿痛，体重无明显变化。刻下：右膝关节腘窝处麻木疼痛，行走时疼痛加重，右手第一掌指关节肿痛变形，伴晨僵，汗多，纳寐可，小便调，大便稀溏，舌淡苔薄白，脉弦。

既往史：2型糖尿病病史10余年，口服伏格列波糖、格列吡嗪降血糖，自诉平素血糖控制尚可（具体不详）。高尿酸血症5余年，平素未规律服用降尿酸药物。

西医诊断：类风湿关节炎；2型糖尿病。

中医诊断：顽痹。阳虚湿滞证。

治法：和血温阳，通痹止痛。

处方：黄芪桂枝五物汤加减。黄芪15g，桂枝16g，炒白芍20g，防己10g，苍术10g，炙甘草10g，制附子10g（先煎），川牛膝20g，萆薢15g，木瓜30g，泽兰15g，薏苡仁30g，忍冬藤15g，大枣20g，延胡索15g，生姜20g。7剂，日1剂，水煎煮，早晚餐后温服。

2020年7月1日（夏至）二诊：患者诉服药后膝关节肿胀缓解，仍晨僵，汗多，纳寐可，小便调，大便稀溏，日2～3次，舌淡苔薄白，脉弦。故予去延胡索、忍冬藤；改薏苡仁为50g；加夏天无2g（冲服）。7剂。

2020年7月7日（小暑）三诊：患者诉服前药后关节肿胀减退，饭后胃脘胀闷不舒，牙龈肿痛，寐可，纳一般，小便量多清长，大便质稀不成形，日2次，舌淡苔薄白，脉弦滑。故予上方加石膏10g（先煎），山药15g。7剂。

按语： 患者平素摄生不慎，营卫气血不足，阳虚湿盛，方用黄芪桂枝五物汤加减。本方是以桂枝汤去甘草易黄芪倍生姜而成。黄芪甘温补气，温养形体，配芍药、桂枝酸甘化阴，通阳宣痹，生姜与大枣相合，调和营卫，共奏温阳行痹之效。兼加防己祛风通络，苍术清热健脾燥湿，泽兰利水消肿。拘挛膝痛，故予附子散寒止痛，木瓜舒筋通络，忍冬藤清热通络，兼用延胡索加强止痛之效。牛膝强筋骨，萆薢、薏苡仁利水湿。二诊时，患者诉服药后关节肿胀缓解，大便依旧溏稀且次数较前增多，故改薏苡仁为50g增利湿之力，同时加用夏天无通络止痛。三诊，患者膝关节肿胀较出诊明显减退，但有胃脘胀闷不舒、牙龈红肿之症，故予上方加山药补益中气，石膏清热泻火，两者一补一泻，以和胃清络。

（邱明山案，林苑整理）

6. 气血亏虚，寒湿痹阻证案

杨某，女，51岁，2019年7月31日初诊，大暑。

主诉：全身多关节痛3年，加重伴四肢麻木1年余。

现病史：患者3年前无明显诱因出现右手关节疼痛，局部怕冷，伴口干咽痒，吞咽固体食物尚可，偶有眼干，无牙齿脱落，无皮疹及光过敏，经检查确诊为类风湿关节炎，后渐出现双膝、双髋部及腰背部疼痛不适，多次就诊于我科，现一直口服羟氯喹（0.1g，每日2次）、雷公藤多苷片（20mg，每日3次）、骨化三醇胶丸（0.25μg，每日1次）。近1年余来，患者明显怕冷，不能吹空调、电扇，伴四肢远端交替性麻木，醒后明显，活动后减轻，渐发展致肘部及膝部以下均麻木不适，间断有头晕、头闷不适，伴一过性眼前发黑，一直未系统检查及治疗，今为进一步检查及治疗入院。发病以来，患者精神、饮食、睡眠尚可，二便正常，体重无明显变化。刻下：全身多处关节疼痛，以右手、双膝、双髋部和腰背部疼痛为主，遇寒加重，四肢麻木不适，饮食睡眠可，二便正常，舌淡苔白，脉沉细。

既往史：4年前因腰椎间盘脱出行手术治疗；10余年前因子宫肌瘤行子宫切除手术。

西医诊断：类风湿关节炎；腰椎间盘脱出术后；颈椎病。

中医诊断：痹证。气血亏虚，寒湿痹阻证。

治法：温经通络，补益肾精。

处方：采用针灸、艾灸组合治疗。针灸穴位（足三里、三阴交、阳陵泉、风池、合谷、内关、犊鼻、腕骨）缓解疼痛症状。

2019年8月4日（大暑）二诊：患者诉右手、双膝、双髋部及腰背部疼痛较前减轻，仍感四肢麻木，精神、饮食、睡眠可，二便正常。继续针灸治疗，在原处方上加腰阳关、肾俞、环跳以疏通经络、强健腰膝。

2019年8月8日（立秋）三诊：患者诉右手、双膝、双髋部及腰背部疼痛明显减轻，四肢麻木明显好转。继续针刺上述穴位，并配合艾灸（大椎、命门、腰俞、足三里、三阴交、涌泉）以缓解腰痛。

2019年8月14日（立秋）四诊：患者诉右手、双膝、双髋部及腰背部疼痛消失，偶有四肢麻木。故治疗以补益气血为主，风池、合谷停针，其余固守原法，继续巩固治疗1周后症状消失。

随访半年，未见复发。

按语：《黄帝内经》云"风寒湿三气杂至，合而为痹也"，认为风寒湿三气杂至壅闭经络，气血不行而为痹，以肌体关节、肌肉疼痛为主要症状，日久"内外相分"出现脏腑功能失调。《金匮要略》首次提出"风湿"和"历节"，"病后一身尽痛，发热，日晡所剧者，名风湿"，"荣气不通，卫不独行，荣卫俱微，三焦无所御，四属断绝，身体羸瘦，独足肿大。黄汗出，胫冷。假令发热，便为历节也"。仲景确立了许多治疗风湿的大法，如疏风除湿、微发其汗、益气固表、发汗祛湿、温经解表、扶阳补土、祛风胜湿、温经散寒、祛湿止痛、祛风散寒、清热除湿等，对临床后世有极大地指导作用。肝藏血，血主濡养、主筋，为罢极之本，统司筋骨关节。肝胆互为表里，为少阳半表半里主脏，日久肝气亏虚，肝血不足。王清任在《医林改错》中明确指出："痹证有瘀血。"风寒湿邪外感而致痹，湿邪阻滞气机，脾胃运化失司，水湿内停，可聚而为痰。寒、痰、湿皆可阻滞气机，使血行不畅而瘀血内生，或外因跌仆损伤，而使血溢脉外而成瘀。痰瘀皆为有形实邪，留滞于关节、肌肉，阻滞血脉，局部失养，而见关节漫肿，僵硬变形，屈伸受限，痛有定处。入夜阳入于阴，血行缓慢，脉络瘀滞更为明显，故疼痛昼轻夜重。随着中医学的不断发展和完善，后世医家逐渐总结出"痹证必有瘀"的观点。《医林改错》记载："气无形不能结块，结块者，必有形之血也。血受寒，则凝结成块，血受热，则煎熬成块。"叶天士《临证指南医案》曰"痹者，闭而不通之谓，正气为邪所阻，脏腑经络不能畅达，皆由气血亏损，腠理疏豁，风寒湿三气得以乘虚外袭，留滞于内，致湿痰浊血，留注凝涩而得之"，指出了正气亏虚、风寒湿邪外袭、痹阻经络是痹证发生的病理机制。风池清热祛风；三阴交养阴清热，养血活血，取"治风先治血，血行风自灭"之意。配穴合谷、腕骨清热利湿、止痹痛；内关、外关通达阳维阴维，关乎内脏、血脉、四肢、躯干，取之通则不痛之意；犊鼻、阴陵泉、足三里为脾胃经穴，脾胃健则水湿可化，取之健脾利湿，助三阴交养血活血，柔筋蠲痹。

（刘晓娟案）

二十、痹证（少阴病）

阳虚湿阻证案

陈某，女，66岁，2020年5月3日初诊，谷雨。

主诉：反复咽干、背冷1年余。

现病史：1年余前无明显诱因出现咽干、周身畏冷、项背部畏风严重，背部肩胛间区畏冷最甚，长期需毛巾围脖，夏日亦需长袖穿着，曾外院艾灸、中药等治疗，可缓解，但症状反复。今就诊我处。刻下：周身畏寒怕冷，但以背冷为甚，肩胛间区怕冷最甚；汗多，偶有肢体关节不适，入夜口干，畏冷性饮食，大便溏，小便可，舌淡红苔薄白，脉沉细。

中医诊断：痹证（少阴病）。阳虚湿阻证。

治法：温阳散寒，利湿通络。

处方：附子汤化裁。制附子20g（先煎），干姜10g，茯苓20g，桂枝16g，白术10g，炙甘草10g，党参10g，菟丝子15g，生牡蛎20g（先煎），大枣20g，生姜5片。7剂，日1剂，水煎煮，早晚饭后温服。

2020年5月12日（立夏）二诊：症同上，仍背冷甚，舌淡晦苔薄白，脉细。守上方去生姜、大枣，加补骨脂15g，改干姜15g，党参15g，制附子30g（先煎）。7剂。

2020年5月20日（小满）三诊：患者诉双手僵滞感缓解，仍大便稀溏。守上方加巴戟天15g以加强温补之效。7剂。

按语：患者初诊时可见非常具有特征性的症状"背恶寒甚"，伴有周身的肢节不适，大便稀溏；符合附子汤的使用指征，背恶寒，是寒邪聚于一处；左季云曰："五脏之俞，皆系于背，背俞阳虚，阴寒得以乘之，见于二三日，其平素虚寒可知。"《伤寒论》第304条："少阴病，得之一二日，口中和，其背恶寒者，当灸之，附子汤主之。"《金匮要略·痰饮咳嗽病脉证并治》曰："夫心下有留饮，其人背寒冷如掌大。"《伤寒论》第305条："少阴病，身体痛，手足寒，骨节痛，脉沉者，附子汤主之。"胡希恕言："手足寒而脉沉，阴寒在里甚明，则身体骨节疼痛，当是湿痹而非风邪。"故辨为少阴病，阳虚湿阻证。阳虚卫外不固，肢体失其温煦，故周身畏寒明显；但背恶寒甚，畏冷性饮食，大便稀溏，可见其内有湿邪中阻，水液输布失常，痹阻经络肢节，可见肢节不适。

阳虚湿阻夹有郁热，以附子汤为主方加减治之，李翰卿言该方为补阳益气、健脾利湿、养阴之方也。方中附子补阳，人参补气，茯苓、白术利水，芍药养阴、和肝、补血。该患者大便稀溏，去芍药之通便，合桂枝附子汤、干姜附子汤加强温阳祛湿，通利关节之效。患者素虚，久病缠绵，非一时一方可解，后在初诊用药基础上逐渐加大附子、炙甘草、干姜、桂枝、肉桂用量，最大用量干姜30g，炙甘草30g，制附子50g，桂枝20g，肉桂12g，共服77剂。背寒畏冷明显缓解，夏日可如常人享受空调带来的清爽。

（邱明山案，李雪婷整理）

二十一、面神经炎（面瘫）

正气亏虚，外邪侵袭证案

陈某，男，29岁，2020年6月4日初诊，小满。

主诉：左侧面部感觉异常1周。

现病史：1周前受凉后出现左侧面部肿胀、麻木不适，无意识障碍，无肢体感觉运动异常，无发热、心慌，无咽痛、咳嗽、咳痰、气喘，就诊于我院门诊，诊断为面神经炎，给予中药、针刺、电针，穴位贴敷治疗，3天后症状稍减轻，但不明显，于今日入住我科进一步诊治。刻下：左侧面部麻木肿胀，颈及腰部酸困不适，大便日2次，偏稀，夜寐可，纳可，舌质暗紫，苔白腻，脉弦滑。

既往史：半年前发现尿中隐血（+），尿蛋白（+）。

西医诊断：面神经炎；颈椎病（颈型）。

中医诊断：面瘫。正气亏虚，外邪侵袭证。

治法：祛风通络，化痰活血。

处方：羌活12g，白附子9g（先煎），防风9g，秦艽12g，胆南星9g，木瓜12g，法半夏9g，桃仁12g，红花9g，炙甘草6g。3剂，日1剂，水煎煮，早晚餐后内服。

针灸：针刺阳白、太阳、颊车、下关、合谷、翳风、风池，配合电针。

西药：醋酸泼尼松片，10mg，每日3次，口服；甲钴胺片，500μg，每日3次，口服。

2020年6月6日（芒种）二诊：患者左侧面部感觉较前稍好转，仍有颈腰部不适。守上方，3剂。配合针刺（在原基础方案上加大椎、肾俞）治疗。

2020年6月10日（芒种）三诊：患者左侧面部感觉较前明显缓解，颈腰部症状减轻，精神、夜寐可，大小便规律。停用醋酸泼尼松片，继续给予针刺治疗。同时嘱患者平素按摩患侧面部。

随访，3个月未见复发。

按语：《灵枢·经筋》云："足之阳明，手之太阳，筋急则口目为僻。"劳作过度，机体正气不足，脉络空虚，卫外不固，风寒或风热乘虚侵入面部经络，致气血痹阻，经筋功能失调，筋肉失于约束，出现歪僻。病位在面部，与太阳、阳明经筋有关，手足阳经均上行头面部，当邪气阻滞面部经络，尤其是手太阳和足阳明经筋功能失调，可导致面瘫的发生。本病急性期多属实证，治宜泻法，采用浅刺、轻刺，不提插，不捻转，不透穴，其中以取手足阳明经穴为主，足太阳经穴为辅，循经远端取穴，常取太阳、颊车、下关、太冲、合谷、翳风、足三里、风池等，刺激可促使面神经周围水肿被吸收，从而减轻其所受压力，达到消除症状的目的。当患侧面肌开始恢复功能时，应减少或停止局部刺激，而采用远端穴或背俞穴来调治标本。针刺具有量的累计效应，若过多针刺患侧，往往会引起患侧面肌挛动，产生倒错现象。经过一段时间全身气血阴阳的调治，结合观察患侧面肌的恢复情况，酌情针刺患侧面部穴位，时间隔日 1 次或 1 周 2 次。在整个治疗期间，我们要善于把握治疗时机，强调整体观念，注重全身功能调节，中药汤剂与针刺疗法相结合以增加疗效。

（刘晓娟案）

二十二、颞颌关节炎（面痛）

少阳郁火证案

何某，女，45 岁，2021 年 5 月 19 日初诊，立夏。

主诉：右侧颌下及对应右侧口腔烧灼感 1 个月。

现病史：近 1 个月前，患者自觉右侧颌下及对应口腔内部有烧灼感，伴口苦，口不干，大便干，夜寐欠佳。查体：右侧牙龈未见红肿。右侧颌下及颈部未触及明显异常。查颈部及甲状腺彩超、右侧颌骨多平面 CT 均未见异常。刻下：精神紧张，自觉右侧颌下及对应口腔内部烧灼不适，伴口苦，口不干，大便干，夜寐欠佳，舌红苔黄厚，脉弦。

西医诊断：三叉神经痛。

中医诊断：面痛。少阳郁火证。

治法：清解少阳郁火。

处方：小柴胡汤合升降散加减。北柴胡 15g，党参 9g，生甘草 9g，法半夏 9g，黄芩 10g，生姜 15g，大枣 15g，生大黄 5g（后下），姜黄 9g，白僵蚕 6g，蝉蜕 6g，薄荷 6g（后下）。7 剂，日 1 剂，水煎煮，早晚饭后温服。

2021 年 5 月 27 日（小满）二诊：患者右侧口腔烧灼感缓解，大便通畅，但右侧颌下部分仍有不适，舌红苔黄厚，脉弦。效不更方，予原方加炒白芍 15，白豆蔻 6g（后下）。7 剂。

随访，服药后，诸症悉除。

按语：患者一侧颌下部分不适感、口苦、担心身患怪病，根据患者的精神状态及病发有柴胡证的特征，考虑为热蕴少阳、邪阻经脉、气血凝滞之证。足少阳胆经循行经过头面部两侧，邪热内郁，结聚少阳，经气不利，气血阻滞经络，故见右侧颌下烧灼不适，予小柴胡汤和解少阳枢机。病发部位在颌下及口腔、大便干、苔厚属于头面郁火，合升降散予疏散郁火。方中僵蚕、蝉蜕，升阳中之清阳；姜黄、大黄，降阴中之浊阴。一升一降，内外通和，而杂气之流毒顿消。二诊，患者仍有右侧颌下不适，故加炒白芍，为芍药甘草汤柔肝止痛之意。

（陈丽芬案）

第五章　中医外科疾病

一、肉芽肿性乳腺炎（乳痈）

少阳夹风夹热证案

廖某，女，29 岁，2020 年 2 月 24 日初诊，雨水。

初诊：反复左乳刺痛，全身皮肤瘙痒 1 个月余。

现病史：患者 1 个月余前因左侧肉芽肿性乳腺炎于上海某医院行脓肿切开引流手术治疗，术后左乳外上疤痕旁硬结，偶有刺痛，全身皮肤瘙痒，夜间瘙痒明显，无明显皮疹，无发热，曾服用中药治疗，皮肤瘙痒无改善。近 5 日，左乳外上疤痕旁硬结红肿，刺痛明显，故来就诊。查体：愁苦面容，舌红苔白，脉弦细。左乳外下术后变形严重，见一长约 4cm 横行手术疤痕，左乳外上疤痕旁见一范围为 2cm×1cm 的红肿，表面有波动感。全身皮肤未见皮疹。

既往史：1 个月余前因左乳肉芽肿性乳腺炎于外院行手术治疗。

西医诊断：左侧肉芽肿性乳腺炎术后；瘙痒症。

中医诊断：乳痈。少阳夹风夹热证。

治法：和解少阳，祛风清热。

处方：小柴胡汤加味。北柴胡 15g，酒黄芩 10g，姜半夏 10g，党参 10g，大枣 20g，炙甘草 10g，赤芍 15g，皂角刺 30g，生牡蛎 30g（先煎），穿山甲 6g（先煎）（现用替代品，下同），生地黄 15g，荆芥 9g，防风 9g。7 剂，日 1 剂，水煎煮，早晚饭后内服。

外治：左乳外上红肿波动处注射器穿刺抽脓。

2020 年 3 月 3 日（雨水）二诊：患者诉全身皮肤瘙痒明显缓解，左乳外上红肿消退，旁边硬结明显变软。效不更方，上方去穿山甲，加浙贝母 15g。7 剂。

随访，患者乳腺炎红肿硬结未再复发，皮肤未再瘙痒，偶有左乳刺痛，即按原方抓药自行服用，可缓解。

按语：患者病位在乳房，乳房为肝胃经脉循行之处，术后复发，心烦，病情迁延，证属久病正虚、少阳郁结、半虚半实之小柴胡汤证。夹风夹热，热入营分，故皮肤瘙痒、夜间瘙痒明显。治当和解少阳、祛风清热。小柴胡汤扶正补虚，疏解少阳郁结，加荆芥、防风祛风止痒；加生地黄、赤芍清热凉血；查体见小脓肿、硬结，加穿山甲、皂角刺透脓，生牡蛎散结。二诊，患者全身皮肤瘙痒明显缓解，左乳外上红肿消退，旁边硬结明显变软，予上方去穿山甲，加浙贝母散结。此后随访，乳腺炎未再发作。

（陈丽芬案）

二、浆细胞性乳腺炎（粉刺性乳痈）

阳虚痰凝证案

杨某，女，37岁，2021年6月15日初诊，芒种。

主诉：左乳肿块2个月，局部破溃1周。

现病史：患者2个月前发现左乳肿块伴疼痛，经期疼痛明显，左乳局部皮肤烧灼感，无畏冷发热，未重视未诊治。1周前，出现左侧乳晕旁两处皮肤破溃，初期流出脓液，逐渐变成淡黄色稀薄状渗液，查彩超提示浆细胞性乳腺炎。患者寻求中医治疗，暂不考虑手术，今为求诊治，就诊于我院。刻下：左乳头凹陷，左乳头后方大片僵块，左乳晕内侧两处小溃口，创面暗红，少量淡黄色稀薄状渗液，无红肿、疼痛，纳可，寐安，大、小便正常，舌淡红，苔薄白，脉沉细。

西医诊断：浆细胞性乳腺炎。

中医诊断：粉刺性乳痈。阳虚痰凝证。

治法：温阳散寒，化痰散结。

处方：阳和汤加减。熟地黄24g，鹿角霜15g（先煎），肉桂6g（后下），炮姜3g，蜜麻黄6g，白芥子10g，生甘草6g，浙贝母12g，丝瓜络15g，生黄芪30g，当归10g，丹参20g，皂角刺12g。7剂，日1剂，水煎煮，早晚饭后温服。

2021年6月22日（夏至）二诊：左乳头后方肿块明显缩小，左乳晕内侧两处溃口创面变小，创面暗红，少量黄色渗液，无红肿、疼痛，纳可寐安，二便正常，舌淡红苔薄白，脉沉细。原方加量鹿角霜至20g，肉桂至9g，炮姜至6g。7剂。

2021年6月30日（夏至）三诊：药后左乳肿块进一步减小，溃口创面缩小，未再渗液，予守方加减治疗。嘱咐必要时穿刺活检。

按语：清代名医王洪绪曰："世人但知一概清火而解毒，殊不知毒即是寒，解寒而毒自化，清火而毒愈凝。然毒之化必由脓，脓之来必由气血，气血之化必由温也，岂可凉乎？"浆细胞性乳腺炎中医病名为粉刺性乳痈。本病肿块期，不红不肿不痛，舌淡红，苔薄白，脉沉细，非火热之炎症，当从阴证疮疡来论。患者先天乳头凹陷，禀赋不足，素体阳虚，营血不足，乳络不畅，寒凝痰结而成硬块，故治以温阳散寒、化痰散结，方用阳和汤加减。原方中重用熟地黄，滋补阴血，填精益髓；配以血肉有情之鹿角胶补肾助阳。两者合用，养血助阳，以治其本，共为君药。本病例改鹿角胶用鹿角霜，以防劫虚阳上火。炮姜、肉桂温通为臣。炮姜温中，破阴通阳；寒在营血，肉桂入营，温通血脉。佐以麻黄小量，辛温达卫，宣通经络，引阳气，开寒结；白芥子祛寒痰，可达皮里膜外。两味合用，既能使血气宣通，又可令熟地黄、鹿角霜补而不滞。甘草生用为使，解毒而调诸药。本病例以肿块为主，加浙贝母化痰散结，丝瓜络通络。见少量脓液稀薄，兼有气血不足之象，予加黄芪、当归、丹参、皂角刺以补气养血、托里透脓。全方温阳与补血并用，祛痰与通络相伍，可使阳虚得补，营血痰滞得除。初诊7剂，肿块缩小，无火热不适。二诊、三诊予温通之品加量治疗，乳房肿块进一步缩小。

（陈丽芬案）

三、乳腺增生（乳癖）

痰热互结证案

患者，女，30岁，2020年3月23日初诊，春分。

主诉：乳房胀痛1年余。

现病史：自觉乳房胀痛，行经期间加重，可自行触及小肿块。末次月经2020年3月19日，量少色黑，少血块，晨起多黄痰，纳寐尚可，大便2日1次，舌红，苔黄稍腻，脉濡。

西医诊断：乳腺增生。

中医诊断：乳癖。痰热互结证。

治法：清热化痰，软坚散结。

处方：海藻玉壶汤加减。瓜蒌12g，杏仁6g，浙贝母5g，枳壳4g，薄荷4g（后下），漏芦12g，海藻12g，昆布12g，黄芩5g，白豆蔻3g（后下），鱼腥草12g，猫爪草12g，石见穿12g，法半夏9g，川大黄6g（后下）。7剂，水煎煮，每日巳时、未时、申时温服。

后按月经周期调理，患者每个月月经来潮前7天开始服上方至月经结束停药，共调理4个月经周期，患者自述乳房触之未有既往胀痛及硬结感。

按语： 乳腺增生属于中医"乳癖"范畴。《疡科心得集》对其症状描述为："乳中结核，形如丸卵，不疼痛，不发寒热，皮色不变……此名乳癖。"《诸病源候论》记载："癖者，癖侧在于两胁之间，有时而痛也。"《外科正宗》记载："乳癖……其核随喜怒消长，多由思虑伤脾，恼怒伤肝，郁结而成。"治疗方面，《疡科心得集》记载："乳癖由肝气不舒，郁结而成，治肝而肿自消。"本病病位以肝为主，涉及脾、肾。病机以气滞为基础，痰凝、血瘀相互夹杂，日久成坚成积，相兼致病。历代医家治疗本病以疏肝理气、活血化痰、软坚散结等为主。瓜蒌、杏仁、浙贝母、枳壳、猫爪草化痰散结，海藻、昆布消痰软坚，石见穿活血化瘀散结，薄荷疏肝利咽，漏芦为消乳痈要药，黄芩、法半夏燥湿化痰，白豆蔻化湿行气，鱼腥草化痰排脓，大黄引痰湿从大便出。按月经周期调理，患者每个月月经来潮前7天开始服上方至月经结束停药。4个月经周期后，症状消失，效果明显。

（林润立案）

四、乳腺恶性肿瘤术后（乳岩）

脾虚湿困，肝郁气滞证案

李某，女，51岁，2021年7月5日初诊，夏至。

主诉：乳腺癌术后2年。

现病史：患者2年前因体检发现右侧乳腺肿物，就诊于福建医科大学附属协和医院行手术治疗（手术方案不详），术后给予8次化疗（方案不详），平素诊治情况不详。近日时感疲乏，情绪烦躁，为求进一步治疗就诊于我院门诊。刻下：口干，稍活动即感疲乏，烦躁易怒，微口苦，进食量少，入寐可，夜梦多，大便质软，小便利，舌淡红，苔根部微黄，脉细滑。

西医诊断：乳腺恶性肿瘤（术后化疗后）。

中医诊断：乳岩。脾虚湿困，肝郁气滞证。

治法：健脾渗湿，疏肝理气。

处方：六君子汤加减。党参21g，白术15g，茯苓15g，山药15g，陈皮15g，炙甘草6g，丝瓜络30g，黄芪21g，香附12g，川楝子12g，夏枯草18g，薏苡仁30g，牡丹皮12g。颗粒药7剂，日1剂，早晚餐后1包冲服。

2021年7月15日（小暑）二诊：患者诉口干、疲乏减轻，体力可，仍烦躁易怒，微口苦，进食量少，入寐可，夜梦多，大便质软，小便利，舌淡红，苔根部微黄，脉细滑。守前方去陈皮；加入益智仁15g；丝瓜络加至50g，黄芪加至30g，香附、川楝子加至15g。颗粒药14剂。

2021年8月5日（大暑）三诊：口干、疲乏减轻，体力可，情绪可，微口苦，轻腹胀，进食量少，入寐可，夜梦多，大便质软，小便利，舌淡红，苔根部微黄，脉细滑。守前方去夏枯草；加藿香15g，柴胡12g；山药加至18g。颗粒药14剂。

按语：患者为乳腺癌术后，已行多次化疗，手术及化疗药物的使用易致患者脾胃功能受损，脾失健运，水液代谢失常，则水湿内阻，湿邪困脾，致气机不利，故患者稍活动即疲乏、口干、进食量少、大便质软；患者术后长期情志不佳，导致肝失疏泄，肝气失于条达，气郁化火，故急躁易怒、口苦；郁火扰心，故夜梦多。本病病位在肝、脾，病理因素为水湿、气滞，病性属虚实夹杂。结合其舌淡红、苔根部微黄、脉细滑，辨证属脾虚湿困、肝郁气滞证。中医治以健脾渗湿，疏肝理气。方中党参、白术、茯苓益气健脾渗湿；山药助其健脾益气；陈皮健脾开胃，理气消滞；炙甘草补脾和胃；丝瓜络、香附、川楝子、夏枯草疏肝理气消滞，使气行则水湿易化；黄芪可大补元气，以补术后所失正气；薏苡仁清热利湿；牡丹皮清热活血，以防上药滋补而致燥热，亦可使全方补而不滞。二诊时，患者诉口干、疲乏减轻，仍有烦躁易怒、口苦等肝郁气滞之证，故于前方基础上加强方中丝瓜络、香附、川楝子等理气药剂量，同时加量黄芪以补益脾气，益智仁以温脾暖肾，攻补兼施。三诊时，患者诉情绪亦较前好转，轻腹胀，进食量仍较少，查舌苔白微厚、根部苔微黄、脉细滑，考虑肝经郁火较前好转，故去夏枯草，加入柴胡以疏肝解郁；观其舌脉，仍有进食量少、腹胀等脾虚湿困之证，遂加量山药以健脾益气，加入藿香以芳香化浊、和中祛湿，继续巩固治疗。嘱其规律饮食，起居有常，避免外感，放松心情，不适随诊。

（赵爱萍案，官莹洁整理）

五、甲状腺结节（瘿病）

肝郁气滞血瘀证案

王某，男，48岁，2017年5月24日初诊，小满。

主诉：发现甲状腺结节1个月。

现病史：患者1个月前体检时发现甲状腺结节，甲状腺右叶结节大小为

2.3cm×1.1cm×1.6cm。平日急躁易怒，乏力，腰酸痛，有前列腺炎，小便排尿不畅，大便正常，睡眠一般，有时入睡困难，舌质暗，苔薄白，脉弦。

西医诊断：甲状腺结节。

中医诊断：瘿瘤。肝郁气滞血瘀证。

治法：疏肝解郁活血。

处方：柴胡加龙骨牡蛎汤加减。柴胡 12g，黄芩 10g，半夏 10g，桂枝 15g，生龙骨 30g（先煎），生牡蛎 30g（先煎），干姜 10g，白芍 20g，山茱萸 15g，乳香 20g，没药 20g，熟地黄 15g，山药 30g，白蒺藜 40g。14 剂，日 1 剂，水煎煮，早晚餐后内服。

2017 年 6 月 14 日（芒种）二诊：患者服上药后，急躁易怒改善，睡眠好转，仍有腰酸。上方加生杜仲 20g。14 剂。

2017 年 6 月 28 日（夏至）三诊：患者腰痛症状好转，感觉咽部不适。加桔梗 15g，生甘草 6g。28 剂。

2017 年 11 月 5 日（霜降）四诊：患者胸闷憋气，有上火症状。上方加丹参 30g；减熟地黄至 10g，山药至 15g。28 剂。

2018 年 1 月 17 日（小寒）五诊：患者感觉舒适，舌质淡，苔薄白，脉弦。复查甲状腺超声，甲状腺右叶结节大小为 0.5cm×0.3cm×0.4cm，较前明显缩小。

按语：患者平日急躁易怒，怒伤肝，肝郁气滞，形成结节。肝郁日久伤心，母病及子，故情绪低落、睡眠一般，时有胸闷心烦、小便不利、乏力、不愿活动。故治疗以疏肝解郁为主。《伤寒论》曰："伤寒八九日，下之，胸满烦惊，小便不利，谵语，一身尽重，不可转侧者，柴胡加龙骨牡蛎汤主之。"方中柴胡、黄芩、半夏、大枣、生姜、人参和解少阳，疏肝解郁。龙骨、牡蛎治疗身重乏力，安神。桂枝、茯苓健脾利水，大黄泻热。患者腰酸，加入熟地黄、山药、山茱萸补益肝脾肾。乳香、没药、白蒺藜活血消肿，疏肝解郁。复诊，针对患者症状，给予对症治疗。半年后复查，甲状腺结节明显缩小。

（任文英案）

六、湿疹（湿疮）

1. 风邪侵袭，湿热毒瘀证案

霍某，女，83 岁，2020 年 7 月 31 日初诊，大暑。

主诉：皮肤瘙痒、伴皮疹 1 个多月。

现病史：患者在 721 医院透析 1 个月，13 天前来我院透析综合治疗。刻下：全身瘙痒明显，伴红色皮疹，以前胸、后背、上下肢等部位皮疹较多，为黄豆大，患者抓破皮肤留有抓痕，感染明显，舌质暗红，苔薄白，脉沉细。

既往史：2 型糖尿病病史 20 余年；高血压病病史 10 余年；冠心病病史 10 余年；胸腔积液、心包积液、低蛋白血症病史 1 个月。

西医诊断：湿疹。

中医诊断：湿疹。风邪侵袭，湿热毒瘀证。

治法：祛风活血，解毒燥湿。

处方：白鲜皮30g，白蒺藜20g，地肤子20g，白芷15g，茯苓30g，荆芥15g，川芎10g，丹参30g。7剂，日1剂，浓煮，早晚餐后内服。

2020年8月7日（立秋）二诊：患者服中药1剂后瘙痒减轻，用药5天后效果不明显，又出现瘙痒。守上方加僵蚕20g，蒲公英30g。7剂。

随诊，瘙痒明显好转，皮疹消失，皮肤未再出皮疹。

按语：患者尿毒症，皮肤瘙痒与尿毒症导致皮肤毒素沉积有关，患者的病机以邪实为主，治疗以健脾活血疏风为主。茯苓健脾利湿，白鲜皮、白蒺藜、地肤子、白芷、荆芥疏风止痒，川芎、丹参活血行血。"治风先治血，血行风自灭。"用药当天见效，但5天后效果不明显，二诊所加之僵蚕为虫类药，可息风止痉、祛风止痛、化痰散结，治疗风疹瘙痒效好。蒲公英清热解毒、利湿，可治疗热毒疮痈痛肿，具有清热解毒、消痈散结的功效。加入这两种药后，效果明显。尿毒症瘙痒的病机与热毒痰瘀相关，清热解毒、活血化瘀、化痰息风为治疗原则。

瘙痒是皮肤病的一个主要症状，因此治痒就成了治疗皮肤病的重要问题之一。《中医外科学》认为痒的发病原因有四：一者风，二者湿，三者热，四者虫。风胜者，走窜无定，遍身作痒，抓破血溢，随破随收，不致化腐，多为干性。湿胜者，浸淫四窜，黄水淋漓，最易沿表皮蚀烂，越腐越痒，多为湿性，或有传染。热胜者，皮肤瘾疹，掀红灼热作痒，或只发于暴露部位，或遍布全身，甚则糜烂，滋水淋漓，结痂成片，常不传染。虫淫者，浸淫漫延，黄水频流，状如虫行皮中，其痒尤烈，最易传染。血虚者，皮肤变厚，干燥脱屑，作痒，很少糜烂流水。至论治法，风寒证者宜疏风散寒，风热证者宜疏风清热，湿热或暑热证者宜清热利湿，热毒或血热证者宜凉血解毒，气滞血瘀证者宜凉血化瘀，虫积证者宜杀虫驱虫。本病患者年老体弱，皮疹具有痒、腐、红的特点，为风、湿、热杂而为病。风盛则痒；湿热毒邪内蕴，则皮疹发红、皮肤溃烂。故以祛风活血、解毒燥湿为治疗原则。

（任文英案）

2. 湿热蕴肤证案

江某，男，16岁，2021年8月13日初诊，立秋。

主诉：身上起红丘疹，瘙痒流水1个月余。

现病史：患者1个月余前身上出现红丘疹，瘙痒，痒后皮疹逐渐增大，因搔抓可见糜烂，糜烂面可见渗液。刻下：皮肤表现如上述，舌红，苔黄厚腻，脉滑数。

西医诊断：湿疹。

中医诊断：湿疮。湿热蕴肤证。

治法：清热利湿止痒。

处方：六一散、五味消毒饮合清肾汤加减。六一散15g，白芷6g，白鲜皮15g，马齿苋15g，败酱草15g，紫花地丁15g，蒲公英15g，六月雪15g，土茯苓15g，苦参9g，大黄8g（后下），蛇床子6g。7剂，水煎煮，每日巳时、未时、申时温服。嘱忌酒，忌辛辣刺激食物，忌食虾、蟹、鱼、牛肉、羊肉、香菜、韭菜、鸡、鹅等食物，忌抓挠，忌热水、肥皂水烫洗。

2021年8月20日（立秋）二诊：患者皮肤糜烂面愈合，瘙痒明显减轻，皮疹逐渐消退，疹色变淡。治法：健脾利湿止痒。处方：六一散合二妙散加味。六一散12g，白术12g，陈皮6g，苍术4g，山药9g，黄柏6g，马齿苋15g，白芷6g，白鲜皮15g，赤小豆12g，紫花地丁15g，败酱草15g，大黄8g（后下）。7剂。

随访，患者诉已无丘疹、瘙痒、皮肤糜烂。

按语：《诸病源候论》指出：湿、热、风邪为湿疮的主要致病原因。湿疹因湿热相搏，郁于体内，外不能宣泄，内不能利导，泛于肌肤腠理所致。由于湿性重浊缠绵，故患病后病情常常反复发作，经久不愈。湿邪日久不去则蕴热，故而湿热内生。

初诊时，患者剧烈瘙痒，糜烂面可见渗液，舌红，苔黄厚腻，可见病患湿热炽盛，宜清热利湿止痒。方以六一散为君，使湿热从小便出。白鲜皮加白芷为药对。白鲜皮乃皮肤科专药，既能清热燥湿，又可以专走皮肤，还能祛风止痒解毒，其气味膻烈，能通上彻下，皮肉筋脉里头伏藏的湿毒，白鲜皮都可以祛除；白芷为芳香风药，且能燥湿，有消肿排脓之功。蒲公英、紫花地丁配合使用可治疗火热邪毒。败酱草，以其陈腐之气，散瘀泄浊，排脓破血。水疱多，破后流滋多者，加土茯苓，上通下窜，凡身体顽固痹痛、经脉关节堵塞皆可通之。六月雪活血化瘀，通经利水，清热解毒，利湿泄浊。苦参清热燥湿，祛风止痒，专治心经之火，且能利尿；蛇床子祛风燥湿止痒。二药配伍，有增强止痒之功能。马齿苋酸寒，能清热解毒、凉血、利尿通淋。治热不用酸寒，犹如救火不用水，可见马齿苋适合的是热证；祛邪必给邪以退路，因势利导才能轻而取胜，马齿苋的滑利之性，让火热之气可以顺着肠道一直往下走，配合大黄使浊阴出下窍。湿邪日久不去，由于脾喜燥恶湿，湿邪既可以困阻脾胃，影响脾胃运化，又可以加重脾之运化水湿负担，造成脾胃受损，脾气不足，如此循环往复，病情则缠绵难愈。

二诊时，病患部分皮损已结痂，局部红肿灼热之势不显，可见用药后邪盛之势已折，湿热之邪不甚，但湿邪未去，此时宜在健脾的同时利湿止痒，故去掉蒲公英、六月雪、土茯苓、苦参、蛇床子清热解毒利湿之品。加赤小豆性善下行，在通利水道的同时解毒排脓；加白术、陈皮益气健脾燥湿，截断生湿之源；加二妙散清热燥湿；加山药益气养阴，补脾肺肾。

（林润立案）

七、荨麻疹（瘾疹）

1. 湿热蕴肤证案

蒋某，男，27岁，2021年7月13日初诊，小暑。

主诉：夜间发皮疹伴瘙痒3天。

现病史：3天前，患者开始出现夜间发皮疹伴瘙痒，搔抓后起红色抓痕，否认特殊药物服用史。今求诊于我处。刻下：夜间发皮疹伴瘙痒，项背僵痛，肩关节酸痛，阴雨天气明显，面部可见散在痤疮，无口干、汗出，纳寐可，小便正常，大便偏溏，舌红苔白腻，脉浮滑。

既往史：半年前曾因关节痛完善相关检查后（具体不详）诊断为结缔组织病。

西医诊断：荨麻疹；痤疮；结缔组织病（？）。

中医诊断：瘾疹；痹证。湿热蕴肤证。

治法：利湿止痒，清热祛浊。

处方：越婢加术汤合薏苡附子败酱散加减。麻黄10g，石膏30g（先煎），苍术16g，桂枝20g，制附子30g（先煎），薏苡仁50g，败酱草15g，干姜10g，葛根50g，炙甘草10g，大枣20g。7剂，日1剂，水煎煮，早晚饭后内服。

2021年7月20日（小暑）二诊：患诉服前药后夜间发皮疹较前好转，瘙痒程度较前减轻，面部及颈部可见散在痤疮，大便偏溏，余无特殊，舌红苔黄，脉弦滑。故予原方加野菊花10g，蒲公英15g。7剂。

2021年7月27日（大暑）三诊：患诉服前药后上症明显缓解，仍有项背僵痛，肩关节酸痛，入睡困难，大便偏溏，小便正常。故予上方去麻黄；加山药15g，穿山龙30g。7剂。

按语：本案患者夜间发疹，伴瘙痒，搔抓后有红色抓痕，根据其症状表现可诊断为瘾疹。该患者否认服用特殊药物，其皮疹可排除因药物所致。《金匮要略·中风历节病脉证并治》提道："风气相搏，必成瘾疹，身体为痒。"皮肤病起疹，病在肌表，不论为内伤还是外感，宜从表而治。患者禀赋不耐，感受外邪，邪郁化热，热夹湿蕴于肌肤故发皮疹、瘙痒。初诊时，纵观其症，以发皮疹伴瘙痒为主，结合其无汗，舌红苔白腻，脉浮滑，方选越婢加术汤加减。方中重用麻黄，发水气而解表；石膏清内热，止汗且止渴；白术易苍术增驱寒除湿、止风湿痹痛之功；生姜、大枣健胃逐饮。诸药合用，共奏解表清里之效，腠理和则皮疹消退。

痤疮属于中医学"面疮"范畴，治之当以清热解毒、化湿祛瘀为要。薏苡附子败酱散中薏苡仁甘淡性寒，功在清热利浊、消肿排脓，使湿热从下焦而去；败酱草清热解毒，祛瘀止痛，消痈排脓；患者肩关节遇冷疼痛，大量制附子可扶阳助脏腑气化，使脾、肺运化水湿功能得复。患者项背僵痛，予重用辛甘之葛根以解肌缓项背痛。炙甘草调和诸药，诸药合用，共奏利湿止痒、清热排浊之功。

二诊时，患者夜间发皮疹较前好转，瘙痒程度较前减轻，可知药已中的，而面部及颈部可见散在皮疹，故加用野菊花及蒲公英增强清热解毒之力。三诊时，上症均明显缓解，因诉入睡困难，故去麻黄，加用穿山龙活血舒筋、祛风止痛，山药健脾益气。后随诊，患者入睡困难明显缓解，大便调，故予上方稍事加减继续服用。

（邱明山案，韦园园整理）

2.风湿蕴表证案

郭某，女，68岁，2017年7月22日初诊，大暑。

主诉：全身皮肤潮红瘙痒8天。

现病史：患者8天前外出游玩后出现全身皮肤潮红瘙痒，可见红色丘疹，主要分布于胸腹及背部、双下肢等处，无皮肤破溃流水，自行服用氯雷他定等药物后，未见缓解。2017

年 7 月 20 日查肾功能：肌酐 494.29μmol/L，尿素氮 29.3mmol/L，尿酸 366.1μmol/L。刻下：周身散发皮疹，性质同前，伴自觉周身发热，易疲乏，双下肢酸软无力，夜间双下肢肌肉痉挛，大便每日 2～3 次，量少质软不成形，小便短少，口干口苦，舌淡有裂纹，苔黄白，脉濡数。

既往史：痛风病史 5 年；慢性肾功能不全病史 1 年；高血压病病史 1 年。否认药物、食物过敏史。

西医诊断：荨麻疹；痛风；慢性肾功能不全；高血压病。

中医诊断：瘾疹。风湿蕴表证。

治法：疏风除湿，清热养血。

处方：消风散加减。荆芥 6g，防风 6g，蝉蜕 6g，胡麻仁 15g，当归 6g，生地黄 15g，知母 6g，石膏 15g（先煎），牛蒡子 15g，通草 3g，地肤子 15g，甘草 3g。7 剂，日 1 剂，水煎煮，早晚饭后内服。

2017 年 7 月 29 日（大暑）二诊：患诉皮肤偶有潮红，轻度瘙痒，疲劳改善，口干口苦，纳寐可，小便短少，大便每日 2～3 次，质软不成形，舌淡红，苔黄腻，脉濡。查肾功能：肌酐 315.6μmol/L，尿素氮 22.64mmol/L，尿酸 395.2μmol/L。原方加车前子 15g（布包）。7 剂。

2017 年 8 月 5 日（大暑）三诊：皮肤潮红、瘙痒明显改善，皮肤表面出现皮屑，偶有冷汗，头晕，无视物旋转，易疲劳，口稍干苦，纳寐可，小便量少，大便每日 2～3 次，性质同前，舌淡红，苔黄腻，脉濡。肾功能：肌酐 237.6μmol/L，尿素氮 16.18mmol/L，尿酸 281.3μmol/L。守上方加赤小豆 15g。14 剂。

后随访，服药后已无皮疹、皮肤潮红、瘙痒。

按语：本案患者素有肾疾，正气本有不足，今于野外游玩后出现皮肤潮红瘙痒，系不慎感受风湿热之邪诱发所致。风热之邪侵袭人体，浸淫血脉，内不得疏泄，外不得透达，郁于肌肤腠理之间，故见皮肤瘙痒、红疹；病家年老多病，气血亏虚，血虚则易生风，加之外风夹湿乘虚袭之，筋骨肌肉失养故见下肢酸软无力，湿盛故肌肉拘挛；患病之时正值大暑，暑性酷烈，伤人急速，暑多夹湿又易耗气伤津，暑湿之邪郁阻气分，故见疲乏、小便量少；湿热熏蒸上泛则见口干口苦。治宜疏风清热利湿、活血养血之法。阮师方选消风散加减。此方出自《外科正宗》，原治"风湿浸淫血脉，致生疮疥，瘙痒不绝，及大人小儿风热瘾疹，偏身云片斑点，乍有乍无"。痒自风而来，止痒必先疏风。故阮师以荆芥、防风、牛蒡子、蝉蜕之辛散透达，疏风散邪，使风去则痒止；配伍石膏、知母清热泻火，通草、地肤子渗利湿热，使湿去热清而止痒。然风热内郁，易耗伤阴血，湿热浸淫，易瘀阻血脉，故以当归、生地黄、胡麻仁养血活血为佐，寓"治风先治血，血行风自灭"之意。佐以甘草清热解毒，和中调药。二诊时，患者症状较前好转，观其舌苔仍黄腻，虑其湿热胶着，缠绵难解，予原方加车前子加强清热利湿之功。三诊时，患者皮肤出现皮屑，舌苔黄腻不退，考虑病者湿邪内著，故守上方加赤小豆加强清热利湿活血之功。再服 14 剂后，诸症已愈，而肾功能指标也随之得到改善，故嘱患者注意饮食起居，禁食辛辣刺激之品，定期复诊。

（阮诗玮案，阮雅清整理）

八、带状疱疹（蛇串疮）

肝胆湿热证案

张某，女，68岁，2019年9月16日初诊，白露。

主诉：右胁、右背部烧灼样痛3天，伴疱疹3天。

现病史：患者缘于3天前无明显诱因出现右胁肋部、右背部疼痛，呈烧灼样痛，遂就诊于当地诊所，给予阿昔洛韦片、六神凝胶、连翘败毒散等治疗，无明显效果。现症状持续加重，无咽痛、咳嗽、咳痰，无心慌、胸痛，为求进一步诊治，今来入院治疗。自发病以来，患者精神可，睡眠差，大便干，小便正常，纳差，无发热、胸痛，无体重明显下降。刻下：右胁肋部、右背部疼痛，簇集样疱疹，无渗出、糜烂，纳寐差，大便干，小便正常，舌暗红，苔黄腻，脉弦滑。

西医诊断：带状疱疹。

中医诊断：蛇串疮。肝胆湿热证。

治法：清热解毒，清利湿热。

处方：中药、西药、针灸组合治疗。中药以龙胆泻肝汤加减。龙胆草12g，小通草10g，泽泻6g，干姜6g，柴胡10g，牡丹皮12g，连翘12g，升麻9g，桔梗10g，僵蚕9g，牛蒡子10g，黄芩6g，黄连6g，沙参15g，玉竹15g，甘草6g。3剂，日1剂，水煎煮，早晚餐后内服。

针刺治疗：刺夹脊穴，疱疹周围局部围刺，针刺太冲、支沟、阳陵泉、行间、大敦、神门、内关、天枢。

西医治疗：予以抗病毒、营养神经、提高免疫等常规治疗。具体用药：静滴更昔洛韦，150mg，每日2次；肌注腺苷钴胺，1.5mg，每日1次。

2019年9月19日（白露）二诊：患者疱疹范围明显减小，色淡红，无渗出、糜烂，疼痛较前减轻，夜间仍有烧灼感，睡眠较前好转，自觉腹部略有胀满不适。考虑中药方以苦寒为主，性偏寒凉，故上方去龙胆草、黄芩、黄连，加健脾护胃之焦山楂10g，焦神曲10g，焦麦芽10g，以减轻患者不适。4剂。余治疗同前。

2019年9月23日（秋分）三诊：患者右侧胁肋部、背部疱疹部分结痂、脱落，无渗出、糜烂，疼痛感明显减轻，大便日行1次，口干减轻。考虑患者服用苦寒药物7日，热邪已去，恐有伤正之嫌，故上方加制附子10g（先煎），茯神12g，以扶正益气、宁心安神。4剂。余治疗同前。

2019年9月28日（秋分）四诊：服药后，患者诉腹部不适减轻，夜眠可，疱疹全部脱落。守上方巩固治疗3天后出院。嘱其清淡饮食，保持心情愉悦。

1个月后电话回访，患者无不适。

按语：患者以"右侧胁肋部、背部烧灼样疼痛伴簇集样水疱"为主要症状，属中医学"蛇串疮"范畴。此系患者因情志不遂，肝郁气滞，郁久化火，兼夹湿热毒蕴，导致气血凝滞，经络阻塞不通，故见右侧胁肋部、背部疱疹，且伴烧灼样疼痛。气机运行不畅，大肠传导失司，可见便秘；湿热上扰心神，故夜寐差。结合患者舌暗红，苔黄腻，脉弦滑，四诊合参，患者证属蛇串疮之肝经湿热证。针灸取穴以阿是穴、皮损同侧相应夹脊穴及少阳、厥阴经穴为主。阿是穴既能引火毒外出，又能止痛；夹脊穴泻火解毒、通络止痛；太冲、支沟、阳陵泉疏肝理气、清泻肝胆湿热；肝经郁热配行间、大敦；疼痛影响睡眠配神门、内关；便秘配天枢。此病早期治疗效果显著，且后遗神经痛出现率低，疗程短，见效快。

（刘晓娟案）

九、尿毒症性皮肤瘙痒（风瘙痒）

阴虚燥热，浊毒内蕴证案

岳某，女，71 岁，2018 年 12 月 1 日初诊，小雪。

主诉：反复全身皮肤瘙痒 1 个月余。

现病史：患者 20 余年前于外院诊断为慢性肾衰竭，现已进入尿毒症阶段。自诉 1 个月余前无明显诱因出现皮肤干燥，瘙痒不止，集中于背部及四肢外侧，遇热尤盛，伴口干口苦，纳少，小便量少，大便调。2018 年 11 月 30 日查血生化全套：血磷 1.92mmol/L，血肌酐 342μmol/L，尿素氮 24.59mmol/L，尿酸 538μmol/L，GFR 9.62mL/min。查体：四肢及背部肌肤甲错伴脱屑，可见散在抓痕，舌淡红，苔薄黄，脉细略数。

西医诊断：尿毒症性皮肤瘙痒。

中医诊断：风瘙痒。阴虚燥热，浊毒内蕴证。

治法：滋阴养血润肤，清热祛风止痒，兼以通腑泄浊。

处方：四物消风散加减。荆芥 6g，防风 6g，蝉蜕 6g，牛蒡子 15g，胡麻仁 15g，当归 6g，生地黄 15g，通草 3g，地肤子 15g，六月雪 15g，酒大黄 6g，车前子 15g（布包）。14 剂，日 1 剂，水煎煮，早晚饭后分服。

2018 年 12 月 15 日（小雪）二诊：患者诉全身瘙痒较前减轻，脱屑减少，但口干、眼干，小便量少，泡沫多浑浊，大便调，舌淡红，苔薄黄，脉弦细。守原方加土茯苓 15g，生黄芪 15g。14 剂。

2019 年 1 月 5 日（小寒）三诊：患者诉瘙痒明显改善，未见皮疹，尿量较前增多，复查肾功能：血肌酐 302μmol/L，尿素氮 21mmol/L，尿酸 495μmol/L，GFR 12.87mL/min。

按语：本案患者为老年女性尿毒症患者，肾脏代谢能力不足，浊毒内蕴，因正气亏虚，时值冬季受于寒冷干燥之气，而病致精血亏虚，肌肤不得濡养，又内蕴浊毒不得排泄，郁而发热，蓄积外发而致瘙痒不止，遇热尤甚。遂方予四物消风散加减。生地黄、当归、胡麻仁养血润肤；荆芥、防风、蝉蜕、牛蒡子祛风止痒；通草、地肤子、车前子、六月雪清热利湿解毒；酒大黄通腑泄浊，且大黄酒制取其缓泄而增强活血功效以助行血祛风，与车前子、通草分消前后，以降泄浊毒。二诊，症状好转，但仍有虚火、浊毒未去，故予加土茯苓以增强解毒止痒之效，且加生黄芪既补益正气，又可强健肌肤以御邪。三诊时，患者诸症明显减轻，且肾功能亦逐渐改善，乃药中肯綮之效。

（阮诗玮案，阮雅清整理）

十、过敏性皮炎（痒风）

脾虚湿蕴，血虚化燥证案

钟某，女，17岁，2021年5月11日初诊，立夏。

主诉：全身散在皮疹伴瘙痒5天。

现病史：患者缘于5天前聚餐后出现颈部、躯干、四肢散在红色皮疹，伴瘙痒，未在意未诊治，后又饮酒熬夜，症状加重，自行服用西替利嗪治疗，上述症状未见缓解，遂今日至我院门诊就诊。刻下：颈部、躯干、四肢散在红褐色皮疹，伴瘙痒，无破溃流脓，疲倦乏力，口干口苦，纳可，入睡困难，大便质稀，1日2～3次，舌质红，苔黄腻，脉象沉细。末次月经2021年5月3日，量少，色鲜红，痛经，无血块。

西医诊断：过敏性皮炎。

中医诊断：痒风病。脾虚湿蕴，血虚化燥证。

治法：清热健脾利湿，养血祛风止痒。

处方：柴胡桂枝干姜汤合当归芍药散加减。柴胡12g，桂枝16g，干姜10g，黄芩10g，生牡蛎20g（先煎），炙甘草10g，当归10g，白芍15g，茯苓20g，白术10g，泽泻20g，川芎10g，防风10g。7剂，日1剂，水煎煮，早晚饭后温服。

2021年5月18日（立夏）二诊：患者颈部、四肢红褐色皮疹消退，仅躯干仍可见散在红褐色皮疹，稍瘙痒，乏力，口干，无口苦，纳可，寐差，二便调，舌质红，苔黄腻，脉象沉细。守上方再续7剂。

后复诊，诸症悉除，病情稳定。

按语： 青年女性患者，四诊合参，属中医"痒风"范畴。患者恣食肥甘厚味，饮酒如浆，伤脾碍胃，生湿郁热，外蕴肌肤，故见皮疹；脾胃已伤，气血失源，肌肤失养，难以润之，故见皮肤瘙痒；舌质红，舌苔黄腻，脉象沉细皆为脾虚湿蕴之征。病在肌肤、脾胃，病性属虚实夹杂，邪尚在半表半里而未解。故用柴胡桂枝干姜汤疏肝健脾，合用当归芍药散加防风以养血祛风、胜湿止痒。二诊时，诸症皆缓，可知药已效机，守方续服。

（邱明山案，陈坤钰整理）

十一、日光性皮炎（日晒疮）

湿热熏蒸，气血两燔证案

黄某，男，26岁，2021年2月20日初诊，雨水。

主诉：头面和手掌肿胀1天。

现病史：患者2天前训练受到太阳暴晒，1天前开始出现头面部和手掌肿胀，并逐渐加重，头面部有灼热、火辣感，皮肤微红，余无特殊不适，无双下肢浮肿，纳可，舌暗红，苔微黄腻，脉滑。查尿常规未见异常。

西医诊断：日光性皮炎。

中医诊断：日晒疮。湿热熏蒸，气血两燔证。

治法：清热利湿，凉血消瘀。

处方：麻黄连翘赤小豆汤合犀角地黄汤加减。紫草 9g，牡丹皮 10g，水牛角 10g（先煎），生地黄 15g，白芍 15g，连翘 10g，赤小豆 20g，蜜麻黄 6g，茯苓 15g，桑白皮 10g，甘草 2g。3 剂，日 1 剂，水煎煮，早晚饭后内服。

西药：维生素 C 片，0.2g，每日 3 次；西替利嗪片，10mg，每日 1 次；双氯芬酸钠缓释片，75mg，每日 1 次；甲泼尼龙片，4mg，每日 2 次。

嘱用冰牛奶湿敷肿胀部位。

后随访，患者当天晚上症状明显消退；第 2 天基本痊愈，停西药；3 天后头面和手掌肿胀完全消退，无遗留水疱、色素沉着和脱屑。

按语：日光性皮炎又称日晒伤或晒斑，为正常皮肤经暴晒后产生的一种急性炎症反应，表现为红斑、水肿、水疱和色素沉着、脱屑。本案患者为特警，青年男性，素体阳明热盛，湿热内蕴，又因职业需要，常年暴晒，日光毒侵伤肌肤，腠理不疏，玄府密闭，内热不能外达，外感风热与内伤湿热相搏，浸淫肌肤，"头为诸阳之会"，故头面部肿胀、灼热、火辣感；邪毒化火，侵入血分，血热伤阴，脉络阻滞，气血运行不畅故见舌暗红，头面皮肤微红。本病起病急速，因病势较轻，病位在表，以肌肤腠理为主，故治以麻黄连翘赤小豆汤合犀角地黄汤加减。《伤寒论》曰："伤寒，瘀热在里，身必黄，麻黄连翘赤小豆主之。"该方虽主治"身黄发热"，然其实质在于祛除在表之实邪，即"异病同治"之理。方中麻黄升散宣肺，杏仁肃降肺气，散收相合，疏理气机，使在上之湿热之邪得以透散；连翘、赤小豆清利湿热，消肿散结。合犀角地黄汤乃依叶天士"入血就恐耗血动血，直须凉血散血"，并根据《黄帝内经》"热淫于内，治以咸寒，佐以甘苦"的理论。本方乃"凉血散血"的代表方。加紫草以凉血活血、透邪解毒，茯苓利水消肿。全方外能清热祛湿散邪，内有凉血祛瘀消肿之效。后随访，知当晚症状明显减退，可谓立竿见影。

（王建挺案，杨运劼整理）

十二、痤疮（粉刺）

1. 肺胃热盛，毒蕴肌肤证案

王某，男，15 岁，2020 年 1 月 11 日初诊，小寒。

主诉：颜面痤疮 1 周。

现病史：患者 1 周前因饮食不节，期末考试压力大，出现颜面部痤疮，以前额及口周为主，色红，口干，舌质红有点刺，少苔，脉稍数。

西医诊断：痤疮。

中医诊断：粉刺。肺胃热盛，毒蕴肌肤证。

治法：宣肺清热，解毒燥湿，凉血活血。

处方：枇杷清肺饮合五味消毒饮加减。野菊花 15g，紫花地丁 15g，土茯苓 15g，牡丹皮 10g，枇杷叶 10g，桑白皮 10g，黄柏 6g，黄连 6g，连翘 10g，赤芍 10g，陈皮 6g，生甘草 3g。12 剂，日 1 剂，水煎煮，早晚饭后内服。

随访，痤疮十去其八。

按语：《素问·生气通天论》云："劳汗当风，寒薄为皶，郁乃痤。"痤疮俗称"青春痘"，好发于青年男性，因劳而阳气动，玄府开而汗出，卒受寒邪外束，卫气闭郁，久而化热，故发此病。肺主皮毛，亦主治节，肺气宣肃，输精于皮毛，方能皮肤润泽，反之则毛败枯槁。若为郁热所扰，热气熏蒸，燔灼血脉，故痤疮满布。枇杷清肺饮出自《医宗金鉴》，具有宣肺、清热、燥湿之功效，主治肺风粉刺，症见面鼻起碎疙瘩、色赤肿痛、破出白粉汁，临床以面有疖肿、色斑、口臭、脉滑数为辨证要点。然虑患者邪气蕴久，化而成毒，故合用五味消毒饮，以增强清热解毒、消散疔疮之功效。该方主治疔疮初起，发热恶寒，疮形如粟，坚硬根深，状如铁钉，以及痈疡疖肿，红肿热痛，舌红苔黄，脉数。两方合用，共奏宣肺清热、解毒燥湿、凉血活血之功效。治疗后，痤疮较前明显改善，临床疗效显著。

（王建挺案，杨运劼整理）

2. 湿热瘀滞证案

程某，男，20岁，2021年8月20日初诊，立秋。

主诉：面部痤疮反复发作1年。

现病史：面部多发红色丘疹、脓疱，以脸颊两侧为主，其间散在有红色丘疹破溃后留下的瘢痕，偶有瘙痒，平日面部油腻，大便2～3天1次，偏干，舌红少苔，唇红，脉数。

西医诊断：痤疮。

中医诊断：粉刺。湿热瘀滞证。

治法：清热解毒，活血祛湿。

处方：六一散合五味消毒饮加减。六一散12g，玄参12g，牡丹皮9g，白鲜皮15g，丹参15g，白芷6g，紫花地丁15g，败酱草15g，白花蛇舌草15g，金银花15g，蒲公英15g，连翘12g，黄连3g，生石膏15g（先煎），苦参12g，大黄8g（后下）。7剂，水煎煮，每日巳时、未时、申时温服。

随访，服药后面部痤疮明显减轻，大便通畅。

按语：患者正值年轻热盛之时，毛窍闭塞，内热炽盛，气血壅滞而成面部痤疮。治以六一散去暑利湿，使湿热从小便出；加性凉多液之玄参清热解毒养阴，既能入肺以清肺家燥热，又能滋肾阴以降火；牡丹皮、丹参配合清热凉血散瘀。金银花、连翘、紫花地丁、蒲公英与玄参配伍，亦有散结消痈之功，用于痈肿疮疡。"诸痛痒疮，皆属于心。"患者皮肤偶有瘙痒，为心火上炎。实火宜泻，用连翘轻清芬芳，清心，在散上焦之热的同时，又能舒肝气之郁，平肝气之盛。金银花善于清热解毒，既能清气分实热，又能入血而清解血中热毒，且具芳香透散之性而能消痈散结。故用金银花配伍连翘清热解毒、疏散风热，治痈肿疮毒。《本草新编》曰："火之最烈者，无过阳明之焰。阳明之火降，而各经余火无不尽消。"蒲公英、紫花地丁，特其清热解毒力强并散阳明之火，可助泻各经之火。黄连泻心经实火，心中之热清，则诸经之风火热毒皆随之而清矣。苦参清热燥湿，祛风止痒，能专治心经之火，且有利尿之功。白花蛇舌草清热利湿消痈；败酱草，以其陈腐之气，散瘀泄浊，排脓破血。石膏清气分实热。患者便秘，气血受阻，浊气不下，蕴热上攻，故用大黄泻热通便，使浊阴出下窍。在治疗痤疮时，壶山善用白鲜皮、白芷的药对。白鲜皮乃皮肤科专药，既能清热燥湿，又可以专走皮肤，还能祛风止痒解毒，其气味膻烈，能通上彻下，祛除皮肉筋脉里头伏藏的湿毒。白芷为芳香风药，为足阳明胃经的引经药，且能燥湿，有消肿排脓之功。痤疮有时寒热错杂，不能一味苦寒，但本病例属于实火，上方连用数天，火消则停药，不可贸然再进。

（林润立案）

十三、系统性红斑狼疮（红蝴蝶疮）

肝经郁热，脉络瘀阻证案

黄某，女，48岁，2019年11月2日初诊，霜降。

主诉：右手掌指关节肿痛1周。

现病史：患者4年前体检时确诊为系统性红斑狼疮、慢性乙型肝炎，长期口服强的松、羟氯喹、拉米呋定抗风湿、抗病毒治疗。1周前，患者右手掌指关节肿痛，晨起轻僵滞，劳累时痛甚，遂就诊于我院门诊，予复查动态血沉、血补体 C_3、血补体 C_4、抗双链 DNA 抗体、乙肝病毒脱氧核糖核酸等实验室指标基本稳定，故暂不予增加强的松用量，先以加用中药治疗观察。刻下：右手2、3掌指关节肿痛，晨僵，伴胸闷，心悸，目干，口苦，寐差，倦怠乏力，大便黏滞不畅，日一行，舌暗红，苔淡黄腻，脉细弦紧。

既往史：慢性乙型肝炎4年，长期口服拉米呋定抗病毒治疗。

西医诊断：系统性红斑狼疮；慢性乙型肝炎。

中医诊断：红蝴蝶疮。肝经郁热，脉络瘀阻证。

治法：调和肝脾，化浊通络。

处方：小柴胡汤合大黄附子汤加减。柴胡12g，黄芩10g，制半夏10g，党参10g，制附子5g（先煎），细辛5g，酒大黄3g，干姜5g，茯苓15g，穿山龙30g，大枣10g，生姜10g，炙甘草3g。7剂，日1剂，水煎煮，早晚饭后温服。

2019年11月10日（立冬）二诊：药后关节肿痛明显改善，继守原方共服用14剂，关节肿痛缓解，余症亦缓解，实验室指标稳定。

按语： 患者素体禀赋不足，复有浊邪内结，肝经郁热，横逆犯脾，兼感风寒湿邪，引动内浊之气，痹阻经脉，不通则痛，为少阳、阳明、少阴合病，治疗以调和肝脾、化结通络。此案使用小柴胡汤合大黄附子汤治疗，二者皆可化滞通络，大黄附子汤亦有化结除实之功。该患者偏侧关节疼痛明显，胡希恕认为凡偏侧痛者，用大黄附子汤加减治疗均有效。导师常用此方治疗各类风湿性疾病引起的偏侧关节肿痛，具有"实、结"特点，以寒痰瘀血痹结经脉、筋骨之各类疼痛病证（阳明、少阴合病）为主的疾病。患者胸闷、心悸症状明显，伴有大便不畅，脉象弦细紧，其气滞之象明显，兼具有少阳之症，通过合方的相须相制，从少阳、阳明、少阴三经治之，故予小柴胡汤合大黄附子汤治之，加用擅走肝经活血通络、祛风湿之穿山龙，以达调和肝脾、化结通络、理气止痛之功。

（邱明山案，郭婷婷整理）

十四、盘状红斑（斑疹）

肝郁脾虚证案

叶某，女，52 岁，2020 年 9 月 27 日初诊，秋分。

主诉：皮肤盘状红斑 10 余天。

现病史：患者 1 个月余前因足底有一硬结，自行用指甲刀修剪，10 余天后出现全身散在盘状红斑，分布于背部、双下肢，伴有皮肤瘙痒，自觉时有头晕、头痛、乏力，就诊于当地诊所，未明确诊断，予抗过敏、消炎等治疗（具体药物不详），治疗后皮疹无明显改善，遂来就诊。刻下：背部、双下肢多处皮肤盘状红斑，伴皮肤瘙痒，头晕头痛，乏力，纳差，二便调，舌淡红，苔薄白，脉弦细。查 ANA+dsDNA+ENA 未见异常。红细胞沉降率、血细胞分析未见异常。尿常规：隐血（++）。体液免疫检查：IgA 1.92g/L，IgM 1.98g/L。

西医诊断：盘状红斑。

中医诊断：斑疹。肝郁脾虚证。

治疗：疏肝解郁，益气健脾。

处方：四逆散合四君子汤加减。北柴胡 15g，白芍 15g，党参 12g，茯苓 15g，白术 12g，炙甘草 6g，白鲜皮 15g，干鱼腥草 15g，地肤子 12g，炒山楂 15g，厚朴 15g。颗粒药 14 剂，日 1 剂，早晚餐后 1 包冲服。

西药：甲泼尼龙，16mg，每日 1 次，餐后口服；奥美拉唑，20mg，每日 1 次，餐前口服；替普瑞酮，50mg，每日 3 次，餐前口服。

2020 年 10 月 17 日（寒露）二诊：患者服用药物后皮肤红斑较前减少，颜面轻度水肿，仍感头晕，乏力，纳可，二便调，舌淡红，苔薄白，脉弦细。复查尿常规：隐血（+）。予激素减量：甲泼尼龙，12mg，每日 1 次。停奥美拉唑。中药守上方加天麻 12g，泽泻 12g。颗粒药 14 剂。

2020 年 10 月 31 日（霜降）三诊：患者红斑已完全消失，头晕、乏力较前好转，平素易外感，纳可，二便调，舌淡红，苔薄白，脉弦。予甲泼尼龙减量至 8mg，每日 1 次。加用玉屏风颗粒。中药守上方加茯苓皮 15g。颗粒药 28 剂。

2020 年 11 月 26 日（小雪）四诊：患者不慎受凉后出现咽痛，咳嗽咳痰，痰黄黏稠，口干，纳可，二便调，舌淡红，苔薄黄，脉弦。暂停口服激素，予甘安合剂止咳化痰。处方：北柴胡 15g，白芍 15g，党参 12g，茯苓 15g，枇杷叶 12g，炙甘草 6g，白鲜皮 15g，天麻 12g，泽泻 12g，全瓜蒌 20g，制陈皮 12g，姜半夏 15g，厚朴 15g。颗粒药 28 剂。

2021 年 4 月 13 日（清明）五诊：患者双侧上臂肌肉酸痛，伴双手掌麻木，自感背部发热，时断时续，纳可，二便调，舌淡红，苔厚浊，脉细弱。复查尿常规：隐血（+）。处方：桂枝 6g，白芍 15g，茯苓 15g，葛根 20g，桑枝 9g，枳实 15g，厚朴 15g，羌活 9g，独活 9g，川牛膝 15g，炙甘草 6g，北柴胡 15g，麸炒苍术 15g，麸炒薏苡仁 15g。颗粒药 14 剂。

2021 年 4 月 27 日（谷雨）六诊：患者服用中药后肌肉酸痛及手掌麻木较前缓解，纳食欠佳，二便调，舌淡红，苔偏厚，脉弦。家属诉患者时感不适，焦虑不安，考虑患者正值绝经前后，嘱其舒畅情志、放宽心。中药守上方改桑枝为 6g；去羌活、苍术、薏苡仁；加麸炒枳壳 15g，牡丹皮 15g。颗粒剂 14 剂。

后电话随访，无特殊不适。嘱其节饮食，调情志，慎起居。

按语：本病中医归属于"盘状红斑"的范畴。患者为老年女性，年事已高，体质渐虚，免疫功能异常，气血失和，上泛肌肤，可见红斑、皮肤瘙痒；平素思虑过度，久而肝郁气滞，肝气乘脾，脾胃生化乏源，故致乏力、纳差；脑窍失养，不荣则痛，故见头痛、头晕。病位在肝、脾。吾师考虑该患者是因免疫功能异常导致皮肤出现盘状红斑，经查狼疮相关指标未见明显异常，暂予排除。故先予甲泼尼龙抑制免疫，奥美拉唑、替普瑞酮预防溃疡等处理，中医予四逆散合四君子汤加减。方中柴胡疏肝解郁，白芍养肝柔肝，两者合用补肝体，柔肝缓急；党参、茯苓、白术、甘草组成四君子汤健脾益气；白鲜皮、地肤子清热祛湿止痒；山楂消食健胃；鱼腥草清肺与大肠之热，并能利湿；厚朴降气除满。诸药合用，共奏疏肝解郁、健脾祛湿之效。

盘状红斑病位主要在肝、脾、肾，病机总属本虚标实，以脏腑亏虚、气血失调为其本，热毒、血瘀、水湿蕴结为其标。治疗上应先分期，后辨证。本病每期的病机各有不同：急性期为中、重度活动期，临床表现多以实证为主，病机为瘀热互结、燔灼营血；缓解期较前有所好转，但激素不良反应开始显现，患者多有阴虚火旺、虚热内扰的临床表现；维持治疗期，因疾病日久，激素使用时间较长，阴虚更甚，阴损及阳，出现阴阳两虚的病理状态。治疗上，活动期以祛邪为主兼补肾，缓解期以补虚为主兼清热，维持治疗期又当根据虚实之主次而辨证施治。目前，中医药通过整体调节和辨证论治，可显著改善患者临床症状，减轻西药不良反应，提高患者生活质量。

（丘余良案，黄婉婷整理）

十五、局限性硬皮病（皮痹）

痰瘀痹阻证案

林某，男，14 岁，2018 年 10 月 18 日初诊，寒露。

主诉：右大腿内侧硬结 2 年余。

现病史：患者 2 年余前无明显诱因出现右大腿内侧结节红斑，渐变为弥漫性硬蜡样皮损，伴色素沉着，无伴疼痛或瘙痒。1 年余前就诊于某市三甲医院，病理活检：（右下肢）真皮胶原增生伴血管周围见淋巴细胞浸润，胶原内可见小汗腺导管，符合局限性硬皮病。予喜疗妥等外用药物及红光照射治疗后症状未见改善。后多次就诊于某市三甲医院，予口服维生素 C、复方丹参片及外用药膏，症状均未见好转。3 个月前就诊于外院，诊断为局限性硬皮病，予脉管康复片、维生素 B_{10}、维生素 E 乳膏等治疗，症状改善不明显。今为进一步治疗，求诊于我处。刻下：右大腿内侧、小腿内侧皮肤硬结紧绷，呈褐色斑片，纹理模糊，无乏力，无关节酸痛，颜面部散在痤疮，无口干口苦，纳可，寐安，二便尚调，舌暗红，苔白，脉弦。

西医诊断：局限性硬皮病。

中医诊断：皮痹病。痰瘀痹阻证。

治法：温经化痰，活血通络，兼散郁热。

处方：麻黄附子细辛汤合五味消毒饮加减。麻黄3g，制附子10g（先煎），细辛5g，姜黄10g，酒大黄3g，僵蚕10g，蝉蜕5g，积雪草45g，薏苡仁50g，金银花10g，野菊花10g，蒲公英10g，紫花地丁10g，天葵子10g。14剂，日1剂，水煎煮，早晚饭后温服。

2018年11月7日（立冬）二诊：患者不慎外感，鼻塞，轻咳少痰，无头晕头痛，无咽痒咽痛，大便稀溏，舌暗红苔白，脉细弦浮略数。治以温经散寒、驱邪透表。予小柴胡汤合麻黄附子细辛汤化裁。处方：柴胡12g，黄芩6g，姜半夏10g，太子参10g，麻黄3g，制附子10g（先煎），细辛5g，蒲公英10g，生姜3片，大枣10g。7剂。

2018年11月15日（立冬）三诊：上方药后外感症去，仍有右下肢皮肤结节硬化，面部痤疮，予麻黄附子细辛汤合升降散化裁。处方：麻黄3g，制附子10g（先煎），细辛5g，僵蚕10g，蝉蜕5g，姜黄10g，酒大黄3g，野菊花10g，薏苡仁50g，积雪草30g，炮姜5g，炒白术10g，白芥子5g，穿山甲3g（先煎），炙甘草5g，大枣10g，生姜3片。7剂。

药后患者下肢皮肤硬结边缘逐渐变淡，向下消退，故续予上方化裁间断服用半年，共104付，患者右侧大腿结节消退，皮色如常肤，小腿结节退至中上2/3，结节颜色较前变淡。

按语：本案患者乃是中学生，平素学习压力大，起居不慎，夜卧早起，致卫外不足，易感外邪。卫气出下焦，足少阴肾经邪气有余、正气不足时，卫气虚弱，不能发挥其"温分肉，充皮肤，肥腠理，司开阖"的作用。"少阴有余病皮痹瘾疹"，阳气不足，卫外不固，风寒湿邪侵袭，津液不通，聚而生痰，络脉瘀滞，气血不通，痰瘀互结，渐成湿痰死血，故发为皮痹。

皮痹病在皮毛，其应在肺，其本在肾。阳气虚损，少阴肾气不足，卫阳不固致太阳经易感外邪。肾元不足，不能及时托邪外出，邪气久积，郁结经络，络气不利，气机不畅，气血运行受阻而津血输布失常致痰阻血瘀，形成太少合病之皮痹。"血凝于肤者为痹"，病变之皮肤增厚硬化，状如死肌。

初诊时，患者已病发2年有余，湿热缠绵日久成瘀，故见下肢硬结融合成片，面部痤疮潮红，可知其内有郁热邪毒，故予麻黄附子细辛汤合五味消毒饮温化痰瘀，兼清郁热。二诊时，患者素体禀赋不足，外感邪气，复有浊邪内结，肝经郁热，横逆犯脾，兼感风寒湿邪，引动内浊之气，痹阻经脉，痰浊阻滞，辨为少阳少阴合病，予小柴胡汤合麻黄附子细辛汤化裁，和解枢机，驱邪透表。三诊时，外感邪气已去，予麻黄附子细辛汤合升降散温散痰瘀，加积雪草、薏苡仁化痰浊、抗纤维化，帮助恢复死肌。药后硬结渐退，故于上方稍事加减继续服用。

（邱明山案，李雪婷整理）

十六、掌跖角化病（肌肤甲错）

肺气不宣，瘀阻络脉证案

艾某，男，54岁，2017年3月20日初诊，春分。

主诉：足底皮肤过度角质化，伴干裂出血2年余。

现病史：患者2年多前无明显诱因出现足底皮肤过度角质化，开始时不以为意，但随着时间变化，角质化增厚加重、面积渐渐扩大，故先后在当地（南平松溪县）县医院就诊数次，均疗效不佳，在福建省皮肤病院和萧治安中医外科医院等擅长皮肤科的医院就诊，亦无明显疗效。后患处逐渐扩大，症状加重，角质化增厚加重且角质化面积扩大，伴干裂、出血，因疼痛而无法正常行走，严重影响生活起居，患者苦不堪言，后经同乡介绍，求诊于我处。刻下：右足底后2/3部分的内侧皮肤过度角质化，前后方向出现一条长约15cm、宽约4cm、厚约0.3cm的纵行角质化层，沿角质化皮肤纵向的中轴上出现贯穿全长的裂口，裂口深至真皮层，裂口处出血、疼痛，行走不便，舌暗红有瘀斑，苔薄白根腻，脉沉缓略涩。

西医诊断：掌跖角化病。

中医诊断：肌肤甲错。肺气不宣，瘀阻络脉证。

治法：宣肺活血搜络。

处方：麻黄汤、桃红四物汤合自拟甲虫散加减。麻黄15g，桂枝15g，杏仁10g，炙甘草5g，川牛膝5g，丹参30g，桃仁10g，红花15g，生地黄15g，当归尾10g，川芎10g，赤芍15g。7剂，日1剂，水煎煮，共煎煮3遍，混合3遍药汁，分成两份。一份药汁趁热放在保温杯内，少量频服，半天内喝完；另一份凉后放在冰箱冷藏，等前一份喝完后，再把在冰箱冷藏的药汁取出，煮沸后趁热放在保温杯内，亦少量频服，在剩余的后半天时间内喝完。

另：自拟甲虫散1g/次，早晚2次吞服。自拟甲虫散方：炙穿山甲25g，地龙干50g，土鳖虫50g，全蝎15g，蜈蚣20条。共研细末。

2017年3月28日（春分）二诊：患者服药1周后，10cm长的出血裂口愈合结痂，舌色转淡红，瘀斑变浅，苔薄白，脉沉缓。效不更方，继续守方治疗，同初诊方7剂。

2017年4月5日（清明）三诊：患者电话中诉，服完上诊7剂中药后症状继续好转。因患者工作繁忙，无法从南平松溪来福州就诊，继续按前方服用14剂。

2017年4月20日（谷雨）四诊：患者继续服药2周后，足部增厚的角质化皮肤基本脱落。患者喜不自胜，自诉多年顽疾，终遇良医，心腹之患，一朝得愈。嘱其不可骤然停药，再按原方减少剂量，再巩固4周，按正常服药方法服用即可。处方：麻黄5g，桂枝5g，杏仁3g，炙甘草3g，川牛膝3g，紫丹参10g，桃仁3g，红花5g，生地黄5g，当归尾3g，川芎3g，赤芍5g。28剂，服如前法。

1年后随访，无复发。

按语：本病例患者主要症状为皮肤过度角质化，属中医"肌肤甲错"范畴。肌肤甲错者，即皮肤枯燥如鳞甲交错之状，多因瘀血内结、津血不能荣润皮肤所致。《金匮要略·血痹虚劳病脉证并治》中曾论及肌肤甲错之证："五劳虚极羸瘦，腹满不能饮食，食伤、忧伤、饮伤、房室伤、肌伤、劳伤，经络营卫气伤，内有干血，肌肤甲错，两目黯黑，缓中补虚，大黄䗪虫丸主之。"《金匮要略》所论之证是"内有干血，肌肤甲错"，即表里都有瘀血之证。

本病例瘀血仅在肌肤（表），故非大黄䗪虫丸所宜。中医认为"肺主皮毛"，故病在肌表，当从肺卫论治。麻黄汤为自古以来肺家第一方，宣肺之力居于万方之首，且桂枝配麻黄，能发越阳气，透达营血于肌表以荣养肌肤，真为正治此病之良方。有瘀血，就当活血，故用桃红四物汤。桃红四物汤亦活血化瘀千古第一方，故用之无疑也。瘀阻络脉，光用桃红四物汤活血仍无法迅速到达络脉，当予虫类搜络通瘀，余自拟甲虫散，以炙穿山甲和四虫（地龙干、土鳖虫、全蝎、蜈蚣）共研细末。本方药专力雄，乃治瘀阻络脉之不二之方，不论表里、五脏六腑，只要络脉有瘀，均有奇效。

"治上焦如羽，非轻不举。"其意思是说，上焦部位最高，而近于表，所以治上焦的病，宜用如羽毛那样轻清升浮之品，否则会药过病所。故治疗肺表等上焦之病时，因邪在上焦，宜频服、少服。频服者，使药力在上焦产生持续作用。少量服者，量少则质轻，质轻则如羽而走上，轻清升浮，药液入口下咽，使流连胸中，有利于邪从表、从上解。"少量频服"的服药法，亦是病愈的关键点之一。正如徐大椿所说："病之愈不愈，不但方必中病，方虽中病，而服之不得其法，则非特无功，而反有害，此不可不知也。"

皮肤病说复杂也复杂，从西医的角度看临床症状和病种千变万化；说简单也简单，谨记中医"肺主皮毛"的理论，治疗总则可归纳为 8 个字——"不离于肺，谨调营卫"。当然，五脏相关，也不能完全局限于肺，临证当四诊合参，辨证施治，不离总则，随症加减。

（郑敏麟案，王亚楠、黄浩龙整理）

十七、斑秃（油风）

肝郁肾虚，血虚风盛证案

齐某，女，26 岁，2018 年 12 月 11 日初诊，大雪。

主诉：脱发 1 个月。

现病史：缘于 1 个月前患者生气后出现头皮脱发斑，呈圆形或椭圆形，边界清楚，片状分布，偶有恶心、头痛，无发热、乏力、呕吐、腹痛、腹泻，遂来我院皮肤科住院治疗，住院期间化验性激素、甲功九项、血系列均正常，胸片示心肺膈未见异常，腹部彩超示肝、胆、胰、脾、双肾未见明显异常，给予复方甘草酸苷、复合维生素 B、谷维素等对症治疗，自觉症状无明显改善。今日入住我科进一步寻求中西医结合诊治。自发病以来，患者精神一般，饮食可，二便规律，寐可，无发热、心慌、气短。刻下：斑片状脱发，间断腰部疼痛，饮食可，二便规律，寐可，舌红，苔薄白，脉细数。

既往史：1 月前因腰痛行腰部 CT 示腰椎间盘突出症，未予治疗。

西医诊断：斑秃；腰椎间盘突出症。

中医诊断：油风。肝郁肾虚，血虚风盛证。

治法：疏肝滋肾，养血祛风生发。

处方：四物汤、丹栀逍遥散合二至丸加减。柴胡 12g，黄芩 12g，栀子 9g，熟地黄 12g，白术 15g，甘草 9g，当归 9g，白芍 15g，川芎 9g，太子参 15g，牡丹皮 15g，女贞子 15g，茯苓 15g，白蒺藜 15g，枸杞子 9g，何首乌 15g，墨旱莲 15g。5 剂，日 1 剂，水煎煮，早晚餐后内服。

2018 年 12 月 20 日（大雪）二诊：患者头皮出现散在的发根生长，精神、饮食、睡眠尚可，大小便正常，无发热、恶心、无呕吐、腹痛、腹泻，头皮仍可见脱发斑，呈圆形或椭圆形，边界清楚，片状分布。继续服用上方治疗。7 剂。配合梅花针叩击以促进头发再生。

2018 年 12 月 29 日（冬至）三诊：患者头皮出现稀疏的发根生长，精神、饮食、睡眠尚可，大小便正常，无发热、恶心、无呕吐、腹痛、腹泻，头皮脱发斑较前缩小，呈圆形或椭圆形，边界不清楚，片状分布，可见发根长出。予上方去太子参、黄芩、栀子；加郁金 15g，菟丝子 15g，络石藤 15g，丝瓜络 15g，鸡血藤 25g，补骨脂 15g，狗脊 15g，以补肝肾、活血。续服药 2 个月，全头可见较密毛发，稍软。

按语： 斑秃也称圆形脱发症，俗称"鬼剃头""油风"，其原因尚不明确，可能与精神、神经功能紊乱有关，遗传因素也是其原因之一，其病因与五脏六腑功能失调有关。五脏六腑功能失调，导致人体气血不足、阴阳失衡，造成气滞、血瘀、食停、痰凝等，导致肝肾亏虚、气血不和或气滞血瘀，使发失濡养，干枯脱落。肝主疏泄，肝主藏血，具有调畅全身气机和储藏血液的作用。若肝的疏泄功能正常，则气机调畅，气血调和，经脉通利；若肝气郁结不畅，会导致人体气机紊乱，气血运行不畅，头皮局部血虚，风邪乘虚而入，从而引起斑秃。肝失疏泄，还可伴肝郁化火、肝阳上亢、气血瘀滞、肝木乘脾土等多种证候，导致掉发。精血同源，精血互生，精足则血旺。"发为血之余"是说毛发的润养来源于血；"发为肾之外候"则说明发虽由血滋养，但其生机则根源于肾气。斑秃、全秃、普秃多因精血不足，肝肾亏虚，心肾不交，血虚不能荣养，复因腠理不固，风邪乘虚而入，致使风盛血燥，发失所养所致。治疗时均应宜滋补肝肾、养血填精生发。方中熟地黄、首乌藤、墨旱莲、女贞子、菟丝子、枸杞子滋补肝肾、填精补髓；当归、白芍、郁金、鸡血藤养血活血；白蒺藜、川芎活血祛风；黄芩、栀子清热祛湿；柴胡疏肝解郁；太子参、白术、茯苓健脾益气。诸药合用，可见生发之效。

（刘晓娟案）

十八、直肠脱垂（脱肛）

中气下陷，湿热内蕴证案

黄某，男，32 岁，2020 年 7 月 8 日初诊，小暑。

主诉：肛门坠胀伴直肠肿物脱出 3 年。

现病史：患者平素嗜食辛辣致痔疮发作，肛门坠胀，排便困难，虚坐努责。3 年前始出现用力排便后有物脱出于肛门口外，便后自行还纳，未予重视。近半年来症状日益加重，便后有时需用手回纳，医院诊断为直肠Ⅱ度脱垂，建议行手术治疗。病家惧于手术，遂来吾处求诊。刻下：排便困难，便中带鲜血，肛门坠胀感，肛门口有肿物脱出，需用手回纳，身困，肢体乏力，口干，口苦，舌淡红苔黄腻，脉沉。

西医诊断：直肠Ⅱ度脱垂；痔疮。

中医诊断：脱肛。中气下陷，湿热内蕴证。

治法：补中益气，清利湿热。

处方：补中益气汤合槐花散加减。黄芪 30g，党参 15g，当归 6g，柴胡 6g，升麻 6g，陈皮 10g，白术 12g，地榆 15g，槐花 15g，侧柏叶 10g，黄芩 10g，玄参 12g，生甘草 6g。7 剂，日 1 剂，水煎煮，早晚饭后温服。

2020 年 7 月 15 日（小暑）二诊：患者药后症缓，排便较前顺畅，无鲜血便，脱垂坠胀感减轻。予上方改黄芪为 50g，党参为 20g；去地榆、槐花；加郁李仁 15g，火麻仁 15g。14 剂。

2020 年 8 月 1 日（大暑）三诊：患者药后排便顺畅，身困减轻，久行后脱垂时有复发，舌淡苔白，脉沉。嘱其继续服药调治 1 个月。

后随访，患诉排便时无再发直肠脱垂，诸症皆除。

按语： 本案患者以"肛门坠胀伴直肠肿物脱出 3 年"为主诉，经西医诊断为直肠Ⅱ度脱垂，属于中医学"脱肛"范畴。病家嗜食辛辣，湿热下迫大肠，发为痔疮。患病日久脏腑虚损，脾气亏虚，升举无力，固摄无权，以致中气下陷，肛内肿物脱出肛门之外而发为脱肛。脾主四肢，脾气亏虚，脾失健运，转输无力，四肢不得水谷之气，故见肢体乏力；脾气亏虚，大肠传送无力，故排便困难，便时努挣；湿热内蕴，蒸津灼液，加之气虚津液无以上承，故见口干口苦。观其脉症，此乃中气下陷、湿热内蕴之证。遵循"虚者补之，陷者举之，脱者固之"的原则，治以补中益气、升阳举陷为主，佐以清利湿热、润肠通便，投以补中益气汤加减化裁。方中黄芪为补气要药，投用大量黄芪补气固脱，升阳举陷；党参益气健脾，参芪合用，可大补一身之气。血为气之母，故用当归以补养营血，血足则气旺，合黄芪又取当归补血汤之意，气血双调。升麻、柴胡为引经药，故少佐之以升阳举陷，引清气上行。地榆、槐花、侧柏叶、黄芩清热消疮，凉血止血；火麻仁、郁李仁润肠通便。陈皮配合白术理气和胃，使全方补而不滞。药后患者排便顺畅，无再发直肠脱垂，诸症皆瘥，继续守方服药巩固 1 个月而愈。

（周楚案）

十九、外痔（痔）

热毒内蕴，气滞血瘀证案

章某，36 岁，男，2021 年 5 月 18 日初诊，立夏。

主诉：肛门肿痛 10 天余。

现病史：患者 10 天前因外地出差，饮食辛辣之品后出现肛门肿痛，便秘，外用马应龙痔疮膏，症状未见明显改善。刻下：肛门肿物红肿疼痛，无便血，无脓液，口干苦，小便色黄，大便尚调，舌紫红，苔黄腻，脉滑数。

西医诊断：外痔。

中医诊断：外痔。热毒内蕴，气滞血瘀证。

治法：清热解毒，凉血消肿，活血止痛

方药：仙方活命饮加减。金银花 15g，防风 6g，地榆 15g，生甘草 6g，赤芍 15g，栀子

6g，玄参 12g，天花粉 15g，陈皮 6g，浙贝母 12g，乳香 9g，没药 9g，皂角刺 12g，白芷 6g，当归 6g。7 剂，水煎煮，早晚饭后服。嘱禁辛辣刺激饮食。

后随诊，患诉药后疼痛明显改善，红肿消退，余无不适。

按语：患者素有外痔病史，因饮食偏嗜，工作烦劳，诱发外痔发炎肿痛，结合舌脉等体征，辨为热毒内蕴、气滞血瘀证，予仙方活命饮配合凉血药加减治疗。《景岳全书》言此方治"一切疮疡，不成脓者内消，已成脓者即溃，此止痛消毒之圣药也"，临证对证治疗确有奇效。

（周少峰案）

第六章　中医妇科疾病

第一节　月经病

一、异常子宫出血（崩漏）

1. 阳虚寒湿痹阻证案

李某，女，38 岁，教师，2020 年 9 月 13 日初诊，白露。

主诉：反复关节痛 5 年，月经经期、经量异常 1 年。

现病史：患者 5 年前偶有双手、双膝关节痛，无脱发、无皮疹，查抗环瓜氨酸肽抗体阳性、类风湿因子阳性、抗核抗体阳性、抗双链 DNA 抗体阳性，血补体 C_3 阴性、C_4 阴性，院外诊断为类风湿关节炎、系统性红斑狼疮，服用甲氨蝶呤、羟氯喹治疗，病情控制尚可。1 年前因压力太大出现月经经期及经量异常，时月经周期 50～60 天，经量大，查性激素均正常，当地妇幼医院予葆宫止血颗粒治疗。2019 年 9 月，就诊于我院妇科，月经周期 21～60 天，行经 6～15 天，量时多时少，时伴有腹痛，予地屈孕酮撤退治疗半年，月经仍不规律，每次行经持续 6～7 天，量大，每 3～4 小时需更换一次卫生巾，一天需用 7～8 片卫生巾，无腹痛，但月经夹有血块，畏冷，怕空调。于 2020 年 9 月 30 日月经期间行宫腔镜检查，未见异常。现因月经不调服用葆宫止血颗粒，伴反复关节肿痛，前来就诊。刻下：双手、双肩关节肿痛，入夜酸痛加重，大便稀溏。查体：双手掌指关节、近端指间关节轻度肿胀、压痛（+），活动尚可，舌暗红苔薄，脉细弦。

西医诊断：类风湿关节炎；系统性红斑狼疮；异常子宫出血。

中医诊断：顽痹；崩漏。阳虚寒湿痹阻证。

治法：温阳散寒，祛湿通络。

处方：柴胡桂枝干姜汤合薏苡附子散加减。柴胡 12g，桂枝 10g，干姜 6g，黄芩 10g，牡蛎 20g（先煎），炙甘草 10g，当归 10g，川芎 10g，薏苡仁 50g，制附子 15g（先煎），延胡索 15g，徐长卿 15g。7 剂，日 1 剂，水煎煮，早晚饭后温服。

西药：甲氨蝶呤片，12.5mg，每周 1 次；叶酸片，5mg，每周 1 次；托法替布胶囊，5mg，每日 2 次；硫酸羟氯喹，0.2g，每日 1 次。

2020 年 9 月 20 日（白露）二诊：患者肢体关节酸痛，恰值经期第 1 天，月经量少（诉近半年月经缠绵不已、淋漓不尽、先少后多，夹血块），二便调，舌暗红，苔薄，脉细弦。

处方：温经汤合薏苡附子败酱散加减。当归 10g，赤芍 15g，川芎 10g，桂枝 15g，吴茱萸 5g，炮姜 5g，牡丹皮 10g，麦冬 10g，党参 10g，薏苡仁 50g，制附子 15g（先煎），败酱草

15g，蒲黄 15g（布包），五灵脂 10g。5 剂。西药同上。

2020 年 9 月 26 日（秋分）三诊：药后上症减，肢体关节酸痛明显改善，经期出血量较多，夹血块，颈、臂麻木不适，舌暗红，苔薄，脉细弦。守上方去五灵脂、蒲黄；加蒲黄炭 15g（布包），山茱萸 30g，葛根 15g，阿胶为 12g（烊化）；改制附子为 10g（先煎），川芎为 6g。6 剂。西药同上。

2020 年 11 月 24 日（小雪）四诊：双手近端指间关节、双肩关节酸痛，膝关节不适，月经量多，淋漓不尽，乏力，口干喜温饮，大便日 1 次，舌暗红，苔薄，脉细弦。2020 年 10 月 16 日查抗环瓜氨酸肽抗体 351U/mL，血红蛋白 100g/L，血沉 120mm/h，类风湿因子 140U/mL。体液免疫：免疫球蛋白 IgA 4.12g/L，免疫球蛋白 IgG 18.4g/L，免疫 C 反应蛋白 7.47mg/L。处方：附子理中汤加减。制附子 15g（先煎），炮姜 20g，炙甘草 10g，党参 10g，炒白术 10g，薏苡仁 50g，山茱萸 20g，血余炭 10g，大黄炭 5g，阿胶 10g（烊化）。7 剂。西药同上。

2020 年 11 月 29 日（小雪）五诊：药后关节僵痛缓解，经血淋漓较前有所改善，无口干，舌暗红，苔薄，脉细。守上方去阿胶；改制附子为 30g（先煎），炮姜为 30g，炙甘草为 20g。7 剂。西药同上。

2020 年 12 月 5 日（小雪）六诊：因天气变化关节轻僵滞，月经血块时作从 9 月 20 日开始至今方净；无头晕、口干，无少腹胀痛不适，纳寐可，畏冷，二便调，舌暗红，苔薄，脉细关略滑（浮）。守上方去血余炭；改制附子为 20g（先煎），党参为 15g，炒白术为 15g，炙甘草 15g，山茱萸为 15g，大黄炭 3g；加黄芪 15g，当归 10g。7 剂。西药同上。

2020 年 12 月 20 日（大雪）七诊：经停 1 周后昨日又见阴道出血，现咽痒轻咳，喷嚏，舌暗红，苔薄，脉细右关浮。考虑兼有外感，予荆芥祛风散邪，牛蒡子利咽。守上方去阿胶；加蒲黄 10g（布包），牛蒡子 15g，荆芥 6g。7 剂。西药同上。

2020 年 12 月 26 日（冬至）八诊：经血未止，但量较前少，咽痒，干咳，大便偶溏，舌暗淡，苔薄，脉细乏力。守上方去蒲黄、大黄炭；改荆芥为 10g；加玄参 10g，茯苓 15g，血余炭 10g。6 剂，煎服法同上。

西药：托法替布改为 5mg，每日 1 次。

2021 年 1 月 2 日（冬至）九诊：经血自 2020 年 12 月 19 日至今方止，咽痒轻咳，天气变凉时手指关节轻疼痛，大便溏，舌暗红苔薄，脉细。守上方去荆芥、茯苓、血余炭；改制附子为 30g（先煎），薏苡仁为 30g，牛蒡子为 10g；加肉桂 6g（另包，煎药后兑入服用）。7 剂。西药同上。

2021 年 1 月 10 日（小寒）十诊：大气变化时手指冰凉，双手第 3 近端指间关节轻度肿胀，小腹胀，舌暗红苔薄，脉细略浮。守上方去牛蒡子；加当归 10g，川芎 10g，茯苓 20g，香附 6g。7 剂。西药同上。

2021 年 1 月 24 日（大寒）十一诊：月经缠绵，量多，双手冰凉、酸痛，舌淡苔薄，脉细。守 2021 年 1 月 2 日方去肉桂、牛蒡子、玄参；加黄芪 30g，山茱萸 15g，蒲黄炭 15g（布包）。6 剂。西药同上。

2021 年 1 月 30 日（大寒）十二诊：药后上症缓解，双手指轻僵滞，咽时有不适，舌淡暗，苔薄，脉细。守上方去蒲黄炭；改山茱萸为 10g；加蒲黄 10g（布包），莪术 10g，海螵蛸 10g。7 剂，煎服法同上。西药同上。

2021 年 2 月 6 日（立春）十三诊：末次月经 2021 年 2 月 2 日，时值经期第 5 天，经血较前减少，右手僵滞，大便稀溏，舌淡暗，苔薄，脉细。守上方去黄芪、蒲黄、莪术、海螵蛸；改炙甘草为 20g，山茱萸为 15g；加干姜 10g，巴戟天 15g，山药 30g，续断 15g。7 剂。西药同上。

2021 年 2 月 21 日（雨水）十四诊：经血缠绵 19 天未净，伴肢体酸楚，大便稀溏，舌淡暗，苔薄，脉细。守上方改山茱萸为 20g；加黄芪 30g，蒲黄炭 15g（布包）。7 剂。西药同上。

2021 年 2 月 28 日（雨水）十五诊：经血自 2021 年 2 月 2 日至今方止，手关节胀痛不适，口干不明显，大便日 1 次，舌淡暗，苔薄，脉沉细。守上方去薏苡仁、山茱萸、蒲黄炭、山药、续断；改炮姜为 15g，干姜为 15g；加当归 10g，肉桂 6g（后下）。7 剂。西药同上。

2021 年 3 月 14 日（惊蛰）十六诊：运动后阴道点滴出血难止，手关节痛胀，大便日 1 次，舌淡暗苔薄，脉细。守上方改制附子为 40g（先煎），黄芪为 45g；加薏苡仁 30g，蒲黄 10g（布包）。7 剂。西药同上。

2021 年 3 月 21 日（春分）十七诊：药后 4 天经血止，双手关节僵滞较明显，口干，大便日 1 次，舌暗苔薄，脉细弦。守上方去蒲黄、黄芪；改薏苡仁为 50g；加桂枝 20g，细辛 5g。7 剂。西药同上。

2021 年 3 月 28 日（春分）十八诊：手关节轻僵滞，舌暗红苔薄，脉细弦略滑。中药守上方去细辛；改制附子为 30g（先煎）；加鹿角霜 15g（先煎），牛蒡子 10g。7 剂。西药同上。

2021 年 4 月 5 日（清明）十九诊：末次月经 2021 年 4 月 2 日，正值经期第 4 天，量多，偶有手指关节酸痛，口干喜温饮，大便日 1 次，舌淡暗苔薄，脉细弦沉略数。守 2021 年 2 月 28 日方加山茱萸 15g，蒲黄炭 15g（布包），侧柏炭 10g，荆芥 5g。7 剂。西药同上。

2021 年 4 月 11 日（清明）二十诊：经期第 10 天，仍经血淋漓不净，无关节痛，舌淡暗苔薄，脉细弦。中药守上方改黄芪为 45g，山茱萸为 30g。6 剂。西药同上。

2021 年 4 月 18 日（清明）二十一诊：药后经血停，双手轻僵滞，中上腹不适，大便溏，舌淡暗，苔薄，脉细。处方：党参 15g，炒白术 15g，炮姜 15g，炙甘草 15g，制附子 40g（先煎），肉桂 10g（后下），干姜 10g，薏苡仁 30g，巴戟天 15g，山茱萸 15g，山药 30g，桂枝 16g，龙骨 15g（先煎），牡蛎 15g（先煎）。7 剂。西药同上。

2021 年 5 月 1 日（谷雨）二十二诊：末次月经 2021 年 4 月 30 日，经血 1 天即净，中上腹有烧灼感，手关节僵滞，舌淡暗略瘀，苔薄，脉细。中药守上方去山茱萸、山药；加海螵蛸 10g。7 剂。西药同上。

2021 年 5 月 9 日（立夏）二十三诊：上症略平，活动性气促，无口干，舌淡暗瘀苔薄，脉细。守上方加蒲黄 10g（布包），当归 10g。6 剂。西药同上。

2021 年 5 月 16 日（立夏）二十四诊：劳累、剧烈活动后阴道出血，因久居空调房关节酸痛反复，二便可，舌淡暗苔薄，脉细。血常规：白细胞 5.3×10^9/L，血红蛋白 85g/L，血小板 356×10^9/L，C 反应蛋白 11.3mg/L。中药守 2021 年 5 月 1 日方加补骨脂 15g，制川乌 10g（先煎）。7 剂。西药同上。

2021 年 5 月 23 日（小满）二十五诊：末次月经 2021 年 5 月 16 日，时值经期第 7 天，量一般，食冷易腹痛，无口干，二便可，舌淡暗苔薄，脉细弦。守上方改炮姜为20g；加蒲黄炭10g（布包）。7剂。西药同上。

2021年6月6日（芒种）二十六诊：经血自2021年5月16日至今初净，伴右手第3近端指间关节肿胀，舌淡暗苔薄，脉细弦。处方：党参15g，炒白术15g，干姜30g，炙甘草30g，制附子50g（先煎），肉桂5g（后下），补骨脂15g，骨碎补15g，淫羊藿15g，续断10g，巴戟天15g，当归6g，黄芪30g，鸡内金5g。7剂。西药同上。

2021年6月12日（芒种）二十七诊：晨起右手僵滞肿胀，咽干，二便可，舌暗红苔薄，脉细弦。中药守上方去骨碎补；改制附子为30g（先煎），续断为15g，薏苡仁为30g；加葫芦巴15g。7剂。西药同上。

2021年6月20日（芒种）二十八诊：吹空调后晨起双手肿胀，僵滞，无口干，舌暗红苔薄，脉细。守上方加制川乌10g（先煎），桂枝10g。7剂。西药同上。

2021年6月27日（夏至）二十九诊：吹空调后多关节酸痛，无口干，大便稀溏，舌淡暗，苔薄，脉细。处方：党参15g，炒白术15g，干姜20g，炙甘草30g，制附子50g（先煎），制川乌20g（先煎），桂枝30g，肉桂6g（后下），薏苡仁30g，补骨脂15g，淫羊藿15g，续断15g，当归10g。7剂。西药同上。

按语：患者乃年轻女教师，身体瘦弱，素来体虚，禀赋不足，面色较白，平素易外感，因职业关系需多说话耗气伤津，且久居空调房，易感寒邪；又因月经不调，服用过多凉血药物，致虚寒更盛；久病耗伤阳气，致中下二焦亏虚，气血生化无源，无法濡养肢节、脏腑。中焦虚寒，脾失健运，津液输布失常，寒湿内盛，则大便溏稀；脾肾阳亏，气不摄血，致月经经期、经量异常。辨证为脾肾阳虚、寒湿痹阻证。

初诊时，患者以肢体关节不适为主要表现，予柴胡桂枝干姜汤合薏苡附子散化裁温阳散寒、祛湿通络。二诊时，患者以月经经期及经量异常为主要表现，予温经汤合薏苡附子败酱散加减温阳散寒、活血化瘀。三诊时，月经量多，夹有血块，乃阳虚、血虚、血瘀之象，守上方加蒲黄炭、山茱萸、阿胶温阳止血调经。四诊时，复查炎症指标升高，体液免疫提示疾病处于活动期，症见肢体多关节不适，月经量多，予附子理中汤化裁温阳止血、利湿通络。药后症状较前改善，后期随诊便以附子理中汤为主方，加温补肾阳、止血调经之药，共服药1年余，月经周期、经期均较前规律，经量恢复正常。

患者月经淋漓，大便溏稀，津血耗伤太过，血不养气，气难摄血，故用大剂量温热药，补益中、下二焦，温阳散寒除湿。女子以肝为先天，肾为后天，故温养肝肾，顾护下焦以养先天，健脾益气以补后天，温阳益气，气能摄血，以达止血调经之功。

（邱明山案，李雪婷整理）

2. 脾肾虚弱，冲脉不固证案

马某，女，25岁，2021年3月14日初诊，惊蛰。

主诉：月经量少、淋漓不尽1年。

现病史：患者分娩二胎后近1年来因辛劳过甚出现月经量少，淋漓不净持续15～20天不等，色淡质稀，有血块，曾采用地屈孕酮治疗，停药后复发。2021年2月22日在当地医院行彩超提示子宫内膜薄。末次月经 2021 年 2 月 26 日。刻下：经期第 16 天，月经未净，量少，色淡质稀，有血块，无腹痛，伴身困乏力，头晕，心慌气短，腰酸，寐差易醒，纳可，二便调，舌质淡，苔薄白，脉细弱。

西医诊断：异常子宫出血。

中医诊断：崩漏。脾肾虚弱，冲脉不固证。

治法：健脾补肾，固冲止漏。

处方：黄芪二至丸合固冲汤加减。黄芪 30g，白条参 9g（另炖），女贞子 10g，墨旱莲 15g，五倍子 10g，乌贼骨 24g（先煎），茜草 6g，山茱萸 20，煅牡蛎 30g（先煎），地榆炭 15g，炒谷芽 15g，炒麦芽 15g。7 剂，日 1 剂，水煎煮，早晚饭后 30 分钟温服。

2021 年 3 月 21 日（春分）二诊：药后次日经量即少，未下血块，今已净，眠安，仍腰酸，心慌，头晕，口中异味，口稍渴，畏寒，纳寐可，二便调，舌淡苔白，脉细弱。予上方去乌贼骨、茜草、地榆炭；加熟地黄 18g，山药 15g，仙鹤草 15g，杜仲 10g，菟丝子 12g，川续断 15g。7 剂。

2021 年 4 月 5 日（清明）三诊：现月经第 3 天，量中，色转红，无血块，无腹痛，伴轻微腰酸，身困乏力，偶有心慌、头晕，舌淡苔白，脉沉。守上方 7 剂。

后守法随症加减调理 3 个月余，患者复查 B 超及性激素六项正常，月经周期基本规律，月经量适中，未再出现崩漏，余无其他不适。

按语：崩漏是月经的周期、经期、经量发生严重失常的病证。发病急骤，暴下如注，大量出血者为"崩"；病势缓，出血量少，淋漓不绝者为"漏"。崩与漏虽出血情况不同，但在发病过程中两者常互相转化，如崩血量渐少，可能转化为漏，漏势发展又可能变为崩，故临床多以崩漏并称。崩漏相当于西医无排卵性功能性子宫出血。

病家由于产后辛劳过甚，耗伤气血，冲任不固，血失封藏，故经血非时而下，量少淋漓不断；脾虚气血化源不足，故经色淡而质稀；脾虚中气不足，故身疲体倦、头晕、心慌气短；脾虚生化乏源，营血亏虚，不能奉养心神，故见寐而易醒；肾气虚衰，外府失荣，故腰酸；气虚无力行血而致瘀，故见间断有血块；舌质淡，苔薄白，脉沉皆为脾肾虚损、冲任不固之征象。

中医治疗血崩，以塞流、澄源、复旧为三个主要步骤。前人并有暴崩宜止，久崩宜补之说，故突然血崩，以止血为先，根据"急则治标，缓则治本"的原则，补气止血，以防虚脱。本案患者为脾肾两虚兼夹气虚血瘀，证属虚中夹实，是以单纯止血塞流症势依然，未能收敛，故拟益气调经，兼去瘀生新，方以黄芪二至丸合固冲汤化裁。方中参、芪补气摄血；二至丸养血调经；乌贼骨、五倍子收敛固涩；茜草、地榆炭收敛止血，化瘀固崩；牡蛎收敛固涩，宁心安神；炒谷芽、炒麦芽健运脾胃，顾护中焦。二诊时，患者诉药后崩势立缓，血块除，瘀象好转，故去上方三炭、当归，因患者平素操劳过度，虚象已显，故加入熟地黄、山药、杜仲、菟丝子、续断等补益肝肾之品。三诊时，患者经水又至，周期尚准，量亦适中，诸症皆缓，念其体质尚虚，短期内恐难复原，前后调补 3 个月以全收其功。

（周楚案）

3. 瘀血阻滞证案

黄某，女，35岁，2021年4月22日初诊，谷雨。

主诉：阴道不规则出血伴腹痛半年余。

现病史：患者半年余前开始出现阴道不规则出血伴腹痛。末次月经4月14日。月经量少，淋漓不尽，多血块，色红，行经腹痛，腰酸，双脚畏寒，形体稍肿，纳寐尚可，舌暗苔薄白，脉弦细。

既往史：巧克力囊肿；子宫腺肌病。

西医诊断：功能失调性子宫出血。

中医诊断：崩漏。瘀血阻滞证。

治法：活血通经，祛瘀止痛。

处方：血府逐瘀汤加减。北柴胡6g，牡丹皮9g，当归尾12g，生地黄12g，赤芍9g，川芎6g，泽兰12g，生黄芪12g，桂枝6g，丹参12g，猫爪草12，红花6g，桃仁6g。7剂，日1剂，水煎煮，每日巳时、未时、申时温服。

后随诊，患者服药第2天阴道出血即停止，嘱患者日后经期尽量避免食用辛辣生冷等食物，以免刺激子宫收缩而加重瘀血。

按语：中医将无排卵性功能失调性子宫出血归属于"崩漏"范畴。崩漏，指经血非时暴下不止或淋漓不尽。其中，出血量多如注而势急者为崩，又称"崩中""血崩"等；出血量少淋漓而势缓者为漏，又称为"漏下""血漏"等。崩以病势急迫言，漏以病程缠绵论。崩、漏二者虽有出血多少及病势急缓之分，但其病因病机一致，或交替出现、相互转化、不宜截然分开，故临床上常常崩漏并称。患者素有癥瘕致冲任二脉瘀滞，瘀血不除，冲任不畅，新血不能归经，血溢脉外或妄行，胞宫失序乃成崩漏。生地黄、当归尾、赤芍养血活血；桃仁、大黄、牡丹皮活血逐瘀；柴胡疏肝解郁，助川芎行气活血之功，使气行则血行；泽兰、丹参、黄芪补气活血祛瘀；桂枝温通经脉，又助猫爪草消癥祛瘀之力。

（林润立案）

4. 心脾两虚，气不摄血证案

林某，女，40岁，2021年8月15日初诊，立秋。

主诉：月经经期、经量异常2年。

现病史：缘于2年前无明显诱因出现月经增多，经期延长，于外院行诊刮示子宫内膜增厚，诊断为子宫腺肌病，予西药止血（具体不详）、曼月乐上环等治疗，症状未改善。刻下：经期延长，经量增多，月行十数日，甚者20余日，面色萎黄，疲乏，不喜食肉，性情抑郁，多思多虑，口干，寐差，小便可，大便2~3日一行，质软，现已行经10日，经量仍多不止，舌淡红，苔薄白，脉细。

西医诊断：异常子宫出血。

中医诊断：崩漏。心脾两虚，气不摄血证。

治法：健脾益气，养血止血。

处方：十灰散合补中益气汤加减。侧柏叶9g，白茅根9g，茜草炭9g，紫草炭9g，荷叶

9g，牡丹皮 9g，棕榈炭 9g，酒大黄 6g，蒲黄炭 9g，黄芪 30g，炒白术 12g，党参 15g，柴胡 6g，炙甘草 3g，生地黄 15g。3 剂，日 1 剂，水煎煮，早晚饭后内服。

2021 年 8 月 21 日（立秋）二诊：患者诉服药 1 剂后月经即停，续服 2 剂，月经未再来。故改治法为补养心脾，方予归脾汤加减。处方：白术 15g，党参 15g，黄芪 15g，当归 10g，茯苓 30g，远志 9g，香附 10g，龙眼肉 15g，炙甘草 6g，玉竹 15g，生地黄 15g，柴胡 6g，生姜 3 片，大枣 5 枚。5 剂。嘱药尽剂后，改口服归脾丸，一次 16 粒，早晚内服。直至下次月经到来时停药，观察行经期，能否自止，不能自止再来就诊。

2021 年 9 月 7 日（白露）三诊：月经准时到来，现经行第 8 日，经量较前减少，但仍点滴不尽，日间较少，夜间较多，有血块，偶有小腹疼痛，舌淡红，苔薄黄，脉细。考虑瘀热在里，治以调补冲任、活血调经，方予通经方加减。处方：桃仁 9g，红花 6g，生地黄 15g，赤芍 15g，白芍 15g，当归 10g，川芎 10g，牛膝 15g，夏枯草 15g，香附 6g，百合 20g，太子参 15g。7 剂。

次月随访，患诉药后 2 天月经增多，但色鲜红，经行通畅，药未尽剂，月经即停，续服余药。后患者继续服用归脾丸。3 个月后，患者月经基本规律，经量正常，周期规律，偶有延长，8～10 日可自止，遂未来诊。

按语：《妇科玉尺·崩漏》云："思虑伤脾，不能摄血，致令妄行。"本案患者平素情志不舒，多思多虑，忧思伤脾，劳耗心血，以致心脾两虚，脾失统摄，冲任失固，不能制约经血，终致崩漏，日久耗血伤气。于外院检查示内膜增厚、子宫腺肌病，为瘀结在里。可知患者为正虚邪实，虚在心脾，实为瘀结。崩漏治则为塞流、澄源、复旧，应遵"急则治其标，缓则治其本"之治则，故首当止血，再补其虚，活血化瘀。遂初诊治以十灰散合补中益气汤。方中侧柏叶、白茅根、茜草炭、紫草炭、荷叶、生地黄凉血止血；棕榈炭、蒲黄炭收涩止血；牡丹皮合酒大黄，活血止血，止血而不留瘀；黄芪补中升提；党参、炒白术健脾益气；柴胡疏肝主升；甘草调和诸药。全方集凉血、止血、益气、升提、清降、祛瘀于一体，共奏澄本清源、塞流止血之功。二诊来告，服药 1 剂血止，续尽余药。因月经未复，续予调理之法，补养心脾，方予归脾汤治其本虚，并嘱药尽后自服归脾丸。丸者缓也，徐徐补之，以求长效。三诊，月经准时行至，但延长淋漓，伴见血块，腹痛，结合舌脉，应是瘀热在里，治予通经方清热活血、调补冲任。药后 2 天月经反多，但血块少，下血反快，乃因活血化瘀之功，瘀血随经而下，经行数日自停。再服归脾丸巩固疗效，以收全功。

（余永鑫案）

二、异常子宫出血（月经后期）

冲任虚寒，寒凝血瘀证案

王某，女，16 岁，2020 年 2 月 8 日初诊，立春。

主诉：月经后期 2 个月余。

现病史：患者月经后期 2 个月余，平素偶有痛经，四肢冰冷，因正值春节及新冠肺炎疫情影响而居家，天气较冷，运动少，常熬夜，舌质淡红，苔薄白，脉细。13 岁月经来潮，周期 3～6 天，末次月经 2019 年 12 月 22 日。

西医诊断：月经稀发。

中医诊断：月经后期。冲任虚寒，寒凝血瘀证。

治法：温经散寒，养血祛瘀。

处方：温经汤合当归四逆汤加减。熟地黄 15g，白芍 15g，川芎 10g，当归 15g，益母草 15g，桂枝 10g，细辛 3g，通草 5g，制吴茱萸 9g，炒艾叶 10g，炙甘草 3g。5 剂，日 1 剂，水煎煮，早晚饭后内服。嘱患者避免服用生冷食物，注意作息规律。

后随访，患者服用第 3 剂中药时月经开始少量来潮，之后 2 个月月经正常。

按语：《金匮要略·妇人杂病脉证并治》第 22 条云："问曰：妇人年五十所，病下利数十日不止，暮即发热，少腹里急，腹满，手掌烦热，唇口干燥，何也？师曰：此病属带下。何以故？曾经半产，瘀血在少腹不去。何以知之？其证唇口干燥，故知之。当以温经汤主之。"《伤寒论》第 351 条云："手足厥寒，脉细欲绝者，当归四逆汤主之。"该案患者平素即偶有痛经，是为辨证遣方之突破点。《素问·举痛论》云："寒气入经而稽迟，泣而不行……故卒然而痛。"妇人以阴血为根基，血气者，喜温而恶寒，寒则泣而不能流，温则消而去之。寒气凝滞则月经愆期，阴血亏耗则量少色淡，血虚不荣则四肢冰冷。故拟当归四逆汤温经散寒、养血通脉。《黄帝内经》云："诸寒收引，皆属于肾。"患者方过二七之年，肾间动气而天癸至。冲任二脉，皆起于胞中，得癸水资助而任脉通，太冲脉盛，月事以时下。今月事迁延，肾中精血耗竭当为病之凤根。肾者内寓阴阳，二者互根，阴虚则阳亏，阳不足则温煦失职，阴寒内盛，血脉瘀阻。故拟温经汤加减治之，以温经散寒、养血通脉。此案实寒、虚寒并见，方证相合，药到病除。

（王建挺案，杨运劼整理）

三、围绝经期综合征（绝经前后诸证）

1. 阴阳两虚，水亏火旺证案

吴某，女，48 岁，2021 年 6 月 16 日初诊，芒种。

主诉：潮热汗出 1 个月余。

现病史：患者 1 个月余前出现潮热，伴汗出，1～2 小时发作 1 次，天凉亦每日发作 2～3 次。刻下：潮热汗出，心悸，头晕，无失眠、腰酸，无口干、口苦，无恶寒，大便正常，纳呵，舌红少苔，脉沉。妇科彩超提示左附件囊性肿物。性激素检查正常。既往月经周期、经量、经色、经质均正常，4 个月前月经来潮 1 次，2 个月前月经来潮 1 次，目前月经未至。

西医诊断：围绝经期综合征。

中医诊断：绝经前后诸证。阴阳两虚，水亏火旺证。

治法：益肾阴，温肾阳，泻虚火，调冲任。

处方：二仙汤加味。当归 10g，仙茅 10g，淫羊藿 10g，巴戟天 10g，知母 10g，黄柏 10g，炙鳖甲 20g（先煎），地骨皮 10g，生地黄 20g，浮小麦 20g，五味子 10g，益母草 15g，牡丹皮 10g。14 剂，日 1 剂，水煎煮，早晚饭后内服。

2021年6月27日（夏至）二诊：患者诉服药后潮热汗出明显减轻，近3日已无潮热汗出，月经仍未至，舌红苔微腻。处方：当归10g，仙茅10g，淫羊藿10g，巴戟天10g，知母10g，黄柏10g，炙鳖甲20g（先煎），地骨皮10g，生地黄20g，五味子12g，桑叶15g，牡丹皮10g，丹参18g，稆豆衣10g。14剂。

停药半个月随访，患者诉未再见潮热出汗。

按语：《素问·上古天真论》云："女子七七，任脉虚，太冲脉衰少，天癸竭，地道不通，故形坏而无子也。"患者年四十有八，恰逢肾元亏虚、天癸渐竭之年。妇人以阴血为本，肾阴虚则不能制约其阳旺，阳热上冲，故见潮热汗出，发作有时。该案虽呈现一派阴虚火旺之象，然肾为水火之宅，内寓阴阳，阴阳互为其根，无阴则阳无以化，无阳则阴无以生，故不可仅以"壮水之主，以制阳光"，亦当"善补阴者，必于阳中求阴，则阴得阳升而泉源不竭"。故首诊予二仙汤加味，阴阳双补，辅以鳖甲、地骨皮清热除蒸，生地黄、牡丹皮凉血，五味子、浮小麦敛阴。二诊守方巩固，合桑叶、稆豆衣加强止汗滋阴之力度。药后随访，疗效佳。

（王建挺案，杨运劼整理）

2. 肝肾阴虚，气机郁滞证案

王某，女，47岁，2021年4月19日初诊，清明。

主诉：月经紊乱伴潮热多汗5个月。

现病史：患者5个月来月经紊乱，在某省级医院诊断为更年期综合征，给予激素及镇静剂治疗，停药后症状反复。刻下：潮热汗出，烦躁易怒，头晕，心悸失眠，口干，口苦，纳可，二便尚可，舌质红，苔薄微黄，脉弦细近数。

既往史：慢性萎缩性胃炎病史5年。

西医诊断：更年期综合征；慢性萎缩性胃炎。

中医诊断：绝经前后诸证。肝肾阴虚，气机郁滞证。

治法：疏肝清热，宁心安神。

处方：丹栀逍遥散合交泰丸加减。北柴胡6g，白芍10g，炒枳壳5g，生甘草3g，当归6g，生白术10g，茯苓10g，牡丹皮10g，栀子6g，黄连5g，肉桂3g（后下），生牡蛎15g（先煎），生龙骨15g（先煎），合欢皮10g，夜交藤15g。7剂，日1剂，水煎煮，早晚餐后内服。

2021年4月26日（谷雨）二诊：药后精神转佳，潮热汗出减轻，睡眠较前改善，口干、口苦较前改善，二便如常，舌淡红，苔薄微黄，脉弦细。守上方。7剂。

2021年5月10日（立夏）三诊：诸症改善，潮热汗出偶发，睡眠仍欠佳，余无特殊，二便如常，舌淡红，苔薄白，脉弦细。守上方去牡丹皮、栀子。7剂。

后随诊，按上方加减调治近2个月，诸症悉减。

按语：更年期综合征是妇女步入老年的标志，在这个时期，卵巢功能逐渐衰退，不再正常排卵，雌激素、孕激素分泌明显减少，进而带来一系列临床症状。中医学认为更年期综合征与肾关系密切。《素问·上古天真论》云："女子……七七，任脉虚，太冲脉衰少，天癸

闽山中医验案精选

竭，地道不通，故形坏而无子也。"妇女五十岁左右肾气渐衰，冲任亏虚，精血不足，导致阴阳俱虚，不能濡养温煦其他脏腑而出现各种症状。本病病位以肾为主，与心、肝、脾密切相关。肾在五行属水，位居下而属阴，经断之时，真阴不足，不能上济于心，心火妄动，见心悸、失眠、口干、口苦。肝主疏泄，肾主封藏，五行当中肝属木，肾属水，水应生木，两者在生理、病理上息息相关，天癸竭，肾水不足，不能涵木，可致肝阴肝血不足，易致肝之疏泄失常，肝阳易亢，进而出现烦躁易怒、头晕等症。肾为先天之本以生其形，脾为后天之本以养其形，先天以生后天，后天以养先天，他们在生理、病理上密切相关，因此在部分患者身上会出现中焦脾胃失常之症。因此，本病例的病机在于肝肾阴虚、气郁不舒、心火偏亢，治当疏肝清热、宁心安神，药用丹栀逍遥散合交泰丸佐以重镇潜阳安神之生牡蛎、生龙骨、合欢皮、夜交藤。二诊时，患者诸症改善，效不更方，予守方续服。三诊，患者虚热之象渐退，故去牡丹皮、栀子加减应用。

（张荣东案）

3. 肝肾阴虚证案

江某，女，53岁，2021年7月9日初诊，小暑。

主诉：潮热、胸闷伴全身烦疼10个月余。

现病史：患者缘于10个月余前无明显诱因出现胸闷、潮热，伴汗出，烦躁易怒，偶有头痛头晕，伴全身烦疼，痛无定处，颈部、双膝尤甚，无发热、手抖，无心悸、胸痛，无恶心、呕吐，无多食易饥、消瘦等，就诊于我院门诊，予中药调理，效果欠佳。现为进一步完善诊疗，于我院住院，医生欲予氟哌噻吨美利曲辛片改善焦虑状态，患者拒绝服用。刻下：胸闷不适，潮热汗出，烦躁易怒，偶有头晕、头痛，伴全身烦疼，纳可，寐欠佳，小便不能控制，大便干结，舌红苔薄白，脉沉。

西医诊断：更年期综合征。

中医诊断：绝经前后诸证。肝肾阴虚证。

治法：滋肾养肝。

处方：六味地黄丸合二至丸加减。生地黄15g，熟地黄15g，山药15g，山茱萸15g，茯苓15g，泽泻10g，女贞子15g，墨旱莲15g，郁金10g，首乌藤15g，瓜蒌24g，桂枝6g，白芍12g，甘草3g。4剂，日1剂，水煎煮，早晚饭后温服。

2021年7月13日（小暑）二诊：上方服用4剂后，患者自诉胸闷、潮热汗出、烦躁易怒等精神症状明显改善，全身烦疼明显好转，双膝关节仍时有疼痛，纳寐情况尚可，小便不能控制，大便正常。守前方续服7剂。小便不能控制予加强盆底功能训练。

按语： 患者女性，53岁，以"全身疼痛伴胸闷、潮热"为主诉就诊，四诊合参，本病属中医学"绝经前后诸证"范畴。患者绝经后，肾精衰退，冲任脉虚，阴阳平衡失调。肝肾、经血又同源而出，现为天癸断绝之后，精亏血少，气血不能相互滋生，血少则不能载气，气少则无以推动血行，气血流行不畅，则见疼痛。气血停滞部位不定，则痛无定处。心主血，最易出现气血不足，故多见胸闷不适。脑为髓海，肾虚不能生髓充脑，故偶有头晕、头痛。肾阴不足，水不涵木，导致水亏火旺蒸腾津液，故烘热汗出。肾水不足，不能上济心火，故见心烦易怒。气血亏虚日久，中气虚衰，不能升提固摄，故见小便难自制。加之舌红、苔薄白、脉沉，辨为肝肾阴虚证。治以滋补肝肾，方以六味地黄丸合二至丸加减。方中以六味地黄丸、二至丸为基础滋补肝肾；郁金行气开郁；首乌藤养血安神；瓜蒌润肠通便；桂枝、白芍合用温通经络，调节营卫，缓急止痛；甘草调和诸药。

（叶彬华案，许容坤整理）

4. 肝肾亏虚，痰热互结证案

林某，女，53岁，2021年8月27日初诊，处暑。

主诉：不定时突然发热、出汗1年。

现病史：患者1年前出现烘热阵汗，且发作频繁，寐浅多梦，胃胀，腰背酸痛，纳可，大便调，舌红苔白厚，脉细数。患者52岁停经。

既往史：胃溃疡；甲状腺结节。

西医诊断：更年期综合征；甲状腺结节。

中医诊断：绝经前后诸证。肝肾亏虚，痰热互结证。

治法：化痰泄浊，理气活血。

处方：清气化痰丸加减。瓜蒌12g，杏仁6g，浙贝母4g，五味子9g，枳壳4g，丹参12g，夜交藤15g，浮小麦12g，生杜仲20g，黄连3g，白术12g，陈皮4g。7剂，水煎煮，每日巳时、未时、申时温服。

2021年9月3日（处暑）二诊：烘热阵汗依旧，腰背酸痛，胃胀好转，寐稍好转，仍多梦，舌红苔薄白润。治宜滋肾养阴，天王补心丹加减。处方：生地黄15g，天冬12g，麦冬12g，生黄芪15g，北沙参12g，山药12g，柏子仁9g，夜交藤15g，酸枣仁9g，金毛狗脊8g，五味子15g，生杜仲20g，干荷叶8g，川大黄6g（后下），八百光9g。7剂。

2021年9月10日（白露）三诊：患者前来调理甲状腺结节，反馈烘热阵汗次数已减少。

按语：本例患者有严重的更年期潮热、汗出症状，影响夜间休息，已达1年之久。《素问·上古天真论》云："女子……七七，任脉虚，太冲脉衰少，天癸竭，地道不通，故形坏而无子也。"这是女子内在的生理规律，多数妇女可顺利度过，但部分妇女由于体质、疾病、社会环境、精神因素等方面的原因，不能很好地调节这一生理变化，属于阴阳水平均已低下的阴阳失衡。若单纯以肾虚论治此病，投以补益之剂，恐难获良效。肝肾虚衰是本病之本，痰、郁是本病之标。若盲目以生地黄等阴柔之药滋肾阴，易致滋腻。故初诊，以祛邪为先，单化痰湿不能去瘀血之结，独祛瘀血不能去痰湿之滞，故当痰血同治。方以瓜蒌为君，化痰宽胸。杏仁苦泄降气。浙贝母化痰。枳壳苦泄辛散、行气消痰，引浊邪从大便出。丹参活血祛瘀。浮小麦散皮腠之热以敛虚汗，五味子酸能收敛，上敛肺气，下滋肾阴，二者为药对，可加强敛汗之力，且五味子有宁心安神的作用，可用于失眠多梦。夜交藤养血安神，引阳入阴。患者有胃溃疡，以白术补气健脾、燥湿利水。陈皮理气、调中、化痰。《名医别录》谓黄连能调胃厚肠，《中药学》记载黄连"小剂量健胃，大剂量或久服易致败胃"，故加小剂量黄连以健胃。肾水不足致心火旺盛、失眠多梦，黄连亦可以泻心火。《本草汇言》

云："腰膝之疼，非杜仲不除。"患者腰背酸痛，故加杜仲。

二诊，患者胃胀好转，寐稍好转，舌红苔薄白润。舌苔不再厚腻，可以滋肾阴，调其阴阳。故用生地黄清热凉血，养阴生津；天冬清肺降火，滋肾润燥；麦冬润肺养阴，益胃生津；沙参清肺养阴，益胃生津；山药益气养阴，补脾肺肾；五味子上敛肺气，下滋肾阴。诸药合用，达到肺肾同调、金水相生的效果。加黄芪、八百光滋阴益气；酸枣仁、柏子仁、夜交藤治疗阴虚血虚所致失眠多梦。同时，酸枣仁在养心阴、益肝血的同时，与五味子为药对，增强了止汗的作用。患者腰背酸痛，常以金毛狗脊、杜仲为药对补肝肾、强腰膝。荷叶可升举脾之清气，使下陷之阳气得振，从而恢复脾之功能。用大黄使浊者降。三诊患者来告烘热、阵汗次数已减少，复求调理甲状腺结节。

（林润立案）

5. 肝郁气滞，阴血亏虚证案

张某，女，51 岁，2020 年 5 月 12 日初诊，立夏。

主诉：失眠伴排便困难 6 个月。

现病史：患者自今年初以来月经间期延长至 2～3 个月，经量减少，色暗，同时出现失眠、潮热等症状。自述目前正在减肥，不吃晚饭，便干排出不畅，曾使用比沙可啶通便，效果较好，但停药后仍便秘。末次月经 2020 年 4 月 2 日，量少，色暗，3 日净。刻下：睡前心烦，眠浅易醒，健忘，畏热，食欲尚可，大便干，2～3 日一行，胸前、胁肋部偶有胀痛，腰部、足后跟痛，舌淡红，苔白燥微厚，脉濡微弦。

既往史：孕 4 产 1。2019 年 10 月体检时发现双侧乳腺增生，偶有酸胀感，自述按摩护理后酸胀感减轻。

西医诊断：更年期综合征；睡眠障碍；便秘。

中医诊断：绝经前后诸证。肝郁气滞，阴血亏虚证。

治法：清热润燥，养血安神。

处方：清气化痰丸合小承气汤加减。瓜蒌 12g，杏仁 6g，枳壳 4g，牛蒡子 9g，牡丹皮 9g，当归尾 12g，玄参 12g，大黄 8g（后下），厚朴 12g，三叶通 15g，天冬 12g，夜交藤 15g，郁金 6g。4 剂，水煎煮，每日巳时、未时、申时温服。嘱增加锻炼，晚餐适当进食，忌辛辣、油炸食品。

后随访，患者服药后腹部肠鸣阵阵，随即排出大便，每日 2～3 次；4 剂后月经来潮，身热随即缓解，睡眠稍有好转。

按语：女子七七，天癸将尽，可出现肝肾阴虚或肾阳虚等症状。肝脏体阴而用阳，疏泄与藏血相因，女子以肝为先天。患者平素较易产生各种情绪，肝气不舒，气血津液阻滞于肝经循行部位，故经西医学检查发现患者甲状腺、乳腺、子宫出现结节、增生性疾病。此方以瓜蒌、杏仁为君，并非用于清化热痰，而在于开宣肺气，提壶揭盖，宣上而通下，并配伍养阴质润之品，稍佐大黄、厚朴、三叶通泻热通便。又以当归、玄参、牡丹皮、夜交藤等养血安神，其中寓凉血、活血之意，既不助热，又使肝血蓄溢，经水自来。

（林润立案）

6. 心肾不交，阴阳两虚证案

吴某，女，51岁，退休教师，2019年7月5日初诊，夏至。

主诉：失眠半年余。

现病史：半年余前出现失眠，每夜睡眠时间3～4小时，多梦，易惊醒，平素心烦，腰酸，偶有烘热汗出，就诊于当地医院，诊断为睡眠障碍、更年期综合征，先后服用艾司唑仑、阿普唑仑、枣仁安神胶囊、百乐眠胶囊等。服药前1～2个月，患者睡眠有所改善，而后效果不佳，甚为困扰，求诊于我处。刻下：失眠，多梦，易惊醒，心烦，腰酸，口干，疲乏，偶有头晕，怕冷，四肢冰凉，舌质红，苔薄黄，脉沉。停经3个月余。

西医诊断：睡眠障碍；更年期综合征。

中医诊断：不寐；经断前后诸证。心肾不交，阴阳两虚证。

治法：温肾阳填精，调理冲任，交通心肾安神。

处方：二仙汤合百合地黄汤加味。仙茅10g，淫羊藿10g，巴戟天10g，当归10g，知母6g，黄柏6g，百合30g，生地黄15g，酸枣仁15g，合欢皮20g，郁金10g，栀子10g，夜交藤15g，生龙骨20g（先煎），生牡蛎20g（先煎），珍珠母30g（先煎）。14剂，日1剂，水煎煮，早晚饭后内服。

2019年7月20日（小暑）二诊：患者诉睡眠较前好转，每晚睡眠时间延长至5～6小时，睡眠质量改善，多梦、惊醒次数较前减少，心烦、疲乏改善，偶有腰酸，无头晕，仍怕冷，四肢不温，舌质红，苔薄黄，脉沉。守前方继续服用。14剂。

2019年8月12日（立秋）三诊：患者诉目前睡眠约6小时，偶有做梦，稍怕冷，偶有腰酸，余无特殊不适，舌质红，苔薄白，脉沉。中药守方去栀子、郁金、珍珠母；加杜仲10g。14剂。中药安眠香囊5个（薰衣草，玫瑰花，合欢皮，柏子仁，沉香，远志），7～10天更换1个，放置于床头或者枕边。

后患者停药，随访反馈，睡眠安稳。

按语：不寐病，最早可追溯至《黄帝内经》时期，如《黄帝内经》就有"不得卧""不得眠""目不瞑"等，至《难经》时首先提出"不寐"这一病名。明代医家李中梓于《医宗必读·不得卧》中提出："不寐之故，大约有五：一曰气虚，一曰阴虚，一曰痰滞，一曰水停，一曰胃不和。"然张景岳于《景岳全书》中说道："不寐证虽病有不一，然惟知邪正二字则尽之矣。盖寐本乎阴，神其主也，神安则寐，神不安则不寐，其所以不安者，一由邪气之扰，一由营气之不足耳。有邪者多实证，无邪者皆虚证。"不寐之故，一言而蔽之，不外乎正邪。不寐之发，多责之阳不入阴，阴阳失和。该案妇女年过七七，天癸竭，肾中精气亏虚，阴不制阳，虚火上炎，扰动心神，故见面部烘热、心烦、不寐多梦。阴损及阳，故见畏冷、四末不温。故遣方以二仙汤加味，平补肾中阴阳、清虚火、调冲任，佐以百合地黄汤滋阴清热，余药均以养血、解郁、重镇为法，遣以经验安神用药，标本同治。另外，患者先予汤剂口服调治，缓解后再予中药安眠香囊外用辅助睡眠，内外并用，经过1个月余的调治，终而取得满意疗效。

（王建挺案，杨运劼整理）

四、痛经（经行腹痛）

冲任亏虚，寒凝血滞证案

刘某，女，24岁，2020年6月24日初诊，夏至。

主诉：经行腹痛8年。

现病史：患者16岁月经初潮，每经行时小腹疼痛；近2年益甚，以致不能上课，卧床、暖水袋热敷方可缓解，经毕饮食、起居如常；近3年月经后期，推迟约10天，经量多，经色紫暗，有血块，经行小腹、四末发冷，腰痛，经间期白带量多，色白质稀，无异味，偶有外阴瘙痒。刻下：形体肥胖，胸闷胁痛，小腹坠胀，面色微青，纳寐尚可，二便正常，舌淡红，边有瘀斑，脉弦细尺沉。

西医诊断：原发性痛经。

中医诊断：痛经。冲任亏虚，寒凝血滞证。

治法：调补冲任，散寒止痛。

处方：温经汤合四逆散加减。当归10g，川芎12g，白芍18g，党参20g，桂枝9g，吴茱萸6g，干姜6g，川牛膝10g，柴胡6g，枳壳20g，香附15g，黄芪30g，莪术10g，土茯苓30g，泽兰15g，蛇床子10g。5剂，日1剂，水煎煮，早晚饭后30分钟温服。

2020年6月30日（夏至）二诊：服药2天，月经来潮，腹痛大减，色暗量少，小腹微冷，手足温，经已行3日，舌脉如前。守上方续服5剂。嘱经净后，早服金匮肾气丸，晚服归脾丸。

按前法月经来潮前7天及经期服用上方，月经结束后服用丸剂，调治半年余，病家痛经消除，月经恢复28~32一行，白带转常，四肢温煦有力。嘱其注意饮食调摄，忌贪凉饮冷，以免病复。

按语：《金匮要略》曰："问曰：妇人年五十所，病下利数十日不止，暮即发热，少腹里急，腹满，手掌烦热，唇口干燥，何也？师曰：此病属带下。何以故？曾经半产，瘀血在少腹不去。何以知之？其证唇口干燥，故知之，当以温经汤主之。"具有温经散寒、养血祛瘀之功效的温经汤，被称为千古调经第一方。曹颖甫先生云："此为调经之总方。凡久不受胎，经来先期后期，或经行腹痛，或见紫黑，或淡如黄浊之水，施治无不愈者。"

病家月经初潮至今痛经持续，月经推迟，经色暗黑，兼有带下疾患，四诊合参，先天禀赋不足、冲任虚寒、瘀阻胞宫已是明证。取温经汤中桂枝、吴茱萸、干姜温经散寒以暖胞宫；党参、黄芪配合当归、川芎、白芍，气血双补，以补先天虚损；柴胡、枳壳、香附配合莪术，疏肝理气，化瘀止痛；土茯苓、泽兰、蛇床子燥湿止带，专主寒湿带下。全方温通不伤正，补虚不滞邪，活血不耗气，行气不留瘀，如此则冲任足，气血满，瘀血化，带下止。病家药后月经来潮，少腹疼痛大减，药证相对，守方治疗。患者经后早、晚交替服用肾气丸与归脾丸，丸药长服，缓缓图之，先天、后天并补以填血海，充其源。

（周楚案）

第二节　妊娠病

先兆流产（胎漏）

冲任不固证案

陈某，女，38岁，2021年1月21日初诊，大寒。

主诉：孕5周，胎动不安。

现病史：患者怀孕月余，孕酮偏低，胎动下血，畏寒，盗汗，眠差，二便可，纳可，舌淡苔薄白，脉沉弱而滑。

西医诊断：先兆流产。

中医诊断：胎漏。冲任不固证。

治法：健脾补肾，止血养血安胎。

处方：毓麟珠加减。党参15g，白术15g，陈皮4g，当归9g，女贞子9g，白芍9g，墨旱莲12g，川芎4g，缩砂仁3g（后下），仙鹤草12g，甘草3g，茜草12g，黄芩4g，红参片9g，生黄芪15g，阿胶9g（烊化）。7剂，水煎煮，每日巳时、未时、申时温服。嘱忌食生冷、辛辣刺激，宜卧床休息。

2021年1月28日（大寒）二诊：病患下血已止。治宜健脾益气，补肾安胎。处方：党参15g，白术15g，陈皮6g，生黄芪15g，生杜仲20g，金狗脊8g，淫羊藿15g，黄芩4g，半夏5g，红参片9g，巴戟天12g，菟丝子12g，熟地黄15g，山药12g，当归15g，白芍12g，缩砂仁3g（后下），阿胶9g（烊化）。7剂，煎服法同前。

2021年2月4日（立春）三诊：孕酮提高，盗汗、畏寒好转。处方：党参15g，白术15g，生黄芪20g，生杜仲20g，金狗脊8g，女贞子15g，淫羊藿15g，缩砂仁3g（后下），山药12g，荆芥炭9g（布包），茯苓15g，生甘草6g，仙鹤草15g，阿胶9g（烊化），白芍9g，陈皮6g，红参片9g。7剂，煎服法同前。

按语：患者为高龄产妇，气血虚弱，肝肾亏虚，胞宫不固，胎元失养，以致胎动下血。急则治其标，故先止血。宜选用止血不留瘀之药，故以仙鹤草收敛止血，其良好的收敛固涩作用还可兼顾盗汗，同时还可补虚。茜草，凉血止血，活血祛瘀。阿胶补血止血。当归与芍药，一动一静以养血。川芎调达肝经之气血。黄芩清热和阴，止血安胎。白术健脾胜湿。阴血充足，无湿热之干扰，胎气自然安和。"妊娠脾胃旺，气血充，则胎安易产，子亦多寿。"故以党参、白术、陈皮、红参片、黄芪健脾益气，以砂仁温中、止呕、安胎。以二至丸补肝肾、养阴血而不滋腻，且墨旱莲有凉血止血之功。二诊，以四君子汤益气健脾，以四物养血。熟地黄甘温味厚质润，为纯阴之品，能滋养阴血，补肾填精，有补益之功，而无流动之性，是补血要药。当归甘辛温，为血中之圣药，既能补血又能行血，走而不守，寓补于行之中。白芍酸平，敛血和营。方中熟地黄、白芍为血中静药，禀静顺之德，以静为主，专养精血；当归为血中动药，取其温养流动之性。阿胶滋阴补血，止血安胎。杜仲、狗脊、淫羊藿、巴戟天、菟丝子温肾阳。山药滋阴益气。半夏降逆止呕。在《金匮要略·妇人妊娠病脉证并治》篇中治"妊娠呕吐不止"的干姜人参半夏丸"以生姜汁糊为丸，如梧子大，饮服十丸，日三服"，可见其用量亦轻，用法也很有讲究，以方测证，这种呕吐多是胃虚有寒饮。而后世医家则认为半夏碍胎，为妊娠禁忌药而不用，或拘于产前远热而不敢用干姜。方中干姜温中散寒，半夏与生姜汁蠲饮降逆，和胃止呕。二药合用，共奏温中散寒、化饮降逆之功。用半夏治疗妊娠恶阻，历代医家颇有争议，因此半夏也被列为妊娠忌药。但半夏的止呕作用明显，在临床治疗胃虚寒饮的恶阻重证时有着不可替代的作用，故仲景本"有故无殒"的思想而用之。正如《医学心悟》中所云："有病则病当之，故毒药无损乎胎气。"三诊时，考虑此次服药正值春节，可能食用辛辣刺激的食物，所以此次方中加了仙鹤草、荆芥炭等止血药来预防出血。

（林润立案）

第三节 产后病

产后便秘（便秘）

血虚秘案

林某，女，37岁，2021年8月27日初诊，处暑。

主诉：产后2周，大便干结难解。

现病史：患者剖宫产术后2周，大便干结难解，日益加重，每次解大便时患者便意甚少，若无泻药辅助则鲜有便意，大便3～4日一行，时感倦怠乏力，神情焦虑，腰酸，月经有血块、色暗，舌红苔薄燥，脉细涩。

西医诊断：便秘。

中医诊断：便秘。血虚秘。

治法：养血滋阴，行气通腑。

处方：柴胡疏肝散合润肠丸加减。北柴胡8g，牡丹皮9g，当归12g，泽兰12g，川芎8g，鸡血藤12g，生黄芪15g，大黄8g（后下），槟榔9g，玄参12g，火麻仁12g，枳壳4g。7剂，日1剂，水煎煮，每日巳时、未时、申时温服。嘱患者平日多食蔬菜等富含纤维素的食物，同时避免过度劳累及熬夜。

后随访，患者服药后排便逐渐正常，诸症缓解。

按语：《女科撮要》云："产后大便不通，因去血过多，大肠干涸，或血虚火燥干涸。"患者因行剖宫产，气血俱亏，津液耗伤，导致大肠干涩，推动无力，传导失职，大便久留肠内而艰涩难出，需补血养阴以润燥通便。《黄帝内经》提出"魄门亦为五脏使"一说，将便秘之发生归咎于五脏。患者肝郁气滞，气机不利，也可导致腑气郁滞，通降失常，传导失职，糟粕内停，不得下行，当疏肝解郁、行气导滞。故处方应兼顾养血滋阴、行气导滞两方面，标本兼治，正盛便通，同时，也应兼顾患者月经有血块、色暗等问题。方以柴胡为君，通过疏泄肝脏的气机以疏泄五脏六腑的气机。牡丹皮气香味辛，有木之条达之性，不仅能助当归、川芎、鸡血藤补血活血散瘀，也能助柴胡除结气。瘀血不去，新血不生，故加泽兰，活血祛瘀行水。补血的同时，泽兰、牡丹皮亦可疏泄其气滞血瘀水停，陈旧去则新血生，瘀浊尽则营卫昌，方能补而不滞。玄参性凉多液，能滋阴清热，取其"增液行舟"之意，配合质润之火麻仁，以滋阴润肠通便。配以黄芪补气，枳壳、槟榔行气通腑。槟榔辛散苦泄，能够宣通五脏六腑壅滞，既行气消积以导滞，又能缓泻而通便，配伍大黄苦寒沉降推陈致新，去陈垢而安五脏。津血足，肠道得以润泽，气血充盈，津血同源，气机通畅，肠道润滑通利，便秘自然可愈。虽产后便秘以虚者为多，但又不可拘泥于产后多虚，而畏用攻下，对确系燥热结滞肠道、便结难下者，亦可攻下通腑，但药量不宜过大。产后攻邪切记中病即止，见邪去即转予扶正。

（林润立案）

第四节　带下病

霉菌性阴道炎（带下过多）

脾肾亏虚，湿邪内盛证案

患者，女，30岁，2021年2月25日初诊，雨水。

主诉：白带量多半年。

现病史：患者白带量多半年，色白，稍臭，曾诊断为霉菌性阴道炎。刻下：夜寐欠安，多梦，难入睡，易醒，乏力，纳差，腰酸，大便黏，每日一行，舌淡红，苔薄白，脉濡缓。患者经期常感觉脸浮肿，月经少量血块，色深，无痛经，末次月经2021年2月9日。

西医诊断：霉菌性阴道炎。

中医诊断：带下过多。脾肾亏虚，湿邪内盛证。

治法：健脾补肾，祛湿止带。

处方：参苓白术散合四妙散加减。党参12g，白术12g，陈皮6g，生杜仲20g，山药12g，木香12g（后下），淫羊藿12g，黄柏6g，臭椿皮12g，鸡冠花12g，白芷6g，牛膝12g，土茯苓12g，苦参12g，大黄6g（后下），薄荷叶4g（后下）。7剂，日1剂，水煎煮，每日巳时、未时、申时温服。

2021年3月4日（雨水）二诊：服药后，白带明显减少，失眠、乏力改善，纳可，偶有腰酸，舌淡红，苔薄白，脉濡缓。守上方。14剂，煎服法同前。

按语：带下病证或因平素脾虚，运化失健，湿浊内停，下注而成；或因肝郁乘脾，脾湿失运，以致湿浊下注而成；或因肾阳不足，分化水湿能力不足，致内湿带下。本病与肝、脾、肾三脏关系密切。带下色白量多，舌淡红，苔薄白，脉濡缓皆为脾虚湿盛之象。心藏神而主血，脾主思而统血，脾气亏虚则体倦、食少；心血不足则见不寐。故当以补中健脾疏肝、安神止带为治法。方中党参、白术、山药补中益气，促进脾胃健运而化湿浊。山药亦兼固涩收敛止带之效。白术、白芷燥湿收敛止带。陈皮燥湿运脾，行气和胃，使气行脾健以化湿。厚朴、木香行气燥湿止带。川牛膝、杜仲、淫羊藿补肾壮阳，加强分化水湿之力。鸡冠花、臭椿皮燥湿止带。土茯苓、苦参利湿，引水湿从小便而出。大黄利水化湿，引水湿从大便而出。薄荷疏肝解郁，使肝气舒而不致横逆脾土。诸药合用，使脾健气行而阳升湿化，带下自止。治疗 3 周，患者带下病愈，余诸症亦明显改善。

（林润立案）

第五节 杂 病

一、不孕症（不孕）

1. 肝郁化火，气滞血瘀证案

翁某，女，35 岁，2015 年 7 月 10 日初诊，小暑。

主诉：取环后 2 年半未孕。

现病史：患者结婚 12 年，育 1 男，8 岁，上节育环避孕。因欲要二胎，于 2 年半前取环，正常夫妻生活，未采用其他避孕措施，但未能怀孕。1 年前，夫妻两人到福州总医院体检，其夫精子质量正常，患者本人排卵正常、子宫和附件均无异常，二人均未查出有影响生育的因素。患者曾在某省级医院经一位中医专家治疗半年余，未有明显疗效，经朋友介绍遂至我处就诊。刻下：形体中等，身体健康，无不适，月经周期先后无定期，一般在 25～37天，月经量偏少，血色偏暗，有血块，寐浅多梦，舌尖红，苔薄黄，脉弦，重按略有涩意。

西医诊断：不孕症。

中医诊断：不孕。肝郁化火，气滞血瘀证。

治法：疏肝行气，凉血散瘀。

处方：逍遥四物汤（自拟）。北柴胡 10g，白芍 30g，当归 10g，生地黄 30g，川芎10g，牡丹皮 15g，香附 15g，合欢皮 30g，郁金 15g，白术 15g，茯苓 15g，薄荷 10g（后下）。30 剂，日 1 剂，水煎煮，午、晚饭前 1 小时空腹内服。

2015 年 8 月 12 日（立秋）二诊：患者诉服药期间，睡眠明显改善。守方 20 剂。

20 天后，患者月经按时而来（距前次月经 28 天），血量稍增，血块减少，效不更方，继续前方治疗。该患者共服药近 3 个月，后未再来复诊。2 个多月后，该患者介绍了另 1 位不孕患者前来就诊，告知该患者已怀孕 2 个月余。后随诊，该患者足月顺产 1 男婴。

按语：患者的不孕无任何器质性原因，我称之为"功能性不孕"。患者要二胎愿望强烈，但一直未能得偿所愿，导致情志不舒，肝郁气滞，久而化火，舌脉皆可验证。肝失条达，气血失调，日久成瘀，瘀血内停，冲任不能相资，故致月经先后不定、多年不孕。肝郁气滞血瘀，瘀血阻滞，故见经量少、色偏暗、有血块。舌红、苔薄黄、脉弦略涩，均为肝郁化火、气滞血瘀之征。故辨为肝郁化火、气滞血瘀证，治以疏肝行气、凉血散瘀，予自拟逍遥四物汤。方中柴胡、香附疏肝解郁，理气调经；白芍养血敛阴，柔肝缓急；当归养血和血，且气香可理气，为血中之气药；白术、茯苓健脾益气；薄荷少许，疏散郁遏之气，透达肝经郁热；生地黄、牡丹皮清热凉血，活血化瘀；川芎活血行气，为气中之血药。诸药合用，共奏疏肝行气、凉血散瘀之功。

（郑敏麟案，王亚楠、黄浩龙整理）

2. 肝郁气滞血瘀证案

郑某，女，31岁，2014年6月12日初诊，芒种。

主诉：结婚3年未孕。

现病史：患者结婚3年，正常夫妻生活，未采取避孕措施，却一直未孕。其配偶身体健康，检查精子质量未见异常，基本可排除配偶导致不孕的因素。患者形体中等稍胖，身体健壮，无不适，月事正常。经过数次B超检查发现，患者每月均按时排卵，但因卵巢包膜太厚无法破出进入输卵管。后经朋友介绍于我处就诊。刻下：患者面色红润，身体健壮，体型中等偏胖，月事正常，身体无不适，舌淡红，苔薄白腻，脉沉弦。

西医诊断：不孕症。

中医诊断：肾癥。肝郁气滞血瘀证。

治法：疏肝行气，破血消癥。

处方：春分萌毓汤（自拟）。北柴胡12g，青皮15g，三棱10g，莪术15g，桃仁15g，桂枝10g，当归10g，川芎10g，郁金15g，枳实5g，茯苓15g。嘱患者每月月经净后开始服用，一直服至排卵行房后停药，此为1疗程。如未怀孕，次月月经净后再按前法服用。

服药3个疗程后，患者特意报喜，已经怀孕，后足月产1男婴。

2020年9月15日（白露）二诊：6年后，患者夫妻欲生二胎，遂复至我处就诊。刻下：面色红润，肥胖，自诉月事正常，身体无不适，舌淡红，苔白腻，脉沉弦。症状与前相差不大，遂予原方加减，并嘱其多参加慢跑、游泳等有氧运动。处方：北柴胡12g，青皮15g，三棱10g，莪术15g，桃仁15g，桂枝10g，当归10g，川芎10g，郁金15g，枳实10g，茯苓30g，苍术15g。服法同前。

患者服用2个疗程中药后未再来复诊，后其家属告知于我，患者已怀孕8个月。

按语： 本案患者配偶身体健康，检查精子质量未见异常，基本可以排除是男性导致不孕。患者平素身体健康，无其他不适，阳性体征不多，除形体稍胖、苔薄白腻、脉沉弦之舌脉体质可资参考外，其他无症可辨。患者形体虽中等偏胖但并非很胖，不能凭此武断地认为患者是不健康的痰湿之体，更无法确定这一定是不孕的病机。B超结果表明患者每月均按时排卵，只是卵子因卵巢包膜太厚无法破出进入输卵管，导致无法受精而怀孕。此西医的诊断结果，可以作为中医辨证论治的重要依据。

中医理论中，肝主疏泄，肝疏泄不及，则肾精不得输布而无法正常排卵。生殖腺卵巢为女性之"肾"，卵巢所产生的卵子即为中医"肾"之"生殖之精"（参见拙作《论中医"肾"藏象的宏观和微观实质》一文）。气血运行不畅，则肾精输布之道受阻，而无法通过输卵管到达胞宫。因卵巢包膜太厚，卵巢无法排出成熟之卵子，卵巢包膜高高鼓起却不破则为"癥"，故诊断为肾癥，为肝郁气滞血瘀证，治以疏肝行气、破血消癥，予自拟春分萌毓汤，以助卵子破膜而出。

肝在时属春，本方以疏肝为主法，故名"春分"，又取《素问·四气调神大论》"春三月，此谓发陈，天地俱生，万物以荣"之意。"萌毓"者，"萌"为萌发，"毓"为毓育，使因卵巢包膜太厚而无法破出之卵子萌发而出，遇精子而育，故名之。方中柴胡、青皮疏肝行气，三棱、莪术、桃仁破血消癥，桂枝、当归活血通经，川芎、郁金活血行气，枳实破气消癥，茯苓化痰散结。诸药合用，共助卵子破膜而出。

（郑敏麟案，王亚楠、黄浩龙整理）

3. 湿热毒蕴，瘀血内阻证案

陈某，女，32岁，2019年10月12日初诊，寒露。

主诉：未避孕未孕2年。

现病史：患者2000年月经初潮，经量、色、质均正常，未有痛经等不适。2001年，因面部红斑于当地医院就诊，诊断为狼疮性肾炎，予激素等对症治疗，后出现月经愆期、月经淋漓不尽等症状，于妇科门诊予黄体酮、雌孕激素调整周期后，月经正常，但停药后症状反复。今因婚后无避孕，正常性生活2年未孕，特来求诊。刻下：面部蝶形红斑，关节疼痛，口干喜饮，月经淋漓不尽，平素月经不调，经色暗，量少，夹血块，纳可，寐差，小便色黄、腥臭，大便调，舌暗红，苔黄腻，脉滑数。次月经2019年10月10日，量少，淋漓不尽，色暗红，有血块。

既往史：狼疮性肾炎病史18年。

西医诊断：不孕症；狼疮性肾炎。

中医诊断：不孕。湿热毒蕴，瘀血内阻证。

治法：清热利湿解毒，活血化瘀通经。

处方：四草汤合清瘟败毒饮加减。积雪草15g，龙舌草15g，鹿衔草15g，茜草15g，栀子10g，桔梗6g，黄芩3g，知母6g，玄参15g，连翘15g，牡丹皮10g，甘草3g。7剂，日1剂，水煎煮，早晚饭后内服。

另配合自拟通经方于月经来潮前3天服用。通经方：生地黄15g，当归6g，赤白芍各15g，川芎6g，夏枯草15g，桃仁3g，红花3g，益母草15g，怀牛膝15g，醋香附6g。3剂。

2019年10月26日（霜降）二诊：药后面部红斑较前消退，关节疼痛缓解，小便淡黄，经量有所增多，排出血块量多，舌红苔薄黄，脉滑。守上方继进14剂。后续再以通经方连续调理3个月经周期。

2020年1月11日（小寒）三诊：面部红斑尽退，月经周期逐渐规律，舌淡红，苔薄黄，脉稍数。守方去黄芩、栀子。7剂，嘱其定期门诊复诊。

半年后，患者复诊返告怀孕，病情稳定，孕期继以保阴煎合寿胎丸加减调理，并嘱患者务必加强肾功及各项免疫功能的监测，定期门诊随诊。2021年5月10日足月顺产1男婴。

按语： 阮师认为狼疮性肾炎多以肝肾阴虚为根本，热毒伏营是关键。温邪热盛，血热妄行，故见面部红斑；热毒炽盛，化火伤津，深入骨节，故见骨节疼痛；邪热下移膀胱故见小便色黄、腥臭；血热煎熬阴血成瘀，瘀阻冲任则月经不调，难以受孕。故治宜清热解毒，理血调经。阮师予自拟四草汤合清瘟败毒饮加减。方中积雪草、龙舌草、鹿衔草、茜草清热解毒利湿，使热自小便而出；配黄芩、栀子、知母通泄三焦；加连翘、桔梗、玄参清透热毒；辅以牡丹皮凉血；甘草调和诸药。全方共奏清热利湿、凉血解毒之功用，使热毒清、冲任宁。再配合自拟通经方调理月经，待月经规律，病情平稳，再行备孕，如此方能成功受孕。二诊，患者病情好转，症状改善，嘱按原方案继续治疗。三诊，患者湿热毒邪已去，月经恢复规律，故去黄芩、栀子，继续调理，巩固疗效，以期怀孕。半年后，患者复返告知怀孕，乃因气血和而种子成，孕期再予保阴煎合寿胎丸加减清热凉血、育阴补肾安胎。方中菟丝子、桑寄生、续断补肾固冲；阿胶、白芍、熟地黄滋阴养血；墨旱莲补肝肾阴；生地黄清热凉血；黄芩、黄柏清热燥湿。诸药合用，安胎疗效显著。然由于此类患者妊娠后易出现多种并发症，对孕妇及胎儿均会造成严重伤害，故需更加严密地监测各项指标，一旦病情进展必须立即终止妊娠，以免引起不良妊娠的结局。

（阮诗玮案，阮雅清整理）

二、外阴瘙痒症（阴痒）

湿热下注，虫淫毒蕴证案

林某，女，34岁，2021年7月21日初诊，小暑。

主诉：外阴瘙痒2天。

现病史：患者2天前饮酒后性生活未注意卫生，出现外阴瘙痒难忍，经同事介绍前来就诊。刻下：外阴瘙痒，无尿频、尿急、尿痛，无血尿，无发热，无腰痛等特殊不适，口干，二便正常，纳寐可，舌红苔黄腻，脉稍滑。

西医诊断：外阴瘙痒症。

中医诊断：阴痒。湿热下注，虫淫毒蕴证。

治法：清热解毒祛湿，祛风杀虫止痒。

处方：苦参汤加减。苦参10g，防风10g，土茯苓30g，黄柏12g，地肤子20g，白鲜皮25g，苍术15g，蒲公英20g，百部15g，蛇床子20g。3剂，水煎坐浴，日1剂，每日2次，每次20～30分钟。

2021年7月25日（大暑）二诊：患者来诊，欣喜告知外阴瘙痒已痊愈，嘱其节制房事，平时注意外阴清洁。考虑患者嗜饮成性，素体湿热内蕴，予清热祛湿中药调理其湿热体质，以预防湿热酿生他疾。

按语： 阴痒者，或因湿热，或因虫淫，或因毒蕴。正如《沈氏女科辑要笺正》中云："此湿热下注，甚则有虫。"本案患者因嗜好饮酒，素体湿热内蕴，加之房事后未注意外阴清洁，又恰逢夏日暑湿热蒸为患，复染虫毒，故见外阴瘙痒难耐。舌苔黄腻、脉稍滑亦属湿热下注之象。四诊合参，证属湿热下注、虫淫毒蕴证。故予苦参汤加减，改用法为外洗坐浴，使药效直达患处。方中苦参清热祛风、燥湿杀虫，为主药；土茯苓、黄柏、蒲公英清热解毒；蛇床子、百部燥湿杀虫；佐以白鲜皮、地肤子杀虫止痒；苍术加强燥湿之功；防风祛风除湿止痒。方中重用之土茯苓为清热利湿解毒之圣品，黄元御评价其可"燥土泄湿，壮骨强筋，止泻敛肠，极有殊效"。蛇床子味苦平，《神农本草经》云其"主妇人阴中肿痛，男子阴痿，湿痒，除痹气"，为治阴痒之要药。诸药配伍，共奏清热解毒、祛风除湿、杀虫止痒之效。方药切合病机，外用直达病所，愈后再调体质，故疗效甚佳。

（王建挺案，杨运劼整理）

三、多囊卵巢综合征（闭经）

痰湿互结，瘀阻胞宫证案

潘某，女，23 岁，2015 年 3 月 8 日初诊，惊蛰。

主诉：每 4～6 个月行经 1 次。

现病史：患者从 13 岁月经初潮开始，月经不规律，多则 3～4 个月来潮 1 次，认为并无大碍，遂未前往就医。至高中因学业压力，月经紊乱更甚，常 5～6 个月方一至，故高中毕业后四处求诊。曾在省级某医院就诊，经各项检查后诊断为多囊卵巢综合征，服用雌性激素类西药半年，服药期间月经能按时来潮，但停药后，月经更不正常。此后曾寻求多位中医妇科专家诊治，均因疗效不显著而改换医生。患者从 19 岁到 23 岁，断续吃中药 4 年，月经无明显改善。现经亲戚介绍求诊于我处。刻下：形体健壮胖硕，皮肤粗糙，面色黧黑而暗，时咳白色黏稠痰，舌淡红，苔薄白腻，脉沉弦。末次月经 2015 年 1 月 7 日，月经量较多，色稍暗红。

西医诊断：多囊卵巢综合征。

中医诊断：闭经。痰湿互结，瘀阻胞宫证。

治法：温阳化痰，活血通经。

处方：苓桂术甘汤合二陈汤加味。桂枝 10g，白术 15g，茯苓 30g，泽泻 15g，陈皮 10g，青皮 15g，法半夏 10g，苍术 15g，三棱 5g，莪术 5g，泽兰 15g，路路通 15g，香附 10g，郁金 15g，枳实 5g。45 剂，日 1 剂，水煎煮，早晚饭后温服。

2015 年 4 月 25 日（谷雨）二诊：患者服用上方，1 个多月后月经即来潮，经量较多，色鲜红。嘱其月经干净后继续服药，效不更方，继续守方治疗。

后患者从 2015 年 3 月至 2017 年 5 月，前后总共服了 26 个月的中药，均以上方加减治疗。咳痰转黄时，加黄芩 10g，知母 15g，鲜竹沥 15mL。

患者服药半年左右，3～4 个月能来 1 次月经；服药 1 年半后，月经大约 1～2 月一至；服药近 2 年后月经基本能每月按时而至。为巩固疗效，患者月经基本正常后又坚持服用 3 个月的中药才彻底停药，复查 B 超排卵已正常。患者形体已变得亭亭玉立，面部皮肤也白皙有光泽。

患者约停药 4 个月后，因工作精神紧张再加上熬夜，月经推迟 5 天未至，又为其开了 5 剂疏肝解郁的中药，仅服 2 剂，月经即来潮。如今，患者停药已 1 年余，随访月经正常来潮。

按语： 本案患者平素月经 4～6 个月一至，时间不定，月经量较多，色稍暗红，观前医之处方，补肾气、壮肾阳居多，间或有以四物汤、逍遥散加减治疗。然患者其人形体健壮胖硕，古语云"瘦人多火，肥人多痰"。黑者，在五行为水之色也。面色黧黑而暗为有水气之征。患者伴有"时时咳白色黏稠痰，舌淡红苔薄白腻，脉沉弦"之症，故患者为痰湿之体无疑，为痰瘀互结、阻于胞宫，故经血不行。仲景治痰之妙法，可总结为"当以温药和之"，以"苓桂术甘汤主之"。我在治痰饮引起的疾病时喜用苓桂术甘汤合二陈汤。本案患者以苓桂术甘汤利水渗湿，温阳化气；二陈汤燥湿化痰；苍术燥湿化痰；三棱、莪术、泽兰、路路通、香附、郁金、枳实活血行气。全方共奏化痰利湿、活血通经之功。

（郑敏麟案，王亚楠、黄浩龙整理）

四、子宫肌瘤（癥瘕）

气滞血瘀证案

王某，女，33 岁，2020 年 6 月 23 日初诊，夏至。

主诉： 痛经半年余。

现病史： 患者痛经半年余，2 个月余前体检彩超示子宫肌瘤大小 3.2cm×3.6cm。末次月经 2020 年 6 月 19 日，经早十天，行经腹痛，量少，色深，黑血块，纳寐尚可，舌暗苔薄白，脉涩。

既往史： 乳腺小叶增生；甲状腺功能亢进。

西医诊断： 子宫肌瘤。

中医诊断： 癥瘕。气滞血瘀证。

治法： 活血化瘀，消癥止痛。

处方： 桂枝茯苓丸加味。桂枝 8g，茯苓 12g，牡丹皮 9g，赤芍 9g，桃仁 6g，三棱 6g，莪术 6g，丹参 12g，乳香 10g，没药 10g，当归 12g，大黄 8g（后下），豨莶草 12g，郁金 6g，石见穿 12g。7 剂，日 1 剂，水煎煮，每日巳时、未时、申时温服。

患者持续服药共约 90 剂，痛经明显减轻，月经血块亦减少。复查彩超：子宫肌瘤 1 个，大小 1.2cm×2.0cm。

按语：《三因极一病证方论》中言："多因经脉失于将理，产褥不善调护，内作七情，外感六淫，阴阳劳逸，饮食生冷，遂致营卫不输，新陈干忤，随经败浊，淋露凝滞，为癥为瘕。"《妇人大全良方》曰："夫妇人疝瘕之病者，由饮食不节，寒温不调，气血劳伤，脏腑虚弱，受于风冷，冷入腹内，与血相结所生……妇人之病有异于丈夫者，或因产后血虚受寒；或因经水往来取冷过度，非独因饮食失节，多挟于血气所成也。诊妇人疝瘕，其脉弦急者生，虚弱小者死。又尺脉涩如浮牢，为血实气虚也。其发腹痛，逆气上行，此为妇人胞中绝伤有恶血，久则结成瘕也。"瘀血不去，血难归经；瘀血不去，新血不生。患者因经期产后，胞脉空虚，余血未尽，瘀血内停于冲任胞宫，气聚为瘕，血结为癥，故选用桂枝茯苓丸加味治疗。方中桂枝、赤芍一阴一阳，茯苓、牡丹皮一气一血，调其寒温，扶助正气。且茯苓为健脾渗湿的要药，健脾渗湿又有杜绝生痰之意，遂又有化痰消瘀之用。桃仁以破恶血，消癥瘕，而不伤胎血；三棱、莪术破血祛瘀；乳香、没药、丹参活血祛瘀；豨莶草祛湿通络；郁金疏肝解郁，行气活血；石见穿活血理气止痛。本案治疗从瘀血论治，以调理气血为着眼点，注重活血化瘀。

（林润立案）

第七章 中医儿科疾病

一、支气管哮喘（喘证）

痰浊阻肺证案

熊某，男，10岁，2021年9月3日初诊，处暑。

主诉：反复咳嗽气喘3年。

现病史：3年来，患儿反复咳嗽气喘发作，痰白量少质黏，咳出不爽，夜间加剧，影响睡眠，严重时，夜间咳喘胸闷无法平躺，平时乏力易累，舌淡白，苔薄白水滑，脉滑。

西医诊断：支气管哮喘。

中医诊断：喘证。痰浊阻肺证。

治法：健脾化痰，宣肺平喘。

处方：三子养亲汤合六君子汤加减。党参12g，白术12g，莱菔子4g，生黄芪12g，茯苓12g，山药12g，生麻黄3g，丹参12g，怀牛膝12g，白芥子5g，紫苏子4g，杏仁6g。7剂，日1剂，每日巳时、未时、申时温服。

患者复诊时诉气喘发作次数减少，后持续调理半年后，气喘平素基本未见发作，嘱其尽量避免剧烈运动，若发作随时前来就诊。

按语：《素问·咳论》之"五脏六腑皆令人咳"提示我们临床见到咳喘不要只局限于从肺论治，应五脏互参，也要注意探索从六腑辨治的内在机制。对于脾虚湿盛、上逆犯肺之证，应健脾燥湿化痰、降逆平喘。喘证日久，子病及母，母子同病则表现为肺脾气虚，可重用党参、白术、茯苓、山药以健运脾气。《证治准绳·喘》载："肺虚则少气而喘。"故用黄芪补气，和党参侧重补脾气不同，黄芪侧重补肺气，意在治本。莱菔子消食行痰，痰壅则气滞；苏子降气行痰；气滞则膈塞，白芥子畅膈行痰。三者皆治痰之药，总属沉降行气消痰，而又能于治痰之中各显其长，食消气顺，意在治标。麻黄使清阳出上窍，解表发汗，通毛窍。杏仁肃降下气润燥。叶天士说，辛以散邪，佐微苦以降气。麻黄辛散，宣开于表；杏仁苦降，降气于下。这个组合便是调胸肺的升降法。久病必瘀，患者儿已患病多年有痰阻血瘀的可能性，加丹参活血化瘀通络，有助于肃肺止咳平喘。《临证指南医案》曰："喘病之因，在肺为实，在肾为虚。"肾为肺子，子虚必盗母气以自养，故用肾药滋其水，故选用怀牛膝，在补益肝肾的同时，活血祛瘀，且其性善下行，可引瘀血下行、引药下行、引石下行、引水下行。

（林润立案）

闽山中医验案精选

二、遗尿症（遗尿）

1. 肾虚不固证案

陈某，男，7岁，2020年12月16日初诊，大雪。

主诉：反复遗尿1年。

现病史：患儿1年前因惊吓后出现遗尿，夜间常尿床，伴睡眠不安，易醒，曾就诊于当地医院检查均未见器质性病变，经多方治疗效果不明显，遂前来就诊。刻下：夜间遗尿，纳少，夜寐不安，易醒，口不干，二便如常，舌淡红，苔薄白，脉细无力。

西医诊断：遗尿症。

中医诊断：遗尿。肾虚不固证。

治法：温肾健脾，镇摄止遗。

处方：缩泉丸合桑螵蛸散加减。乌药10g，山药10g，益智仁10g，桑螵蛸10g，太子参10g，茯苓10g，煅牡蛎12g（先煎），煅龙骨12g（先煎），生白术10g，炙甘草5g。7剂，日1剂，水煎煮，早晚餐后内服。

2020年12月23日（冬至）二诊：患者遗尿次数较前明显减少，睡眠改善，纳差，舌淡红，苔薄白，脉细无力。守原方加炒麦芽10g，炒谷芽10g。7剂。

按语：肾主封藏，司二便，与膀胱相表里，膀胱储藏津液，通过肾阳的气化功能，使小便正常排泄。小儿常患肾气不足，下元虚寒，膀胱失于温养，制约无权，气化功能失调，闭藏失职，不能制约水道。夜主阴，卧则阳气内收，阴盛阳虚，夜卧之时虚寒尤甚，而见睡中小便自遗。肾为先天之本以生其形，脾为后天之本以养其形，先天以生后天，后天以养先天，两者在病理、生理方面密切相关，因此补肾必须补脾，当治以温肾健脾固涩，以缩泉丸合桑螵蛸散加减。乌药、山药、益智仁组成缩泉丸，有温肾祛寒、缩尿止遗之功；桑螵蛸固精补肾；太子参、生白术、茯苓、炙甘草益气健脾固肾；煅龙骨、煅牡蛎有收敛固涩之功，凡遗精、滑精、遗尿、崩漏、自汗、盗汗等正虚滑脱之证，皆可用之。全方具有温肾健脾、固涩止遗之效。二诊时，患儿遗尿症状明显改善，睡眠好转，纳食差，考虑上方有效，在原方基础上加炒麦芽、炒谷芽健脾助运。

（张荣东案）

2. 心肾两虚，膀胱失约证案

林某，男，9岁，学生，2018年9月25日初诊，秋分。

主诉：遗尿半个月。

现病史：患儿半个月前开始出现每天遗尿。患儿从小胆怯，不敢独自睡觉，需要整晚开灯，开学因班级调整，同时成绩压力较大，出现遗尿，查尿常规、泌尿系彩超和膀胱残余尿未见异常。刻下：患儿偶有心悸、失眠，余无特殊不适，舌质淡红，苔薄白，脉沉。

西医诊断：遗尿症。

中医诊断：遗尿。心肾两虚，膀胱失约证。

治法：调补心肾，止遗固脬。

处方：桑螵蛸散加味。桑螵蛸 9g，煅龙骨 12g（先煎），龟甲 9g（先煎），当归 5g，茯神 9g，石菖蒲 9g，党参 10g，远志 9g，益智仁 9g，芡实 15g，煅牡蛎 12g（先煎）。7剂，日 1 剂，水煎煮，早晚餐后内服。另予心理疏导。

2018 年 10 月 3 日（秋分）二诊：患者诉近 3 日无遗尿。考虑药已中的，效不更方，再进 7 剂。

药后回访，遗尿已愈。

按语：小儿 3 周岁之后出现睡中小便频繁自遗，醒后方觉，属中医"遗尿"范畴，又称"尿床"。《诸病源候论·小儿杂病诸候·遗尿候》云："遗尿者，此由膀胱虚冷，不能约于水故也……肾主水，肾气下通于阴。小便者，水液之余也。膀胱为津液之腑，腑既虚冷，阳气衰弱，不能约于水，故令遗尿也。"巢氏认为小儿遗尿系肾气虚寒所致。此案患儿因平素胆怯，又因成绩压力所迫，耗伤心胆之气，复加惊恐伤肾，肾气下陷则肾阳无以炎上而温煦心阳，心气不足又无以润下以滋养肾阴，故而成"心肾不交"之证。心气不足则心悸、失眠。下元亏虚，膀胱不藏，则水泉不止。故治宜桑螵蛸散加味调补心肾、止遗固脬。该方出自《本草衍义》，原方主治男女虚损、遗精、阴痿、梦失精、遗溺、疝瘕、小便白浊等。方中远志、石菖蒲、龟甲安神补心，煅龙骨、煅牡蛎固涩止遗，芡实、益智仁补肾、固护精微，兼以党参、当归补益气血。全方共奏调补心肾、固涩止遗之功。此案方证相符，经 2 周而治疗获愈。

（王建挺案，杨运劼整理）

三、小儿多发性抽动症（目眴）

肝风内动，痰火扰神证案

翁某，女，5 岁，2021 年 6 月 3 日初诊，小满。

主诉：不自主眨眼 3 周。

现病史：患儿 3 周前无明显诱因频繁出现间歇性眨眼，眨眼频率渐高，有时鼻出血，偶有咳嗽，有痰声，难以咳出，纳可，大便干，小便正常，舌红有芒刺无苔，脉弦。

西医诊断：小儿多发性抽动症。

中医诊断：目眴。肝风内动，痰火扰神证。

治法：平抑肝阳，豁痰开窍。

处方：四逆散合开心散加减。柴胡 4g，白芍 6g，枳壳 4g，制远志 4g，黄芩 4g，甘草 3g，杏仁 4g，石菖蒲 4g，通草 1g，知母 9g。7剂，日 1 剂，水煎煮，每日巳时、未时、申时温服。嘱忌白煮蛋、奶制品、牡蛎、糯米（敛邪碍胃），服药后尽量将痰咳出。

服药期间，患儿开始咳痰，有黄绿色鼻涕，1 周后咳痰止，眨眼症状消失，随访至今未再发作。

按语：本病时轻时重，具有波浪性、反复性的临床发病特点，可将其归于中医"肝风"范畴。《素问·至真要大论》有"诸风掉眩，皆属于肝"之论述，《素问·阴阳应象大论》又云"风盛则动"，可见抽动症状与肝风内动关系密切。小儿脏腑娇嫩，乃稚阴稚阳之体，生长发育迅速，肝常有余，易肝风内动；同时，小儿易因外邪、饮食不节、情志失调等因素导致痰浊内生，风痰相搏，风动痰扰，横窜经脉，出现抽动，肝窍受袭，则眨眼、挤眼。本案患儿由肝亢风动、痰热内扰所致。此方着重平抑肝阳、豁痰开窍。柴胡有疏畅气机、升发阳气、透邪达表、解除郁热之功，是治少阳要药。枳壳下气破结，与柴胡合而升降调气。芍药益阴养血，与柴胡结合为调肝的常用组合。肝为刚脏，体阴用阳，肝主疏泄体现用阳的方面，肝助藏血体现了体阴的方面。柴胡协助疏泄，芍药益阴养血，柴、芍的并用那就是调肝的阴阳，调整肝疏泄藏血的平衡。黄芩与柴胡相配，一升清阳，一降浊阴，一疏透和解，一清解而降，使升不助热、降不郁结，疏透中有清泄，相辅相成而调肝胆之枢机。患儿有时鼻出血，乃实热攻冲、热迫血行，用黄芩还能清热止血。《神农本草经》说黄芩主诸热。故黄芩协柴胡能清气分热；协芍药能泻血之热；配合知母清热泻火，滋阴润燥。甘草甘温益气以健脾，与芍药合而缓肝之急，且其味甘能调和诸药之味，易于小儿入口。石菖蒲、远志皆主除痰浊。远志略具补益之性，其味苦，而石菖蒲味辛。远志安神，石菖蒲醒脑。两者相互为用，多用于治疗痰浊蒙蔽清窍。杏仁开肺，治疗小儿病，最重要的就是开肺，宣降肺气。《本草备要》言通草治"治五淋水肿，目昏耳聋，鼻塞失音"，所以但凡孔窍管道水湿内停阻滞，引起功能障碍，用这通草一味，通上彻下，可以宣开上窍，启下窍，水湿通畅病疾消。药证相合，诸症悉除。

（林润立案）

四、性早熟（性早熟）

阴虚火旺证案

庄某，女，7岁半，2021年1月21日初诊，大寒。

主诉：双侧乳房胀满疼痛2个月余。

现病史：患儿双侧乳房胀满疼痛2个月余，经西医检查提示骨龄偏大，诊断为性早熟。刻下：双侧乳房胀满疼痛，口干，便干，纳可，唇红，舌红无苔，脉细数。

西医诊断：性早熟。

中医诊断：性早熟。阴虚火旺证。

治法：滋阴补肾，清泻相火。

处方：知柏地黄丸合二至丸加减。生地黄12g，女贞子12g，墨旱莲12g，牡丹皮9g，山药12g，枸杞子9g，山茱萸6g，生栀子4g，知母9g，黄连3g，黄柏6g，大黄5g（后下），生甘草3g。7剂，日1剂，水煎煮，每日巳时、未时、申时温服。

后以上方加减坚持治疗1个月余，患儿乳房胀满疼痛消失，大便正常，无口干，唇舌红色减轻。

按语： 中医古籍虽无"性早熟"病名的记载，但在《素问·上古天真论》中"女子七岁，肾气盛，齿更发长。二七而天癸至，任脉通，太冲脉盛，月事以时下，故有子……丈夫八岁，肾气实，发长齿更。二八肾气盛，天癸至，精气溢泻，阴阳和，故能有子"，详细介绍了肾主生长发育和生殖的功能。肾主封藏，肾中精气具有促进机体生长发育和生殖功能成熟等作用。肾主藏精，司生殖发育，可调控冲、任二脉。冲为血海，任主胞胎。若肾阴亏虚，相火偏亢，则导致冲任失调，天癸早至。肾主骨，故患儿骨龄偏大。治宜滋阴补肾、清泻相火。生地黄为君药清热凉血，养阴生津。女贞子甘苦凉，滋肾养肝；配墨旱莲甘酸寒，养阴益精。山茱萸酸温滋肾养肝。牡丹皮清热凉血，配山茱萸以泻肝火。山药滋肾补脾。黄柏，性苦寒，泻肾火清虚热。知母滋阴润燥。枸杞子入肾可益精充髓。肾阴虚则阳易亢，以黄连泻心经实火，配合大黄、栀子清泻三焦之热火，能使热瘀之邪从大便而泄。滋补之品易产生滞腻，故以甘草甘温益气以健脾，同时其味甘能调和诸药之味，易于小儿入口。药证相合，诸症悉除。

（林润立案）

第八章　中医五官科疾病

第一节　眼系疾病

一、右侧眼眶肌锥外占位（胞睑肿物）

痰瘀阻络证案

陈某，女，48岁，2018年11月3日初诊，霜降。

主诉：发现右上眼睑肿物6个月。

现病史：患者6个月前无明显诱因发现右上眼睑外侧肿物，约0.5cm×0.8cm大小，质软，表面光滑，移动度尚可，无疼痛，双眼睑无外翻，无红肿，曾就诊于福建医科大学附属第一医院。查眼部MRI增强：①右侧眼眶外上象限肌锥外占位。②双侧筛窦炎症。予激素冲击及保胃、补钙、补钾等治疗（具体治疗不详），症状改善后出院。今因肿物仍未消散，遂求诊于我处。刻下：右上眼睑肿物，性质同前，大便干结，状如羊屎，数日一行，纳寐尚可，舌暗红，苔微黄腻，脉弦滑。平素忧思过多。

西医诊断：右侧眼眶肌锥外占位。

中医诊断：胞睑肿物。痰瘀阻络证。

治法：健脾化痰除湿，行气活血化瘀。

处方：当归芍药散加减。当归10g，赤芍15g，白芍15g，竹叶6g，茯苓15g，白术6g，泽泻12g，生地黄12g，桃仁6g，红花3g，香附6g，车前子15g（布包），大黄6g（后下），川牛膝15g。7剂，日1剂，水煎煮，早晚饭后内服。

2018年11月10日（立冬）二诊：患诉药后右眼睑肿物有所减小，服药期间大便次数增多，每日2~3次，散状，伴腹中隐痛；寐差，多梦，梦中情节复杂、悲伤，易醒；纳可，口稍干，不喜饮水，无口苦；舌暗红，苔黄腻，脉弦滑。故予原方去桃仁、红花、川牛膝、大黄；加荷叶10g，赤小豆15g，夜交藤15g，益母草15g。7剂。

2018年11月24日（小雪）三诊：患诉右眼睑肿物较前明显缩小，大小约0.2cm×0.3cm，寐改善，纳可，大便调，每日1~2次，成形，质软，小便色黄；另诉皮肤干燥，口不干苦，仍有腹中隐痛；舌淡暗，苔中根黄腻，脉弦滑。原方去香附、荷叶、赤小豆、夜交藤、益母草；加木瓜15g，滑石12g（布包）。14剂。

其后，患者多次门诊随诊诉右眼睑肿物未见明显增大，未诉其他不适，情绪状态渐佳，嘱其畅情志，适当锻炼，如有不适，门诊随诊。

按语：《灵枢·大惑论》有言："五脏六腑之精气，皆上注于目而为之精……肌肉之精为约束。"其中，约束即为眼睑。眼睑又称肉轮，脾胃主四肢而长肌肉也，故眼睑又为脾胃所主。该案患者常郁快不喜，肝气不伸而脾土屡受其害，脾虚则痰湿尤生，气滞则血络不遂，痰瘀沆瀣一气，终成积疾。痰瘀阻络，气血不畅，故见肿物；脾虚不能为胃行津液，故大便难；舌暗红、苔微黄腻、脉弦滑为痰瘀内阻之象。故阮师辨证为痰瘀阻络证；治以健脾化痰除湿，行气活血化瘀；方用当归芍药散加减。该方取茯苓、白术健脾化痰；配伍泽泻、车前子淡渗利湿；当归、赤白芍活血化瘀，行血之滞；加用川牛膝、桃仁、红花配伍大黄、生地黄凉血逐瘀以通络；纳香附行气解郁；竹叶清心除烦。全方合用，共奏行气活血化瘀、健脾化湿利水之效。二诊见肿物缩小，因大便次数增多，夜寐欠佳，舌苔黄腻，故去桃仁、红花、川牛膝、大黄，加荷叶、赤小豆、夜交藤、益母草以减活血之力，增利水除湿、养血安神之效。其后再次复诊，诉右眼睑肿物较前明显减少，无增大趋势，遂嘱其门诊随访。

（阮诗玮案，阮雅清整理）

二、青光眼（青风内障）

邪犯少阳证案

林某，女，55岁，1998年6月20日初诊，芒种。

主诉：高热伴头痛、眼睛胀痛、恶心、呕吐1天。

现病史：患者自诉1天前夜间因吹空调感寒后，次日早晨出现寒战、高热，体温达40.3℃，头痛欲裂，眼睛胀痛、恶心、呕吐，故前来我处就诊。患者有青光眼病史多年。刻下：寒战，高热，体温40.3℃，头痛欲裂，眼睛胀痛，胸胁苦满，口苦，咽干，恶心呕吐，饮食难下，二便正常，舌质淡红，苔薄黄腻，脉弦细数。

西医诊断：青光眼。

中医诊断：青风内障（少阳病）。邪犯少阳证。

治法：和解少阳，和胃降逆。

处方：小柴胡汤加减。柴胡15g，黄芩9g，半夏9g，炙甘草5g，生姜9g，大枣6枚（去核）。3剂，日1剂，水煎煮，两煎各煎200mL，去药渣后两煎混合再煎，浓缩为200mL，早、晚饭前1小时空腹分服，每次各100mL。

后随诊，患者服完第1次药后，热退、呕止，仅头微痛、眼微胀、胃脘偶胀，胸胁苦满明显减轻，可进食稀粥。3剂药服完，诸症若失。

按语：《伤寒论》记载往来寒热、胸胁苦满、默默不欲饮食、心烦喜呕、口苦、咽干、目眩，宜用小柴胡汤，后人称其为"小柴胡汤七症"。《伤寒论》中有"但见一症便是"之说，但是否真的只要有"少阳七症"中的其一便可直用小柴胡汤，后世有很大争议，这里暂不展开讨论。青光眼的典型症状有眼睛酸胀疼痛、头痛、恶心、呕吐、虹视、视力急剧下降、看东西模糊不清等，与小柴胡汤七症中的"默默不欲饮食，心烦喜呕，口苦，咽干，目眩"

闽山中医验案精选

高度相符。本患者是外感诱发青光眼加剧,故见寒战、高热、头痛欲裂、眼睛胀痛、胸胁苦满、口苦、咽干、恶心呕吐、饮食难下、苔薄黄腻、脉弦细数。以上症状是典型的少阳证,故1剂知,3剂已。

(郑敏麟案,王亚楠、黄浩龙整理)

三、眼肌型重症肌无力(睑废)

气血亏虚证案

杨某,女,13岁,2013年9月3日初诊,处暑。

主诉:反复眼睑下垂2年余。

现病史:患者2年余前无明显诱因突发左侧眼睑下垂,活动后症状加重,休息后好转,朝轻暮重,视物模糊、重影,时有心慌、气短、头晕、头痛,无恶心、呕吐,无腹胀、腹痛,无呼吸困难、吞咽困难、饮水呛咳,就诊于厦门市一医院,予溴吡斯的明试验(+),考虑眼肌型重症肌无力。予强的松(每日40mg)、溴吡斯的明口服及针灸治疗,症状逐渐好转。之后激素逐渐减量,每日减5mg,直至停药,溴吡斯的明持续服用。1月余前,患者右侧眼睑出现下垂,性质同前,就诊于福建医科大学附属协和医院。查甲功三项:未见异常。肌电图检查:重复神经点刺激可见波幅递减。拟诊为眼肌型重症肌无力,继续予溴吡斯的明治疗。刻下:精神萎靡,语音低弱,饮食尚可,睡眠欠佳,大、小便正常,舌质淡,苔薄白,脉细弱。

西医诊断:重症肌无力(眼肌型)。

中医诊断:睑废。气血亏虚证。

治法:补中益气。

处方:补中益气汤加减。黄芪30g,白术10g,陈皮8g,熟地黄15g,牡丹皮10g,柴胡6g,党参10g,炙甘草3g,山茱萸10g,山药10g,当归6g,升麻6g。14剂,日1剂,水煎煮,早晚餐后内服。

2013年9月17日(白露)二诊:上法治疗后,症状明显好转,晨起右眼睑正常状态可维持时间延长,眼球活动范围增大,复视现象减轻。上方加大黄芪至60g;加桔梗6g。14剂。

2013年9月30日(秋分)三诊:对溴吡斯的明的作用较前敏感,服药后持续眨眼的次数及时间较过去增加。守上方加秦艽8g,14剂;并配合针灸治疗。

按语:中医眼科有"睑废"证。《北史》有"睑垂覆目不得视"的记载。据脾主肌肉、脾为后天之本、肾为先天之本、先天后天互相关联等理论确定使用补脾益肾法治疗本病。加大黄芪的用量以加强补气的作用,加用桔梗6g以升提、引药上行,同时加用具有激素样作用的秦艽以巩固疗效。

(陈锋斌案)

第二节　鼻系疾病

一、过敏性鼻炎（鼻鼽）

1. 肾阳亏虚，肺经受寒证案

陈某，38 岁，男，国企干部，2020 年 5 月 15 日初诊，立夏。

主诉：反复鼻痒、流涕 4 年余，再发 12 天。

现病史：患者 4 年余前开始出现鼻痒、流清涕，时有鼻塞、打喷嚏，以春冬季节发病或者因空调受凉发作，曾到某医院耳鼻喉科就诊，诊断为过敏性鼻炎，经用激素、抗组胺药等治疗，短期能够缓解，但仍反复发作。患者服用抗组胺药嗜睡副作用明显，难以耐受。12 天前，患者因开空调受凉鼻痒、流清涕再次发作，未予系统诊治，经人介绍，求诊于我处。刻下：涕液量多，量大色白质清稀，鼻痒，偶有鼻塞、打喷嚏，平素怕冷，腰酸，喜饮冷水，舌质淡胖，边有齿痕，苔薄白，脉沉。

西医诊断：过敏性鼻炎。

中医诊断：鼻鼽。肾阳亏虚，肺经受寒证。

治法：补肾助阳，温肺散寒。

处方：麻黄附子细辛汤加味。麻黄 10g，细辛 3g，制附片 10g（先煎），白芷 10g，鹅不食草 10g，蝉蜕 10g，辛夷 10g（布包），防风 10g，乌梅 10g，白芍 10g，炙甘草 5g。5 剂，日 1 剂，水煎煮，早晚饭后温服。

患者诉服完药后，症状基本缓解，自行又至药店抓 5 剂药继续服用。后随访至今，鼻痒、流涕、鼻塞、打喷嚏症状皆除。嘱患者自行购买金匮肾气丸、玉屏风颗粒交替服用，巩固调理 1 个月余。

按语：过敏性鼻炎，属中医学"鼻鼽"范畴。该病多因脏腑虚损、卫表不固，或因天冷气寒、接触异物而诱发，呈季节性发作，临床上以突发或反复发作的鼻痒、喷嚏、流清涕、鼻塞等为主要特征。该病常见证型有以下几种：肺气虚寒，卫表不固型；脾气虚弱，清阳不升型；肾阳不足，温煦失职型；肺经伏热，上犯鼻窍型等。然临床上病证错综复杂，当谨守病机，各司其属，审证求因，灵活辨证。正如《临证指南医案》所言："医道在乎识证、立法、用方，此为三大关键……然三者之中，识证尤为紧要。"本例患者素体肾阳虚，又肺经感寒，邪侵太阳，此太阳少阴合病。《伤寒论》云："少阴病，始得之，反发热，脉沉者，麻黄附子细辛汤主之。"故以此方合王琦教授脱敏煎（乌梅、蝉蜕、灵芝、防风）加味治疗，疗效甚佳；同时，在临证中亦可结合鼻炎膏外用或穴位按摩以帮助缓解症状。临床上，应注意急性期治疗后缓解期的体质调治，如此，方可巩固疗效，以免瘥后复发。

（王建挺案，杨运劼整理）

2.肾阳亏虚证案

林某，男，45岁，2013年11月3日初诊，霜降。

主诉：鼻流清涕、喷嚏频频1年，加剧1周。

现病史：1年前，患者无明显诱因出现晨起鼻痒不适，喷嚏频频，每遇冷空气，或者受寒上述症状即加重，未引起重视。1周前，患者因工作换岗位，劳累过度，上述症状加剧。刻下：恰遇天气寒冷，鼻流清涕，1日之间需用几条手帕，喷嚏频频，鼻痒不适，早晚为甚，精神不振，困倦无神，腰膝酸软，形寒肢冷，面色青白，大便溏，日行3～5次，夜尿多，舌质淡苔白，脉右尺沉软无力。查体：鼻黏膜苍白，鼻中隔偏曲。

西医诊断：鼻炎。

中医诊断：鼻鼽。肾阳亏虚证。

治法：温阳通鼻窍。

处方：麻黄附子细辛汤合玉屏风散化裁。麻黄6g，制附子9g（先煎），细辛3g，黄芪25g，白术10g，防风10g，荆芥10g，川芎8g，辛夷10g（布包），苍耳子10g，蝉蜕9g。4剂，日1剂，水煎煮，早晚餐后内服。

2013年11月7日（立冬）二诊：鼻流清涕，打喷嚏好转，使用手帕条数减少，仍头晕乏力。予上方加党参15g，黄精15g。7剂。

2013年11月14日（立冬）三诊：精神转佳，流清鼻涕进一步好转。上方黄芪增至30g。续服1个月。

后随访，上述症状基本未再发，嘱服金匮肾气丸以固疗效。

按语：慢性鼻炎属中医"鼻鼽"范畴。大凡久患鼻炎，必是阳气素虚。所以，治本之道在于先扶阳气，在扶阳的基础上，配合开表、通窍、温通诸药。本案患者少阴体质，肾阳不足，每遇冷空气，或者受寒即易诱发鼻炎，故予麻黄附子细辛汤，扶少阴之阳又可开太阳之表。

（陈锋斌案）

二、腺样体肥大（鼾症）

脾虚痰滞，肺热壅阻证案

林某，男，4岁，2021年7月7日初诊，小暑。

主诉：反复打鼾1年余，加重1个月余。

现病史：患儿1年余前出现反复打鼾，呼吸气粗，无鼻塞流涕，未予重视及系统诊治。1个月余前，患儿上述症状程度较前加重，遂至外院于2021年6月15日查电子鼻咽喉镜：鼻炎，腺样体肥大，堵塞后鼻孔约3/4。2天前，患儿复查电子鼻咽喉镜示：腺样体肥大，堵塞后鼻孔约3/4～4/5。西医建议手术切除治疗，家属欲求中医诊治，暂予口服孟鲁司特钠颗粒（1袋，每日1次），外用内舒拿（糠酸莫米松鼻喷雾剂）对症处理。今求诊于我处，刻下：平素易打鼾，呼吸气粗，无鼻塞流涕，纳可，夜寐一般，大便2日1行，质软成形，舌红少苔，指纹紫滞于风关。

西医诊断：腺样体肥大。

中医诊断：鼾症。脾虚痰滞，肺热壅阻证。

治疗：清肺健脾，化痰散结。

方药：脱敏汤合消瘰丸加减。太子参9g，灵芝9g，蝉蜕5g，乌梅9g，防风6g，玄参9g，夏枯草9g，桔梗6g，山海螺9g，僵蚕6g，川贝母5g，黄芩5g，赤芍9g，路路通6g，生甘草2g。10剂，日1剂，水煎煮，早晚餐后内服。

2021年7月18日（小暑）二诊：服上药后打鼾次数减少，仍呼吸气粗，大便1～2日一行，成形，舌红少苔，指纹紫滞于风关。处方：太子参9g，灵芝9g，玄参10g，桔梗6g，蒲公英9g，莪术9g，山慈菇6g，蝉蜕5g，乌梅10g，防风6g，僵蚕6g，川贝母5g，夏枯草9g，赤芍9g，生牡蛎12g（先煎），黄芩5g，生甘草2g。14剂。

2021年7月30日（大暑）三诊：近2日患儿打鼾频次明显减少，可不张口呼吸，睡眠较前安稳，偶有口角流涎，夜间磨牙，舌暗红少苔，指纹同前。处方：太子参9g，灵芝9g，玄参10g，丹参9g，皂角刺5g，桔梗6g，莪术9g，山慈菇6g，蝉蜕5g，防风6g，乌梅10g，僵蚕6g，夏枯草9g，赤芍9g，生牡蛎12g（先煎），黄芩5g，生甘草2g。14剂。

2021年8月15日（立秋）四诊：患儿夜寐时无打鼾，用鼻呼吸，夜寐安，无磨牙，仍有口角流涎，舌暗红少苔。处方：太子参9g，茯苓9g，益智仁6g，玄参10g，丹参9g，皂角刺5g，桔梗6g，莪术9g，山慈菇6g，辛夷花6g（布包），蝉蜕5g，乌梅10g，僵蚕6g，夏枯草9g，生牡蛎12g（先煎），黄芩5g，生甘草2g。14剂。

2021年8月29日（处暑）五诊：患儿用中药治疗1个月余，日前无打鼾，呼吸顺畅，余无特殊不适。复查电子鼻咽喉镜：堵塞后鼻孔约3/5。处方：蝉蜕5g，乌梅10g，防风6g，黄芩5g，灵芝6g，茯苓9g，丹参10g，赤芍6g，莪术6g，皂角刺5g，桔梗5g，夏枯草9g，生牡蛎15g（先煎），百合15g，生甘草2g，玄参10g。14剂。巩固治疗。

按语：腺样体肥大系腺样体因炎症的反复刺激而发生病理性增生，从而引起鼻堵、张口呼吸的症状，尤以夜间加重，严重时可出现呼吸暂停。本案患儿平素反复打鼾，伴呼吸气粗，属"鼾症"范畴。该病之发，因素体禀赋不足，脾为生痰之源，脾虚酿痰为本病之夙根。肺为贮痰之器，伏痰引动，聚于喉咽，久而化热，遂成脾虚痰热之证。结合电子咽喉镜检查结果，考虑本病以邪实为主，当急则治其标，故首诊予脱敏汤合消瘰丸加减。王琦老师脱敏汤为乌梅、蝉蜕、灵芝、防风四味，外能祛风散邪，内能收敛扶正。消瘰丸疗郁结又利痰涎，合僵蚕祛风化痰。山海螺一味，《本草纲目拾遗》谓其可治肿毒瘰疬。《黄帝内经》云："左右者，阴阳之道路。"又曰："喉主天气，咽主地气。"《幼幼集成》云："喉咙者，气之所以上下者也。"黄芩清肺热，夏枯草平肝热，二药合用，清宣郁热，则一身气机通达，呼吸顺畅，浊邪无以壅滞，痰瘀无以孳生。加赤芍、路路通更能活血通络，以针锋相对，挫其邪势。二、三诊后，察患儿舌质暗红，虑其有潜瘀为患，故合丹参加强凉血活血之功。改山海螺为莪术、山慈菇、生牡蛎等加强软坚散结之效。妙在皂角刺一味，其一在于杨士瀛称其能引诸药上行，治上焦病，为引经报使之用。其二在于朱震亨称其能将药引至痈疽溃处，甚验。此药锋锐，可直达病所，亦能消顽痰，削癥坚。经治疗后，患儿夜间无打鼾，可用鼻呼吸，复查电子鼻咽喉镜示腺样体堵塞后鼻孔已减至3/5，以佐证疗效。

（王建挺案，杨运劼整理）

第三节　口齿系疾病

一、牙痛（牙龈肿痛）

肝气郁热，脾胃伏火证案

王某，男，38岁，2021年2月22日初诊，雨水。

主诉：左下齿龈肿痛2天。

现病史：患者因过年连续在医院上班劳累，加之饮食辛辣及坚果、零食无节制，2天前开始出现左下牙龈肿痛，肿胀明显，有压痛，口干，大便正常，夜寐可，舌红苔微黄，脉弦。

西医诊断：牙痛。

中医诊断：牙龈肿痛。肝气郁热，脾胃伏火证。

治法：疏散郁热，清泻伏火。

处方：清胃散合泻黄散加减。防风6g，荆芥6g，升麻3g，生石膏15g（先煎），生地黄15g，牡丹皮9g，青皮6g，炒栀子9g，北柴胡6g，甘草6g。3剂，日1剂，水煎煮，早晚饭后内服。

后随访，患者服药2天，牙龈肿痛明显减轻，仅有轻压痛，服用第3天痊愈。

按语：牙痛是口腔科临床常见的症状之一，可由牙齿本身的疾病、牙周组织疾病及牙齿邻近组织疾病等引起，多与西医学的龋齿、牙髓炎、根尖周围炎、牙周炎、冠周炎等疾病相关。《寿世保元》曰："论一切牙齿肿痛，皆属胃经火盛。多辛热厚味及服温暖之药过多，以致胃热，上下牙痛，牵引头脑而热，其齿喜冷恶热者。"《温热论》云："齿为肾之余，龈为胃之络。"唇为脾之外候，口为脾之外窍，且足阳明入上齿，手阳明入下齿，足厥阴绕口唇，故左下齿龈主要为厥阴肝经所主。故齿龈肿痛病位主要在胃，与肝、脾密切相关。本案患者久经劳累，而恰逢春季肝气当升之时，日夜黑白颠倒，疏泄失常，肝气内郁，气郁化火，戕害胃土，兼嗜食辛辣厚味无所节制，胃为多气多血之腑，胃热内盛，火热之邪郁于内，气机升降失常，出入不利，肝胃伏火，循经上扰，发为牙龈肿痛。火盛伤津，故见口干。结合舌脉，本案乃一派火热之象。《素问·六元正纪大论》曰："郁之甚者，治之奈何。岐伯曰：木郁达之，火郁发之……"火郁当顺其性而发之，若骤用苦寒，恐冰伏火热于内，变证丛生。故本案治以疏散郁热、清泻伏火，选方清胃散合泻黄散加减。方中升麻清胃解毒，合荆、防升而能散，禀"火郁发之"之理。牡丹皮、炒栀子清解肝经血分伏热，合青皮有景岳化肝煎之意。石膏辛甘大寒，辛以散邪，寒以胜热，清热泻火且有散解之意，常用治胃火牙痛。冯世纶老认为其有"解凝"之功，可资参佐。生地黄滋阴凉血。柴胡禀少阳春生之气，疏散达邪，升举清阳。生甘草清热解毒，调和诸药。后随访，患者牙痛已瘥。

（王建挺案，杨运劼整理）

二、口腔溃疡（口疮）

1. 寒热错杂，气血不和证案

宋某，女，39岁，2021年5月16日初诊，立夏。

主诉：反复口腔溃疡半年余。

现病史：患者平素工作压力大，饮食不规律，半年余前无明显诱因出现口腔黏膜破溃，疼痛不适，自行服用凉茶、黄连解毒片后稍有缓解，但时有反复，多次于当地诊所就诊，服药后（具体药物不详）效果不佳，遂来就诊。刻下：口腔黏膜弥漫性糜烂、潮红，乳腺结节增生，时有乳房胀痛，偶有腹胀，寐差，纳尚可，二便调，舌暗红，苔黄腻，脉弦细。

西医诊断：口腔溃疡。

中医诊断：口疮。寒热错杂，气血不和证。

治法：清上温中，调和气血。

处方：甘草泻心汤加减。生甘草10g，炙甘草10g，黄连3g，黄芩10g，干姜10g，党参10g，姜半夏10g，大枣10g，茯苓20g，鹿角霜10g（先煎），鸡内金5g，郁金10g，夏枯草10g，紫苏叶10g，百合30g。7剂，日1剂，水煎煮，早晚饭后内服。

2021年5月23日（小满）二诊：药后上述症状减轻，但左牙根处黏膜糜烂反复，经前寐差、头晕，舌质暗红，苔黄腻，脉弦细。中药守上方去鹿角霜；改茯苓为30g；加桔梗10g，蒲黄10g（布包），五灵脂10g，香附6g。7剂。

2021年6月6日（芒种）三诊：口腔黏膜糜烂明显改善，咽中偶有痰滞，大便溏，舌质暗红，苔黄稍厚，脉弦细。守2021年5月16日方加当归6g，苍术6g。7剂。

按语：甘草泻心汤治疗口疮病，最早见于《金匮要略》"蚀于上部则声喝，甘草泻心汤主之"。《伤寒论》中，此方主要用于治疗胃痞之脾胃两虚证。本案患者平素工作压力大，饮食不规律，肝气不顺乘脾，长期服用清热解毒之品克伐脾胃阳气。《素问·厥论》曰："脾主为胃行其津液。"脾伤则水湿内停，湿又可聚而为痰，痰湿郁热，郁热循经而上熏蒸口腔黏膜，故见口腔黏膜多处溃烂。脾虚不运则见腹胀。乳房属胃，乳头属肝，肝郁脾虚，气血失于调和，则见乳房结节胀痛。舌暗红、苔黄腻、脉细弦皆为寒热错杂、气血失调之象。故治疗以和为要，以和气血、调脾胃、化痰湿、清郁热为宗旨。遂予甘草泻心汤清上温中，加用郁金、鸡内金、夏枯草疏肝清热、解郁散结，半夏、茯苓燥湿健脾，紫苏叶、百合安神、合阴阳，鹿角霜敛疮助阳。二诊时，患者口疮症减，但见左牙根处黏膜糜烂，故去鹿角霜，加用桔梗上行，排脓解毒；经前寐差、头晕，加蒲黄、五灵脂、香附行气活血。三诊时，患者口疮改善，经净，故加当归养血活血；大便溏，咽中偶有不适，故加用苍术燥湿健脾。后诊，患者诸症渐减，故以原方为基础，随症加减，病情渐愈。

（邱明山案，黄小凤整理）

2. 肝胃火郁，相火炽盛证案

刘某，男，68岁，汉族，2021年2月15日初诊，立春。

主诉：口腔溃疡4年。

现病史：患者 4 年前开始出现口腔溃疡，间断发作，曾服用中药治疗可缓解，停药即发，眼睛及外阴部无溃疡，大便正常，口干，无口苦，食欲差，寐可，小便正常，舌质红有裂纹，苔薄黄。

西医诊断：复发性口腔溃疡。

中医诊断：口疮。肝胃火郁，相火炽盛证。

治法：清肝泻胃，坚阴潜阳，解毒止痛。

处方：封髓丹合泻黄散加减。黄柏 10g，砂仁 6g（后下），生甘草 6g，藿香 9g（后下），山栀子 6g，黄连 6g，防风 6g，茵陈 10g，石菖蒲 9g，青黛 6g（布包），珍珠母 30g（先煎），细辛 3g。30 剂，水煎服，日 1 剂，早晚餐后内服。另，竹茹 30g，每日煮水含漱口腔，30 包。

2021 年 3 月 18 日（惊蛰）二诊：自服药以来口腔溃疡未发作，舌质红，有裂纹，苔薄黄。上方加金银花 15g。30 剂，水煎服，日 1 剂，早晚餐后内服。

3 个月后随访，患者口腔溃疡未再发作。

按语：2020 年，我跟随国医大师王琦院士门诊，见王老师用封髓丹合泻黄散加减治疗多例复发性口腔溃疡患者，疗效甚佳。封髓丹出自清代医家郑钦安《医理真传》，由黄柏、砂仁、甘草组成。郑氏认为：黄柏味苦入心，禀天冬寒水之气而入肾；甘草调和上下，又能伏火，真火伏藏，黄柏之苦和甘草之甘，苦甘能化阴；砂仁之辛合甘草之甘，辛甘能化阳，阴阳化合，交会中宫，则水火既济，心肾相交。清代医家郑钦安在临证中体会到："此一方不可轻视，余常亲身阅历，能治一切虚火上冲，牙疼、咳嗽、喘促、面肿、喉痹、耳肿、面赤、鼻塞、遗尿、滑精诸症，屡获奇效，实有出人意外，令人不解者。余仔细揣摩，而始知其制方之意重在调和水火也。至平至常，至神至妙，余经试之，愿诸公亦试之。"泻黄散出自《小儿药证直诀》，由藿香、山栀子、石膏、甘草、防风组成，用于脾胃伏火所致之口疮口臭，烦渴易饥，口燥唇干，舌红脉数，以及小儿脾热弄舌等。本方"为脾胃蕴热而设"，既清泻脾中伏热，又振复脾胃气机，虽名"泻黄"，而独以风药为重，是散火即所以泻火。立此方者，可谓深得《黄帝内经》"火郁发之"之微旨。服本方可使脾胃火清泻而正气无伤，诸症得愈。"泻黄"，即泻脾经之热，故名"泻黄散"。另外，口疮之患，王老师常用竹茹水煎漱口。竹茹有清热化痰、降胃泄浊之功，是治疗溃疡的要药。中药汤剂结合中药外治法疗效更佳。具体用法：首先把药放入凉水中浸泡 30 分钟，然后用急火煮开再用文火煎煮 15 分钟左右，要求药汁浓，过滤后取出药汁后保存，每次取 50mL 药汁，入口中含漱，尽量把药液在口腔中保留 5～10 分钟，3～4 小时含漱 1 次，每日 1 剂。

本例我运用封髓丹合泻黄散加减治疗口疮，易石膏为黄连清胃热；加青黛泻肝热而解毒、凉血散肿；石菖蒲醒脾化湿；茵陈兼清湿热；珍珠母清肝明目、镇静安神、解毒敛疮。《本草正义》记载："细辛，芳香最烈，故善开结气，宣泄郁滞，而能上达颠顶，通利耳目，旁达百骸，无微不至，内之宣络脉而疏百节，外治行孔窍而直透肌肤。"在重用清热利湿、泻火解毒之品的基础上，稍佐辛开通达之细辛，意在发郁遏之火。药理研究显示，细辛有抗炎和局部麻醉止痛的作用。首诊用药期间患者口腔溃疡未再发作。二诊效不更方，守方加金银花加强清热解毒之功。3 个月后随访，患者 4 年的难治性口腔溃疡未再发作。

（王建挺案，杨运劼整理）

3. 阳虚湿滞证案

黄某，女，62岁，2014年8月15日初诊，立秋。

主诉：反复口腔破溃多年。

现病史：患者口疮多年，每逢秋季发作，口腔黏膜及舌面大片状糜烂，色白，口涎多，疼痛难忍，自服核黄素、维生素C、葡萄糖酸锌、熊胆含片等治疗年余，症情非但未减，反增齿痛、齿龈出血等症，食物之冷热刺激即感痛剧。刻下：形体虚胖，胃脘胀闷，纳差，便溏，身困肢倦，短气乏力，舌淡胖边缘有齿痕，脉细缓。

西医诊断：口腔溃疡。

中医诊断：口疮。阳虚湿滞证。

治法：温阳健脾化湿。

处方：金匮肾气丸加减。熟地黄15g，山药15g，山茱萸15g，茯苓15g，泽泻10g，牡丹皮10g，肉桂3g（冲服），制附子9g（先煎），薏苡仁30g，甘草3g。4剂，日1剂，水煎煮，早晚餐后内服。

2014年8月19日（立秋）二诊：口疮已明显减少，疼痛亦轻。守上方，薏苡仁增至40g；加龟板10g。3剂。

2014年8月22日（立秋）三诊：口腔黏膜及舌面糜烂已较前缩小许多，已无疼痛，余症亦轻；但胃脘不适，呕酸水。上方加海螵蛸15g。3剂。

2014年8月25日（处暑）四诊：口腔黏膜及舌面已无溃烂现象，余症已除，但纳谷不香，改原方为参苓白术散善其后。

随访2年，安然无恙。

按语： 古代医家对口疮的病因病机众说纷纭，但临床上多以火热、阴虚立论，治疗多以清热、解毒、泻火、滋阴、止痛为主，此类治法偶能取效一时，旋即复发，再难奏效。若口疮反复发作，长期不愈，正气已虚，再用大量清热解毒等药物，可使元阳严重受挫。本案患者乃阳虚不能温化水湿，湿邪留滞，气化不利所致，予金匮肾气丸补肾壮阳。附子辛热，能补坎中真阳，真阳为君火之种，补真火即是壮君火也。二诊，加用龟板，此物坚硬，得水之精而生，有通阴助阳之力，使阳气得充，气化有源，水湿不遏气血流通，则口疮可愈。

（陈锋斌案）

4. 上热下寒证案

赵某，女，35岁，2020年10月10日初诊，寒露。

主诉：反复口腔溃疡5年，加重3天。

现病史：患者5年来经常出现口腔溃疡，口腔黏膜、牙龈及舌面多处溃疡，就诊于多家医院，检查结果未见异常，经常服用黄连上清片、牛黄解毒丸、蒲地蓝口服液、21金维他、双氯芬酸钠胶囊等药物，效果欠佳，反复发作。3天前，患者症状加重，就诊于我科。查血尿常规、肝肾功能、血脂五项均正常。糖化血红蛋白6.1%，餐前血糖6.5mmol/L，餐后2

小时血糖 7.8mmol/L。刻下：口腔黏膜、舌尖及舌面多处溃疡，最大约 0.5cm×0.5cm，饮水或进食时口腔疼痛难忍，口干不欲饮，心情烦躁，胃脘部胀满，月经推后，痛经，遇寒加重，有血块，颜色偏暗，腰以下怕冷，寐差，饮食减少，大便干，小便可，舌红苔黄稍腻，脉滑，尺脉弱。

既往史：2 型糖尿病病史 3 年，现注射胰岛素治疗，血糖控制可。

西医诊断：口腔溃疡；2 型糖尿病。

中医诊断：口疮。上热下寒证。

治法：清上温下，引火下行。

处方：甘草泻心汤、交泰丸合导赤散加减。生地黄 30g，法半夏 10g，干姜 5g，黄芩 15g，黄连 9g，炙甘草 20g，通草 3g，淡竹叶 12g，白术 15g，肉桂 4g（后下），大黄 10g（后下），生姜 10g，大枣 3 枚。7 剂，日 1 剂，水煎煮，早晚饭后温服。

2020 年 10 月 17 日（寒露）二诊：患者口腔疼痛明显减轻，溃疡面稍加深，溃疡面旁有黄白色脓液，饮食增加，大便好转，仍稍干。守上方炙甘草加至 25g，大黄加至 15g；加桔梗 10g 排脓，加川牛膝 15g 引血下行。7 剂。另加用康复新液含漱口腔。

2020 年 10 月 24 日（霜降）三诊：口腔疼痛明显缓解，舌尖及其他小的溃疡已修复，大的溃疡面变浅，脓液明显减少，饮食增加；吃药中间来月经，疼痛明显减轻，月经量增多，颜色好转；二便可，寐可，舌红苔薄白，脉弦滑。处方：生地黄 30g，法半夏 10g，干姜 5g，黄芩 12g，黄连 6g，炙甘草 25g，白术 15g，肉桂 4g（后下），大黄 15g（后下），川牛膝 15g，桔梗 10g，生姜 10g，大枣 3 枚。7 剂。

2020 年 11 月 1 日（霜降）四诊：患者口腔溃疡已痊愈，无明显不适。守上方减去桔梗；大黄量减至 10g。7 剂。

2020 年 11 月 10 日（立冬）五诊：患者临床症状缓解，未见反复，予附子理中丸善后。

随访 3 个月未见复发。

按语：口腔溃疡是指出现在口腔内唇、上腭以及舌颊等部位黏膜上、呈现圆形或者椭圆形的疼痛溃疡点，疼痛明显，具有周期性、复发性及自限性的特点。本案中患者口腔多处溃疡、口干、心情烦躁、胃脘部胀满、月经推后、痛经、遇寒加重、有血块、颜色偏暗、腰以下怕冷、寐差、纳食减少，故辨证属于上热下寒证。中焦脾胃虚，脾胃虚不能调理上下，故出现上火之口腔溃疡，下寒之下肢寒、痛经等，中焦之脾胃痞满。所以用甘草泻心汤、交泰丸为主方，可以上治口腔溃疡，下治腰以下寒气，中治脾胃胀满。甘草泻心汤是口腔黏膜修复剂。交泰丸上清心火，下温肾阳，引火归原。患者舌尖溃疡重，伴有口干、心情烦躁、寐差，予导赤散清心除烦。方中生地黄甘寒，凉血滋阴降火；通草淡寒，清热利水。两药相配，滋阴制火，利水通淋，共为君药。竹叶甘淡，清心除烦，淡渗利窍，导心火下行，为臣药。甘草清热解毒，并能调和诸药，还可防通草、生地黄之寒凉伤胃，为方中佐使。患者中焦脾胃虚弱，予白术益气健脾，燥湿利水。诸药合用清上温下，引火下行，起到治病求本的目的。

（赵凯彬案）

三、舌头灼热

心肾不交，阴虚火旺证案

冯某，女，30岁，2020年5月10日初诊，立夏。

主诉：舌头灼热半年余。

现病史：患者半年余前无明显诱因出现舌头灼热，平素夜寐差，入睡困难，口干，大便干，形体偏瘦，舌质红，苔薄黄，脉细。

西医诊断：舌头灼热；睡眠障碍。

中医诊断：舌头灼热；不寐。心肾不交，阴虚火旺证。

治法：滋阴降火，泻南补北。

处方：黄连阿胶汤合酸枣仁汤加减。黄连5g，黄芩6g，生地黄15g，白芍15g，麦冬15g，百合20g，酸枣仁10g，石斛10g，玄参15g，知母9g，生甘草3g。7剂，日1剂，水煎煮，早晚饭后内服。

2020年5月17日（立夏）二诊：患者诉服药后舌头灼热感明显缓解，夜寐安，大便正常，舌质红，苔薄黄，脉细。另诉平素痛经，月经有血块，经量偏少，白带正常。守前方加益母草15g，当归10g，乌药6g，川芎10g。7剂。

2020年5月24日（小满）三诊：舌头灼热感基本消失，今日为月经第4天，痛经改善，血块减少，舌质红，苔薄黄，脉细。守前方加阿胶8g（烊化），大枣3枚。7剂。

按语：该案患者以舌头灼热、不寐为主要症状就诊，然舌头灼热临床并不常见。查相关文献，西医学认为其发生主要与糖尿病、舌念珠菌类感染、缺乏B族维生素（如维生素B_1、维生素B_2、维生素B_6等）、心理等因素密切相关，治疗尚未定论。故从宏观整体思辨入手，舌为心之苗，故舌头灼热与心火上炎有关，然仍要仔细辨析虚与实。结合患者不寐、大便干等表现，辨体当属燥红质，其人素体阴津亏耗，虚火上浮，故舌头灼热以心之虚火为主。少阴心肾二脏，内寓水火阴阳，二者坎离既济，心肾交则神安魂定。若心肾不交，如此案心火上炎，离火不得下降而温肾，则肾水寒；肾阴不足，坎水无力上腾而资心，则心火旺。《伤寒论》第303条云："少阴病，得之二三日以上，心中烦，不得卧，黄连阿胶汤主之。"综上考虑，以黄连阿胶汤加减，滋阴降火，泻南补北，合酸枣仁、百合、麦冬、玄参等滋阴清热、养心安神。二诊时，患者诉服药后舌头灼热感明显缓解，失眠和便秘较前改善，同时患者补诉平素痛经，现正值经前3天，故予加益母草、当归、乌药、川芎理气活血，逐瘀通经。三诊时，患者舌头灼热感基本治愈，痛经改善，正值经期，予加阿胶、大枣滋阴补血。总之，针对痛经，经前期予理气活血药物，经期予补血养营药物。纵观此案，临床对疑难病症的治疗，中医可以从体质辨识入手，辨体与辨证结合，谨守病机，立法处方，往往能取得满意的疗效。

（王建挺案，杨运劼整理）

四、眼-口-生殖器综合征（狐惑病）

1.湿热蕴毒，瘀毒内结证案

叶某，男，37岁，2021年3月31日初诊，春分。

主诉：反复口腔溃疡伴双下肢结节性红斑2年余。

现病史：患者2年余前无明显诱因始出现口腔溃疡，反复发作，双下肢出现散在结节性红斑，未重视未诊治，后上症加重，并出现外阴溃疡，瘙痒阵作，遂于某三甲医院住院治疗，诊断为眼-口-生殖器综合征，予甲强龙、秋水仙碱、沙利度胺等治疗，经治疗后症状稍好转，但自诉服药后出现关节疼痛、四肢麻木等症状，检查提示肝功能异常升高，遂自行停药。其间多次于当地诊所行放血、刮痧、中药外敷（具体不详）等治疗，治疗后红斑较前消退，但常反复，口腔溃疡症状改善不明显，今为求中医治疗，遂至本院门诊就诊。刻下：口腔溃疡，双小腿散在多个暗红色结节性红斑，肿痛明显，皮温稍高，伴活动轻度受限，时有低热，纳可，寐差，小便色黄，大便每日2～3次，质黏，排便时常有不畅感，舌暗红边有齿痕，苔黄腻，脉滑数。

西医诊断：眼-口-生殖器综合征。

中医诊断：狐惑病。湿热蕴毒，瘀毒内结证。

治法：清热祛湿，散结消斑。

处方：四妙勇安汤合薏苡附子败酱散加减。当归30g，玄参30g，金银花30g，生甘草20g，薏苡仁50g，制附子10g（先煎），败酱草30g，夏天无2g（冲服），川牛膝30g，泽兰15g。7剂，日1剂，水煎煮，早晚饭后温服。

2021年4月7日（清明）二诊：诉口腔溃疡较前好转，但仍觉口腔溃疡部位时有烧灼感，结节性红斑肿痛缓解，皮温正常，纳寐一般，食后易腹胀，小便频数，大便每日3～4次，质软不成形，舌暗红边有齿痕，苔黄腻，脉弦滑。处方：当归16g，金银花20g，玄参10g，甘草10g，薏苡仁50g，制附子6g（先煎），败酱草15g，毛冬青30g，炒麦芽30g，野菊花10g。7剂。

2021年4月15日（清明）三诊：诉近来因工作熬夜舌尖时觉刺痛明显，口腔溃疡面缩小，无新发口腔溃疡，双下肢散在结节性红斑已发暗，局部无触痛，纳寐可，食后易腹胀，二便尚调，舌边尖红，边有齿痕，苔黄稍腻，脉弦滑。中药守上方加淡竹叶10g，灯心草3g。7剂。

按语：患者以"口腔溃疡、结节性红斑"为主诉，属于中医"狐惑病"范畴。本病缘于患者平素嗜食肥甘厚味，且长期工作劳累，脾胃受损，运化失常，水湿内蕴，故时觉发热；湿邪蕴久化热酿毒，湿热邪毒流注肌表、经络，外发痈病，故见口腔溃疡；结于皮下，故见红斑；瘀毒内结，气血运行不畅，不通则痛；舌暗红，边有齿痕，苔黄腻，脉滑数亦为湿热蕴毒、瘀毒内结之征象。本病病位在脾，属虚实夹杂之证。故宜标本兼治，治以清热祛湿、散结消斑为法，方拟四妙勇安汤合薏苡附子败酱散化裁。四妙勇安汤出自清·鲍相璈所著《验方新编》。本方以金银花泻脏腑之热毒，解经脉之郁热，气血两清为君药；玄参清热泻火滋阴，助金银花以解热毒，合当归以和营血；辅以当归养血活血，行血中之凝滞，又有祛瘀生新之意；甘草生用，清解百毒，调和诸药。薏苡附子败酱散出自《金匮要略》。本方药中薏苡仁专除"阳明之湿热"，健脾利湿止泻，脾健则湿无以化生；败酱草清热解毒利湿；用小剂量辛热之附子鼓舞渐衰之正气，破散癥瘕，使阳气通湿滞去，且可防止清热解毒药苦寒伤胃。在本合方的基础上，加夏天无活血行气，通络止痛；川牛膝逐瘀通经，引火下行；泽兰祛瘀消痛。全方以清热解毒祛湿为主，以活血散结止痛为辅，使热毒去、湿瘀消、气血疏通，共奏清养结合、毒瘀并去之功。二诊时，四诊合参，可知药已效机，可予续方。患者诉中药极苦，难以下咽，考虑为夏天无所致，且患者肿痛较前缓解，故予去之。食中药后二便频，大便质软不成形，考虑诸药偏于寒凉利下，恐防利湿伤阴太过，予以调整方药剂量，去川牛膝、泽兰，并加炒麦芽健脾护胃，配以毛冬青、野菊花清凉解毒、凉血散毒，以促红斑消散，增益去腐生肌之效。三诊时，患者口腔溃疡面已趋于愈合，无新发口腔溃疡，双下肢散在结节性红斑已发暗，局部无触痛，但因近期工作繁忙熬夜致阴阳失调，阴液耗伤，心火失制而亢盛，延绵而上，舌为心之苗，故舌尖时觉刺痛感，为防溃疡借势复发，治疗上予在前方基础上加淡竹叶、灯芯草清心除烦。

（邱明山案，陈坤钰整理）

2. 阴虚火旺，热毒内蕴证案

陈某，男，32岁，2015年5月23日初诊，小满。

主诉：反复口腔溃疡8年余，再发3天。

现病史：患者8年前无明显诱因出现双侧口腔多发溃疡，疼痛难忍，伴生殖器溃疡，颜面及背部多发痤疮样皮疹，就诊于当地卫生所，予冰硼散等外涂用药治疗后，症状缓解。后患者口腔溃疡反复发作，伴生殖器溃疡，周身皮肤多发脓疱疹，曾求诊于多家医院及诊所，但病状仍有反复。3天前，患者因工作劳累再发口腔溃疡，伴视物模糊，就诊福建省立医院。2015年5月20日眼科检查：双眼玻璃体混浊。自身免疫全套未见异常。血沉27.0mm/h，C反应蛋白47.6mg/L。诊断为眼-口-生殖器综合征、眼飞蚊症，予对症治疗（具体不详），症状未见明显缓解。今来诊我处，刻下：舌下及牙龈多发溃疡伴疼痛，溃疡表面有假膜覆盖，呈黄豆大小，边缘色红，颜面及肩背部见痤疮样皮疹，伴视物模糊，纳寐可，小便色黄，大便正常，舌红苔薄黄，脉细数。

西医诊断：眼-口-生殖器综合征。

中医诊断：狐惑病。阴虚火旺，热毒内蕴证。

治法：滋阴降火，清热解毒。

处方：导赤散加减。生地黄30g，竹叶6g，龙胆草6g，生甘草3g，黄柏6g，石斛15g，白花蛇舌草15g，秦艽15g，防风6g。7剂，日1剂，水煎煮，早晚饭后内服。

2016年1月9日（小寒）二诊：患诉服上方后，口腔溃疡已愈，服药期间未发，现无明显不适；去年年底体检发现总胆固醇和低密度脂蛋白偏高（未见单），求中药继续调理；舌尖偏红，苔薄白，脉细稍数。遂予前方加减。处方：生地黄15g，竹叶6g，通草3g，生甘草3g，灯芯草3g，白花蛇舌草15g，半枝莲15g，赤芍15g，白芍15g，路路通15g，决明子15g，石斛15g，绞股蓝15g。14剂。

后电话回访，患者口腔溃疡未再发，复查血脂已恢复正常。遂嘱其门诊随诊。

按语：眼-口-生殖器综合征是一种免疫系统疾病，临床表现为反复口腔溃疡，常伴生殖器溃疡及眼睛和皮肤病变，可归属于中医"狐惑病""口糜"等范畴。狐惑病首载于《金匮要略》。"狐惑之为病，状如伤寒，默默欲眠，目不得闭，卧起不安，蚀于喉为惑，蚀于阴为狐，不欲饮食，恶闻食臭……"该患者反复口腔溃疡多年，伴生殖器溃疡及皮肤、眼睛黏膜的病变，症状典型，故诊断明确。

从阮师"六看"体系言，病家久居福州，地气湿热，况其人素体阴虚，加之久病心理负担重，情志过极化火，心肝两经郁热，故引旧病再萌。《灵枢·经脉》云："肝足厥阴之脉……过阴器……连目系……其支者，从目系下颊里，环唇内。"肝脉络阴器，循咽喉而上，寄窍于目，而心开窍于舌。湿热毒邪蕴于肝经，肝火炎心，熏蒸于上，故目赤、视物模糊；发于咽喉则溃疡多发，疼痛难耐；湿热毒邪循肝经流于下，则出现阴部溃疡；热盛生腐则见脓肿。阮师在辨病基础上强调中医辨证思维，结合患者证候表现及舌脉特点，辨证属心肝火旺、阴液亏虚、热毒内蕴。《黄帝内经》云："诸痛痒疮，皆属于心。"今考虑患者肾水有亏，而心肝之火炎上，热毒燔灼，故予导赤散加味治疗。导赤散出自宋·钱乙《小儿药证直诀》，原方治疗小儿"水虚火不实"之证。阮师结合患者具体情况选用本方加减化裁。重用生地黄滋阴凉血，配伍石斛以养阴清热；选入龙胆草清肝泻火，白花蛇舌草清热解毒，二者苦寒直折以泻火毒；配以黄柏、秦艽以清虚热；同时竹叶、生甘草清热利尿，导湿热从小便而出；酌加"风药润剂"之防风，取其升散郁火而不助焰。诸药清降升散相配，攻补兼施，使火毒得清，阴虚得补，而诸症自除。二诊时，患者虽无明显不适，然因其久患痼疾，阴液已亏，结合舌脉，可知为阴虚火旺之体，故于前方基础上稍事加减，去龙胆草，加半枝莲、决明子以清热毒明目，加用灯心草、通草、路路通清热利尿，绞股蓝清热解毒益气，赤芍、白芍清热凉血养阴。诸药配伍攻补兼施，益清化浊，标本兼顾。

（阮诗玮案，阮雅清整理）

3. 寒热错杂证案

李某，男，42岁，偏胖，2018年7月16日初诊，小暑。

主诉：反复口腔、阴囊处溃疡2年。

现病史：患者2年来反复出现口腔、阴囊处溃疡，经几家医院确诊为眼-口-生殖器综合征，曾服用甲波尼龙片、沙利度胺及中药（多为清热解毒药物）治疗，疗效欠佳，反复发作。2年内，患者体重增加15kg，遂停用西药。今就诊于我院，测血压140/95mmHg，查血常规、尿常规、肝功能、肾功能、血脂、风湿免疫等未见异常。刻下：口腔黏膜及舌面有多处溃疡，上有白腐，阴囊有散在小溃疡，溃疡面有小脓点，多为闭合性脓点。患者平素嗜烟酒，感手脚凉，腰膝酸软，下肢关节疼痛，遇冷加重，纳呆，饭后胃脘部胀满，二便可，寐欠安，舌质红，苔黄白相间偏腻，脉弦滑。

西医诊断：眼-口-生殖器综合征。

中医诊断：狐惑病。寒热错杂证。

治法：温清并用，化湿排脓。

处方：甘草泻心汤合薏苡附子败酱散加减。炙甘草25g，生姜9g，干姜4g，法半夏12g，黄连10g，黄芩15g，大枣5枚，土茯苓30g，薏苡仁30g，黑附片3g（先煎），败酱草30g，生牡蛎30g（先煎）。7剂，日1剂，水煎煮，早晚饭后温服。

2018年7月23日（大暑）二诊：患者眼睑稍肿，口腔溃疡明显减轻，阴囊处闭合性溃痛未见明显好转，大便偏干，舌苔减轻，脉弦滑。患者眼睑稍肿，考虑甘草所致，故炙甘草减为20g；加生牡蛎30g软坚散结排脓；黑附片加为5g以振奋阳气，加大黄10g（后下）通便排瘀。7剂。

2018年7月31日（大暑）三诊：患者症状均缓解，阴囊溃疡好转，守上方7剂继续治疗。

2018年8月8日（立秋）四诊：患者症状均缓解，予附子理中丸善后。

后随访3个月，未见复发。

按语：眼 - 口 - 生殖器综合征，类似于《金匮要略》所述之"狐惑病"，以"甘草泻心汤"为正治。本病临床多为虚实夹杂。此案患者嗜烟酒，长期服用激素、免疫抑制剂及中药清热解毒药物，以致上焦湿热，中焦脾胃运化功能差，下焦寒湿。湿热上蒸，以致口腔黏膜及舌面有多处溃疡；循经下迫阴器，阴囊有散在小溃疡；下焦寒湿，以致手脚凉，腰膝酸软，下肢关节疼痛，遇冷加重。现代药理研究表明甘草对溃疡面薄膜具有保护作用，并能保护发炎的咽喉和气管的黏膜。方中重用炙甘草，配伍大枣甘温益气，健脾和胃；法半夏止呕降逆，和胃消痞；黄连、黄芩苦寒清热；干姜辛温散寒。诸药配伍，辛开苦降，益气和胃。薏苡附子败酱散中重用薏苡仁利湿排脓；轻用附子扶助阳气，以散寒湿；败酱草辛苦微寒，清热解毒，消痈排脓，祛瘀止痛。三药配合成方，排脓消痈，振奋阳气。土茯苓清热祛湿败毒，《本草正义》云其"利湿去热，能入络，搜剔湿热之蕴毒"，与本证颇合。附子、半夏药对一直受相反配伍禁忌的约束而不能发挥其非凡的疗效，抛开历史陈说的束缚，深刻思考，辨证准确，用之亦无妨。

（赵凯彬案）

第四节　咽喉系疾病

一、急性咽炎（急喉痹）

少阳阳明合病证案

杨某，女，27岁，2020年10月26日初诊，霜降。

主诉：反复咽痛6天。

现病史：患者6天前食用辛辣刺激食物后开始出现咽痛，伴发热，以夜间为甚，体温最高38.5℃，曾就诊于我院耳鼻喉科，行电子喉镜检查，考虑急性咽炎、舌溃疡，予以抗感染及中成药对症处理3天，症状改善不明显，今来诊我处。刻下：发热，咽痛，吞咽即感不适，咽中痰阻，口干欲饮热，口苦，头晕不适，大便质稀，日2行，小便黄，纳少，寐欠佳，舌淡红，苔白干，脉弦细。查体：咽部充血，双侧扁桃体Ⅰ度肿大，稍充血，无压痛；披裂肿胀充血，左侧舌根见溃疡；双侧声带未见。

西医诊断：急性咽炎；舌溃疡。

中医诊断：喉痹病。少阳阳明合病。

治法：清泻里热，和解少阳。

处方：小柴胡汤合升降散加减。北柴胡24g，黄芩10g，法半夏10g，玄参15g，生姜10g，生甘草10g，桔梗10g，生石膏30g（先煎），蝉蜕10g，僵蚕15g，大青叶15g，牡丹皮15g，赤芍15g，陈皮12g。3剂，日1剂，水煎煮，早晚饭后服用。

2020年10月30日（霜降）二诊：网络随访，诸症尽愈。

按语：急性咽炎多以咽干、咽痛、咽喉溃疡为主要表现，可伴有发热、畏冷、全身酸痛等全身不适。中医药对于该病的治疗经验丰富，收效迅速而满意。本案患者先用西药治疗3天症状不减，结合口干、口苦、咽痛、发热、脉弦细，可知病在少阳；渴而舌面少津，故属阳明；虽有便溏，但无腹满、呕吐等症，考虑湿热为患。故径用小柴胡汤合升降散加减。升降散出自清·杨栗山《伤寒瘟疫条辨》，本案取方中蝉蜕、僵蚕二味，二药皆升浮宣透而透达郁热，取"火郁发之"之义。临床以经方、时方合用为探索方式，可为中医诊病拓宽思路。

（许勇镇案）

二、慢性咽炎（梅核气）

痰湿困脾证

池某，男，50岁，2020年6月2日初诊，小满。

主诉：自觉咽喉部阻塞感10余年。

现病史：患者自觉有物阻塞于咽喉，难咳出，难咽下，偶有干咳，曾被诊断为过敏性咽炎。2020年5月29日前往某中医馆就诊，处方如下：黄芪30g，防风20g，白术10g，半夏10g，干姜6g，五味子9g，桂枝8g，白芍12g，陈皮6g，白前10g，紫菀15g，枇杷叶10g，肺风草20g，旋覆花15g(布包)，乌梅10g，蝉蜕9g，白果9g，夜交藤15g，3剂。近2年，患者睡眠不佳，自觉困倦但不易入睡，整夜做梦，起夜后难以复眠，睡眠总时长不到6小时，使用香薰粉（薄荷、檀香、玫瑰花）后有所好转。患者长期服用菊花枸杞茶，发现舌苔变厚时自行服用姜汤，可缓解。刻下：咽部如有物滞涩，吞吐不利，偶有干咳，痰少质黏，食欲尚可，大便较黏，面色暗，舌淡，苔白厚中后段黄腻，脉弦。

西医诊断：慢性咽炎。

中医诊断：梅核气。痰湿困脾证。

治法：燥湿化痰，开宣肺气。

处方：三拗汤合甘露消毒丹加减。藿梗6g（后下），佩兰12g，香薷6g，桂枝6g，茵陈12g，白豆蔻4g，生麻黄4g，厚朴12g，草豆蔻4g，桑叶9g，泽兰12g，杏仁6g。2剂，水煎煮，每日巳时、未时、申时温服。嘱忌食生冷、姜汤、菊花茶。

2020年6月4日（小满）二诊：患者诉近2日服药后身有汗出，沾湿衣物后气味酸臭，自觉精力较前提高，睡眠好转，严重仍有滞涩感，舌淡红，苔白后段微黄。

治法：清肺化痰，理气化湿。

处方：清气化痰丸合茵陈四苓散加减。瓜蒌 12g，杏仁 6g，浙贝母 5g，佩兰 9g，枳壳 4g，薄荷 4g（后下），茵陈 12g，木香 6g（后下），厚朴 12g，车前草 9g，夜交藤 15g，泽泻 9g，白芍 9g。7 剂，水煎煮，每日巳时、未时、申时温服。

按语：此为误治病例。患者原有咽喉异物感，为肝火上炎、煎灼肺津所致。患者舌淡，素有脾胃虚弱，再加肝气来犯，痰浊阻滞，更加运化无力，水聚成饮，饮聚为湿，与上焦之痰扰动心神，故见失眠多梦，在下为便黏。生姜散寒解表，温肺化饮，服姜汤后脾阳稍振，但饮已化为湿，姜汤力不足以化，故舌苔仍为厚腻，且此时痰浊已郁而化热，服姜汤更助热邪，应停服。某中医馆处方以玉屏风散为君，又加紫菀、白果、旋覆花、白前根、肺风草、枇杷叶降气止咳化痰，导致肺气郁闭，提壶不揭盖，痰湿之邪被敛于肺中，舌苔更加厚腻；又在敛肺固表之大法下用蝉蜕、桂枝，可能有利咽之意，但解表与固表冲突，利咽之效也被抵消。蝉为衣物所盖，无法发出声音，再无善鸣利咽之意；又因患者有失眠症状，故加夜交藤养心肝之血，但又与总体化痰之意互相矛盾。诊病而不辨证，妄图"对症治疗"能有收效，实是愧为医也。余方以藿、佩为君，既能温通燥湿，也取其芳香质轻，配伍麻黄、香薷、桂枝意在宣肺，以此方 2 剂纠偏必用猛药。其人尚有肝郁脾虚、肝肾阴虚之证，若纠偏即耗方六七剂，恐又成坏证。为防前药燥热伤肺，反佐桑叶、杏仁中和温燥，又助开宣肺气；茵陈、白豆蔻、草豆蔻、厚朴、泽兰为化中焦湿热。二诊时，患者见汗出为肺气得宣之征象，故以角药蒌、杏、贝清化燥痰、热痰；茵陈、木香、厚朴等清中焦湿热；配伍泽泻、车前草，既清肝热，又利湿于小便。肝郁脾虚之经典方剂为逍遥散，问其中何药能独代之，乃为薄荷。薄荷芳香升散，既合肝木之生发，又合脾气之升清，北方之人体实用药多烈，南方之人腠理较疏，脏腑较柔，故当以轻取胜。

（林润立案）

三、慢性扁桃体炎（乳蛾）

阴虚火旺，脾肾亏虚证案

阮某，男，15 岁，2021 年 8 月 27 日初诊，处暑。

主诉：反复扁桃体肿大 1 年余，伴胃口差。

现病史：患者咽部色红，双侧扁桃体肿大，未化脓，睡时易打鼾，张口呼吸，纳差，寐差，无发热，舌痿软红瘦，少苔，脉细数。

西医诊断：慢性扁桃体炎。

中医诊断：乳蛾。阴虚火旺，脾肾亏虚证。

治法：培土固本，滋阴清热。

处方：四君子汤合普济消毒饮加减。党参 12g，白术 12g，白芍 9g，板蓝根 9g，怀牛膝 12g，卤地菊 6g，砂仁 3g（后下），玄参 6g，炒麦芽 6g，桑叶 9g，合欢皮 12g，佩兰 9g，大黄 6g（后下），夜交藤 15g。7 剂，水煎，每日巳时、未时、申时温服。

后家属携带患儿因其他病来诊，患者自觉症状明显减轻，精神见佳，纳食有增。

按语：患者为虚火乳蛾，因肾水下亏、虚火上炎直奔咽喉而成。《辨证录》认为：虚火乳蛾缘于肾阴亏损，水不制火。治疗上要分清标本。喉核肿大为标，机体阴虚为本。治宜补养阴液，水足则火自灭。在治疗时，余考虑到患者纳差，平素脾胃虚弱，若投以大量滋阴的补益之剂，恐难获良效，还易造成脾胃负担，故以健脾益气为主。党参、白术健脾益气。炒麦芽消食化积。佩兰辛平有行气作用，配合砂仁行气温中。二药的芳香之气不仅能振奋脾胃，其行气作用还可防止养阴药滋腻助湿，共奏健脾益气、和胃消食之效。培土固本的同时，还要滋阴平肝，故选用玄参清热解毒、散结消痈，其性凉多液，善滋阴，且能消咽喉之肿，泻无根之火。板蓝根最善于清热解毒，解咽喉部肿毒。怀牛膝补肝肾，活血化瘀，还能引血下行。大黄清热泻火，解毒，活血祛瘀，其苦寒沉降之性，使上炎之火得以下泻。配合卤地菊清热，解毒。卤地菊为福建民间草药，为治喉蛾、喉痹、白喉的要药。以上诸药兼顾了喉核肿大之标及机体阴虚之本。肾阴虚不能滋养肝木，以致肝火旺盛，故患者寐差。故用白芍养血敛阴，柔肝平肝，泻肝胆之热；桑叶平肝风，轻清凉散，能清疏肺经及在表的风热；同时用夜交藤、合欢皮药对，以夜交藤养血安神、引阳入阴，合欢皮安神解郁。

（林润立案）

第九章 中医男科疾病

一、勃起功能障碍（阳痿）

1. 肝郁气滞，宗筋弛纵证案

陈某，男，30岁，2021年2月19日初诊，雨水。

主诉：发现勃起功能障碍1年余。

现病史：患者1年余前订婚后行房事时发现勃起功能障碍，前3次同房均无法勃起，无法插入，之后2次同房可以插入，但硬度不够，时间小于2分钟，因此女方欲退婚，患者及家属压力大。3天前，患者到福建省第二人民医院就诊查睾酮、血生化未见异常，予疏肝益阳胶囊（4粒，每日3次）、他达拉非（半粒，每日1次）、黛力新治疗，但患者尚未服药，经人介绍至我处就诊。患者平素因工作经常熬夜，性格偏内向，易紧张，食欲差，大便正常，夜寐不实，舌淡红，苔薄微腻，脉弦。

西医诊断：勃起功能障碍（ED）。

中医诊断：阳痿。肝郁气滞，宗筋弛纵证。

治法：疏肝解郁，通络起痿。

处方：疏肝振痿汤加减。北柴胡12g，枳壳15g，白芍15g，白蒺藜15g，合欢皮20g，丁香6g，蜈蚣3g，醋乳香10g，当归10g，射干10g，鸡血藤20g，锁阳20g，细辛2g，九香虫10g，炙甘草5g。14剂，日1剂，水煎煮，早晚餐后内服。嘱患者与女方加强沟通，避免熬夜，调整情绪，适当运动；并可配合服用疏肝益阳胶囊；他达拉非服用1周后停药，停黛力新。

1个月后随访，患者按医嘱用药，药后可以正常勃起和插入，时间10分钟左右，仅偶尔觉得硬度不够，整体疗效满意。

按语： 王琦老师在临床上倡导主病主方思想，根据ED发病规律和特点提出"肝失疏泄，宗筋失充"的核心病机，在此病机的指导下以疏肝通络、调达宗筋为治法。林贤仁等学者对中医证型流行病学的调查支持ED诊治的"主病主方"思想，经调查研究发现：188例ED患者，经过中医证型分析，单纯肝郁气滞型30例（16%）；多数患者证型为复合型，5种证型出现频率最高的为肝郁气滞型111例（59%）。王师按照主病主方的思想，创制治疗主方疏肝振痿汤。方由柴胡、枳壳、白芍、白蒺藜、合欢皮、丁香、蜈蚣、乳香、九香虫、炙甘草组成。方中四逆散疏肝解郁、行气和血，以治少阴阳郁厥逆之证。《本草经解》谓白蒺藜，气温，禀天春和之木气，入足厥阴肝经；味苦无毒，得地南方之火味，入手少阴心经；气升味降，秉火气而生阳。《慎斋遗书》有单味蒺藜丸可治阳痿的记载。叶天士《临证指南医案》用白蒺藜以开郁，其与合欢皮相伍可增强舒达肝气之力。蜈蚣合乳香以活血通络，蜈蚣得白蒺藜，能直入肝经。现代药理研究发现，蜈蚣除辛温走窜兴奋神经外，其活血通络之力更强，可改善阴茎供血。丁香醒神兴奋、助阳起痿。九香虫既可理气解郁，又能兴阳起痿。临床辨病和辨证结合，以主方加减，疗效满意。

（王建挺案，杨运劼整理）

2. 脾肾亏虚，肝郁气滞证案

陈某，男，58 岁，2020 年 12 月 3 日初诊，小雪。

主诉：阳痿 3 年。

现病史：患者 3 年前无明显诱因出现阳痿，未治疗。2 年前，因糖尿病肾病导致尿毒症，患者开始进行血液透析治疗，后因眼底出血，进行手术治疗，一直没有治疗阳痿。现患者无法行房事，精神压力较大，想通过中药治疗。刻下：阳痿，乏力，全身瘙痒，血磷高，口服碳酸镧后胃部疼痛，大便干，隔日吃 1 次番泻叶，喝水少，舌质淡红，苔白腻，右脉沉滑有力，肝脉弱。透析脱水每次 2.0kg，透析第 2 天可有 100～200mL 的小便。睡眠差，每天睡前服用右佐匹克隆 1 片，但出现幻觉。血磷 3.0mmol/L，血钾 5.4mmol/L，血红蛋白 120g/L。

既往史：2 型糖尿病病史 15 年，现在用胰岛素诺和灵 30R，早 18U，晚 16U 治疗，自诉血糖控制可。血液透析 2 年。

西医诊断：阳痿；尿毒症；2 型糖尿病。

中医诊断：阳痿。脾肾亏虚，肝郁气滞证。

治法：补肾健脾，疏肝理气。

处方：柴胡桂枝龙骨牡蛎汤合当归补血汤加减。柴胡 24g，黄芩 10g，法半夏 10g，茯苓 30g，熟大黄 10g，桂枝 15g，生龙骨 30g（先煎），生牡蛎 30g（先煎），生黄芪 30g，当归 10g，狗脊 20g，生杜仲 20g，川续断 20g，怀牛膝 20g，淫羊藿 15g，补骨脂 15g，荆芥 15g，防风 15g，地龙 10g，川芎 10g。7 剂，日 1 剂，水煎煮，早晚餐后内服。

2021 年 1 月 14 日（小寒）二诊：服上方药后，乏力改善，小便量也比以前多，大便不干，2 日 1 次，身痒好转，舌质淡红，苔白腻，脉沉滑。予上方加枳实 15g，肉苁蓉 20g，加强通便功能。7 剂。

2021 年 1 月 28 日（大寒）三诊：服上方药后，精神状态明显好转，面色转红润，尿量明显增多，一次尿 300mL；力气明显增加，感觉自己爬山都没有问题；大便不干，1 日 1 次；阳痿好转，可行房事；怕冷明显好转，未诉身痒；舌质淡红，苔白腻，脉沉滑。续守上方。7 剂。

按语：患者素体虚弱，透析 2 年，肾功能衰竭，肾虚，肝血不足，肝气郁结，且患者情绪低落，有抑郁倾向，因此治疗以补肾疏肝、健脾化湿为治疗原则。患者肾气亏虚，心情抑郁，肝气不舒，故阳痿、睡眠差。《伤寒论》有云，柴胡桂枝龙骨牡蛎汤治少阳病，兼有三阳表里气机不利，若太阳膀胱之气不和则小便不利，若阳明之气不和则谵语，若少阳之气受病则胸满烦惊。太阳主开，阳明主阖，少阳主枢，表里内外之气都受到影响，则一身尽重，不可转侧。柴胡桂枝龙骨牡蛎汤和解少阳表里错杂之邪，助少阳之枢机。小便不利，加桂枝、茯苓，行太阳之气和津液，有利小便的作用。加大黄，泻阳明里热，和胃气，胃热消除，谵语消失。加龙骨、牡蛎，镇惊、镇胆气之怯。胡希恕认为，龙骨、牡蛎治疗精神失常、神经症机会最多。本患者有抑郁等精神症状，肝脉弱，以少阳为主，兼有小便不利的太阳症状，以及胃痛、大便干等阳明胃经的症状，因此用柴胡桂枝龙骨牡蛎汤效好。患者全身瘙痒为肝肾亏虚，血虚生风，予生黄芪、当归养血补血，荆芥、防风、地龙、川芎祛风活血、通调血脉，治疗糖尿病及尿毒症日久气血瘀滞造成的全身瘙痒等症状。阳痿多由肾虚导致，肾精亏虚，予川续断、生杜仲、怀牛膝补肝肾，强筋骨。杜仲常用于治疗肝肾虚寒的阳痿、尿频等症。温补肾阳用狗脊、淫羊藿、补骨脂。补骨脂治疗肾阳不足、命门火衰的遗精、遗尿、尿频等症。淫羊藿补肾阳益精起痿，治疗肾虚精少不育。此外，菟丝子、沙苑子治疗肾虚阳痿、遗精、早泄、尿频或带下过多。

（任文英案）

3. 脾肾阳虚，肝气郁结证案

张某，男，39岁，2021年8月3日初诊，大暑。

主诉：阴茎勃起功能障碍1个月余。

现病史：患者自诉近1个月余性欲减退，晨勃消失，性生活时阴茎勃起功能障碍，易软不坚，自服牡蛎片2周，晨勃现象较前改善，勃起功能未见好转，甚是苦恼。刻下：勃起功能障碍，性欲减退，腰膝酸软，冷饮易腹泻，动则自汗，纳寐可，小便清，大便溏稀，舌淡胖边齿痕，苔薄白，脉沉弦。

既往史：慢性萎缩性胃炎病史。

西医诊断：勃起功能障碍。

中医诊断：阳痿。脾肾阳虚，肝气郁结证。

治法：温阳补肾，健脾疏肝。

处方：人参15g，熟地黄15g，枸杞子15g，沙苑子15g，白蒺藜10g，淫羊藿15g，母丁香6g，远志12g，山药20g，炙蜈蚣10g，茯神15g，狗脊10g，沉香1.5g（研末冲服）。14剂，日1剂，水煎煮，早晚饭后内服。

2021年8月17日（立秋）二诊：患诉药后，腰酸、便溏明显改善，每日晨勃；近一次性生活勃起功能改善，勃起硬度持久，但同房后几日，晨勃消失，性欲仍偏低；自诉工作压力大，口苦，牙龈浮肿，易出汗；舌红胖边齿痕，苔薄白，脉沉弦。原方去炙蜈蚣、茯神；加合欢皮12g，柴胡9g，生地黄15g，黄芪15g，白术12g，防风6g。再进14剂。

2021年9月2日（立秋）三诊：患诉药后1周可同房2次，勃起功能正常，晨勃每日均有，遂自行重方2周。嘱其同房适度，不可过度耗散精气，续巩固2周。后以肾气丸善后。

按语：患者中年男性，正值壮年，而阳事不用，平素工作压力大，四诊合参，考虑其脾肾阳虚为本，兼有肝郁之象。故宗《验方新编》千口一杯饮化裁，治以温阳补肾、健脾疏肝。人参、山药、茯神健脾益气；淫羊藿、狗脊温肾阳；熟地黄、枸杞子、沙苑子补肾阴，阴阳相济以补肾固本；佐以丁香、沉香温纳肾气；远志交通心肾；白蒺藜疏肝；合炙蜈蚣以通阴络，畅血气。药后诸症状改善，故二诊守方，加合欢皮、柴胡增强疏肝解郁之力，对症加减治疗后，患者勃起功能恢复，遂予肾气丸善后。

（周少峰案）

二、前列腺增生症（尿频）

湿热瘀结证案

王某，男，63岁，2020年11月18日初诊，立冬。

主诉：尿频10余天。

现病史：患者尿频10余日，白天约1.5小时1次，夜尿3～4次，尿分叉，无尿等待、尿痛、尿急，无尿线细，无会阴部疼痛，舌暗红，苔微黄边水滑，脉沉缓。2016年前列腺彩超：前列腺增生伴钙化灶，大小约52mm×37mm×30mm，内腺增大，包膜尚光滑，实质回声增粗、欠均匀，内探及散在强回声点。

既往史：双肾多发囊肿。

西医诊断：前列腺增生伴钙化。

中医诊断：尿频。湿热瘀结证。

治法：活血破瘀，清热利湿散结。

处方：桂枝茯苓丸合当归贝母苦参丸加减。桂枝10g，茯苓15g，牡丹皮10g，赤芍10g，桃仁10g，莪术10g，三棱10g，乌药20g，当归10g，浙贝母15g，苦参15g，刘寄奴15g，地龙10g，车前子12g（布包），益智仁10g。14剂，日1剂，水煎煮，早晚饭后内服。嘱患者禁久坐，忌食辛辣，戒酒。

西药：保列治，5mg，每日1次；哈乐，0.2mg，每日1次。

2020年12月3日（小雪）二诊：患者诉服用上方后夜尿改善，每夜2～3次，白天约2小时1次，舌淡红，苔微黄边水滑，脉沉缓。故予原方去三棱、刘寄奴、地龙、车前子；加水蛭粉3g（冲服）。14剂。西药同前。

后随访，患者服上方14剂后停药，每夜夜尿1～2次，白天约2小时1次。后继续服西药1个月，目前排尿次数基本正常。

按语： 前列腺增生是由于前列腺增生压迫尿道形成尿道梗阻，引起排尿困难、尿线变细、排尿时间延长、尿频、尿急、尿潴留、尿失禁等一系列下尿路梗阻症状，是老年男性常见病、多发病。该病严重影响患者的生活质量。患者或无症状，由体检发现；或有个别症状，如尿频、尿等待等；或有系列症状，如排尿异常综合征、盆腔疼痛综合征等。此案患者小便频、舌暗红、苔微黄边水滑，检查提示双肾囊肿、前列腺增生，属于湿热瘀结证，方选桂枝茯苓丸合当归贝母苦参丸加味治疗。桂枝茯苓丸活血消癥，当归贝母苦参丸养血润燥、清除湿热。《金匮要略》云："所以血不止者，其癥不去故也，当下其癥，桂枝茯苓丸主之。"又《金匮要略》云："妊娠小便难，饮食如故，当归贝母苦参丸主之。"此案患者病程缠绵，顽痰瘀浊之邪难以速去，故加三棱、莪术破血；佐以乌药温中行气，地龙性寒下行，寒温并用，通阳不助热，泻火不伤阳；刘寄奴性善行，破血通经，合车前子清下焦湿热；益智仁补其肾虚,固涩精微。二诊时,患者尿频次数减少,知药已中的,恐攻逐太甚而徒伤正气,故衰其大半而止,予原方去三棱、刘寄奴、地龙、车前子,加一味水蛭。张锡纯认为水蛭"味咸色黑,其性猛烈,得水之精气而生,但破瘀血而不伤新血,宜生用而甚忌火炙。"故拟水蛭粉分冲,增强破瘀之力。后随访,患者排尿基本正常。

(王建挺案,杨运劼整理)

三、前列腺增生症(癃闭)

肾络空虚,湿热蕴结证案

李某,男,68岁,2018年7月28日初诊,大暑。

主诉:反复排尿困难3年余。

现病史:患者3年余前无明显诱因出现排尿不畅,淋漓涩痛,于当地医院查泌尿系彩超示双肾重度积水、前列腺增生伴结石,遂前往上海某三甲医院住院治疗,予利尿、取石等对症处理后出院,但排尿仍不顺畅,尿量少。今为求进一步治疗,求诊于我处。刻下:排尿困难,尿量少,每日200~400mL,小腹胀满,神疲乏力,腰膝酸软,口干,纳寐可,大便尚可,舌红边瘀,苔薄黄,脉沉弦。查肾功能:肌酐165μmol/L,尿酸598.5μmol/L,GFR 46.2mL/min。

既往史:高血压病病史30年余,血压最高170/100mmHg,平素规律服药,血压控制在(130~140)/(80~90)mmHg。

西医诊断:前列腺增生症;慢性肾功能不全;高血压病。

中医诊断:癃闭。肾络空虚,湿热蕴结证。

治法:滋肾清热,化气通络。

处方:滋肾通关丸加减。黄柏6g,桂枝6g,知母6g,通草3g,甘草3g,赤芍15g,白芍15g,牛膝15g,车前草15g,滑石12g(布包),藿香6g(后下),六月雪15g,大黄5g(后下),桑椹15g。14剂,日1剂,水煎煮,早晚饭后内服。

2018年8月11日(立秋)二诊:患诉小便量增多,每日1000~1500mL,偶有涩痛,舌暗红,苔黄厚,脉沉弦。予守原方加白术10g,茯苓15g。21剂。

2018年10月13日(寒露)三诊:患诉排尿困难较前明显改善,每日尿量约有1500mL。复查肾功能:肌酐114μmol/L,尿酸492.6μmol/L,GFR 43.9mL/min。效不更方,巩固疗效。14剂。

按语:癃闭是以排尿困难,小便量少,甚至闭塞不通为主要表现的一类病证,肾和膀胱气化失司是本病的主要病机。本案患者老年男性,年近七旬,肾络空虚,命门火衰,气化不及,州都失权,则排尿不利、小腹胀满;络脉不荣,道枯水竭,津液不布,气机不转,郁则生热,故见口干;脾肾不足,四肢失主,经脉不利,腰府不荣,故见神疲乏力、腰膝酸软;检验指标显示肌酐、尿酸等均升高,乃因水液不化,郁而化热,瘀热互结,阻滞肾络,气化不行,浊毒内蕴所致。本病为肾络空虚、湿热蕴结下焦之证,故阮师治以滋肾通关丸加减,滋肾清热,化气通络。方中知母、黄柏气味俱阴,苦能坚肾,寒能养阴,有滋肾络、养真阴、潜龙火之效；桂枝入州都络脉以助气化，开肺气以行水气，一阳含于二阴之中，三药共用，以达龙行雨施之功。通草、车前草清泄肾络，使瘀热从小便利，并用滑石加强其清热通淋之用。赤、白芍共用以入血分，通行络脉，柔阴缓急。桑椹补虚充络，牛膝疏利通络，二药合用补肝肾、强腰膝而充养络脉。六月雪、大黄泄浊通络，藿香化湿和中，甘草调和诸药。全方补泻兼施，气血同调，络病以"通"为要，故求一"通"法，以奏固肾滋阴清热、化气利湿通关之效。二诊，患者尿量明显增多，予守方加白术健脾益气，茯苓利水渗湿。三诊，患者诸症缓解，效不更方，守方续进，巩固疗效。

（阮诗玮案，阮雅清整理）

四、不育症（不育）

1. 脾虚痰盛，肾精不足证案

林某，男，32 岁，2005 年 6 月初诊，芒种。

主诉：结婚 10 年余未育。

现病史：患者结婚 10 年余，正常夫妻生活，未有采用避孕措施，却一直没有生育。夫妻俩起初没有生育愿望，故没有前往就医，后来随着年龄渐长，心中方开始着急。夫妻两人到某省级医院体检，女方身体健康，未查出有影响生育的因素。男方精子质量偏少，畸形率较高，且（A＋B）级仅 25%，远低于 40%的要求。现慕名求诊于我处。刻下：形体肥胖，无诉不适，舌淡红而胖，边有齿痕，苔薄白根腻，脉沉滑。

西医诊断：不育症。

中医诊断：不育症。脾虚痰盛，肾精不足证。

治法：健脾化痰，补肾填精。

处方：五子衍宗丸合苓桂术甘汤加减。枸杞子 15g，菟丝子 15g，覆盆子 10g，五味子 5g，车前子 10g（布包），桂枝 10g，白术 15g，茯苓 15g，泽泻 15g，红参 10g，生黄芪 30g，炙甘草 5g。14 剂，日 1 剂，水煎煮，早晚饭后内服。

患者总共服了大约 6 个多月的中药，复查精子数量已正常，且（A+B）级达 38%。治疗已见效果，继续服药定有疗效。但患者不想再等下去，联系了福州总医院做试管，身为医者无法干预，只能说服患者在试管未成功前不要停止中药治疗，继续提高精子质量，也可以提高试管的成功率。天有巧合，由于患者配偶排卵时间不是很规律，2 次按预约时间促排卵，都发现排卵时间已经错过了，故又服用中药 2 个月。第 2 个月后，其配偶月经推迟 1 周多，经家中老人提醒，到药店买了早孕试纸检测，发现怀孕，后足月生下 1 女婴。

按语：中医认为，"肾主藏精"，肾主人体的生长发育和繁殖，即肾精的盛衰是决定生殖的基础。故自古中医治疗男性不育多从肾虚立论，但也要结合患者的具体情况。本案患者形体肥胖，"肥人多痰湿"，舌淡红而胖，边有齿痕，苔薄白根腻，脉沉滑也验证了患者痰湿为病。"脾为生痰之源。"脾虚而生痰，痰湿结于脾，后天不能养先天，必会导致精气亏耗、真气不足而影响男性生育功能。故治以健脾化痰、补肾填精。仲景治痰妙法，一言以蔽之"当以温药和之"，"苓桂术甘汤主之"。本案以苓桂术甘汤健脾温阳化痰。红参配白术、茯苓、炙甘草为四君子汤，再加黄芪更能健脾益气，补后天以养先天。五子衍宗丸中枸杞子、菟丝子补肾精，壮阳道，助精神；覆盆子养真阴，固精关，起阳痿；五味子补肾水，益肺气，止遗泄；车前子利小便，淡渗泄浊。五子衍宗丸方中全部为植物种子，"以子补子"，五子相配，补中寓泻，补而不腻。诸药相配，共奏补肾益精之功。全方健脾渗湿以绝痰源，温阳补肾而填精。

（郑敏麟案，王亚楠、黄浩龙整理）

2. 脾肾阳虚，痰湿阻滞证案

高某，男，29 岁，2018 年 4 月 12 日初诊，清明。

主诉：不育 2 年余。

现病史：患者结婚 2 年余，正常性生活，妻子未孕，就诊于郑州市人民医院检查女方正常，男方精液不液化、精子数量少、成活率低下，曾服用多种药物（具体不详），效果差，遂就诊于我院。行精液常规：不液化，精子数量少，成活率低。刻下：性欲差，射精无力，腰膝酸软，饮食减少，精神不振，面色苍白，小便清长，夜尿量多，畏寒喜温，舌质淡胖，苔白厚腻，脉滑，重按无力。

西医诊断：男子不育症。

中医诊断：不育症。脾肾阳虚，痰湿阻滞证。

治法：补脾益肾，化湿利水，生精种子。

处方：肾气丸、五苓散合五子衍宗丸加减。覆盆子 15g，五味子 15g，枸杞子 15，车前子 15g（布包），菟丝子 15g，茯苓 15g，泽泻 25g，牡丹皮 9g，猪苓 15g，白术 15g，山茱萸 15g，山药 15g，熟地黄 25g，桂枝 12g，附子 9g（先煎），生姜 15g，大枣 15g。14 剂，日 1 剂，水煎煮，早晚空腹温服。

2018 年 4 月 27 日（谷雨）二诊：患者精神好转，乏力好转，夜尿减少，余大致同前。上方加淫羊藿 30g，仙茅 15g。14 剂。

2018 年 5 月 12 日（立夏）三诊：患者诉怕冷减轻，性欲好转，能正常射精，精神明显好转，舌苔变薄，脉较前有力。复查精液常规已液化，精子总数少，成活率低。按上方做成药丸，继续服用 3 个月。

2018 年 8 月 25 日（处暑）四诊：患者症状均明显缓解，无明显不适，舌苔正常。复查精液常规已液化，成活率接近正常。改为中成药肾气丸、五子衍宗丸继续治疗。

后随诊，半年后夫妻喜得一子。

按语：目前不孕不育患者较多，男子称不育，女子称不孕。《辨证录》曰："凡男子不能生育有六病。六病何谓：一曰精寒，二曰气衰，三曰痰多，四曰相火盛，五曰精稀少，六曰气郁。"在治疗不育症时，要注重正虚与邪实的变化。正虚主要是肾虚、气虚、血虚，邪实主要是痰湿、瘀血、寒凝。临床上往往虚实夹杂者较多，在考虑补虚的同时，针对湿、瘀、寒的偏盛偏衰，要做到标本同治。本案患者肾阳虚是本，痰湿重是标，故予肾气丸补肾阳固本，予五苓散祛湿利水治其标，五子衍宗丸补肾益精。本案肾气丸中熟地黄、山茱萸补益肾阴而摄精气；山药、茯苓健脾渗湿；泽泻泄肾中水邪；牡丹皮清肝胆相火；桂枝、附子温补命门真火。诸药合用，共成温补肾气之效。五苓散中重用泽泻为君药，以其甘淡直达肾与膀胱，利水渗湿；臣以茯苓、猪苓之淡渗，增强其利水渗湿之力；佐以白术、茯苓健脾以运化水湿，又佐以桂枝温阳化气以助利水。诸药相伍，甘淡渗利为主，佐以温阳化气，使水湿之邪从小便而去。五子衍宗丸中五子皆为植物种仁，味厚质润，既能滋补阴血，又蕴含生生之气，性平偏温，擅于益气温阳。菟丝子温肾壮阳力强；枸杞子填精补血见长；五味子五味皆备，而酸味最浓，补中寓涩，敛肺补肾；覆盆子甘酸微温，固精益肾；妙在车前子一味，泻而通之，泻有形之邪浊，涩中兼通，补而不滞。全方有补肾填精、疏利肾气、种嗣衍宗之功，对男性不育症有较好的疗效，被誉为"古今种子第一方"。西医学研究发现，五子衍宗丸有保护睾丸生精的功能，可调节下丘脑 - 垂体 - 性腺轴功能，以及抗衰老、降血糖、抗氧自由基、增强免疫等多种功能。诸方合用，补脾益肾，温阳化湿，生精种子，起到标本同治的作用。

（赵凯彬案）

五、前列腺肥大术后（精癃）

肾气不固证案

张某，男，68 岁，2021 年 7 月 25 日初诊，大暑。

主诉：排尿困难 1 个月。

现病史：患者 1 个月前无明显诱因出现排尿困难，尿不尽，就诊于当地医院行泌尿系彩超提示前列腺增生肥大、尿潴留，并行前列腺肥大切除术，术后患者症状改善不佳，遂前来求诊。刻下：排尿困难，排尿不尽，夜尿 3～4 次，大便稀溏，每日 2～3 次，口干喜凉饮，舌暗红，苔黄，脉弦细。

西医诊断：前列腺肥大切除术后。

中医诊断：精癃病。肾气不固证。

治法：温阳化气，固精缩尿。

处方：通关散、五苓散合缩泉丸加减。知母 6g，黄柏 6g，肉桂 5g（后下），茯苓 30g，桔梗 10g，白术 10g，泽泻 20g，猪苓 10g，山药 30g，益智仁 15g，乌药 10g。7 剂，日 1 剂，水煎煮，早晚饭后温服。

2021 年 8 月 1 日（大暑）二诊：药后排尿困难、排尿不尽改善，寐差，大便稀溏，日 2 次，口干改善，舌淡暗苔黄，脉细弦。中药守上方改黄柏为 3g，肉桂为 9g（后下）；加薏苡仁 30g，制附子 10g（先煎），炙甘草 6g，干姜 6g。7 剂。

2021 年 8 月 8 日（立秋）三诊：小便困难症状已明显改善，仍有夜尿多，晨起解小便乏力，大便日 2 次，舌淡暗，舌尖齿痕，苔黄，脉细弦。治以温阳化气，利水泄浊。予真武汤加减。处方：茯苓 20g，白术 10g，炒白芍 10g，制附子 15g（先煎），干姜 10g，炙甘草 15g，党参 10g，生牡蛎 20g（先煎），黄芩 6g，生龙骨 20g（先煎）。7 剂。

按语：前列腺增生症根据临床表现可归属于中医"精癃"范畴。"精癃"是以排尿困难、点滴不尽、尿频、夜尿次数增多为主要临床表现的一类病证。《素问·标本病传论》曰："膀胱病，小便闭。"肾和膀胱气化失司是本病的主要病因。本案患者年近七旬，脏腑渐衰，肾气不固，州都气化失职，固摄无权，故小便困难、排尿不尽；夜间阴气盛，阳气不振，故见夜尿频；尿多，津液耗伤，日久生热，故口干欲饮。方用知母滋肾阴、润肾燥，配合清相火、退虚热之黄柏，共奏滋阴降火之功。三焦水液代谢不利，故用五苓散化气行水，通调水道。刘渡舟教授在《伤寒论讲稿》中指出："五苓散利小便，实际上也是利三焦，也是利肺气。"方中猪苓、茯苓甘淡渗利；白术健脾益气；泽泻可直达肾与膀胱，通利水道；肉桂温补命门之火。另合缩泉丸温肾祛寒，缩尿止遗；山药健脾补肾，固涩精气；益智仁辛温，温补肾阳，固精气，缩小便；乌药除膀胱肾间冷气，治小便频数。二诊时，患者口干改善，故减黄柏之量以免苦寒太过，加薏苡仁淡渗利湿，四逆汤扶阳。三诊时，患者小便困难症状已明显改善，以夜尿频多为苦，故投真武汤温阳利水，易生姜为干姜以温中制水，炙甘草、党参补中益气，龙骨、牡蛎镇静安神、固涩止遗。全方共奏温阳化气、利水泻浊之效。

（邱明山案，林姝枫整理）